空军飞行学员医学选拔丛书

空军飞行学员医学选拔

超声诊断－检验－心电检测分册

总主编　吉保民　邹志康

主　编　刘淑萍　郝　鹰

科学出版社

北　京

内 容 简 介

本书共分为3篇25章，包括超声诊断篇、检验篇、心电检测篇，主要介绍了航空医学选拔相关常见疾病的流行病学特点、诊断及鉴别诊断、体检方法、航空医学考虑等。本书侧重于航空环境对疾病的影响，对飞行人员医学选拔过程中遇到的常见边缘问题的把握给予了直观的建议。

本书主要适用于我军及民航招收飞行学员医学选拔工作人员，也可作为航空医学专业的辅助教材。

图书在版编目 (CIP) 数据

空军飞行学员医学选拔·超声诊断-检验-心电检测分册 / 吉保民，邹志康总主编，刘淑萍，郝鹰主编. —北京：科学出版社，2020.7

ISBN 978-7-03-065645-2

Ⅰ. 空… Ⅱ. ①吉… ②邹… ③刘… ④郝… Ⅲ. ①空军－飞行人员－超声诊断－临床医学选拔 ②空军－飞行人员－医学检验－临床医学选拔 Ⅳ. R82

中国版本图书馆CIP数据核字 (2020) 第119456号

责任编辑：肖 芳 梁紫岩 杨卫华 / 责任校对：张林红

责任印制：赵 博 / 封面设计：吴朝洪

科学出版社 出版

北京东黄城根北街16号

邮政编码：100717

http://www.sciencep.com

三河市春园印刷有限公司 印刷

科学出版社发行 各地新华书店经销

*

2020年7月第 一 版 开本：787×1092 1/16

2020年7月第一次印刷 印张：17 1/4

字数：378 000

定价：158.00元

（如有印装质量问题，我社负责调换）

丛书编委会名单

分册编委会名单

丛　书　序

飞行学员选拔是空军主体战斗力生成的基础性、源头性工作，其中医学选拔又是选拔工作中的基础性、关键性维度。空军招收飞行学员体格检查（简称招飞体检）系统的数十名专家经过3年多艰苦努力和科研攻关，编写了这套“空军飞行学员医学选拔丛书”，这是近年来空军飞行学员医学选拔逐步从传统专家经验模式向现代科学精准模式转变的一个标志性成果，是国内外飞行学员医学选拔研究前沿的综合集成，是60多年来飞行学员医学选拔科技创新的全景展现。该丛书的出版和推广应用，为持续提升空军招收飞行学员综合素质奠定了技术基础。

近年来，国民综合身体素质的变化对空军招收飞行学员提出了新的挑战，如何精准评价优质生源身体适应性成为医学选拔的重要课题。“空军飞行学员医学选拔丛书”作为我国飞行学员医学选拔的首套专著，着眼于战斗力提升，适应新形势变化，注重传承与创新。该丛书归纳起来主要有以下五个特点：一是内容系统全面，构建了空军飞行学员医学选拔管理、人才培养、航空医学基础、前沿进展及各医学专业常见的200余种异常情况的完整体系，内容全面，重点突出，是各类从业人员必须掌握的专业知识与技能；二是科学依据充分，研究成果先后获得多项全军后勤科研重大课题、重点课题支持，主要内容来源于空军飞行学员前瞻性医学选拔与飞行适应性评价研究，中国、美国、韩国飞行学员医学选拔标准对照实证研究，飞行学员医学选拔综合评定关键技术系列研究，飞行学员医学选拔国内外大批量文献综述研究，飞行部队全系列机种调查研究及大规模专家咨询，循证依据级别很高；三是内容针对性强，着眼于降低飞行学员医学选拔漏诊率和误淘率，系统阐明医学选拔过程中面临的200余种异常情况，对每种异常情况的流行情况、诊断与鉴别诊断、预后判断、体检方法、航空医学考虑、边缘图谱进行了详细分析，完整解决了传统医学选拔中存在的主要问题；四是注重历史传承，鉴于飞行学员医学选拔工作对战斗力的直接影响，该丛书本着战斗力是唯一标准的原则，对60多年来飞行学员医学选拔过程中形成的有效做法、基本经验进行了归纳总结和系统展现，对现代医学研究结论尚不充分的内容依然延续了既往标准，确保内容的权威性和安全性；五是突出模式转变，着眼于未来作战发展形势，将精准选拔作为未来研究发展的主要方向，将高效训练作为医学选拔的出发点和着眼点，对青少年航空学校建设、抗荷体质训练、全样本多阶段精准选拔等进行了介绍，指出了下一步创新发展方向。

“空军飞行学员医学选拔丛书”是中国空军的开创性工作，提高招飞整体质量的重要系列专著。空军飞行学员选拔相关部门要自觉学习该丛书先进理论，掌握现代选拔知识，加大推广应用力度，努力将该丛书的先进理念、理论、技术和方法应用到飞行学员选拔实践中，破解制约招飞质量持续提升的重点、难点问题，积极推进中国空军飞行学员医学选拔从传统专家经验模式向现代科学精准模式转变，切实肩负起选准未来空军建设领军人、空军作战指挥员、能打胜仗战斗员的光荣使命。

李中华

2020年1月

丛书前言

经过60多年的建设发展，空军飞行学员医学选拔工作取得了显著成绩，总结选拔经验，借鉴国外做法，经过10余次的研究修订，建立了比较全面的飞行学员医学选拔标准体系。但是，飞行学员医学选拔是一项系统工程，涉及医学、流行病学、航空医学、数理统计学等多学科专业理论，需要针对实际工作建立完善的理论、标准、技术、方法和操作规范体系，实现招飞标准、飞行学员标准和飞行人员标准体系之间的有机衔接。如果标准体系之外相关内容缺失，医学选拔质量将难以得到长期有效地控制，医学选拔边缘性问题处理尺度也就容易出现明显变化，一定程度上影响招飞质量的持续提升。因此，全面吸收国内外先进研究成果，系统研究中国空军飞行学员医学选拔经验，尽快形成具有中国特色的现代空军飞行学员医学选拔理论技术体系，是巩固国家空天安全的重要之举。

作为航空医学的重要领域，近年来以美国为代表的西方发达国家在飞行学员医学选拔领域的研究十分活跃。一是建立了涵盖招飞、飞行员选拔鉴定在内的分类特许标准指南，160种选拔鉴定异常情况的依据、标准、原则十分明确，科学依据充分，并结合实际工作需求实时更新，最快3个月即更新一次，体现了飞行学员医学选拔工作的规范性和严肃性；二是现代医学研究成果及时在选拔鉴定中得到充分应用，现代脑功能成像技术、运动功能评估技术及循证医学研究成果都及时转化为医学选拔实践，有效扩大了优质生源，减少了误淘率、漏诊率；三是医学选拔鉴定理论研究有所突破，阐明并建立了6项飞行选拔鉴定的基本原则，明确了医学选拔鉴定中病史、体征、检验、检查及航空医学考虑的意义，对传统医学选拔标准进行了逐一阐述，推动了飞行员选拔鉴定工作从简单执行标准到综合运用临床医学、航空医学、流行病学、数理统计学等多学科理论的转变。

对医学选拔工作的变革和创新，既要考虑技术本身的准确性，也要考虑选拔实践的可行性。因循守旧不可取，照搬国外的做法也不可行。近年来，在医院的组织下空军飞行学员医学选拔中心开展了飞行学员前瞻性医学选拔与飞行适应性评价研究，飞行学员医学选拔综合评定关键技术研究，青少年航空学校航空医学干预关键技术研究，中、美、韩飞行学员医学选拔对照实证研究，积累了大量飞行学员医学选拔数据，对传统医学选拔存在的不足进行了系统调研分析，提出了推进传统经验医学选拔向现代精准医学选拔转变的策略，适应了空军精英飞行员队伍选拔、培养的发展趋势。集成近年来科学研究成果，形成具有我军特色的医学选拔专著，必将推动空军飞行学员选拔质量迈上一个新的台阶，同时对航空医学的发展也必将起到良好的推动和示范作用。

“空军飞行学员医学选拔丛书”历经3年多的时间编著完成，编委会的数十人付出了大量个人时间，无论是国外文献的整理，还是研究成果的梳理，工作量都非常大，丛书的编写倾注了编者大量的心血。在此，对大家表示衷心的感谢。对本丛书存在的不足，本着持续改进的精神，希望再版时进行改进。真诚希望本丛书的出版能够给医学选拔工作者、航空医学专业人员及相关机关领导干部以启发、帮助和提高，对我国空军飞行学员医学选拔迈向国际化有所帮助。

吉保民　邹志康

2020年1月

前　　言

超声诊断、检验和心电检测是空军飞行学员医学选拔的重要检查项目，主要任务是筛查选拔学员腹部脏器、心脏等部位是否有不适合飞行的疾病，目的是提高招收飞行学员（简称招飞）质量。本书通过对近几年空军招飞医学选拔数据和招飞经验进行总结，对照研究美军招飞医学选拔标准，并参阅了国内外大量的相关文献和研究成果，在编写内容上涵盖了超声诊断、检验和心电检测在招飞医学选拔中的常见病症，在总体安排上体现了以下几个特点：①科学性，本书以大量数据、文献、研究成果为基础，促进招飞医学选拔由经验医学逐渐向循证医学转变、由重形态轻功能逐渐向重功能轻形态转变；②实用性，科学阐述飞行学员医学选拔中常见疾病，尤其是边缘性问题对航空安全的影响，方便飞行学员医学选拔从业人员准确把握飞行学员医学选拔中的边缘性问题；③直观性，本书收集了大量图谱，形象直观，对于在飞行学员医学选拔过程中遇到的常见边缘问题的把握给予了直观的建议。

本书由空军总医院及战区空军招飞体检队等部门的十几位在临床及招飞医学选拔一线长期工作的人员编写，内容构思缜密，经征求多方意见最终定稿。希望本书的出版发行能够为招飞医学选拔工作提供指导和帮助。

在本书的编写和出版过程中，得到了空军总医院领导和科学出版社的亲切关怀和大力支持，在此我谨代表全体编者向他们表示衷心的感谢。对书中的不妥之处，希望各位读者多提宝贵意见，以便再版时完善。

刘淑萍　郝　鹰

2020年1月

前言

[illegible]

[illegible]

[illegible]

2020年1月

目　录

超声诊断篇

检　验　篇

心电检测篇

超声诊断篇

第1章

肝脏疾病

第一节 肝血管瘤

肝血管瘤是一种最常见的肝良性肿瘤，占肝良性肿瘤的 41.6% ～ 73.0%。其形态大小不一，小如黄豆，大如拳头，临床以小血管瘤居多，多数单发，约 10% 多发。

一、流行病学特点

（一）病因

肝血管瘤发病的确切机制目前仍不太清楚，先天性血管发育异常是最被接受的学说，并且后天性内分泌因素对其发生也有一定的影响。通常认为，先天性血管发育异常起源于血管内皮细胞的增殖，后天性内分泌因素对血管瘤的影响主要与激素水平有关，如经产、妊娠及口服避孕药可使体内雌激素、孕激素水平升高，导致肿瘤生长，这可能是女性肝血管瘤发病率较高的原因之一。此外，也有学者认为，肝血管瘤是肝内毛细血管感染后变形致毛细血管扩张呈空泡状，其周围血管充血、扩张，区域性血液循环滞留，致使血管形成海绵状扩张。在组织学上，肝血管瘤是一种血管畸形，根据其含纤维组织多少可分为硬化性血管瘤、血管内皮细胞瘤、毛细血管瘤和海绵状血管瘤。临床上以海绵状血管瘤最多见，占所有肝良性肿瘤的 73%。

（二）发病率

肝血管瘤是最常见的肝良性肿瘤，人群发病率为 0.4% ～ 7.3%，尸检发现率为 3% ～ 20%。目前根据影像学，常将其分为＜ 15mm 的为小血管瘤，15 ～ 50mm 的为中血管瘤，＞ 50mm 的为大血管瘤，临床上的肝血管瘤一般以小血管瘤为主，生长较缓慢（图 1-1），但巨大肝血管瘤也有，大部分血管瘤无须治疗。一般在没有外力作用的情况下自发破裂的血管瘤极其罕见。若依据肿瘤的数目分类，肝血管瘤可分为孤立型、多发型（图 1-2）及弥散型，其中孤立型和多发型较为常见。

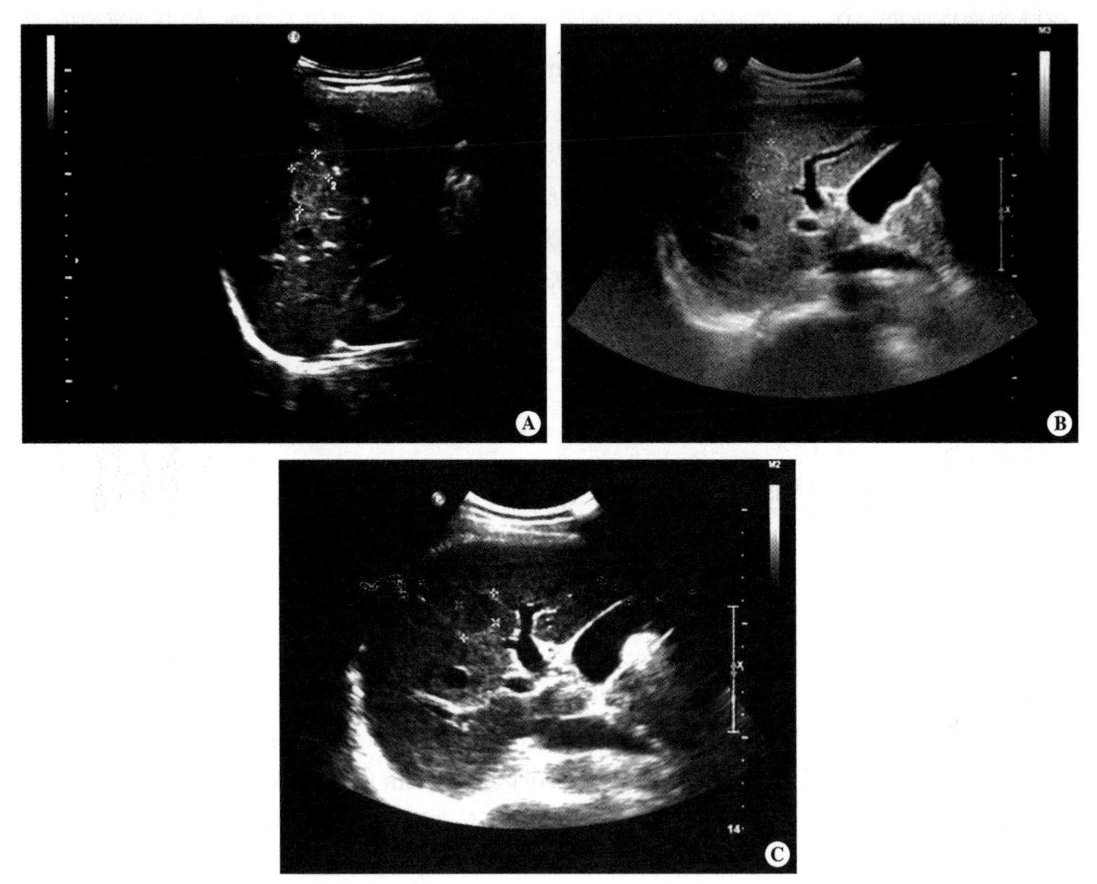

图 1-1 肝血管瘤患者，经超声检测肿瘤在 10 年内大小无明显变化。2011 年声像图呈等回声，有完整的强回声边界（A）；肝血管瘤 2013 年声像图，大小无明显变化（B）；肝血管瘤 2014 年声像图，大小无明显变化（C）

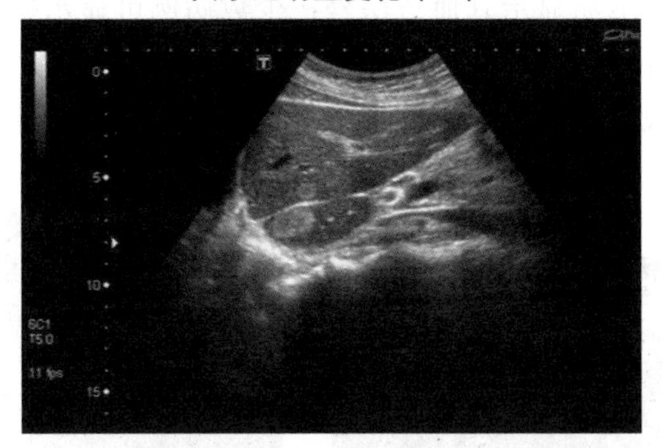

图 1-2 肝尾状叶和左外叶多发血管瘤，呈中强回声，网格状分布，边界清晰，形态规整

（三）发展规律

绝大多数肝血管瘤是在体检时偶然发现的，由于多数肝血管瘤患者没有明显的临床症状，并且在随访时也未见迅速生长，转变为恶性肿瘤者更是未见报道。一般发现有肝血管瘤后，每 6 ～ 12 个月应进行一次影像学复查，普通超声检查即可，复查的目的为观

察肿瘤增长速度。Hasan 等统计了 163 例肝血管瘤患者，发现仅有 40% 的肝血管瘤逐年增大且速度极为缓慢，平均每年增长约 2 mm。肝血管瘤较小时，无临床症状；瘤体较大、推压邻近器官时，可出现相关临床症状，或因外伤、分娩等引起破裂出血。近 20 年的研究中，关于肝血管瘤自发破裂的相关报道极少，由外伤导致血管瘤破裂的病例报道也比较少。有研究显示，仅 1% ～ 4% 的肝血管瘤存在自发破裂风险。不同的学者对于外科治疗的瘤体大小标准有不同的观点。Adam 认为，直径＞ 4 cm 的肝血管瘤，应行手术治疗；Duxbury 认为，直径＞ 5 cm、有持续腹痛等症状、有明确的并发症或不能排除恶性肿瘤时考虑手术治疗，瘤体大小并不应该是唯一的评判标准，血管瘤位于特殊位置（如易压迫第一、二肝门管道或血管）或邻近第一、二肝门，继续增长会增加手术风险，具备手术指征。

二、诊断及鉴别诊断

（一）诊断

声像图表现:①典型的肝血管瘤，肝内圆形或类圆形结节，多数边界清晰，形态规整，少数不规整，近 70% 的血管瘤呈中强回声，内呈网格状分布（图 1-3 ～图 1-10）；回声强度与大小、血窦和间质的比例有关，＜ 2cm 多为高回声，内呈网格状分布；2 ～ 4cm 者多为高回声，其内可见片状弱回声或无回声区；＞ 4cm 的多为混合性回声，内可有管道样结构，边界多较清楚。② Moody 报道，93% 不典型肝血管瘤可以见到宽窄不一的强回声边界（图 1-11，图 1-12），此为血管瘤的重要特征，这对临床上识别和诊断各种不典型血管瘤如等回声型、低回声型或混合型血管瘤尤为重要。③肝血管瘤无周边弱回声晕是其主要特点。④血管瘤被弥漫性脂肪肝包绕时呈低回声。⑤彩色多普勒显示，因瘤体内血流速度较低，一般不易显示其血流信号，少数病例可显示病变内部及周围较稀疏的血流信号，呈点状、细条状。脉冲多普勒（PWD）显示多为静脉血流频谱。⑥超声造影：动脉相时从肿块整体或边缘迅速向心性增强，延迟相时肝组织普遍回声减弱，而肿块仍呈强回声。

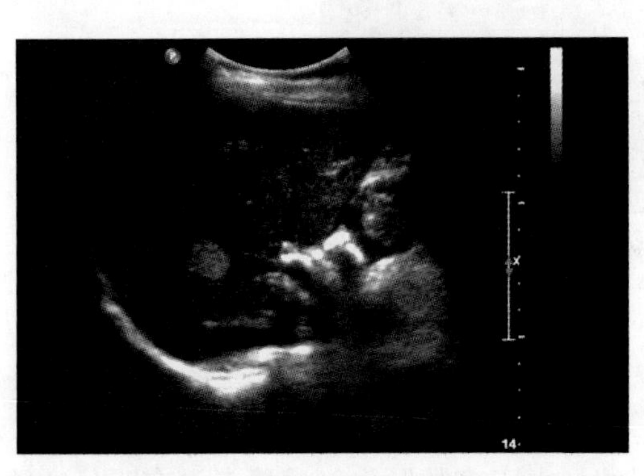

图 1-3　肝右叶血管瘤，呈中强回声，内回声呈网格状分布，边界清晰，形态规整

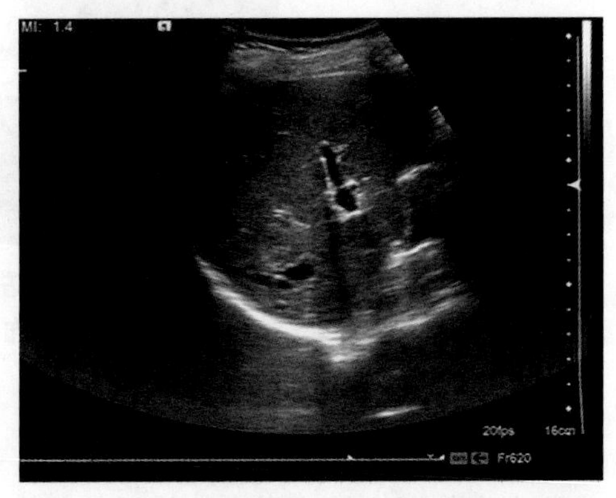

图 1-4　肝右叶血管瘤，呈中强回声，网格状分布，可见强回声边界

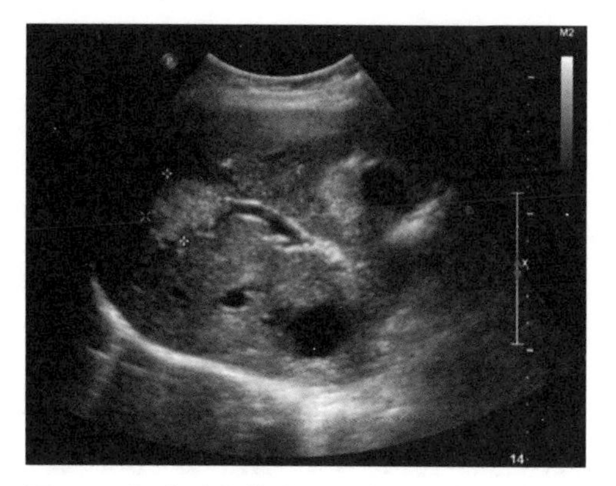

图1-5 肝右叶血管瘤，呈中强回声，网格状分布，边界清晰，形态欠规整

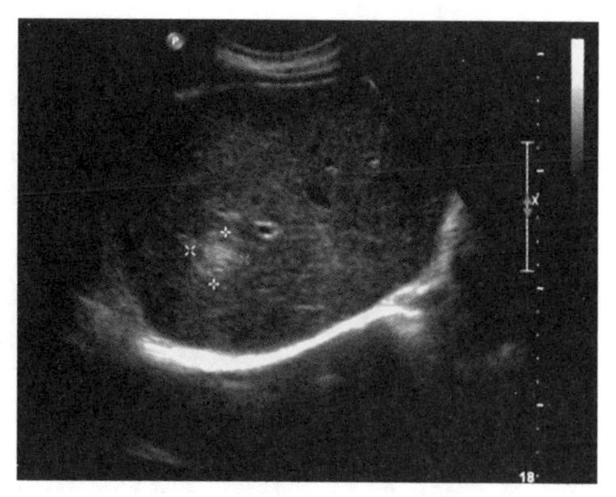

图1-6 肝右叶血管瘤，呈中强回声，网格状分布，边界清晰，形态规整

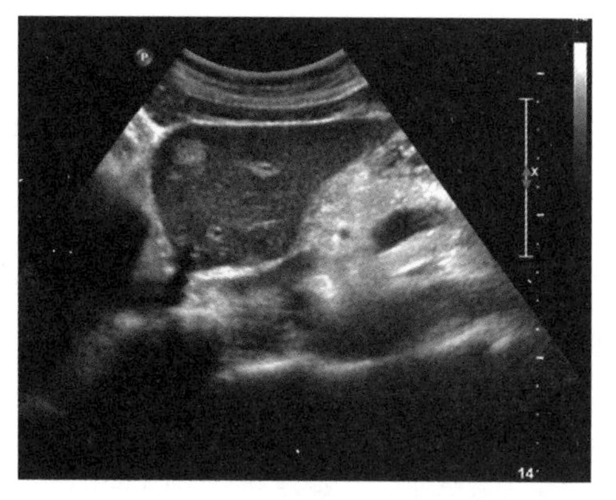

图1-7 肝左外叶血管瘤，呈中强回声，网格状分布，边界清晰，形态规整

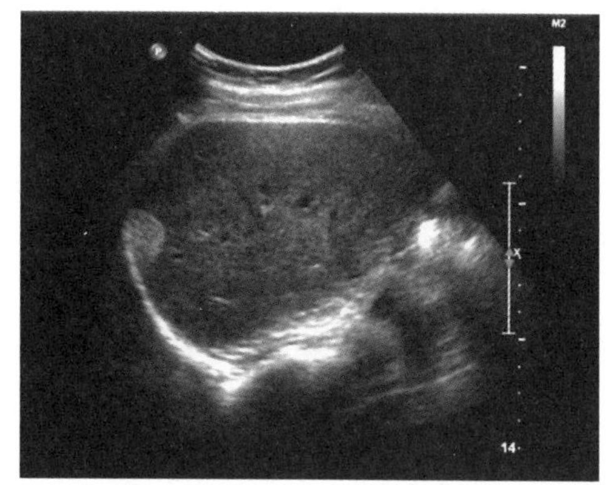

图1-8 肝右叶近膈顶部包膜下血管瘤，呈中强回声，网格状分布，边界清晰，形态规整

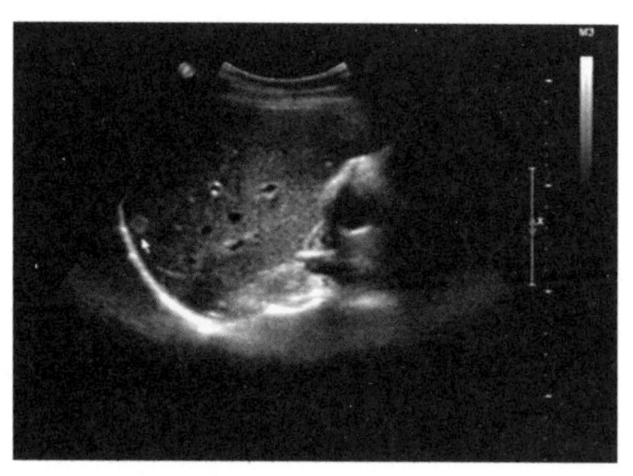

图1-9 肝右叶膈顶部近包膜下血管瘤，呈中强回声，网格状分布，边界清晰，形态规整

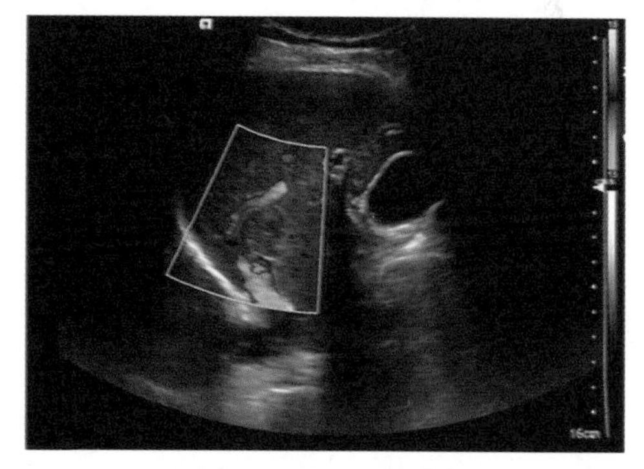

图1-10 肝右叶血管瘤，呈中等回声，网格状分布，可见稍强回声边界，彩色多普勒显示血管瘤内未见血流信号

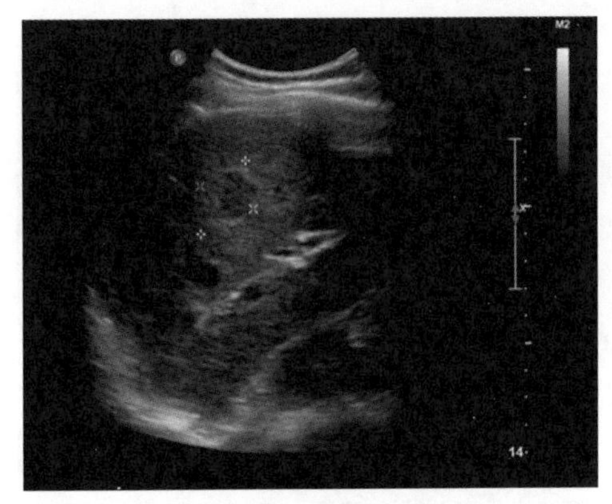

图 1-11　肝右前叶血管瘤，呈低回声，可见典型的强回声边界

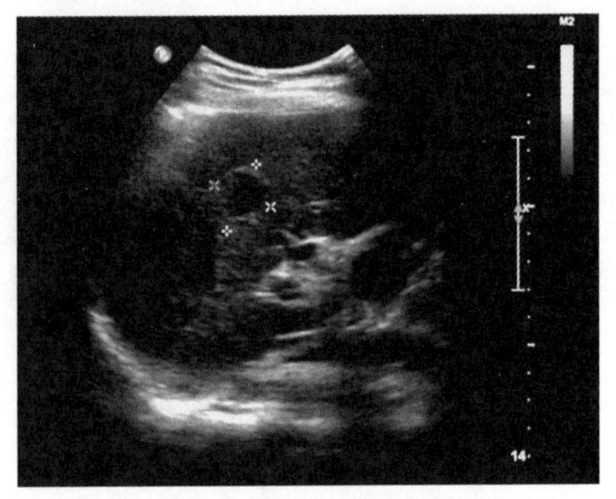

图 1-12　脂肪肝背景下肝右叶血管瘤，呈低回声，可见典型的强回声边界

（二）鉴别诊断

肝血管瘤的鉴别诊断主要是和其他肝内局灶性病变，包括肝腺瘤、肝错构瘤、局灶性结节性增生、肝纤维瘤、炎性假瘤、结核瘤、肝内局灶性钙化及肝恶性肿瘤的鉴别。

1. *肝腺瘤*　为少见的良性肿瘤，常见于育龄妇女，病因不明，长期服用避孕药可能是诱因。因长期服用避孕药而发生肝细胞腺瘤的青年女性停药后可自然消退。病理分为肝细胞腺瘤、胆管腺瘤和胆管囊腺瘤、混合型腺瘤。肝细胞腺瘤起源于肝细胞；胆管腺瘤和胆管囊腺瘤来自胆管上皮，胆管腺瘤可于肝包膜下形成较小的瘤结；混合型腺瘤为肝细胞腺瘤与胆管腺瘤和胆管囊腺瘤混合而成，腺瘤常无包膜，常有大血管横跨肿瘤表面，较大肿瘤可能破裂出血，应手术治疗。

声像图表现：肝腺瘤的声像图表现无明确特征，病史很重要，一般见于育龄妇女、有口服避孕药史者，肝内探及实性或囊实混合性肿块，多呈圆形或椭圆形，边界清楚、整齐。内部回声偏低，不均匀，如有出血、坏死，肿块内可见形状不规则的无回声区。肿瘤较大时，可突出于肝表面，使肝形态不规则，表面凹凸不平。彩色多普勒显示肿块内部有少量血流信号，脉冲多普勒显示多为动脉血流频谱，血流速度、阻力指数（RI）、搏动指数（PI）均较低。超声造影：动脉相早期可清楚显示肿瘤的供给血管，在出血和坏死区以外均匀增强，在动脉相晚期及门静脉相早期，肿块内部回声略低于周围肝组织回声，在门静脉相晚期和延迟相时，肿块与周围肝组织回声基本相同。

2. *肝错构瘤*　是一种罕见的肝组织发育畸形形成的良性肿瘤，临床未见恶性报道。发病机制不明，可能与肝胚胎发育畸形加上继发性退行性变有关。其可发生于任何年龄，婴儿多见。病理特征为病灶内由不同比例的肝细胞、胆管、血管及结缔组织、小囊构成。当肿瘤足够大时可引起压迫症状。

声像图表现：肝内见实性肿块，多为类圆形或椭圆形，边界清楚，偶见薄包膜；内部以高回声多见，偶见低回声区，但分布仍均匀；此外，也有低回声型表现，主要与内部结构和成分比例不同有关。彩色多普勒显示内部及周边部少量彩色血流信号，为小静脉和小动脉血流频谱。超声造影：肿块呈不均匀性回声增强。

3. 肝局灶性结节增生　是少见的肝良性肿瘤之一，尽管少见，但较肝腺瘤多见。其由增生的肝细胞及胆管上皮组成，并有“星形”纤维间隔，常为单发，直径多< 5.0cm。目前本病病因仍不十分清楚，有报道其与创伤、穿刺引起血供减少或口服避孕药有关。临床上 80% 的患者无症状，常在体检时偶然发现。本病无恶变倾向。

声像图表现：肝局灶性结节增生常为单发，亦可多发，多位于肝周边靠近肝被膜。大小不等，最大者可达 20cm，但直径< 3cm 者更常见。病变呈类圆形、边界清楚、无包膜为其特征性表现，内部回声不均匀（图 1-13）。彩色多普勒显示，肿块内部及周边部有少量血流信号（图 1-14），流速快阻力低。超声造影：动脉相自中心向外呈轮辐状增强，门静脉相及延迟相呈高回声。

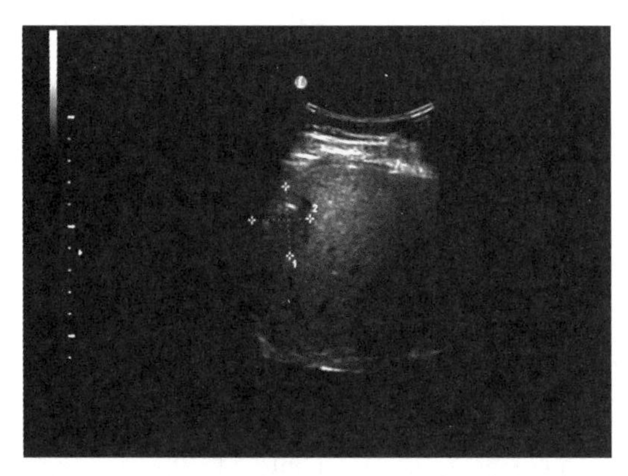

图 1-13　肝右后叶膈顶部肝局灶性结节性增生，内部回声不均匀

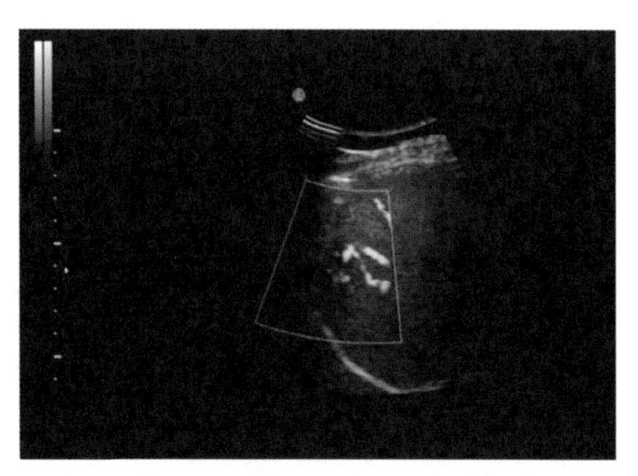

图 1-14　肝右后叶膈顶部肝局灶性结节性增生，彩色多普勒显示肿块内部及周边部有少量的血流信号

4. 肝纤维瘤　是十分罕见的良性肿瘤，多发于老年人，肿瘤大小不一，一般生长缓慢。小者于肝表面可见乳白色隆起，质地坚硬，有包膜。大者直径可达 20 ～ 30cm，导致肝明显增大，形态不规则。巨大肿瘤压迫周围器官可引起腹部胀大、腹痛不适等症状。组织学上以间叶成分单独增生形成肿瘤、成纤维细胞与胶原纤维交织成索为特征，有些肿瘤内无细胞成分，有时其内可见钙化灶及玻璃样变和小灶黏液变性。

声像图表现：肝内可见呈高回声性实质性肿块，边界清楚，包膜完整，内部回声均匀或欠均匀。彩色多普勒血流成像（Color Doppler flow imaging，CDFI）显示，肿块内部一般无血流信号。超声造影：肿块回声无明显增强。

5. 肝脏炎性假瘤　是一种少见的肝内局灶性炎性增生病变，由病原菌或不明原因引起，病理多为细胞组成的肉芽肿，有癌变可能。按肝脏炎性假瘤的组织成分分为五种：①浆细胞肉芽肿；②局部纤维化；③血管炎；④黄色肉芽肿；⑤大片坏死。

声像图表现：肝内见实质性结节，直径 2 ～ 3cm，呈圆形或类圆形，边界较清晰，形态不规则，无包膜样结构。内部回声以所含的组织成分及病因不同而异。彩色多普勒显示，肿块内部多无血流信号，少数显示点棒状动脉频谱为低速、低阻。超声造影：肿块边缘部位在动脉相、门静脉相及延迟相回声略有增强，纤维组织处回声可无明显增强。

6. 肝结核瘤　肝结核系指肝脏的结核感染，常继发于肺。肝结核分为粟粒型（小结节型）、结核瘤型（巨结节型）和肝内胆管型（结核性胆管炎）三型，此处主要介绍结核瘤型，其为血行播散型肺结核融合成的单个或多个结节，病理为肉芽组织干酪样坏死。本病以青年居多。

声像图表现：肝脏形态、轮廓可无明显改变。于肝内见到局限性病灶，边界清晰或欠清晰。较小病灶内呈低回声，较大病灶回声可稍增强，坏死或液化时出现低回声或无回声，有钙化时可伴声影。CDFI 显示，瘤体内血流信号不丰富。肝结核瘤的声像图表现无特异性，不易与肝脏其他肿瘤鉴别。但是，青壮年中有肝外结核病史或结核菌素试验阳性者，发现肝内病变，尤其是有不规则钙化时，应考虑结核球可能。

7. 肝内钙化灶　通常无症状，一般在体检时发现。形成肝内钙化灶的病因很多，主要是由于局部组织的理化环境改变而导致血液中钙、磷离子发生沉积，导致肝内钙化灶形成，单纯性肝内钙化灶稳定，不影响肝功能，但是必须结合临床排除特定病因，包括肝内胆管结石，寄生虫感染，肝良、恶性肿瘤等引起的肝内钙化灶，最主要的是和肝内胆管结石的鉴别诊断。

声像图表现：①肝内钙化灶超声诊断很敏感，于肝实质内可见呈圆形（图 1-15，图 1-16）或不规则的点状或团块状强回声，部分呈串珠样改变（图 1-17 ～图 1-20），境界清晰，后方伴声影，病灶所处位置非肝管走行处，附近未见扩张的胆管。②肝内胆管结石，肝内见单个或多个圆形、椭圆形或结节状的点状强回声，后方伴声影，位于肝实质区的胆管内，结石远端肝管因阻塞可有一定程度的扩张（图 1-21，图 1-22）。由胆道病变形成的钙化结石，有腹痛、急性胆管炎或慢性胆管梗阻症状。③ CDFI 显示肝内钙化灶和肝内胆管结石内部无血流信号。

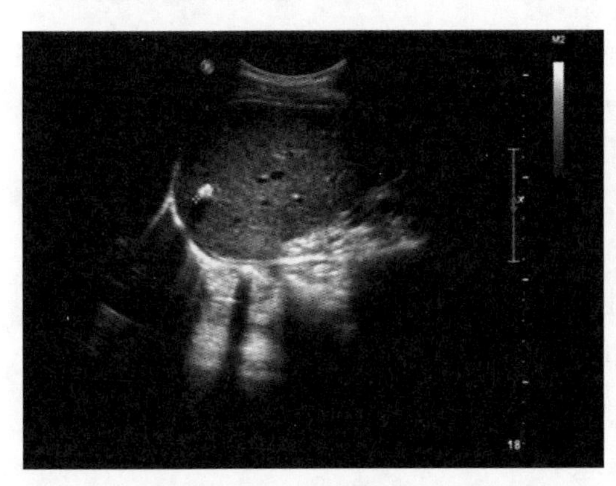

图 1-15　肝右叶钙化灶，圆形强回声位于肝实质内，境界清晰，后方伴声影，病灶所处位置非肝管走行处，附近未见扩张的胆管

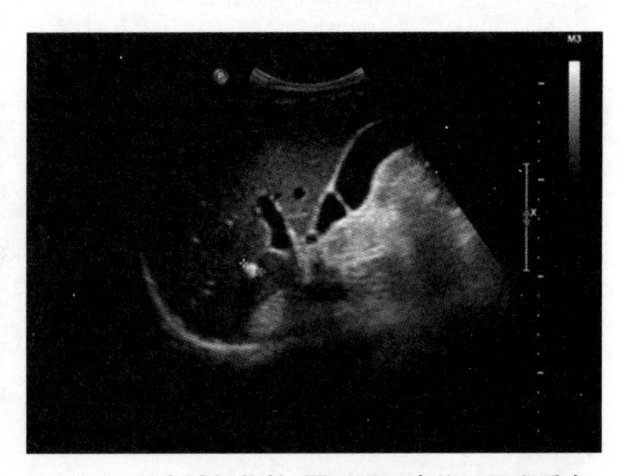

图 1-16　肝右叶钙化灶，圆形强回声位于肝实质内，后方伴声影，病灶所处位置非肝管走行处，附近未见扩张的胆管

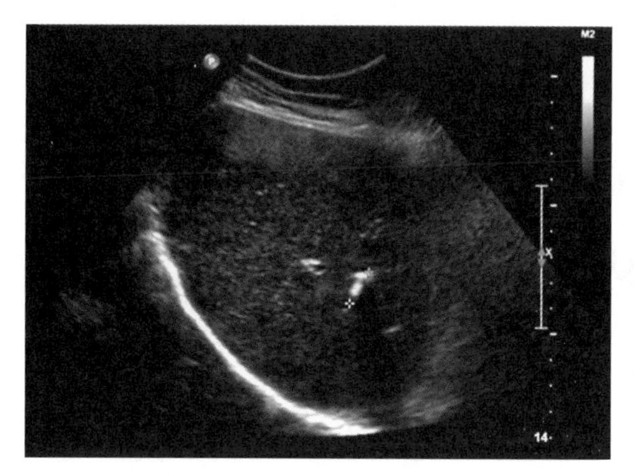

图1-17 肝右叶钙化灶，多发强回声串珠样改变，位于肝实质内，后方伴声影，病灶所处位置非肝管走行处，附近未见扩张的胆管（1）

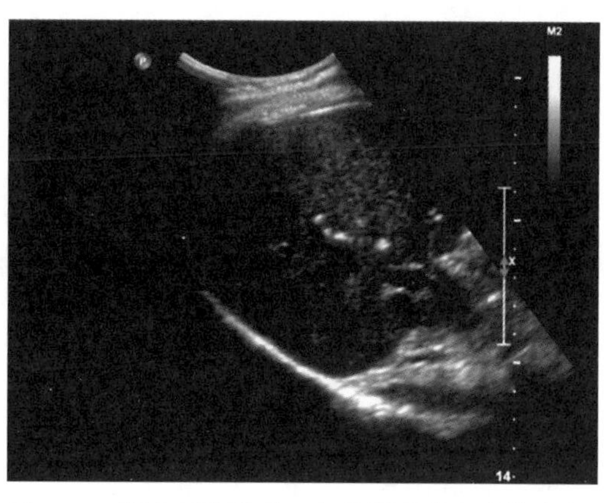

图1-18 肝右叶钙化灶，多发强回声串珠样改变，位于肝实质内，后方伴声影，病灶所处位置非肝管走行处，附近未见扩张的胆管（2）

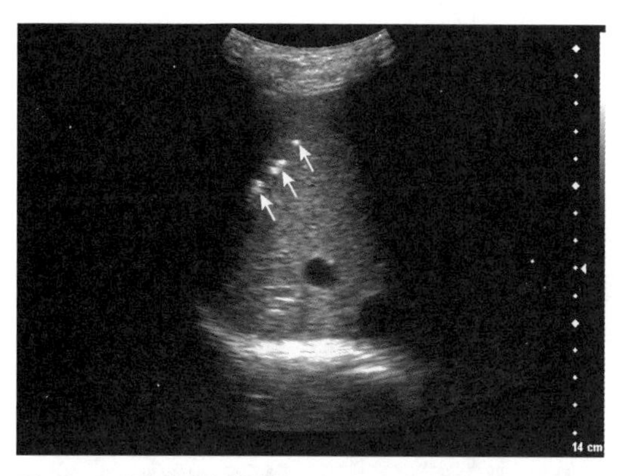

图1-19 肝右叶钙化灶，多发强回声串珠样改变，位于肝实质内，后方声影不明显，病灶所处位置非肝管走行处，附近未见扩张的胆管（1）

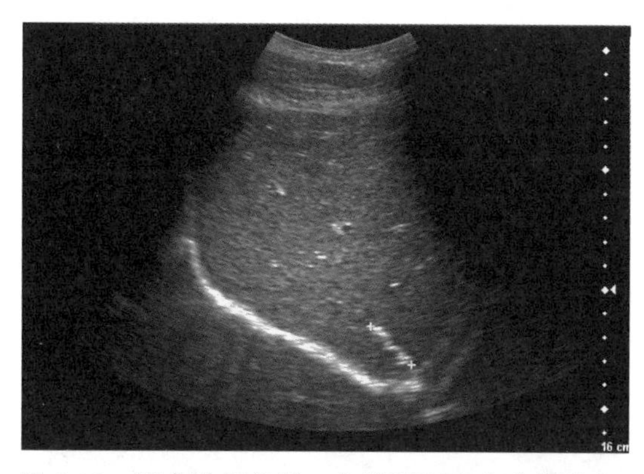

图1-20 肝右叶钙化灶，多发强回声串珠样改变，位于肝实质内，后方声影不明显，病灶所处位置非肝管走行处，附近未见扩张的胆管（2）

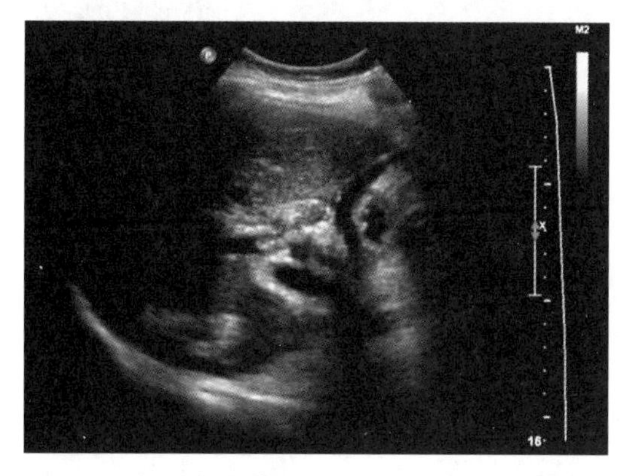

图1-21 肝门部胆管结石，肝门部胆管内可见多个圆形、椭圆形的强回声，后方伴声影，结石远端肝管因阻塞可有一定程度扩张

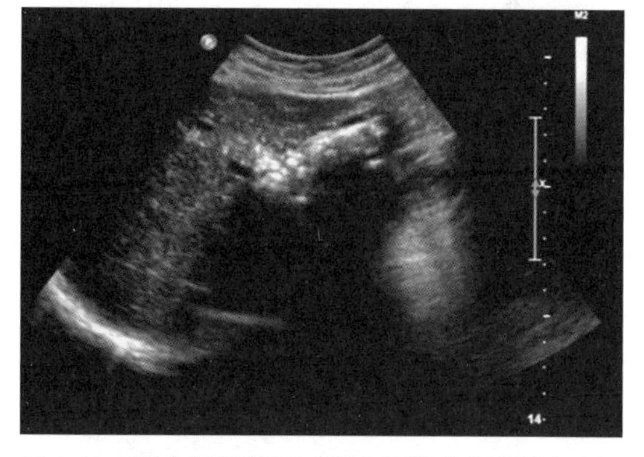

图1-22 肝内胆管结石，肝内胆管（左肝管）内可见多个圆形、椭圆形的强回声，后方伴声影，结石远端肝管因阻塞可有一定程度扩张

8. 肝恶性肿瘤

（1）原发性肝癌：是我国很常见的恶性肿瘤。发病原因与乙型病毒性肝炎、肝硬化

及摄入黄曲霉素、亚硝胺等物质有关。定期超声检查使肝癌的早期诊断有了很大的进展。病理可分为巨块型、结节型及弥漫型；组织学分为肝细胞型、胆管细胞型及混合型。

声像图表现：①肝内巨块状或结节状实性占位性病变，边界清晰，轮廓不规则，内回声以低回声为主或以强回声为主，强弱不等，分布不均匀。大部分周边有低回声晕。巨块型内部可有不规则的无回声区。小结节病灶多以低回声为主，圆形或椭圆形；稍大肿块呈结节状，内部回声不均匀，结节中有多个小结节，周围可以有小结节。肿块可因压迫周围的血管、胆道及邻近的脏器而出现狭窄或移位。肝实质回声增粗、增强，不均匀。②肝脏明显增大，表面凹凸不平，质硬，肝内显示弥漫分布的小结节状及小片状强弱不等的异常回声，分布极不均匀，管道结构不清晰。余肝回声极不均匀。③胆管细胞性肝癌表现为肝内实性肿物，边界不清晰，呈浸润性生长，轮廓不规则，内以低（图 1-23）、中（图 1-24，图 1-25）回声为主，也可有稍强的回声（图 1-26），分布不均匀，结中结现象不明显。周边可有低回声晕。周围可见肝内胆道扩张，或肝内胆管内充满低回声或中等回声团块，其远端胆道扩张。④门静脉主干或左右支直径多明显增大，腔内可显示中等或较低的结节状或块状回声，附着于管壁或充满管腔，使管腔狭窄或完全阻塞。管腔完全阻塞者，门静脉周围可见纡曲的条状或网状无回声区。

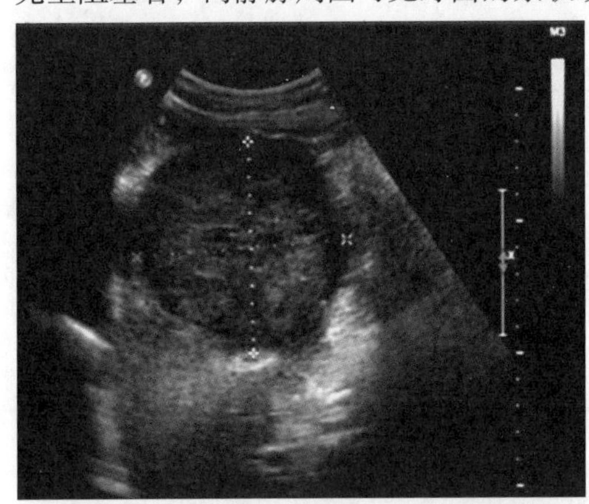

图 1-23 原发性肝癌，肝右叶实性占位性病变，呈低回声，分布不均匀，周边可见低回声晕

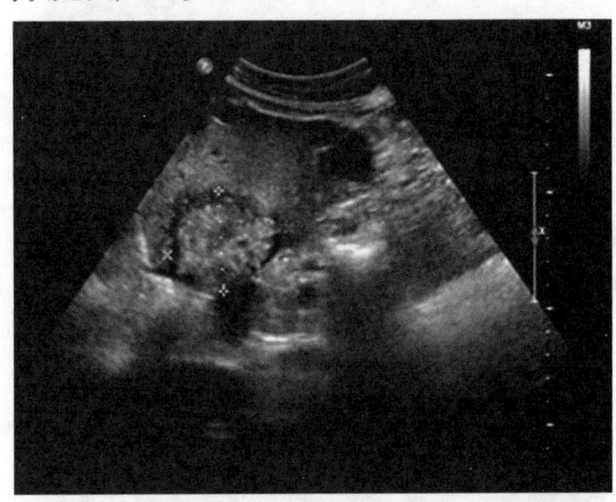

图 1-24 原发性肝癌，肝左叶实性占位性病变，呈中等回声，分布不均匀，周边可见低回声晕

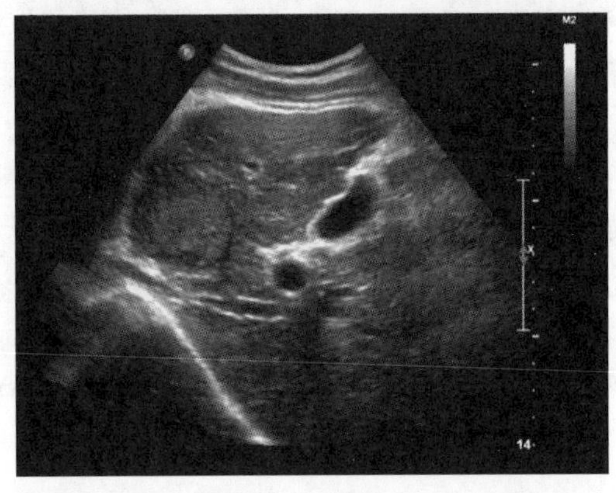

图 1-25 原发性肝癌，肝右叶实性占位性病变，呈中等回声，分布不均匀，周边可见低回声晕

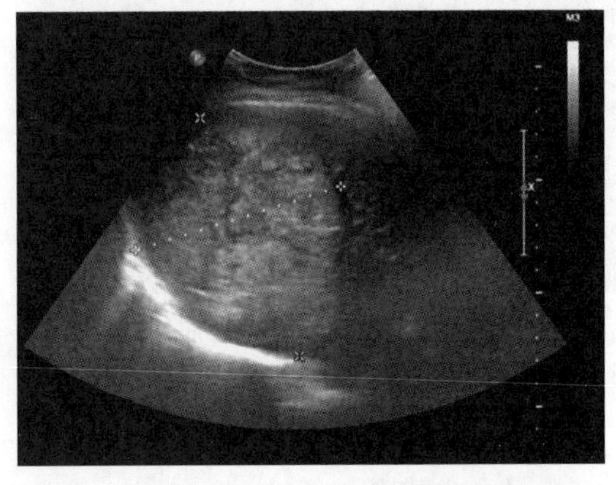

图 1-26 原发性肝癌，肝右叶实性占位性病变，呈中强回声，分布不均匀，周边可见低回声晕

彩色多普勒显示，巨块型及结节型于病变的周边可见较丰富的弧形、半月形环绕的异常血流信号，并分支进入病变内部。脉冲多普勒探测为动脉血流信号。肝内动脉的血流信号极易显示。晚期病变侧的肝内动脉及肝总、肝固有动脉扩张，血流速度明显加快。弥漫型肝癌肝内外动脉扩张明显，特别是伴有门静脉瘤栓时，血流信号明显增多，血流极易显示。肝动脉血流速度明显加快，可达正常的 2 ～ 3 倍。

超声造影：恶性病变表现为造影剂快进快出；良性病变为慢进慢出。即恶性病变造影剂在动脉期快速充盈，静脉期快速消退；良性病变在动脉期充盈缓慢，静脉期撤退缓慢。

超声诊断价值：超声检查能显示直径 1cm 以上的肝内实性肿物。对肝癌的检出率可达 98% 以上，定性诊断率可达 95% 以上。特别是结合彩色多普勒及超声造影，有助于肿块良、恶性的鉴别，对良、恶性的鉴别有较大的价值。

（2）肝继发性恶性肿瘤：即恶性肿瘤的肝转移灶，其原发肿瘤可来自其他组织、器官。其具体超声表现根据原发肿瘤的组织学特性而不同，但具有一定共性特征。超声检查可以明确肝转移灶的部位、数目等，为临床治疗提供及时、准确的信息。

声像图表现：通常为规则圆球形，较大者可呈椭球形。常为多个大小不等的结节，可布满全肝，亦可单发。内部回声通常有以下五种表现：①靶环征，亦称牛眼征（图 1-27）。肿瘤周边呈低回声，中心呈圆形高回声，是肝转移灶的典型表现，任何恶性原发性肿瘤的肝转移灶均可出现此回声。②低回声，最常见于淋巴瘤。典型者表现为近似液区的低回声（图 1-28）。③高回声，多见于来自胃肠等消化道肿瘤的肝转移灶。④回声内钙化点，多见于腺癌、肉瘤等其他组织的肝转移灶。⑤混合性回声（内有液区），当结节较大，出现中心液化坏死时，呈不规则混合性回声。以上表现可同时出现，一种原发肿瘤在肝内的转移灶可有多种声像图表现；而一类声像图亦可来自多种原发灶。通常肝脏自身大小及形态无明显变化，病灶以外的肝组织多表现正常。门静脉癌栓少见。肝外组织或脏器有原发肿瘤病灶。

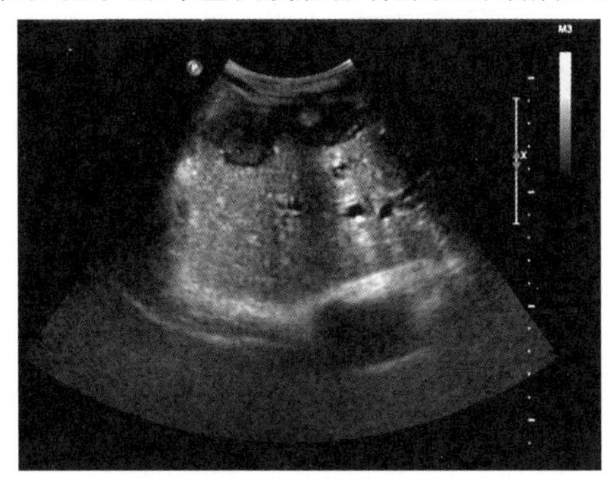

图 1-27　肝转移瘤，肝右叶多发实性占位性病变，边界清晰，形态规整，肿瘤周边呈低回声，中心呈圆形高回声，典型的牛眼征

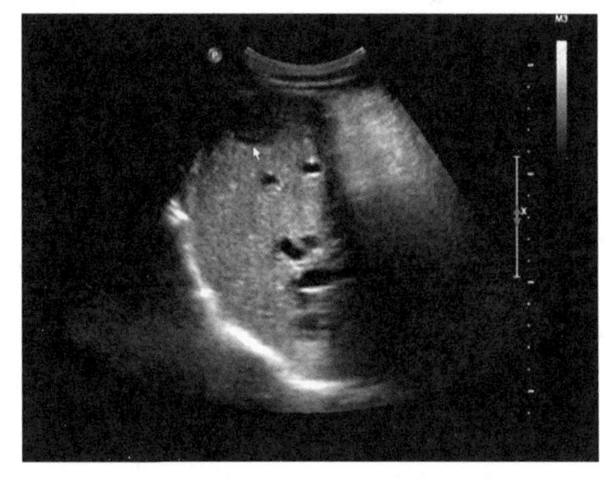

图 1-28　肝转移瘤，肝右叶实性占位性病变，边界清晰，形态规整，呈低回声，周边可见极低回声晕

彩色多普勒显示，多数肝继发性恶性肿瘤在结节内部无丰富的血流显示。结节周围常见环状彩色血流环绕，频谱以动脉性居多，亦可为门静脉或肝静脉性。

超声造影表现为造影剂快进快出（造影剂在动脉期快速充盈，静脉期快速消退），符合恶性病变的造影特点。

三、体检方法

超声诊断因具有操作简便、价格低廉、无创伤及痛苦、诊断准确率较高等优点，已逐渐成为肝血管瘤临床诊断的首选方法，招飞选拔体检也主要选择腹部超声检查。肝血管瘤的典型超声表现为高回声，边界清晰，内呈网格状结构，回声均匀，形态规则。近年来，随着新型氟碳类超声造影剂的出现及超声造影成像技术的发展，超声造影实现了实时状态下动态观察肿瘤内血流灌注情况，从而明显提高了肿瘤定性诊断能力。肝血管瘤超声造影的特征性表现为病灶动脉相周边环状增强，门静脉相和延迟相向心性填充，用这一特征诊断病变的敏感性高达98%，但是，应当同时警惕极少数的肝血管瘤会表现为离心性增强。依据影像技术，临床上肝血管瘤的正确诊断率很高，其中超声诊断的敏感性为96.9%，特异性为60.3%；超声造影敏感性为98%，特异性为100%；CT敏感性为98.3%，特异性为55%；MRI敏感性为100%，特异性为85.3%；锝-99m（^{99m}Tc）标记的核素显像敏感性为75%，特异性为100%。

四、航空医学考虑

招飞医学选拔的体检结果主要是对所选飞行学员是否影响后续的训练和成为飞行员后对未来飞行的影响，以及飞行适应性进行评价，因此肝恶性肿瘤者招飞体检不合格。

肝良性病变中血管瘤占41.6%～70.0%，招飞体检对象为青年男性，所占比例更高。肝其他局灶性良性病变较少，肝腺瘤和局灶性结节性增生常见于育龄女性，该病与口服避孕药有关。肝错构瘤是发生于婴幼儿时期的一种罕见病，成人发病率很低。肝纤维瘤和炎性假瘤也比较少见。结核瘤是继发于肺、肠道或其他部位的结核，具有结核病史。因此最为常见的是肝血管瘤。绝大多数肝血管瘤是在体检时偶然发现的，临床上一般以小血管瘤多见且没有明显的临床症状，在随访时也未见迅速生长，转变为恶性肿瘤者更是未见报道，近20年的研究中关于肝血管瘤自发破裂的相关报道极少，由外伤导致血管瘤破裂的病例报道也很少，有研究显示，仅1%～4%的肝血管瘤存在自发破裂风险，一般不需要外科手术治疗。Uxbury认为，血管瘤直径＞5cm、有持续腹痛等症状、有明确的并发症或不能排除恶性肿瘤时考虑手术治疗，血管瘤位于特殊位置，如易压迫第一和第二肝门管道或血管具备手术指征。空军某疗养院总结了2001～2003年在该院年度体检进行腹部超声检查的男性飞行人员2125名，年龄最大55岁，最小20岁，平均37.5岁，查出肝血管瘤者38例，血管瘤最大的为3.2cm×1.5cm，最小的为0.52cm×0.58cm。其中，＜1cm者11例，1～2cm者21例，2～3cm者5例，3～4cm者1例。综上所述，肝小血管瘤一般无临床症状、生长缓慢、无癌变、自发出血风险很小、不在特殊位置者应考虑合格。而且肝血管瘤是空军飞行人员疾病谱内的常见病，迄今为止尚无因肝血管瘤在高空环境和负载的影响下发生意外的例证和资料。肝内钙化灶通常无临床症状，一般在体检时发现，只要能排除肝内胆管结石，无肝区疼痛或不适，肝功能正常者，招飞体检合格。

（刘淑萍　李　利　赵国政）

第二节　单纯性肝囊肿

一、流行病学特点

（一）病因

单纯性肝囊肿的病因被认为是先天性的，然而是否所有囊肿都是先天性的目前还不能肯定。目前尚不清楚为什么单纯性肝囊肿在中年后才发现。单纯性肝囊肿内衬上皮层，多数情况为柱状上皮，提示其可能来源于胆管上皮，但囊肿一般不与胆管相通，故其确切来源不清楚。

（二）发病率

单纯性肝囊肿通常在超声体检中偶然发现，其发病率为2.5%～4.6%，随着年龄的增长，发病率会升高，80岁以上发病率达7%。

（三）发展规律

单纯性肝囊肿多在体检时发现，一般无临床症状，生长缓慢，40～50岁以后开始出现，60岁以后比较常见。临床上以1～2cm多见，一般直径＜5cm，巨大者可达20cm，巨大囊肿或囊内出血时，可引起腹痛，偶有大的囊肿压迫胆道引起黄疸的报道。单纯性肝囊肿单发多见，多发占26%。

二、诊断及鉴别诊断

（一）诊断

声像图表现：典型的肝囊肿表现为肝内无回声区，壁薄，光滑，转动探头各切面扫查均不与血管及胆管相通（图1-29），后壁回声增强，可见侧方声影（图1-30～图1-32）。多普勒超声显示无回声，内部无血流信号。

超声检查可以显示肝内直径＞0.5cm的囊肿，诊断准确率达99%以上，几乎不需要做其他的进一步检查。注意与肝静脉及门静脉横断面鉴别，囊肿位于肝实质而非血管走行的部位，转动探头，血管可显示长轴的图像而囊肿形态不变。其与肝血池的区别是，后者和血管相通。CDFI可显示血管内或血池内有血流信号而囊肿内无。小血管横断面后方回声增强程度不如囊肿明显。

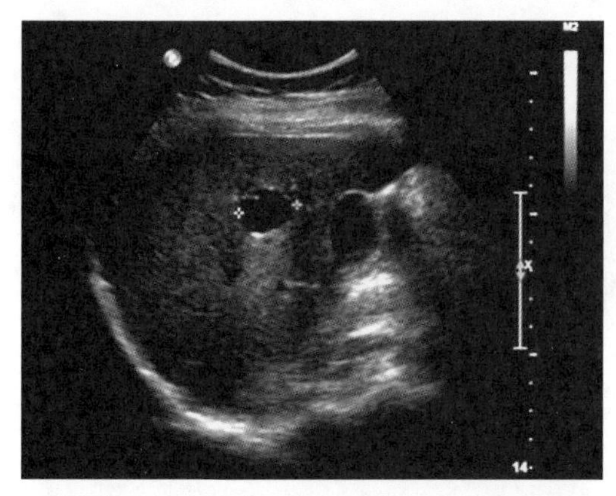

图 1-29 肝小囊肿，肝内无回声区，壁薄，光滑，形态欠规整，后壁回声增强，转动探头各切面扫查均不与血管及胆管相通

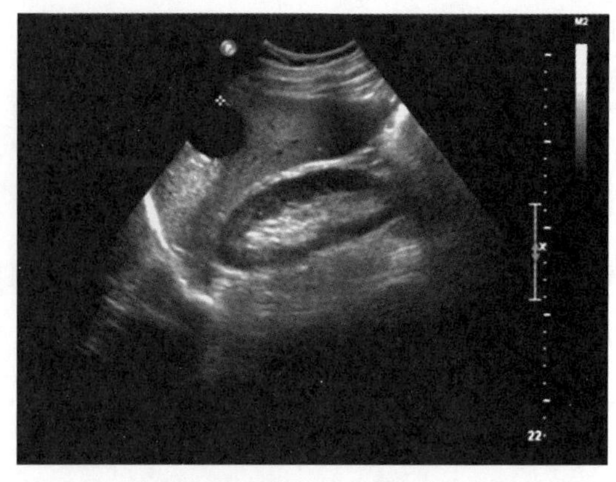

图 1-30 典型的肝囊肿，肝内无回声区，壁薄，光滑，后壁回声增强，可见侧方声影（1）

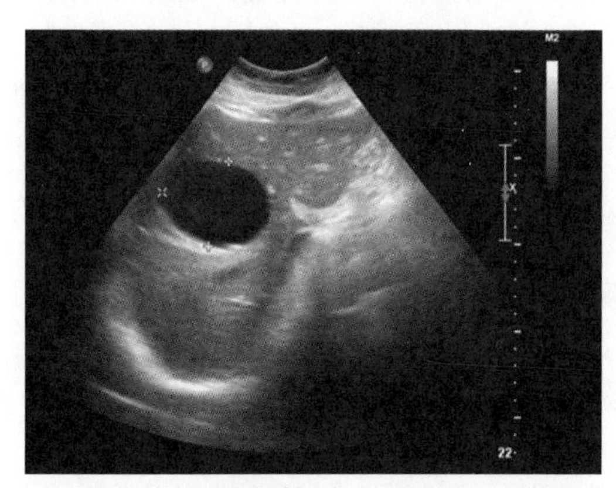

图 1-31 典型的肝囊肿，肝内无回声区，壁薄，光滑，后壁回声增强，可见侧方声影（2）

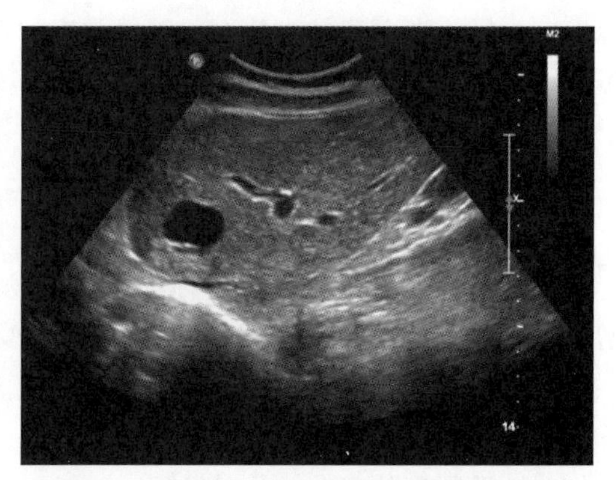

图 1-32 肝囊肿，肝内无回声区，壁薄，光滑，形态欠规整，后壁回声增强，可见侧方声影

（二）鉴别诊断

小囊肿与血管、扩张胆管断面进行鉴别，右前叶靠近胆囊附近的囊肿应与胆囊或扩张的胆总管横切面及先天性胆总管囊肿鉴别。肝囊肿从多个切面不同方向均呈无回声区，有圆形立体占位感。各种血管、胆囊及胆管均为长管形，有特征性的结构。单纯性肝囊肿还需要和多囊肝、肝脓肿、肝棘球蚴病进行鉴别诊断。

1. 多囊肝　为先天性疾病，肝大，囊肿大小不一，多数累及全肝，表面凹凸不平，形态失常。囊壁薄，内为清亮无色或微黄的液体。囊肿之间的肝组织可正常，严重者囊和囊相连，之间为纤维组织（图 1-33，图 1-34）。多囊肝可合并多囊肾、多囊脾，常染色体显性的多囊肾合并多囊肝的概率为 57% ～ 74%，多数在中年以后发现肝大，或发现多囊肾时也发现多囊肝。

声像图表现：①肝大，严重者体积巨大，形态失常。肝表面凹凸不平。肝内可显示散在分布或密集的、大小不等的、规则或不规则的无回声区。严重者多发囊性无回声区和无回声区相连，其间无正常的肝组织，肝实质回声增粗增强。肝内的管道结构紊乱不清（图 1-35，图 1-36）。②轻型的多囊肝显示肝轻度肿大，形态大致正常。肝内可见多个（一般＞ 10 个）无回声区，肝实质回声正常，管道结构走行正常。③其他，同时发现多囊肾或其他先天畸形。④多发肝囊肿和多囊肝的区别是，多发性肝囊肿即使多发也是少数几个（一般＜ 10 个），囊肿和囊肿之间的肝组织是正常的，肝脏的形态一般无变化。

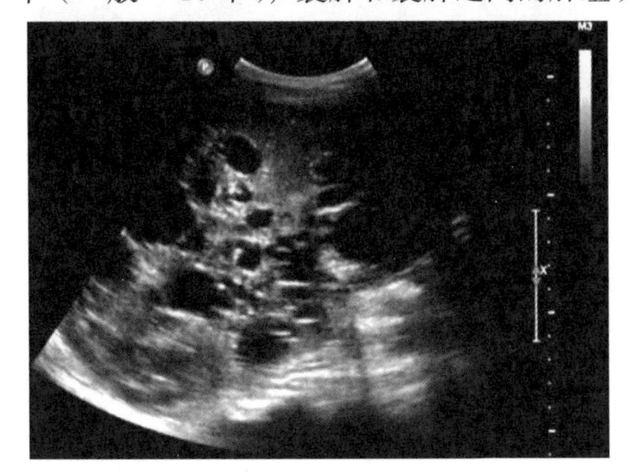

图 1-33　多囊肝，显示肝内密集的、大小不等的、不规则的无回声区。部分囊性无回声区和无回声区相连，肝实质回声增粗增强。肝内的管道结构紊乱不清

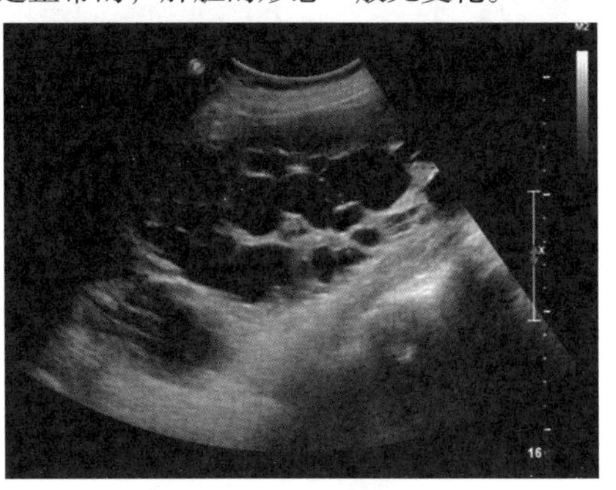

图 1-34　多囊肝，显示肝内密集的、大小不等的、不规则的无回声区。部分囊性无回声区和无回声区相连，其间无正常的肝组织，肝实质回声增粗增强。肝内的管道结构紊乱不清

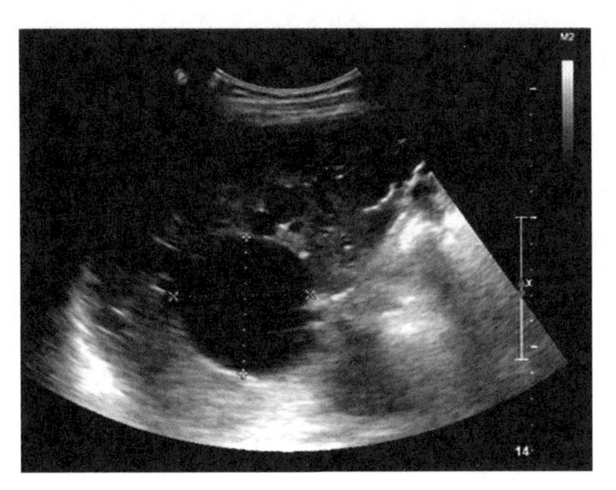

图 1-35　多囊肝，肝内散在分布大小不等的、规则的无回声区。肝实质回声增粗增强。肝内的管道结构紊乱不清

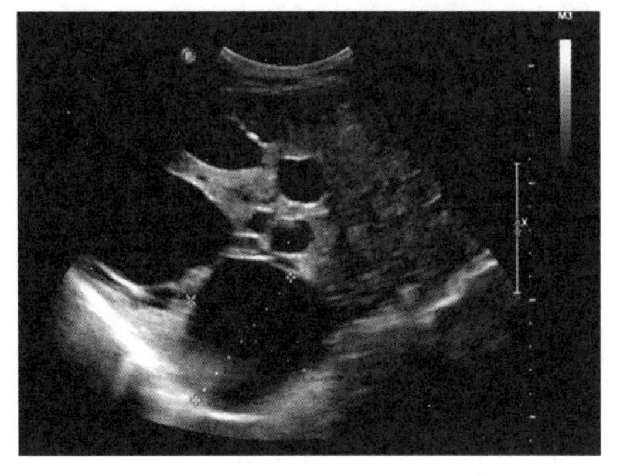

图 1-36　多囊肝，肝体积增大，肝内散在分布大小不等的、不规则的无回声区。肝实质回声增粗增强。肝内的管道结构紊乱不清

2. 肝脓肿　由于化脓性细菌或阿米巴感染引起的肝局部化脓性炎症。早期为局部炎症，进而坏死、液化，形成脓肿。临床有寒战、高热，肝大，肝区叩痛。

声像图表现：①典型的细菌性肝脓肿的表现为：脓肿早期呈现不规则的、边界不清晰的低回声区（图 1-37）；CDFI 可显示局部血管增多。脓肿形成期表现为脓肿发展至组织坏死液化，从病变的周边逐渐出现不规则的或圆形、椭圆形的无回声区（图 1-38），由于脓肿黏稠，无回声区内可有稀疏均匀的低回声，也可有条状的回声或分隔回声。脓肿的囊壁表现多种多样，由开始的不光滑、不清晰逐渐光滑、清晰，慢性脓肿壁可能较厚，且回声增强（图 1-39）。脓肿恢复期脓肿的腔逐渐变小、不规则至闭合，局部为不规则的强回声。当脓肿内含有气体时，表现为强回声伴彗星尾征（图 1-40）。②阿米巴肝脓肿与细菌性肝脓肿超声表现基本相似，其特点为脓腔一般较大，囊壁不清楚，后方增强不明显，多位于肝脏的边缘，病史和实验室检查很重要。

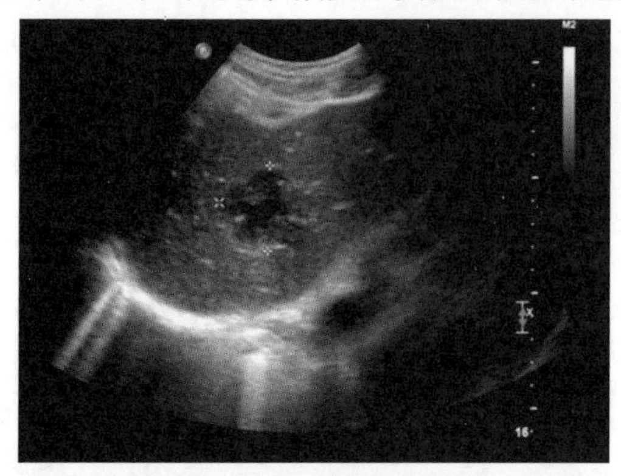

图 1-37 肝脓肿，典型的细菌性肝脓肿早期，呈现不规则的、边界不清晰的低回声区，内部可见少量液化坏死的无回声

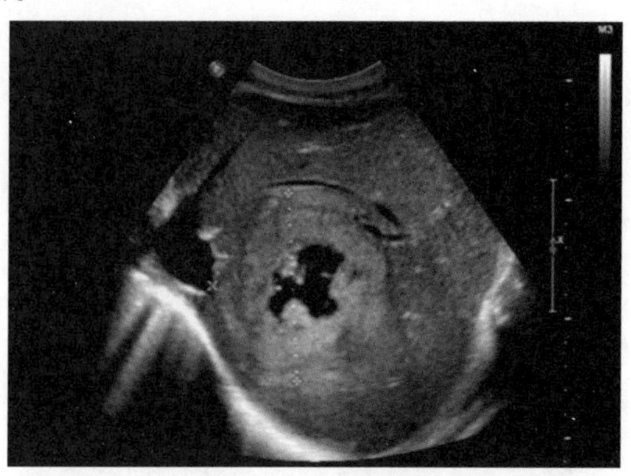

图 1-38 肝脓肿，脓肿中心出现组织坏死液，可见不规则的无回声区

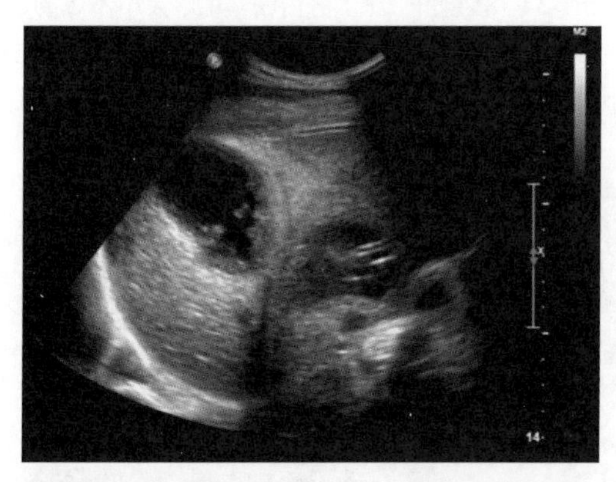

图 1-39 肝脓肿，脓肿中心出现组织坏死液，可见类圆形的无回声区，脓肿的囊壁较厚

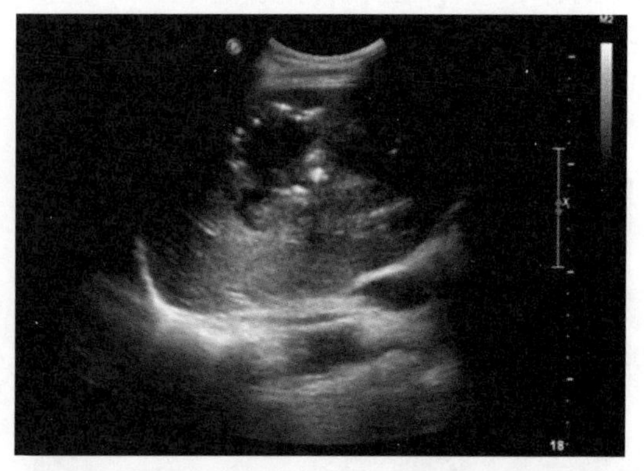

图 1-40 肝脓肿，脓肿中心可见类圆形的无回声区，脓肿的囊壁较厚。当脓肿内含有气体时，表现为强回声伴彗星尾征

3. 肝棘球蚴病 又称肝包虫病，是人畜共患的寄生虫病。棘球蚴在我国有两种：细粒棘球蚴和泡状棘球蚴，前者多见。细粒棘球蚴以单房囊性为主，囊内有多数棘球蚴头节、子囊、孙囊悬浮其中。泡状棘球蚴所致肝棘球蚴病以实性为主，多见于西藏、青海等地的牧区，棘球蚴病病灶为单块型或多结节型，无包膜，不规则，由无数微小囊肿组成，晚期囊肿可合并钙化、感染及出血，囊周围有慢性炎症反应。此病发展缓慢，早期多无症状。囊肿相当大时可出现压迫症状。合并感染时会出现发热、右上腹痛、白细胞升高等。

声像图表现：大多数肝棘球蚴病有典型的图像特点，结合病史及检验（细粒棘球蚴棘球蚴病 Casoni 试验阳性率高，泡状棘球蚴病阳性率不高）可以初步确定诊断，诊断符合率为 72% ～ 90%。①大囊内有小囊，为肝棘球蚴病的特征性表现，是多发子囊成熟的表现（图 1-41）。②囊壁均匀性增厚，尤其表现为边界清晰、回声增强的双层囊壁结构，彩色多普勒显示囊壁无血流信号，此征有较高的诊断价值。③包虫囊壁易发生钙化，钙化明显时易形成如蛋壳状表现（图 1-42）。④多数病例在囊内出现漂浮的沉积物，系包虫沙的表现（图 1-43）。

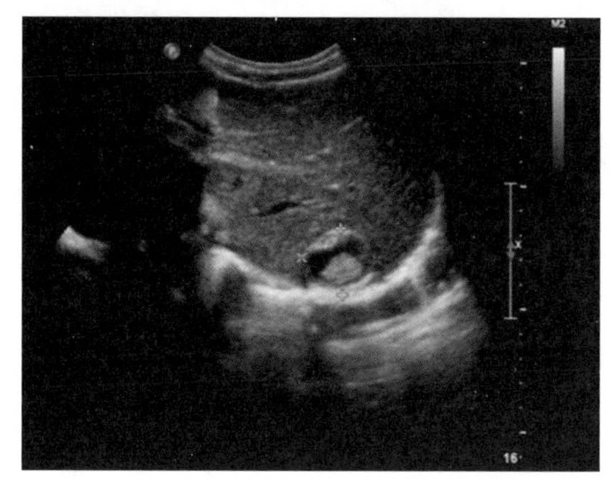

图 1-41　肝棘球蚴病，囊壁较厚，大囊内有小囊，为肝棘球蚴病的特征性表现，是多发子囊成熟的表现

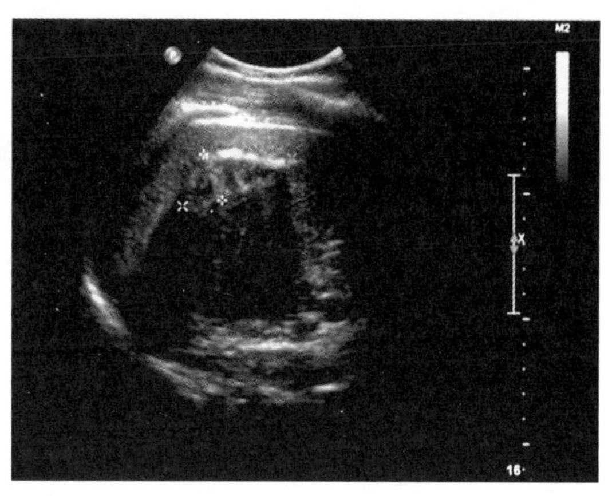

图 1-42　肝棘球蚴病，棘球蚴囊壁发生钙化，钙化明显形成如蛋壳状改变

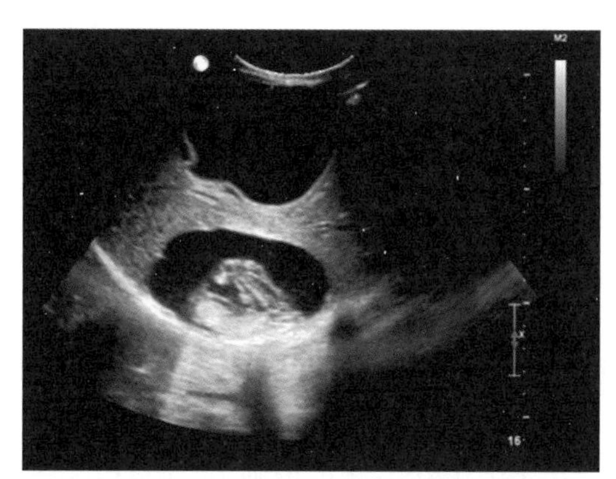

图 1-43　肝棘球蚴病，大囊内有小囊，为肝棘球蚴病的特征性表现，囊内出现漂浮的沉积物，系包虫沙的表现

三、航空医学考虑

多囊肝最常见的是常染色体显性遗传性多囊肝，常合并多囊肾，此类疾病可出现相应的症状，对肝、肾功能损伤可能性大，影响飞行员的职业生涯，按照招飞标准不合格。肝棘球蚴病一旦感染，对肝损害很大，严重者可引起肝内胆管、门静脉、肝静脉狭窄，出现黄疸、肝静脉系统闭塞和门静脉高压等，唯一的方法是手术切除，因此招飞不合格。随着生活水平的提高，肝脓肿发病率有所降低，但治疗需要 1 ～ 3 个月，体检时发现应给予不合格。单纯性肝囊肿一般没有症状，是空军飞行人员疾病谱中的常见病，空军大连航空医学鉴定训练中心于2014年对1740名飞行员进行腹部超声检查,发现肝囊肿53例，占检出疾病的 9.3%。目前尚无肝囊肿飞行员在高空环境和负载的影响下引起意外发生的例证和资料。《美国空军特许飞行指南》认为任何原因引起的肝脏体积增大的疾病均不合格，因此认为，小的单纯性肝囊肿招飞体检合格。

（刘淑萍　李　利　赵国政）

第三节　非酒精性脂肪性肝病

非酒精性脂肪性肝病是一种与胰岛素抵抗和遗传易感密切相关的代谢应激性肝损伤，其病理学改变与酒精性肝病相似，但患者无过量饮酒史，主要包括非酒精性单纯性脂肪肝、非酒精性脂肪性肝炎及非酒精性脂肪性肝炎相关性肝硬化。非酒精性单纯性脂肪肝指只有肝细胞脂肪变性而肝没有炎性坏死的脂肪性肝病；非酒精性脂肪性肝炎不但有肝细胞脂肪变性，而且伴有明显肝炎性坏死的脂肪性肝病。根据肝细胞内脂肪含量可将脂肪肝分为轻、中、重三型。非酒精性脂肪性肝病是全球重要的公共健康问题之一，也是我国越来越重视的慢性肝病问题。

一、流行病学特点

（一）危险因素

危险因素包括高脂肪高热量膳食结构、多坐少动的生活方式，胰岛素抵抗、代谢综合征及其组分（肥胖、高血压、血脂紊乱和 2 型糖尿病）。尽管酒精滥用和丙型肝炎病毒感染与肝脂肪变关系密切，但是全球脂肪肝的流行主要与肥胖症患病率迅速增长密切相关。即使应用世界卫生组织西太平洋地区标准诊断肥胖症，体重指数（BMI）和（或）腰围正常的非酒精性脂肪性肝病患者在亚太地区仍不少见。近期体重和腰围的增加与非酒精性脂肪性肝病发病有关，腰围比 BMI 更能准确预测脂肪肝；非酒精性脂肪性肝病是血清 HBV DNA 低载量的慢性 HBV 感染者血清氨基转移酶增高的常见原因。

（二）发病率

非酒精性脂肪性肝病是西方发达国家肝功能酶学异常和慢性肝病最常见的原因，普通成人非酒精性脂肪性肝病患病率为 20% ～ 33%，其中非酒精性脂肪性肝炎和肝硬化分别占 10% ～ 20% 和 2% ～ 3%；肥胖症患者非酒精性单纯性脂肪肝患病率为 60% ～ 90%，非酒精性脂肪性肝炎为 20% ～ 25%，肝硬化为 2% ～ 8%；2 型糖尿病和高脂血症患者非酒精性脂肪性肝病患病率分别为 28% ～ 55% 和 27% ～ 92%。

随着肥胖症和代谢综合征在全球流行，近 20 年亚洲国家非酒精性脂肪性肝病患病率增长迅速且呈低龄化发病趋势，香港、广州、上海等发达地区成人非酒精性脂肪性肝病患病率为 15% 左右。

武汉某疗养院调查结果显示，2009 ～ 2014 年飞行员非酒精性单纯性脂肪肝发病率呈逐年递增趋势，由 16.4% 增长到 22.2%，增长 5.8%，增长幅度为 35.4%。

二、诊断及鉴别诊断

（一）诊断

1. 临床诊断　明确非酒精性脂肪性肝病的诊断需符合以下 3 项条件：①无饮酒史或饮酒折合乙醇量＜ 140 克 / 周（女性＜ 70 克 / 周）。②除外病毒性肝炎、药物性肝病、自身免疫性肝病、肝豆状核变性、全胃肠外营养等可导致脂肪肝的特定疾病。③肝活检组织学改变符合脂肪性肝病的病理学诊断标准。由于肝组织学诊断难以获得，非酒精性脂肪性肝病定义为：肝脏影像学的表现符合弥漫性脂肪肝诊断标准且没有其他原因可解释；和（或）有代谢综合征相关组分的患者出现不明原因的血清丙氨酸转氨酶（ALT）和（或）谷氨酰转移酶（GGT）、天冬氨酸转氨酶（AST）持续增高 6 个月以上。减肥和改善胰岛素抵抗后，异常酶谱和影像学脂肪肝改善甚至恢复正常者可明确非酒精性脂肪性肝病的诊断。

2. 影像学诊断　具备下列 3 项腹部超声表现中的 2 项者为弥漫性脂肪肝：①肝近场回声弥漫性增强，呈明亮肝，回声强于肾；②肝内管道结构显示不清晰；③肝远场回声逐渐衰减（图 1-44 ～图 1-48）。

CT 诊断脂肪肝的依据为肝密度普遍降低，肝 / 脾 CT 值＜ 1.0。其中，0.7 ＜肝 / 脾 CT 值＜ 1.0 者为轻度，0.5 ＜肝 / 脾 CT 值≤ 0.7 者为中度，肝 / 脾 CT 值≤ 0.5 者为重度脂肪肝。

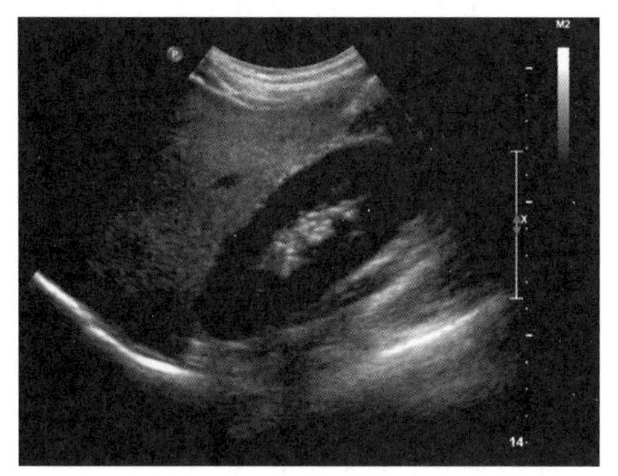

图 1-44　脂肪肝，呈明亮肝，回声强于肾

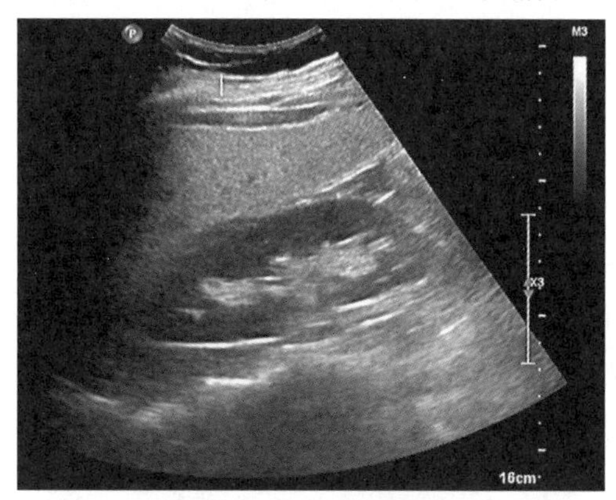

图 1-45　脂肪肝，回声强于肾

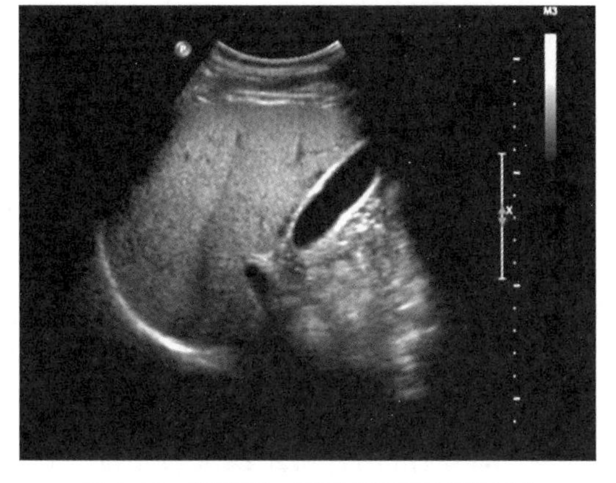

图 1-46　脂肪肝，肝远场回声逐渐衰减

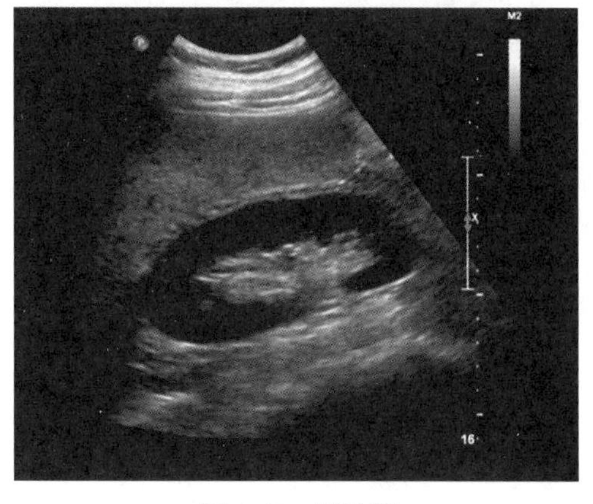

图 1-47　脂肪肝

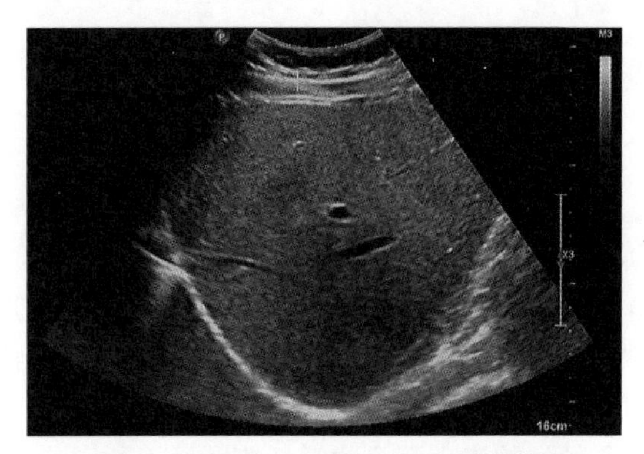

图 1-48 脂肪肝，肝内管道结构显示不清晰

3. 代谢综合征的诊断　符合以下 5 项条件中的 3 项者诊断为代谢综合征：①肥胖症，腰围＞ 90cm（男性），＞ 80 cm（女性）；和（或）BMI ＞ $25kg/m^2$；②三酰甘油增高，血清三酰甘油≥ 1.7 mmol/L，或已诊断为高三酰甘油血症；③高密度脂蛋白胆固醇降低，男性＜ 1.03 mmol/L，女性＜ 1.29 mmol/L；④血压增高，≥ 130/85mmHg 或已诊断为高血压；⑤空腹血糖增高，＞ 5.6 mmol/L 或已诊断为 2 型糖尿病。

（二）鉴别诊断

1. 酒精性脂肪肝　具有进展快和预后差等特点，发生肝癌与肝硬化的概率要远远高于非酒精性脂肪肝，且具有极高的发病率与病死率。这主要是因为肝是酒精主要的解毒代谢器官，而长期饮酒会使肝细胞膜表面的脂质成分出现过度氧化的现象，从而破坏肝细胞膜，对肝功能造成一定程度的损伤，并由此诱发酒精性脂肪肝。AST 与 ALT 作为常用酶学检查指标，可在一定程度上反映肝细胞的损害。与非酒精性脂肪肝相比，酒精性脂肪肝临床表现明显，常有纤维化和肝功能指标的改变，后者主要表现为 AST 和 GGT 升高，AST/ALT ＞ 2，少数病例合并肝内胆汁淤积。国内有学者研究认为，血清糖类缺乏性转铁蛋白、乙醇 - 肝细胞膜抗体等检测有助于酒精性肝病的病因诊断。

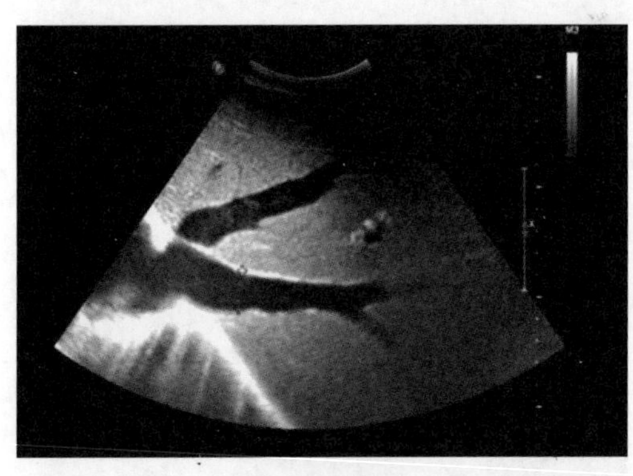

图 1-49 淤血肝，肝形态饱满，实质回声细密，肝静脉增宽（1）

2. 淤血肝　有以下表现：肝大，由于心力衰竭，心肌收缩无力，心排血量减低，使肝淤血，肝细胞缺氧变性，而使肝大；肝实质回声细密、减低，由于肝细胞缺氧而发生脂肪变性，故回声细密（图 1-49，图 1-50）。同时肝窦扩张淤血，使肝淤血量增加，故可见回声减低；肝静脉、下腔静脉扩张，生理性搏动消失。右侧心力衰竭发生后，心排血量锐减，右心房压力增高，使下腔静脉及肝静脉淤血量增加，使管腔扩张（图 1-51）。由于下腔静脉内压增高，使管壁弹性消失；肝实质回声增粗，脾增厚。由于心力衰竭反复发作，使肝内纤维组织大量增加，因而

可见肝实质回声粗糙。肝内正常组织改建，阻碍了门静脉回流，门静脉压力增高，造成脾静脉回流受阻，脾因淤血而增大；腹腔内可见腹水液性暗区。由于肝淤血、肝功能降低、血浆胶体渗透压降低及门静脉压力增高等因素使肠壁、肠系膜等处的毛细血管渗透性增强，导致水及血浆蛋白漏入腹腔，同时肝窦内压增高，部分液体经肝包膜漏入腹腔。因此，腹腔内可见移动性液性暗区。

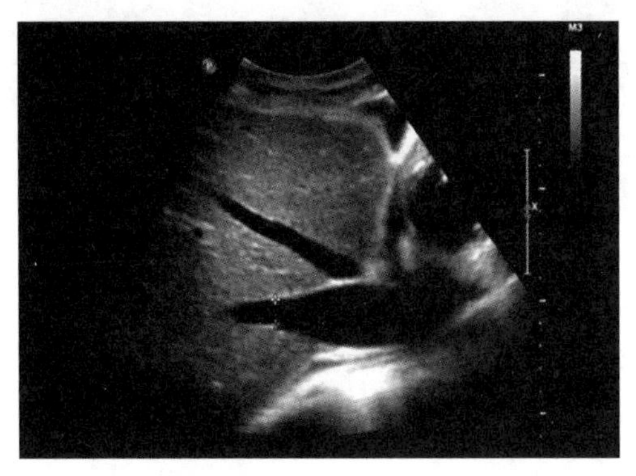

图 1-50　淤血肝，肝形态饱满，实质回声细密，肝静脉增宽（2）

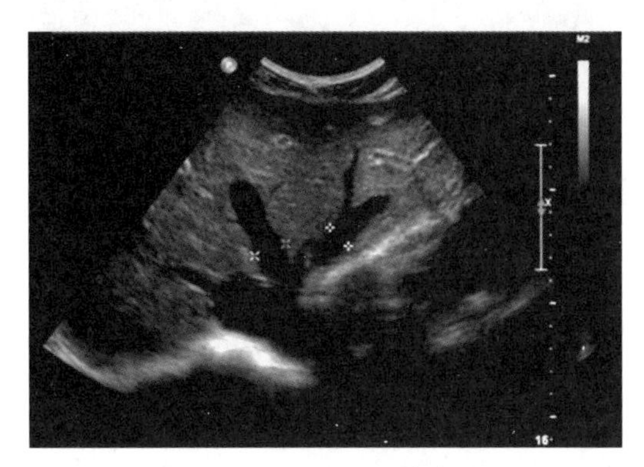

图 1-51　淤血肝，肝静脉增宽

3. 肝纤维化及早期肝硬化　二维超声表现为肝内回声增粗、分布不均匀。部分患者可有再生结节回声，表面不规则，呈锯齿状、波纹状或结节样改变（图 1-52 ～图 1-57）。肝边缘变钝，门静脉内径增宽，肝内门静脉 1 级、2 级分支管径扩张，严重时发生血管扭曲和走行失常，门静脉及其侧支循环可出现扩张、纡曲及重新开放，肝静脉直径变小，管腔变狭窄，走行不清（图 1-58）。脾可呈中度增大，实质回声无明显变化或轻度增强，脾静脉在脾门部和脾实质内有明显的扩张征象。胆囊可由于低蛋白血症、腹水、门静脉压力增高、淋巴回流受阻等原因而肿大，伴胆囊壁水肿样增厚，呈双边影，伴有内壁毛糙。自发性腹膜炎可见腹水内出现絮状回声。

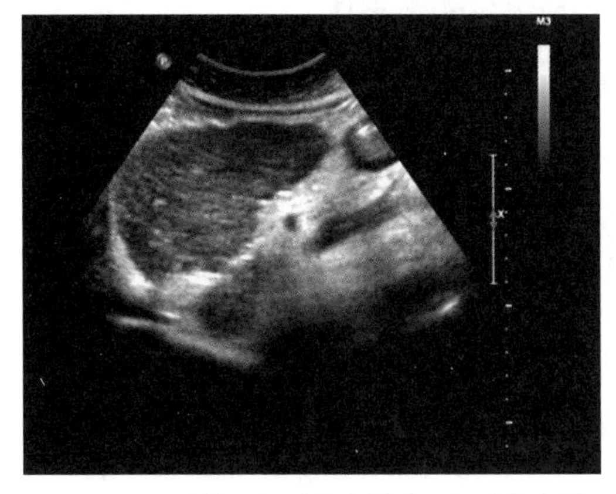

图 1-52　肝硬化，肝脏体积缩小，肝边缘变钝

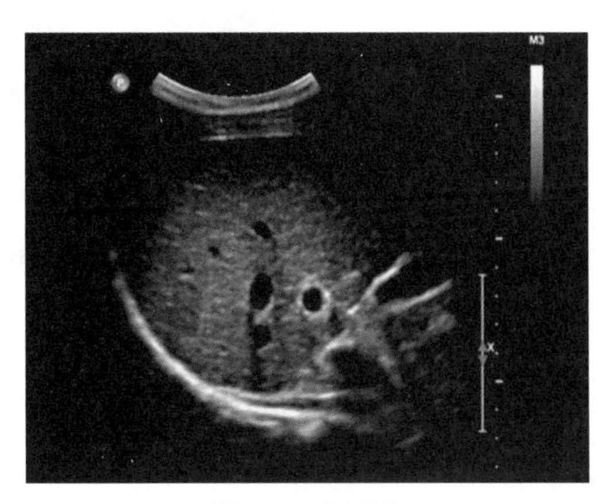

图 1-53　肝硬化

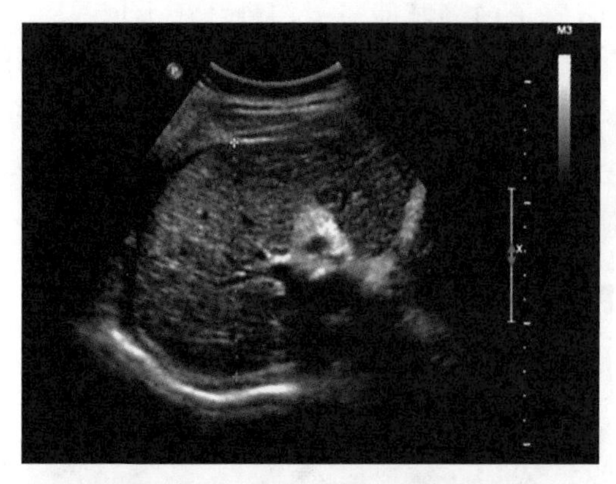

图 1-54 肝硬化，肝内回声增粗

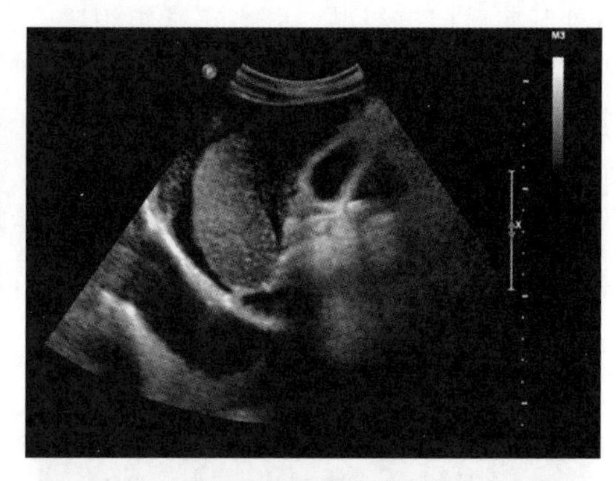

图 1-55 肝硬化伴腹水

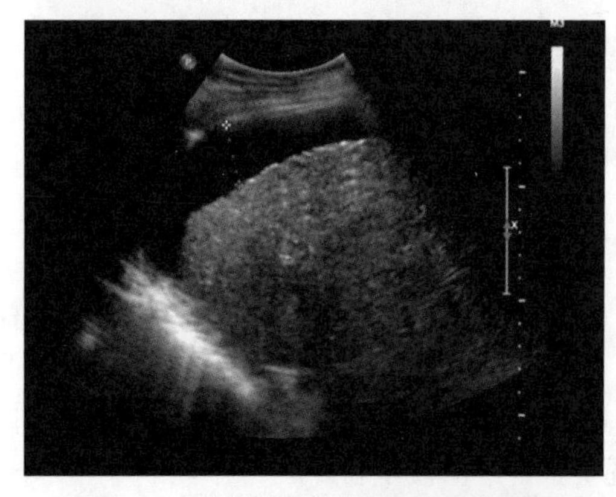

图 1-56 肝硬化伴腹水，肝内回声增粗

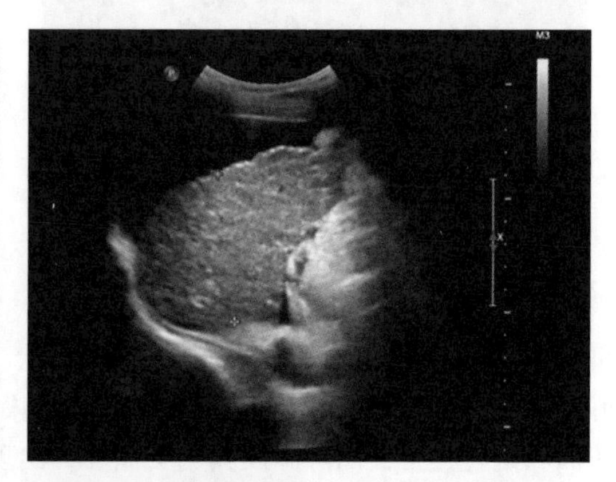

图 1-57 肝硬化伴腹水，肝内呈结节样改变

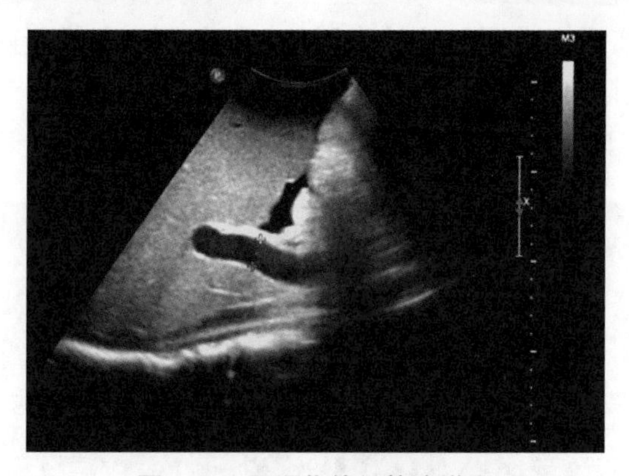

图 1-58 肝硬化伴门静脉增宽

4. 肝占位性病变 非均匀性脂肪肝和局限性脂肪肝，病变回声同弥漫性脂肪肝。多发生于肝左内叶、肝右前叶，门静脉主干分支区，特别是胆囊床附近区域，体积一般较小，因而也称为肝岛或脂肪缺失区。此种类型在声像图上的表现是弥漫肝脏高回声区内见局灶性片状低回声区，多呈类圆形，边界清楚或欠清楚，周缘无声晕，后方无衰减，也没有占位效应，其内可见正常走行的管道结构，邻近血管也无受压、移位现象（图 1-59 ～图 1-61）。而肝脏原发或继发性肿瘤常可见肿瘤组织的声晕征，血管瘤可见蜂窝状改变的筛网征。

CDFI 与检测：肝肿瘤可显示肿物周边和肿物内的血流信号，甚至可检测到动脉血流信号。对于单纯依靠超声诊断鉴别困难者，还可做 CT 检查进行对照比较，最好是做超声引导下肝组织穿刺活检定性诊断。

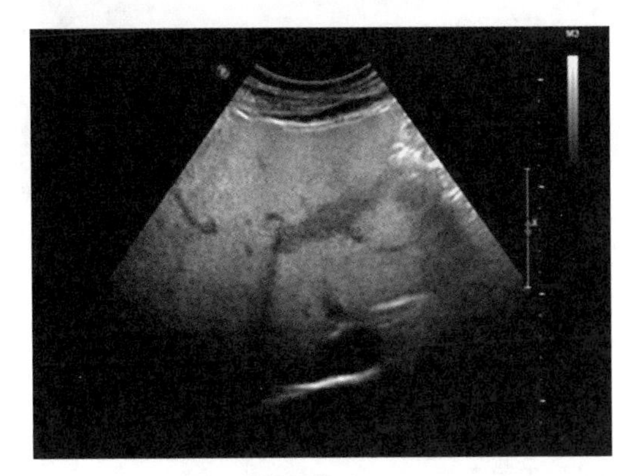

图 1-59　非均匀性脂肪肝，片状低回声为正常肝组织，无明显占位效应，称为肝岛

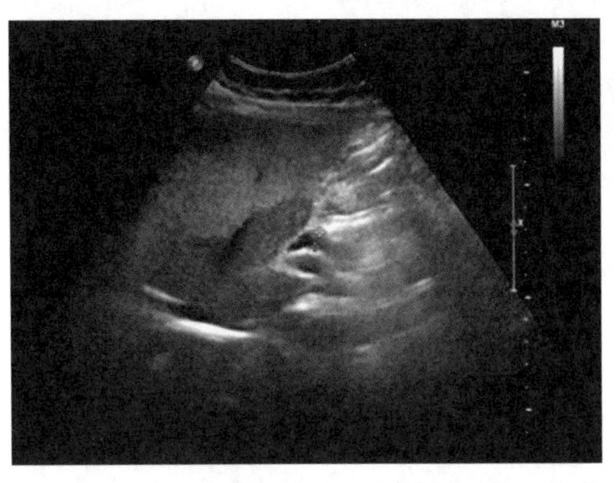

图 1-60　非均匀性脂肪肝，片状低回声为正常肝组织，称为肝岛

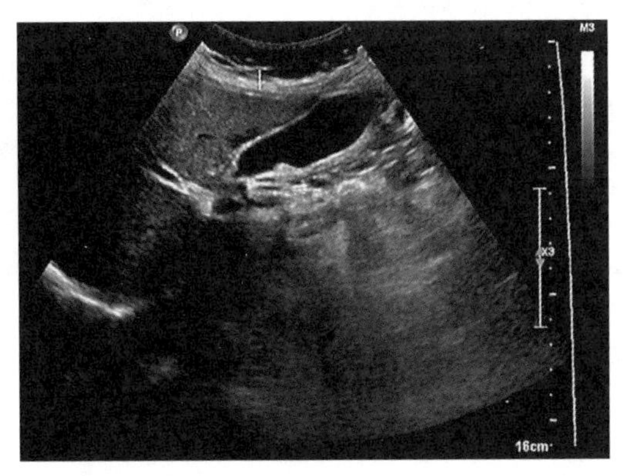

图 1-61　非均匀性脂肪肝，肝岛位于胆囊床附近

5. 肝血吸虫病　声像图表现：肝体积增大，以左叶增大明显；肝表面不光整，呈波浪状，肝纤维化明显时甚至呈锯齿状；肝内回声增粗增强，分布不均匀，或呈树枝状，或呈网络状。肝内可见沿门静脉分布的强光带回声，呈地图样改变（图 1-62 ～图 1-65）；肝门区和肝内门静脉管壁回声增强增厚。肝静脉变细、模糊，甚至不显示；伴有门静脉高压者，门静脉增宽、脾大，甚至出现腹水。

肝血吸虫病超声诊断过程中的注意事项：明确疫区居住史、疫水接触史及治疗史的重要性，这是肝血吸虫病诊断的前提条件。在疫水接触史不清时，除了肝脏有特异性改变外，还须进一步通过实验室检查来明确诊断。须与肝炎后肝硬化、原发性肝癌进行鉴别诊断：肝炎后肝硬化肝缩小明显，肝内回声增粗增强，无血吸虫病肝纤维化时肝内呈纵横交错的网状强光带改变；脾大程度较轻；而血吸虫病肝纤维化肝左叶增大明显，右叶缩小明显，肝内呈地图样特征性改变，脾大明显。

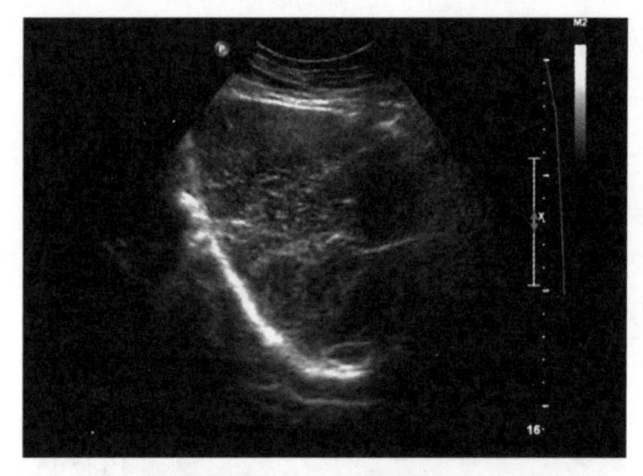

图 1-62 肝血吸虫病，肝内可见沿门静脉分布的强光带回声，呈地图样改变

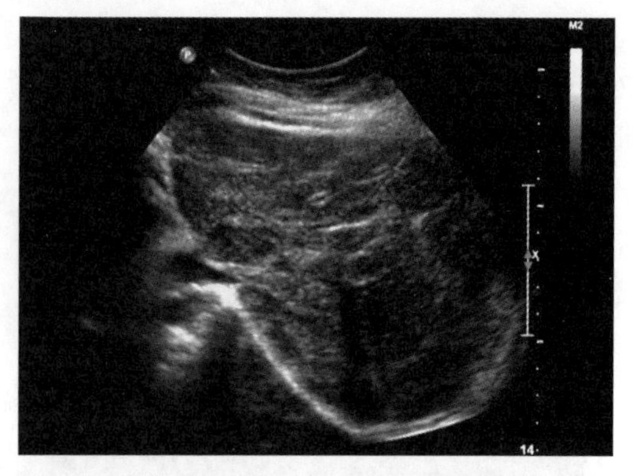

图 1-63 肝血吸虫病，肝内回声增粗增强，可见沿门静脉分布的强光带回声，呈地图样改变

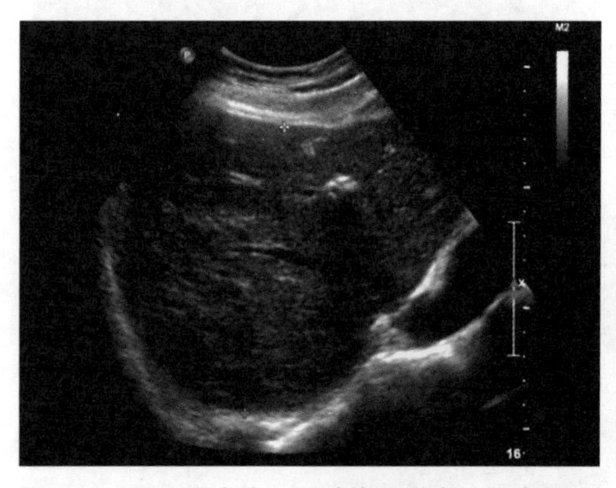

图 1-64 肝血吸虫病，肝脏体积增大，肝内可见沿门静脉分布的强光带回声，呈地图样改变

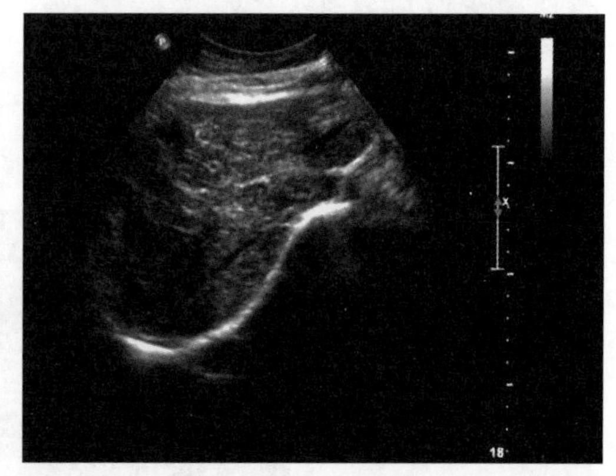

图 1-65 肝血吸虫病，肝内可见沿门静脉分布的强光带回声，呈地图样改变

三、治疗措施

（一）健康教育，改变生活方式

通过健康教育纠正不良生活方式和行为。改变饮食结构，低糖、低脂的平衡膳食，减少含蔗糖食物及饱和脂肪和反式脂肪的摄入，并增加膳食纤维含量；控制热量摄入，肥胖成人每日摄入热量需减少 2000 ～ 4200 kJ；中等量有氧运动，每周 4 ～ 6 次，累计锻炼时间不低于 150min。

（二）减少腰围，控制体重

合并肥胖的非酒精性脂肪性肝病患者如果改变生活方式 6 ～ 12 个月体重未能降低 5% 以上，建议谨慎选用二甲双胍、西布曲明、奥利司他等药物进行二级干预。除非存在肝衰竭、中重度食管－胃底静脉曲张，重度肥胖症患者在药物减肥治疗无效时可考虑上消化道减肥手术，非酒精性脂肪性肝病患者的血清酶谱异常和肝组织学损伤通常伴随体重下降而显著改善。

（三）改善胰岛素抵抗，纠正代谢紊乱

根据临床需要，可采用相关药物治疗代谢危险因素及其并发症。除非存在明显的肝损害（如血清转氨酶＞3倍正常值上限）、肝功能不全或失代偿期肝硬化等情况，否则非酒精性脂肪性肝病患者可安全使用血管紧张素受体阻滞剂、胰岛素增敏剂（二甲双胍、罗格列酮）及他汀类等药物，以降低血压和防治糖脂代谢紊乱及动脉硬化。但这些药物对非酒精性脂肪性肝病患者血清酶谱异常和肝组织学病变的改善作用尚有待进一步临床试验证实。

四、体检方法

目前招飞体检中主要依靠超声诊断进行腹部筛查，对于超声发现的脂肪肝，诊断为非酒精性脂肪性肝病前，需排除酒精性肝病（结合内科病史鉴别）、慢性丙型肝炎、自身免疫性肝病等可导致脂肪肝的其他肝病；除外药物（甲氨蝶呤、胺碘酮、丙戊酸钠、糖皮质激素等）、全胃肠外营养、炎性肠病、甲状腺功能减退症、库欣综合征及一些与胰岛素抵抗相关的综合征等可导致脂肪肝的特殊情况。

超声诊断为非酒精性脂肪性肝病后，应进行肝功能检查，需结合肝功能排除非酒精性脂肪性肝炎及非酒精性脂肪性肝炎相关性肝硬化。对于血清转氨酶和（或）GGT增高者，还应排除正在服用或近期曾经服用可导致肝脏酶谱升高的药物。轻度非酒精性单纯性脂肪肝符合招飞标准，对于中、重度非酒精性单纯性脂肪肝可考虑结合肝功能综合评定。

五、航空医学考虑

非酒精性单纯性脂肪肝进展很慢，Dam-Larsen等随访单纯性非酒精性脂肪肝患者20年，发现肝硬化的发生率为1.2%，而非酒精性脂肪性肝炎患者10～15年肝硬化发生率高达15%～25%。年龄＞50岁、肥胖（特别是内脏性肥胖）、高血压、2型糖尿病、ALT增高、AST与ALT比值＞1及血小板计数减少等指标是非酒精性脂肪性肝炎和进展性肝纤维化的危险因素。多项研究均表明，非酒精性脂肪肝患者，尤其非酒精性脂肪性肝炎患者死亡风险增加，病死率升高明显，但非酒精性单纯性脂肪肝患者病死率是否高于普通人群尚不明确。Soderberg等对非酒精性脂肪肝患者进行28年的随访研究发现，与瑞典人群相比，非酒精性单纯性脂肪肝患者标准化病死率为1.55%，与普通人群无差异。

非酒精性单纯性脂肪肝可无明显临床症状，对飞行员职业生涯和飞行安全无显著影响。但脂肪肝与高血压、冠心病、糖尿病等疾病之间又存在许多共同的危险因素，而非酒精性脂肪肝导致的慢性肝病及潜在的心脑血管事件将对飞行安全形成威胁，早期治疗有逆转的可能，因此对飞行学员脂肪肝危险因素进行积极干预尤为重要。对于非酒精性单纯性脂肪肝飞行学员，入校后应做好监控工作，尤其对体重超重的飞行学员要定期进行肝脏超声、肝功能、血糖及血脂检查，建立健康档案，积极干预可控制因素，合理搭

配膳食结构，合理进行有氧运动，促进脂肪消耗，改善胰岛素敏感性，防止或延缓终点事件的发生，改善预后。

（赵国政　刘淑萍　李　利）

第四节　肝血管病变

肝血管病变，特别是一些先天性血管畸形常因缺乏明显的临床症状而被忽视，误认为发病率较低。近年来，随着人们健康意识的提高及各种影像学检查技术的不断发展，发现和诊断肝血管病变的成功率逐渐提高。肝脏血管比较复杂，血管病变的表现更是多种多样，主要包括门静脉闭锁、门静脉海绵样变性、门静脉血栓、巴德－吉亚利综合征等病变类型。

一、流行病学特点

（一）病因

多种肝血管病变的发病机制尚不十分明确，大致可以归纳为两类：一是先天性发育异常；二是继发性病理改变。

1. 门静脉狭窄/门静脉闭锁（atresia of portal vein，APV）　主要源于肝血管的先天性发育异常，也可能与出生后早期循环状态改变有关。出生前，脐静脉供血经门静脉进入下腔静脉或肝静脉。出生后，脐静脉闭塞且进行性纤维化，形成韧带。如纤维化过度延伸至门静脉及其分支，即可导致门静脉狭窄，甚至闭锁。

2. 门静脉海绵样变性（cavernous transformation of the portal vein，CTPV）　先天性CTPV主要病因是肝静脉系统发育畸形或出生后脐静脉感染。继发性CTPV主要见于以下两大类疾病：①腹部器官病变，如腹部良、恶性肿瘤，腹部炎症，腹部手术等；②血液系统疾病或全身系统疾病。CTPV实质上是机体的一种自我代偿过程，当不同致病因素如反应性门静脉高压及血栓形成时肝静脉血流淤滞，流通不畅时，肝侧支血管网迅速建立（仅需几天时间），3～5周即会显示出CTPV，而由门静脉栓塞引起的CTPV所占比例高达57.3%。

3. 门静脉血栓（portal vein thrombosis，PVT）　许多因素可以导致PVT的出现，究其病因可以分为三类：①门静脉损伤，包括腹膜炎在内的腹腔内感染导致继发性门静脉阻塞；②门静脉畸形，包括狭窄和闭锁；③各种疾病导致的高凝状态。先天性血管发育异常也会引起门静脉血流缓慢、淤滞，有利于PVT的形成，这种无明显诱因发生的PVT为原发性，多发生于少儿时期。门静脉系统先天性解剖异常占儿童PVT成因的20%，腹腔内感染占儿童PVT成因的43%～52%。继发性血栓指由诱因引起PVT，多发生于成人，主要原因有肝炎后肝硬化、门静脉高压症、腹腔内感染、腹部手术、凝血机制障碍及出血性疾病等。肝硬化占成人PVT成因的24%～32%；肿瘤相关的PVT发病率为21%～24%，其中较为常见的为肝癌和胰腺癌。现仍有 8% ～ 15% 的 PVT 被认为是隐源性的。

4. 巴德 - 吉亚利综合征（Budd-Chiari syndrome，BCS） 是指各种原因引起的肝静脉或其开口以上的下腔静脉阻塞导致的淤血性门静脉高压和（或）下腔静脉高压综合征表现。先天性或获得性主肝静脉和（或）下腔静脉狭窄或阻塞可导致 BCS。欧美国家 BCS 患者多因血液高凝状态导致肝静脉血栓形成，而在亚太地区则以发育异常多见。在我国，BCS 患者多为肝静脉和（或）下腔静脉内膜性闭塞所致。流行病学研究表明，环境因素对 BCS 的影响可能更大，与饮食习惯、病毒感染或先天因素等也有关。

（二）发病率

先天性门静脉血管畸形如先天性门静脉狭窄、闭锁，CTPV 等缺乏大规模的流行病学研究，发生率至今尚不明确。

近年来，越来越多的流行病学数据显示，PVT 在普通人群中并不罕见。美国一项尸检的流行病学调查显示，PVT 发病率为 0.05% ～ 0.5%；Ogren 等 2006 年在瑞士尸检报道，PVT 患病率约为 1%，男女比例差别不显著；日本的一项大型尸检显示，PVT 发病率为 0.05%。在发展中国家，由于腹腔感染发生率较高，PVT 更为多见。过去 PVT 罕见的原因可能是许多患者的门静脉系统血栓仅造成部分栓塞或在栓塞静脉周围迅速形成较好的侧支循环，这些患者可表现为无症状或仅有腹痛、腹胀等模糊症状，从而容易漏诊。随着超声、CT 和 MRI 技术在腹腔疾病诊断中的普及，PVT 的确诊率已逐步上升。

BCS 的全球发病率约为 1/10 万；国内流行病学调查显示，山东、河南、安徽、江苏北部为高发区，主要为黄河流域下游省份，其发病率约为 10/10 万，男女比例为 1.98 ： 1，发病年龄为 2 ～ 67 岁。从全球范围来看，中国、日本、印度、南非为高发国家，西方国家发病较少。

（三）发展规律

门静脉狭窄或闭锁常合并肝体积减小，进一步出现门静脉高压。当出现门静脉高压时，脾由于长期淤血而增大，出现腹水甚至静脉曲张性出血。门静脉高压后期可出现门静脉血流逆转，若呈离肝性，提示预后不良。

CTPV 本身无临床症状，是一种肝前型门静脉高压症。发现后应及时对症处理，如果任其发展可能导致不同程度的腹痛、脾大、脾功能亢进及反复消化道出血，甚至休克死亡等。对症治疗可采用内镜下注射硬化剂和行静脉分流术，但报道称其无法降低门静脉压力，术后短期内仍可出现反复上消化道出血。外科治疗如血栓切除、脾切除、脾肾分流等，由于反复出血、肝功能及机体耐受能力差，手术并发症和病死率高，严重影响患者的生活质量及生存时间。

PTV 根据病变发展速度及受累程度不同，临床表现各异，早期可能只表现为厌食、乏力等，因此往往容易漏诊。随着病情不断加重，将主要表现为逐渐进展的门静脉高压及不同程度的肝功能损害。若发展为 CTPV 则表明门静脉血供得到了侧支循环的有效代偿，这对于维持肝功能具有重要意义。静脉血栓预后的决定因素不是门静脉高压的并发症，而是引起血栓的潜在原因。儿童因恶性肿瘤和肝硬化的发病率较低，10 年生存率＞ 70%。成人 10 年生存率为 38% ～ 60%，大多数患者死于基础病（如肝硬化和恶性肿瘤）；非肝硬化门静脉血栓患者，曲张静脉破裂出血致死率约为5%，明显低于肝硬化患者的30%～70%。

BCS可分为急性型和慢性型。急性BCS较少见，其发病急，表现为顽固性腹水、消化道出血，如无适当的治疗措施且侧支循环建立不佳者预后较差。慢性型早期无症状，仅极少数经体检发现。因我国BCS以膜性和短节段性病变为主，多采用血管腔内治疗，疗效确定。但仍有5%～10%的患者短期内出现复发，甚至出现严重并发症。

二、诊断及鉴别诊断

（一）门静脉狭窄/门静脉闭锁

1. 诊断　先天性门静脉闭锁多发生于小儿，临床表现为脾功能亢进、脾大。同时肝动脉血供增加导致肝脏的血供和营养发生重大变化，肝实质发生不良转变，如出现多发性增生结节、良恶性占位等，临床上可表现为肝性脑病、肝功能异常。

门静脉狭窄的超声声像图表现：①肝脏大小正常，肝实质回声均匀，肝静脉内径正常；②门静脉主干近端管腔狭窄；③彩色多普勒于狭窄门静脉内见明亮的彩色血流，频谱多普勒探及门静脉血流速度加快；④周围肝动脉血流量增加；⑤脾大。

门静脉闭锁的超声声像图表现：①门静脉主干管壁增厚、回声增强，内壁呈虫蚀样改变；中小分支管腔变窄，闭塞者呈粗细不等的光带，血管消失者声像图上不显示。病变顺序自小分支向主干发展。②肝内回声增强、分布不均匀。③肝动脉可代偿性扩张，血流速度增快。④脾明显增大，甚或出现腹水无回声区。

2. 鉴别诊断　门静脉闭塞引起的门静脉高压应与其他原因引起的门静脉高压鉴别，如肝硬化、肝静脉阻塞性疾病等，后者门静脉管腔常扩张，肝内分支显示清晰，管壁一般清晰、光滑。仔细检查，不难鉴别。

（二）门静脉海绵样变性

1. 诊断　门静脉海绵样变性（CTPV）的诊断主要依靠医学影像学检查。目前国内以门静脉完全或部分闭塞，在其周围或走行区出现3支以上的血管作为诊断标准。超声、门静脉造影、CT及MRI血管成像等对CTPV均有不同程度的诊断价值，各有优点及缺点。门静脉造影虽然是诊断的金标准，但为有创性检查，技术要求高，且有一定风险。

CTPV超声声像图表现：①肝门区门静脉主干及左右分支正常结构消失，代之以多条细小纡曲血管（图1-66～图1-69）。②继发者门静脉内可见癌栓或血栓形成，声像图表现为门静脉主干增宽，内呈实性改变，门静脉周围见多条细小纡曲血管，呈蜂窝状或弯曲的短管状无回声区。③有时胆囊壁内亦见多条细小血管回声。④CDFI：在不完全栓塞的门静脉内可见星点状、细线样红蓝相间的彩色血流，完全栓塞时血流信号消失，栓塞门静脉周围可见蜂窝状彩色血流。⑤多普勒频谱显示门静脉内及周围的血流为门静脉样连续性带状低速血流谱（图1-70）。可正向也可反向（图1-71），动静脉瘘时可见动脉样高速湍流频谱。⑥继发门静脉高压声像图改变，如脾大、脾静脉及肠系膜上静脉内径增宽，严重者可见腹水无回声区。

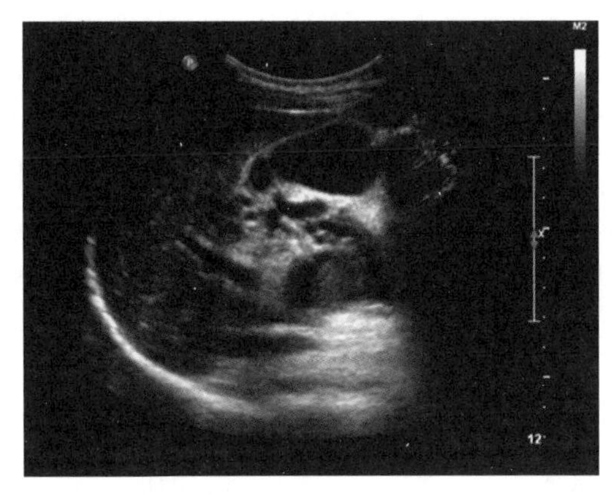

图 1-66 门静脉海绵样变性，门静主干正常结构消失，门静脉主干呈蜂窝样改变，可见扭曲的血管

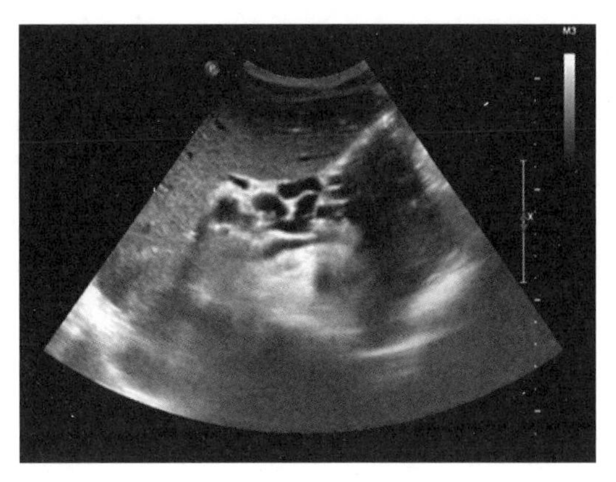

图 1-67 门静脉海绵样变性，门静脉主干呈蜂窝样改变，可见扭曲的血管（1）

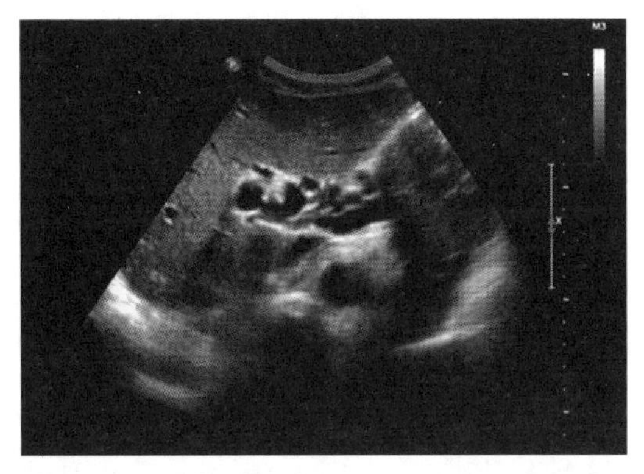

图 1-68 门静脉海绵样变性，门静脉主干呈蜂窝样改变，可见扭曲的血管（2）

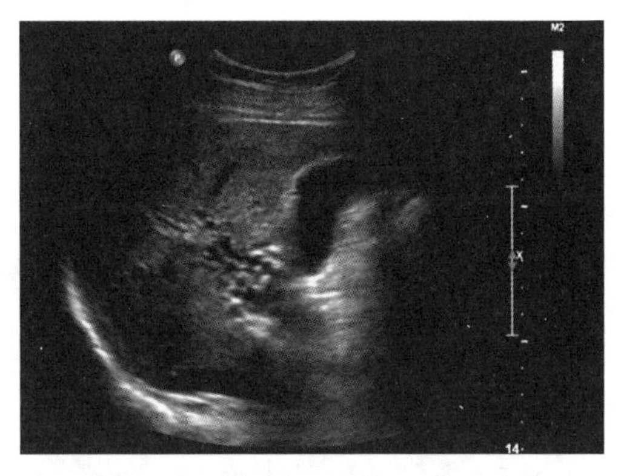

图 1-69 门静脉海绵样变性，门静脉主干及分支正常结构消失

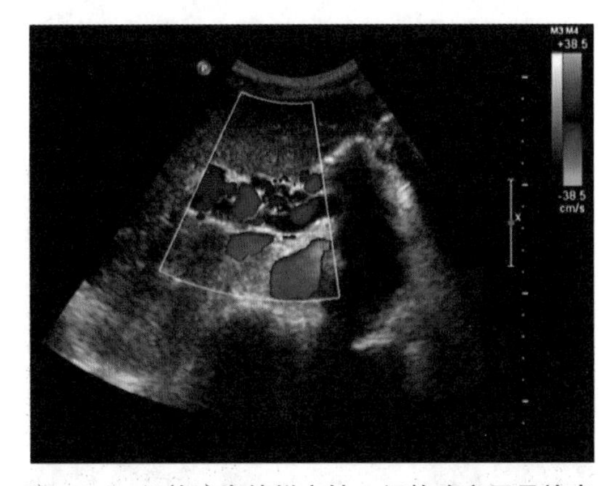

图 1-70 门静脉海绵样变性，门静脉主干呈蜂窝样改变，彩色多普勒示门静脉为连续性带状低速血流

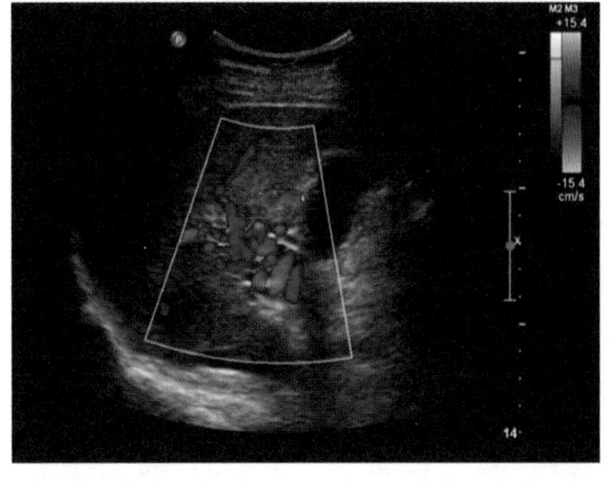

图 1-71 门静脉海绵样变性，门静脉主干呈蜂窝样改变，可见扭曲的血管，彩色多普勒示门静脉呈双向血流信号

2. 鉴别诊断 门静脉海绵样变性主要与胆管扩张鉴别。后者门静脉结构及血流显示正常，扩张的胆管内无血流信号显示，易与前者区分。

（三）门静脉血栓

1. 诊断　门静脉血栓（PVT）临床表现不典型，诊断主要依靠彩色多普勒超声或CT检查，必要时行磁共振血管成像、门静脉造影确诊。临床上如偶然发现脾功能亢进、不明原因门静脉高压者应考虑PVT形成。欧美发达国家，PVT形成的早期阶段即可诊断，海绵状血管形成或发生上消化道出血是非常少见的。超声是首选检查，具有诊断PVT的高敏感度和高特异度。不仅可清晰地显示肝动、静脉及门静脉的管壁及管腔内异常回声，判别有无栓子存在及存在的准确部位，也可通过CDFI检测了解病变区血管的血流受阻程度，对血栓与癌栓的鉴别也具有一定的价值。

PVT超声声像图表现：①病变血管管腔狭窄或闭塞，管腔内为实质性团块回声。新鲜血栓回声较弱而易漏诊，陈旧性血栓呈等或稍强回声，附于门静脉管壁，其内回声较均匀（图1-72，图1-73）。②病变血管近心端（下腔静脉为远心端）血管内径可增宽（图1-74）。③CDFI显示门静脉内充盈缺损或无血流信号（图1-75，图1-76）。病变部位彩色血流束不同程度变细而不规则，甚或彩色血流消失。病变两端血流速度减慢。

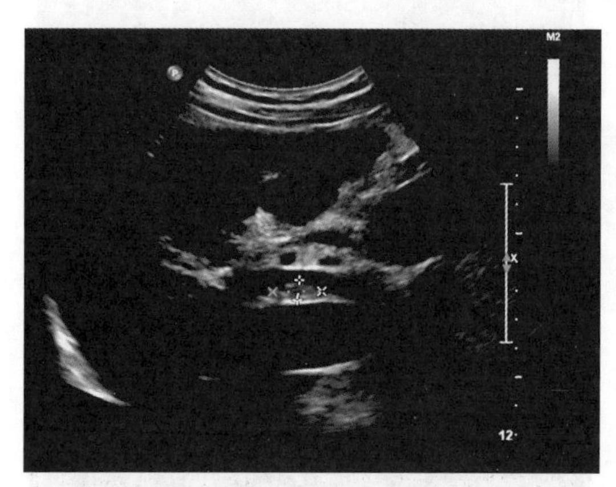

图1-72　门静脉血栓，可见中等回声附于门静脉管壁

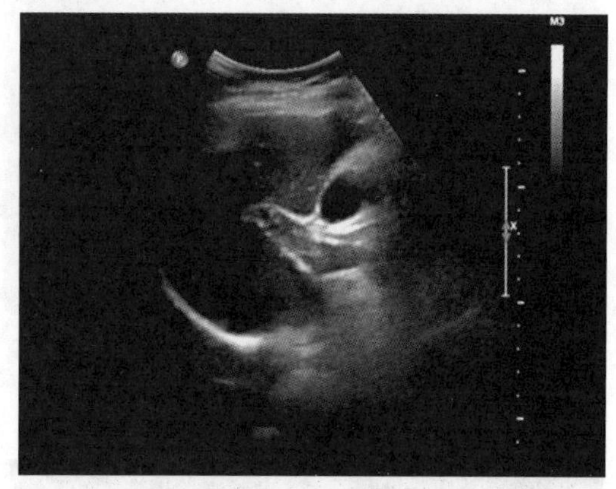

图1-73　门静脉血栓，门静脉内可见中等回声填充

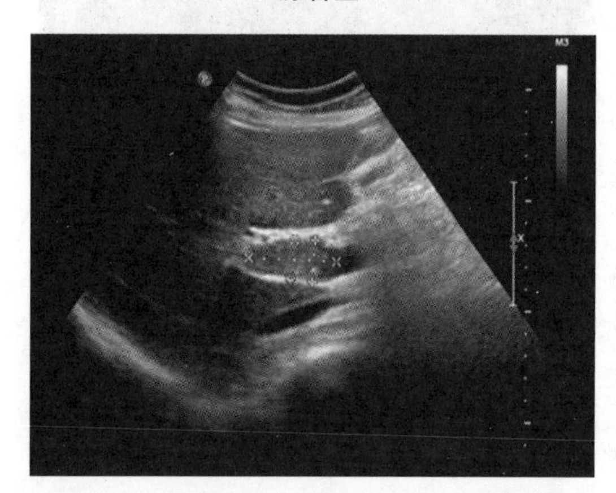

图1-74　门静脉血栓，门静脉内可见中等回声填充，血管内径增宽

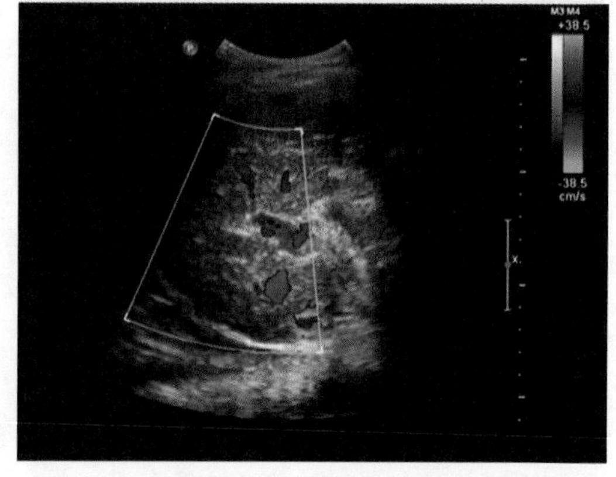

图1-75　门静脉血栓，门静脉内可见中等回声填充，彩色多普勒示其内未见血流信号（1）

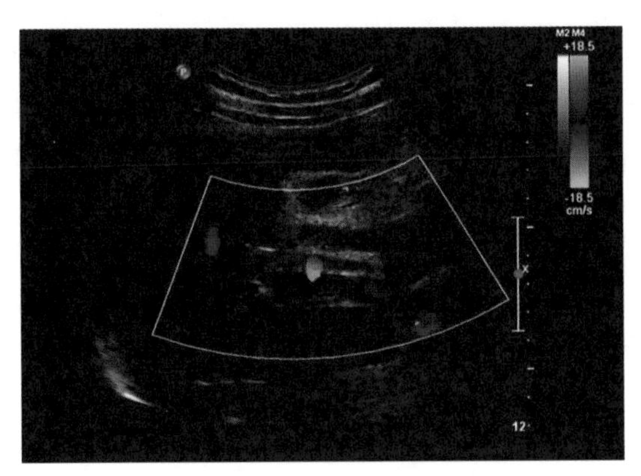

图 1-76 门静脉血栓，门静脉内可见中等回声填充，彩色多普勒示其内未见血流信号（2）

2. 鉴别诊断 癌栓与血栓的鉴别：理论上讲，癌栓是有强化的肿瘤组织，而血栓是无强化的血液凝固成分。PVT 门静脉管壁尚规整清晰，无破坏中断，CDFI 示无血流或细而较规则的门静脉血流；若为癌栓，门静脉管壁破坏中断，显示不良，CDFI 下癌栓内可探及不规则的动脉样高速湍流频谱。实际工作中，某些强化不明显的较小癌栓可能很难与已经部分再通的血栓相鉴别，可以根据原发病灶的性质进行判断。

门静脉癌栓伴有门静脉明显扩张时要与肝硬化的单纯门静脉扩张区别：后者门静脉结构正常存在或增粗，周围有大量侧支循环，二者鉴别不难。当肝癌伴有门静脉明显扩张时，应警惕是否有充满型或未充满型癌栓形成。因弥漫性肝癌恶性程度高，病情发展快，所以继发 CTPV 者较少见。

尾状叶的增生也可见于多种其他疾病，如肝硬化等。非肝病性 CTPV 尾状叶增生伴有左外叶萎缩，肝硬化者肝左叶亦明显增生。

（四）巴德 - 吉亚利综合征

超声检查是诊断巴德 - 吉亚利综合征（BCS）的首选检查，其诊断准确率达 90% 以上。BCS 是导致门静脉高压的主要原因之一，超声能够显示肝静脉、下腔静脉的具体病变类型（膜性、节段性及是否合并血栓）、是否有腹水及其程度等。

BCS 超声声像图表现：①二维声像图，下腔静脉入口下方局部管腔狭窄或闭塞（图 1-77），梗阻远端管腔扩张，其内径随呼吸和心动周期的变化减弱或消失。肝静脉汇入下腔静脉梗阻的上方且本身无病变时，肝静脉形态无明显改变。当其汇入下腔静脉梗阻下方或本身有病变时，则表现为病变区肝静脉管腔纤细或闭塞，病变远端肝静脉扩张、纡曲，局部膨大或互相交通，肝短静脉扩张。肝脏显著增大，尾叶更甚，内部回声均匀。脾大、脾静脉增宽。部分患者出现腹水无回声区。

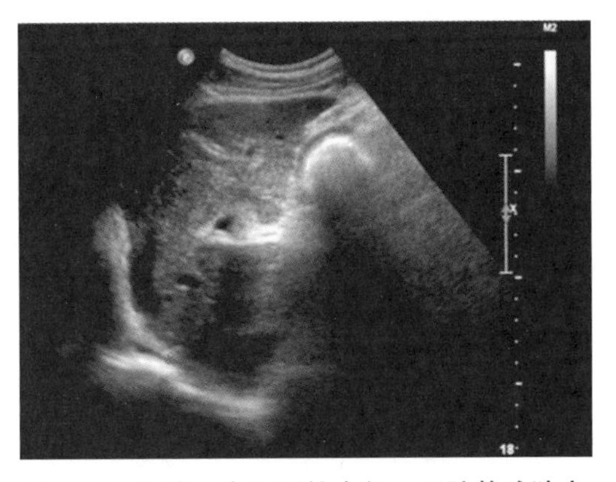

图 1-77 巴德－吉亚利综合征，下腔静脉狭窄，内径约 0.32cm

② CDFI，狭窄段管腔内可见纤细的彩色血流信号，流速快，病变远端呈五彩血流，且流速明显减慢。完全梗阻时，下腔静脉病变段内无血流显示，其远端血流呈离心改变。肝静脉依其能否进入右心房而显示血流束与下腔静脉、右心房的关系。肝内可显示互相交通的杂乱肝静脉束。门静脉因肝淤血而阻力增大，流速明显减慢。③超声造影，显示造影剂进入右心房受阻，当其完全闭塞时该段无造影剂显示。

三、航空医学考虑

门静脉狭窄、门静脉闭锁、CTPV、PVT、BCS 等肝血管疾病均不符合招收飞行学员标准。此类疾病即便招飞体检时未出现明显临床症状，随着病程的不断进展，出现相应症状而导致肝功能损伤的可能性非常大。这很可能导致飞行学员不能很好地完成日常训练，不能有效履行职责。飞行员参加正常作战训练很可能导致病情恶化，严重影响其职业生涯，甚至危及生命。例如，门静脉狭窄或闭锁及门静脉血栓的预后均不佳，一旦发现，应该积极处理，根据具体的病情选择合理的治疗方法，避免门静脉高压等并发症的发生，否则可能给患者带来致命的打击。门静脉海绵样变性和 BCS 一经发现须积极对症治疗，而 BCS 从诊断后 3 个月到 3 年可出现进行性肝衰竭，若不及时治疗，多数患者会死亡。

（李佩倞　刘淑萍）

第 2 章

胆道系统疾病

第一节　先天性胆囊缺如

一、流行病学特点

（一）病因

先天性胆囊缺如是罕见的先天性肝外胆道畸形的一种类型，病因目前尚不清楚。通常认为先天性胆囊缺如是一种胚胎学畸形，形成原因有两种：①人胚胎第 4 周形成肝憩室，是肝、胆囊与胆道的原基，肝憩室末端膨大，分为头、尾两支，头端发育为肝，尾支伸长发育为胆囊，如未分成尾支，可引起胆囊原基缺失或不发育，则无胆囊形成，且常合并不同程度的肝和（或）胆管畸形。②胆囊虽形成，但保留实体状态，未发生囊腔重建，常伴肝外胆管闭锁。胆囊原基的不当迁移将导致异位胆囊。通常胆囊缺如伴胆囊管缺如，也有胆囊缺如伴胆囊管结石和胆囊管缺如而胆囊正常的情况。

先天性胆囊缺如分型：①Ⅰ型，有症状型，并可进一步分为 a、b 两个亚型。a 亚型，伴有致死性畸形，如胆道闭锁、室间隔缺损、十二指肠闭锁等，这类患者多在出生后不久死亡；b 亚型，不伴致死性畸形，如肠旋转不良、肝右叶发育不全、隐睾、胆总管囊肿、胆总管扩张等。b 亚型产生的临床综合征包括右上腹痛、恶心、呕吐、食欲缺乏、黄疸、发热、胆总管结石。②Ⅱ型，无症状型。

（二）发病率

人群中先天性胆囊缺如发生率为 0.01% ～ 0.06%，术中发生率（0.007% ～ 0.027%）低于尸检（0.04% ～ 0.13%）。尸检显示，先天性胆囊缺如男女比例为 1 ∶ 1，临床上先天性胆囊缺如男女比例为 1 ∶ 3。

二、诊断及鉴别诊断

（一）诊断

目前，超声诊断仍然是胆囊疾病的首选检查方法（图 2-1 ～图 2-3）。对于超声提示胆囊显示不清或不显影的病例，不要轻易诊断为萎缩性胆囊炎、胆囊结石，必要时应进一步行 CT、内镜逆行性胰胆管造影（ERCP）和磁共振胆管造影（MRC）检查，以免误诊。当影像学检查无法显示胆囊时，对于有症状的患者，可选腹腔镜下探查。

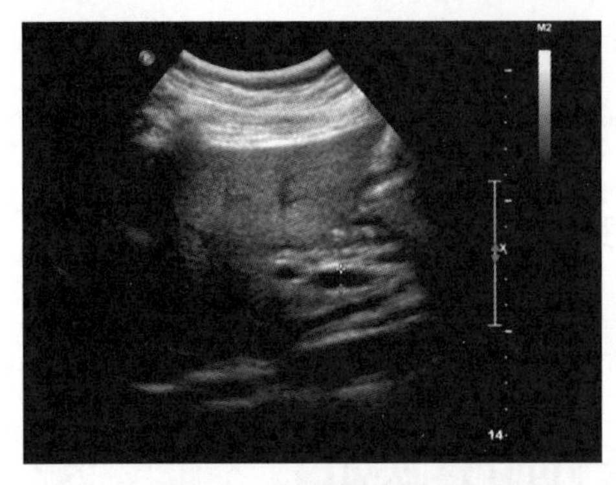

图 2-1 胆囊缺如，胆囊区未探及胆囊回声，胆总管上段内径 0.74cm

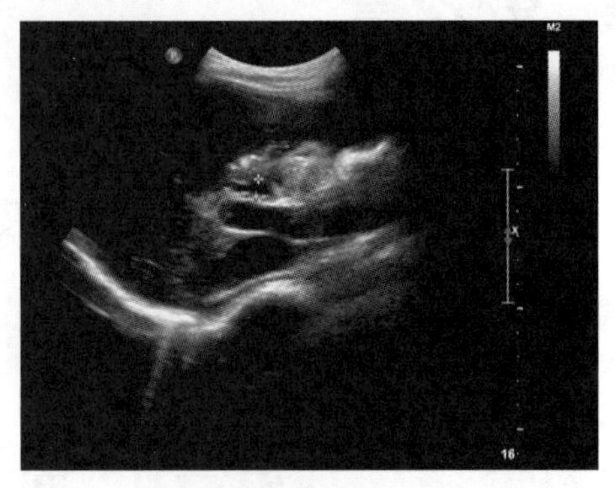

图 2-2 胆囊缺如，胆囊区未探及胆囊回声，胆总管上段内径 0.71cm

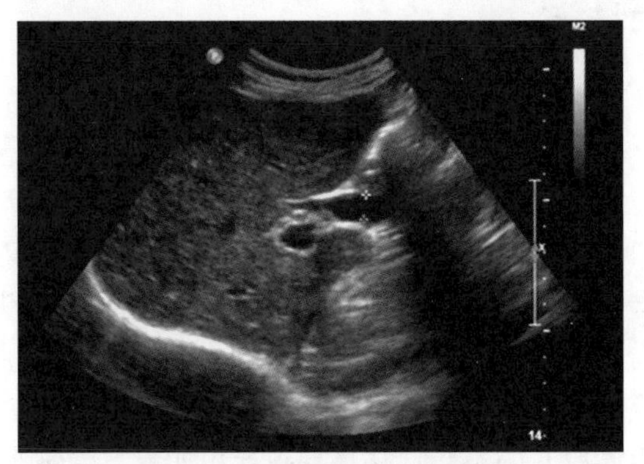

图 2-3 胆囊缺如，胆囊区未探及胆囊回声，胆总管上段内径 0.93cm

（二）鉴别诊断

要确诊胆囊缺如，首先要排除异位胆囊。对于发现的疑似胆囊缺如病例，应排除位于肝内、肝后、小网膜囊内、镰状韧带内、腹膜后、十二指肠后、胰腺后等位置的异位胆囊。此外，超声在诊断胆囊缺如时可能出现“假阳性”，要予以鉴别。

1. 肠袢伪像　胆囊周围的肠袢与胆囊壁重叠、正常胆囊部位的条索状纤维组织等均可在胆囊腔内表现为强回声团伴声影的结石伪像，但仔细观察会发现其强回声结构延及胆囊外，不同方向扫查可证实其结构不在胆囊内，连续观察时可见含气的肠腔内容物闪动，而且肠袢有移动性，也可饮水后探查加以鉴别。尤其在胆囊缺如或胆囊不显的情况下，有可能将胆囊窝附近的肠袢强回声和声影误认为充满型胆囊结石，但是肠袢的强回声形态不稳定，其重要特征是声影内有多重反射回声斑带。充满性结石则表现为胆囊腔消失，于肝边缘见一组伴声影的强回声光团，边界锐利清晰，改变体位，结石有胆囊支撑，同时上层可见少量胆汁回声，相反十二指肠内气体紧邻黏膜。

2. *胆管扩张和结石* 与胆囊壁紧贴、粘连时可酷似胆囊内结石，鉴别的关键是观察强回声的位置与胆囊的关系，沿肝正中裂和胆囊窝分布则确定为胆囊。胆管扩张并结石中胆总管结石较常见，胆总管在肝门处一般走行在门静脉的右前方，与门静脉伴行，结石一般伴有管腔扩张，仔细观察可见结石在胆总管管腔内。

三、其他先天性胆囊异常

（一）皱褶胆囊

皱褶胆囊是先天性胆囊异常中最常见的一种。超声显示在胆囊底部之间或颈体之间有强回声皱襞，胆囊被分隔成 2 个腔，但仔细扫查及多个断面观察可以发现 2 个腔之间是相通的（图 2-4 ～图 2-6）。

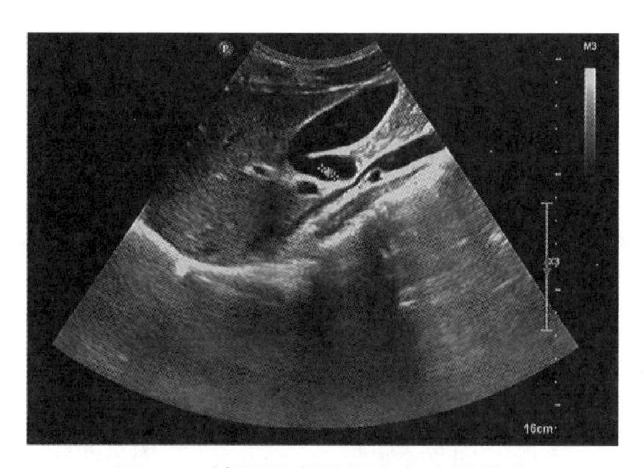

图 2-4　皱褶胆囊伴胆囊息肉样病变

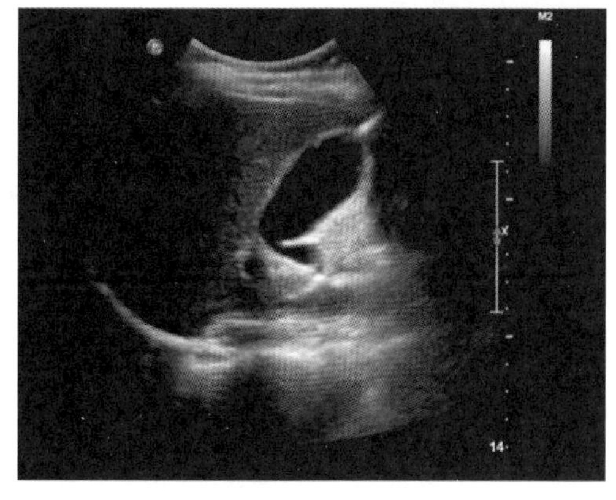

图 2-5　皱褶胆囊，胆囊被分隔分为 2 个腔，两腔相通

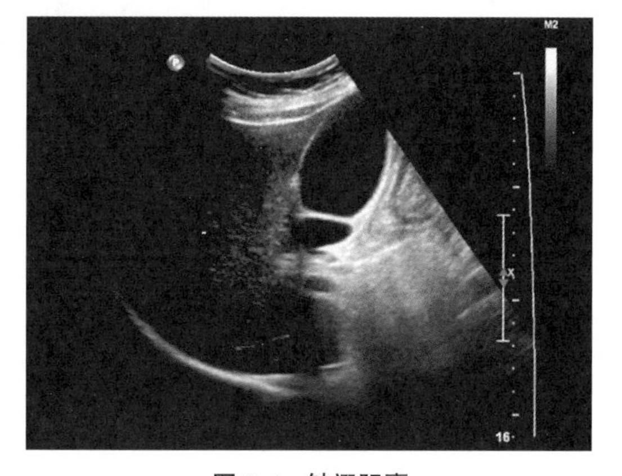

图 2-6　皱褶胆囊

（二）双胆囊

双胆囊较少见。在胆囊区域，超声显示有 2 个相互独立、分离而各自完整的胆囊。2

个胆囊可以大小相似或一大一小，在多个体位或多个切面观察2个胆囊之间是不相通的，而且边缘是完整的。

（三）胆囊憩室

胆囊壁局部向外凸起形成一个圆形的囊腔，通常约1cm大小，此腔与胆囊腔相通，憩室内常有小结石。一般胆囊形态、大小显示正常。

（四）双房胆囊

胆囊窝内可见2个相互独立、分离而又各自完整的囊腔，中间有完整的强回声分隔，其间的纵隔回声在胆囊颈部有缺损，两腔相通。

四、体检方法

使用常用切面（右上腹腹直肌外缘纵切面、右肋缘下斜切面、右肋间斜切面）进行胆囊扫查。对胆囊区未见胆囊回声的患者应予以重视，详细询问病史，第2天空腹进行复查。复查仍不能确诊者，可行CT检查。

五、航空医学考虑

一般认为，单纯胆囊缺如患者无须特殊治疗，预后良好。而部分有症状胆囊缺如患者的胆囊及Oddis括约肌调节胆汁储存和排出功能受到破坏，Oddis括约肌功能失调，胆总管代偿缺如的胆囊而导致胆道运动障碍，最终产生并引起胆汁滞留、感染、胆总管结石等相应的胆道症状。其中，胆管结石和胆道运动障碍互为因果。有研究认为，先天性胆囊缺如患者发生胆总管结石的概率比胆囊切除术后高，有25%～50%的先天性胆囊缺如患者会形成胆总管结石。另外，由于先天性胆囊缺如患者胆汁淤滞，长期慢性炎症对胆管的刺激可能致使胆管导管内乳头状黏液瘤的发生。

先天性胆囊缺如患者航空医学考虑：一是胆囊功能的缺失，导致飞行人员对脂肪食物不耐受。二是潜在危险因素，先天性胆囊缺如患者形成胆总管结石概率较高，而胆石症患者可能突然出现胆绞痛，其为一种尖锐、使人突然失能的腹痛，常常伴随强烈的恶心和呕吐。如果在飞行中出现胆绞痛，将导致飞行人员高空失能，危及飞行安全。

（赵国政　刘淑萍　李　利）

第二节　胆囊息肉样病变

胆囊息肉样病变（polypoid lesions of gallbladder，PLG）是形态学的名称，泛指向胆

囊腔内突出的病变，可以是球形或半球形，有蒂或无蒂，多为良性（图 2-7），分为非肿瘤性、肿瘤性两大类，大部分为非肿瘤性息肉样病变，常见病变有胆固醇样息肉、炎性息肉，少见病变有腺肌增生症。肿瘤性息肉样病变常见的有肿瘤和腺癌。

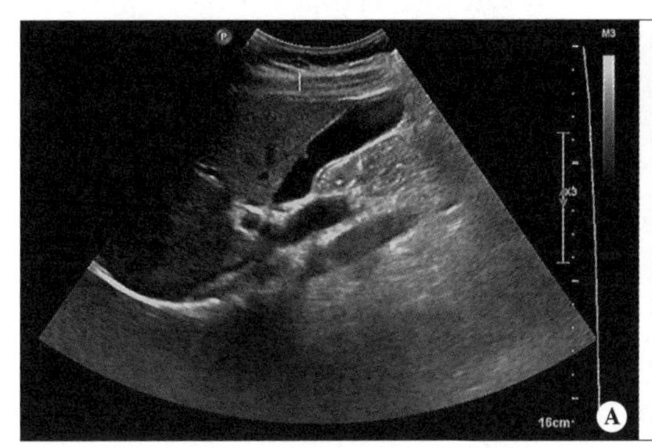

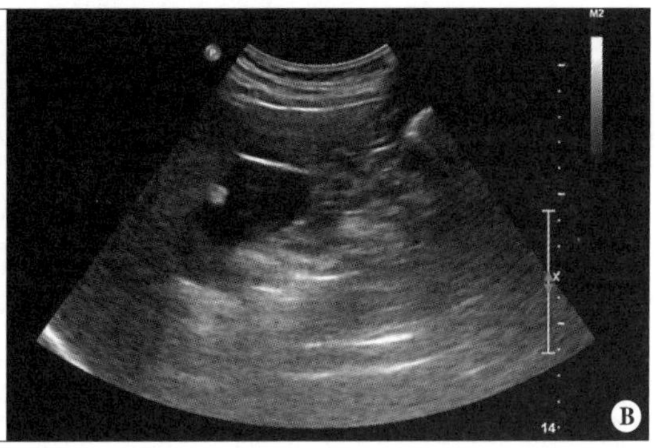

图 2-7　单发胆囊息肉样病变，特征为胆囊壁中强回声带蒂，不随体位移动

一、流行病学特点

（一）病因及发病机制

1. 代谢性原因　常见胆固醇样息肉主要原因是胆汁中脂质代谢异常。胆汁是非常复杂的溶液，胆汁中的脂质主要由胆汁酸盐、卵磷脂、胆固醇三部分组成。胆汁酸与胆汁中的钠、钾等阳离子结合，形成胆汁酸盐，胆汁酸盐占胆汁固体成分的 50% 以上。生理状态下，胆盐、卵磷脂、胆固醇成一定比例溶解于胆汁中，当三者的正常平衡发生改变时，胆固醇则呈结晶析出，形成沉淀至胆固醇样息肉形成。胆汁中的胆固醇溶解于胆汁酸和卵磷脂组成的微胶粒中，胆固醇可能为处于微胶粒中的溶液、液晶、结晶体三种物相状态。胆汁中的胆汁酸盐浓度的高低与胆固醇结晶析出有密切联系，胆汁酸盐浓度高，胆固醇易溶解，不易析出；反之，胆汁中胆固醇浓度升高则反馈刺激肝合成胆汁酸，以达到新的溶解平衡。

2. 增生性改变　常见病变有腺瘤胆囊腺肌增生等，从轻度的慢性炎性细胞浸润到胆囊黏膜的严重破坏，纤维化萎缩，严重时纤维瘢痕增生，完全丧失其生理功能。

3. 病理性因素　如胆囊管部分梗阻、胆囊内胆汁长时间停滞、浓缩胆汁刺激、胰液反流，以及胆道内细菌、病毒、寄生虫感染。

（二）发病率

文献报道，胆囊息肉样病变发病率差别很大，国内人群发病率为 1% ～ 9%，占胆囊切除手术病例的 4.2% ～ 12.3%，且有增加的趋势。国外发病率为 3% ～ 7%，占胆囊切除手术病例的 2% ～ 12%，多发生于中年患者，女性多见，亦有报道男女发病率约为 1 ∶ 2.9。

空军某疗养院对 2225 名飞行人员进行腹部超声检查，共检出腹部异常病例 568 例，阳性率约为 25.5%，在异常病例中胆囊息肉占 17.4%，位于第 2 位。

（三）自然转归

胆囊息肉绝大多数是良性病变，尤其是胆固醇性息肉，即使是肿瘤性息肉，有癌变迹象者也不足 1%。国内有学者对 441 例胆囊息肉样病变患者进行了 5 年观察，发现息肉的最大直径未见明显增加，病情平稳，而多发息肉发生率增加，这可能与息肉的类型有关，即绝大部分息肉是胆固醇性息肉（图 2-8），因为胆固醇性息肉常表现为多发，为良性病变，癌变可能性极小。该研究结果证明，绝大部分胆囊息肉样病变患者病情平稳，长期观察即可。另有国外学者对 1991 ～ 2013 年发表的包含 11 685 名胆囊息肉患者的数据进行循证医学分析，认为 5mm 以下息肉没有必要随访监测，10mm 以上息肉建议行腹腔镜胆囊切除术，5 ～ 10mm 息肉可随访观察。

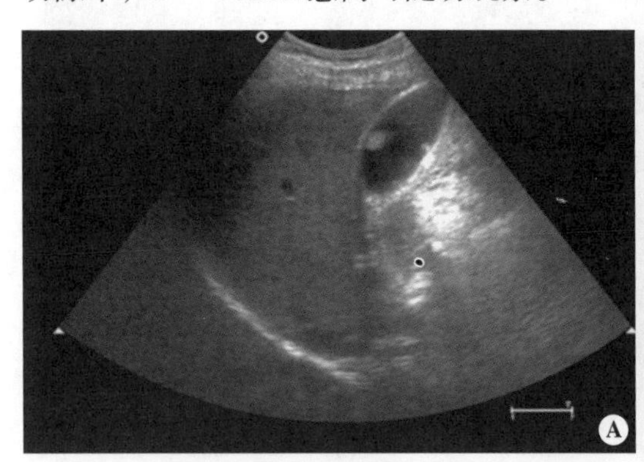

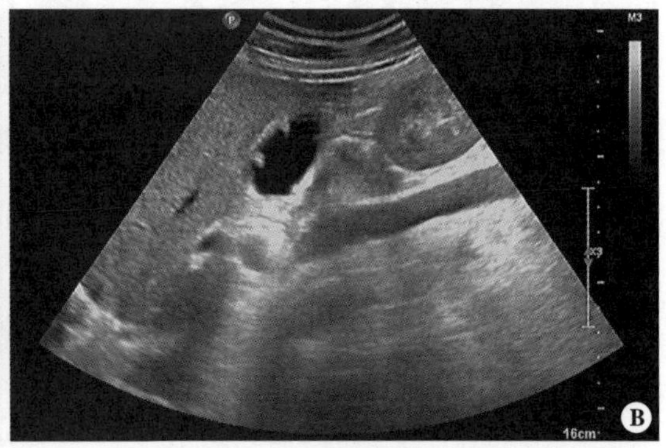

图 2-8　多发胆囊息肉样病变，特征为胆囊壁中强回声，不随体位移动，病理证实为胆固醇性息肉

（四）高危因素

胆囊息肉样病变的 6 个肿瘤高危因素为单发、直径＞ 10mm、广基或蒂粗大、病变增长、年龄＞ 50 岁及合并胆结石。

二、诊断及鉴别诊断

（一）诊断

胆囊息肉样病变早期可无任何症状，大多数患者由超声检查发现，少数在手术中意外发现。少数患者可有右上腹疼痛、恶心、呕吐、食欲缺乏；个别患者可引起无结石性胆囊炎、胆道出血、阻塞性黄疸、诱发胰腺炎等；若合并胆囊结石，可表现出胆囊结石的症状与体征。

由于胆囊息肉样病变缺少典型的临床表现，仅依靠其临床表现来诊断胆囊息肉样病变相对困难，因此辅助检查是必不可少的诊断手段。超声检查可对胆囊在不同的角度进行多轴断层、多方位检查，能够显示息肉部位、数量、大小、回声强度等，具有很高的敏感性和准确性，成为诊断胆囊息肉样病变的首选方法。

（二）鉴别诊断

1. 胆囊腺肌增生症　是一种胆囊的非炎症性、非肿瘤性良性疾病，以胆囊腺体、肌层的慢性增生为主要特征，同时伴黏膜上皮陷入肌层，形成特征性的罗 - 阿窦（R-A 窦）。由于胆囊腺肌增生症有恶变倾向，临床上发现胆囊腺肌增生症患者多建议其手术治疗预防疾病发展与恶变。超声检查是胆囊疾病的首选影像学方法，其在超声上表现为胆囊壁增厚；胆囊壁毛糙，可伴胆固醇沉积；壁内可见类圆形无回声小囊状结构，为罗 - 阿窦（图 2-9 ～图 2-12）；罗 - 阿窦内若有胆泥、小结石等存在，表现为点状强回声伴彗星尾征，在彩色多普勒超声上表现为闪烁交替的红蓝色信号。但常规超声对胆囊腺肌增生症诊断的敏感度和特异度不够高。超声造影近年来迅速发展，在胆囊疾病的诊断及鉴别诊断方面具有一定价值。

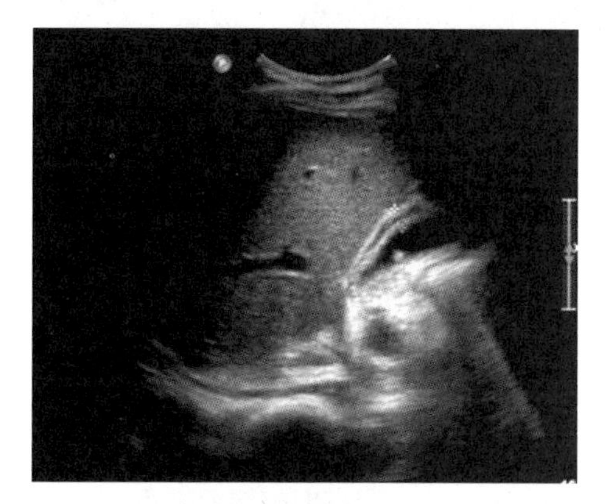

图 2-9 胆囊腺肌增生症伴胆囊息肉样变，胆囊壁局部增厚

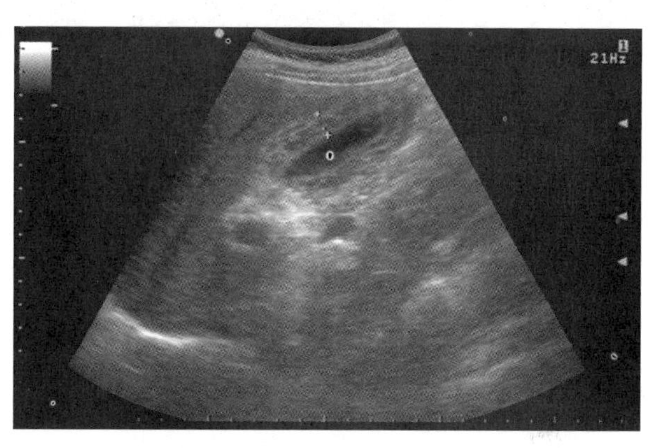

图 2-10 胆囊腺肌增生症，胆囊壁增厚，可见小囊状结构

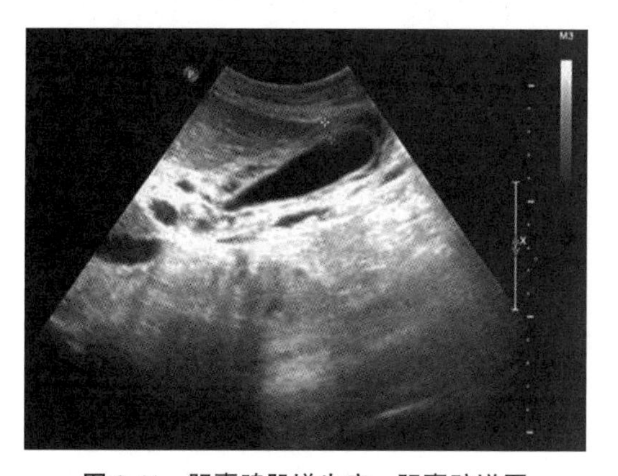

图 2-11 胆囊腺肌增生症，胆囊壁增厚

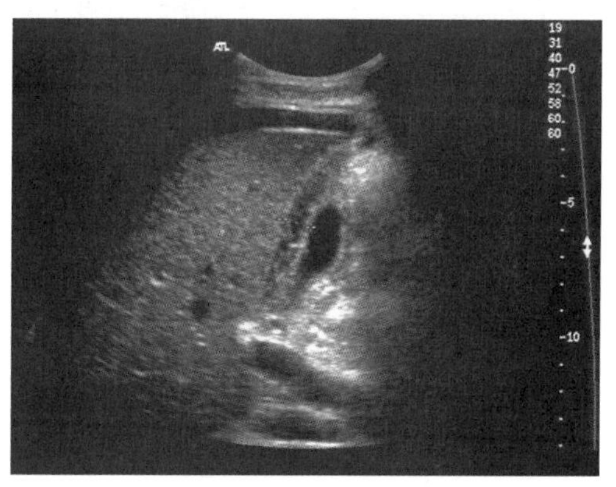

图 2-12 胆囊腺肌增生症，胆囊壁增厚，壁毛糙

2. *胆囊壁胆固醇结晶* 即超声诊断的胆囊胆固醇结晶，其特征为胆囊壁单个或多个点状强回声，伴后方彗星尾征，不随体位改变而移动（图 2-13）。超声诊断胆囊胆固醇结晶的特征为胆囊的彗星尾征。彗星尾征是音波反振假影的一种形式。除金属异物外，彗星尾征的来源被认为是胆囊壁胆固醇结晶。

3. *胆囊结石* 主要与较小且声影不明显的结石鉴别，结石回声较强，且可随体位改变而移动（图 2-14）。

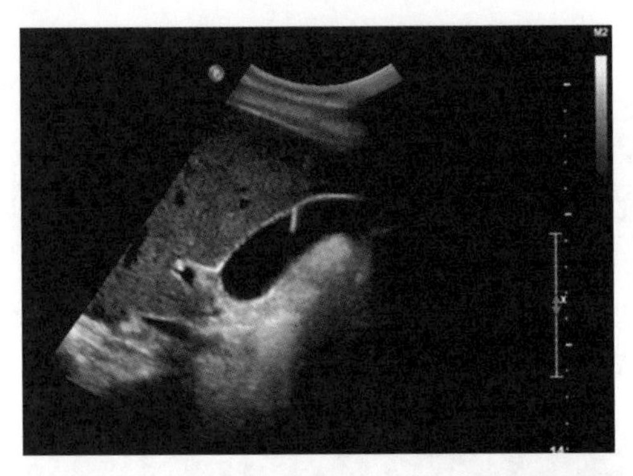

图 2-13 胆囊壁胆固醇结晶，特征为胆囊壁点状强回声，伴后方彗星尾征，不随体位移动而改变

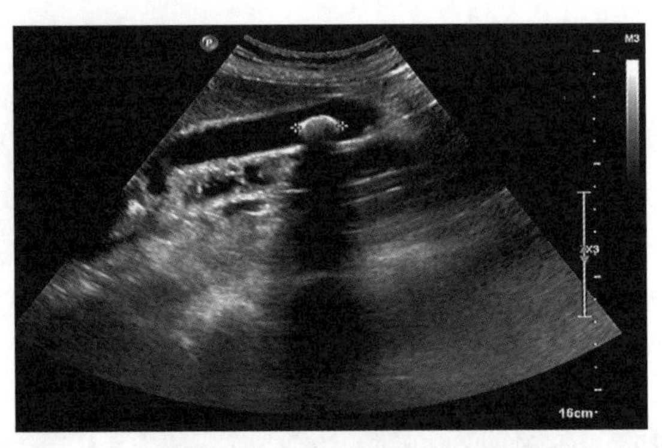

图 2-14 胆囊结石，特征为胆囊内强回声光团，伴后方声影，随体位移动

4. 胆囊腺瘤 为肿瘤性息肉，是最多见的胆囊良性肿瘤。腺瘤来自胆囊黏膜上皮，可发生在胆囊的任何部位，腺瘤可分为单纯性腺瘤和乳头状腺瘤，后者有恶变倾向。此外，当腺瘤体积较大时要考虑恶变可能，胆囊腺瘤女性多见，可无任何症状，合并慢性胆囊炎、胆囊结石时可表现出相应症状。胆囊腺瘤声像图表现为自胆囊壁向囊腔隆起的乳头状或圆形强回声或中等回声结节，基底较宽、偶有蒂，多发生于颈部和底部，可多发（图 2-15，图 2-16）。平均体积较胆固醇性息肉大，但多数不超过 15mm。直径＞ 13mm 者应高度警惕恶变可能。

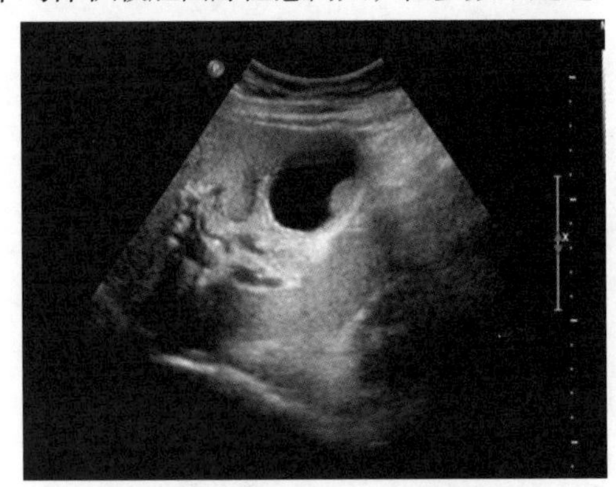

图 2-15 胆囊腺瘤，基底部宽大

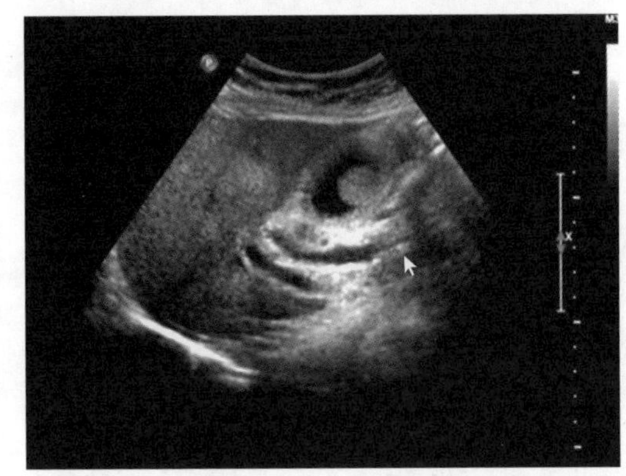

图 2-16 胆囊腺瘤，圆形中等回声结节

三、体检方法

超声探测主要内容为胆囊内是否有息肉的高回声小结节影，以及息肉的大小、数目，有无蒂与囊壁相连。探测时要注意小息肉的显示与切面有关，应多方位、多角度探测，以免漏诊。还要注意与胆囊壁皱褶的鉴别，以免误诊。

四、航空医学考虑

胆囊息肉绝大多数是良性病变，即使是肿瘤性息肉，有癌变迹象者也不足 1%，有研究认为，直径 5mm 以下胆囊息肉样病变患者病情平稳，没有必要随访监测。有学者建议，对于直径 5mm 以下、数目不超过 3 个的胆囊息肉样病变，经复查和综合评估后可按照合格处理。招飞体检中超声检查胆囊息肉样病变一般存在多年且无明显动态变化，不影响正常飞行训练，并对飞行安全无明显影响。

随着我国体检工作的普及和大规模展开，胆囊壁胆固醇结晶现象在健康人群中已属常见现象，该现象与胆囊胆固醇沉着症密切相关，有学者认为，胆囊壁胆固醇结晶脱落后可形成胆固醇结石，为结石的前期病变，而胆结石形成后，胆绞痛发生风险增加。如果在飞行中出现胆绞痛，将导致飞行人员高空失能，危及飞行安全。另有研究认为，高浓度的胆盐对胆囊黏膜的化学刺激或损伤被认为是胆囊炎发病的一种机制。而胆固醇结晶在胆囊壁内，可通过化学刺激、损伤的机制造成胆囊壁的炎症。相关数据表明，胆囊壁胆固醇结晶使胆囊炎的发病率相对于无胆囊壁胆固醇结晶者升高 5 倍余，有学者认为，胆囊壁胆固醇结晶是胆囊炎，尤其可能是非结石性胆囊炎发病机制之一，而胆囊炎又是影响飞行安全的疾病之一。

（赵国政　刘淑萍　李　利）

第三节　胆囊结石和胆道结石

胆囊结石和胆道结石统称为胆石症。常见的胆结石有三类，即混合性、胆色素和胆固醇结石。胆石症是一种严重危害人类健康的常见病，发生于胆囊、肝内胆管和胆总管，其患病率因种族、遗传、地理、饮食等因素而异。

一、流行病学特点

（一）病因

1. *胆囊结石*

（1）胆汁的物理化学改变：胆汁主要由水（97%）、胆盐、胆固醇、卵磷脂、胆汁酸、胆红素等组成。正常胆汁中胆固醇溶解于胆盐和卵磷脂组成的复合胶体中，胆固醇与胆盐卵磷脂比例为 1∶（20 ～ 30），低于 1∶13 时胆固醇便沉淀析出，逐渐融合集结成胆石。任何原因造成的胆盐卵磷脂浓度降低或胆固醇浓度增高，都可产生胆固醇结石。

（2）感染：细菌感染在胆石形成中具有一定重要性。细菌本身可成为结石核心。某些细菌，尤其是含有 β- 葡萄糖醛酸酶者，可使葡萄糖醛酸溶解，发生胆红素钙沉淀形成结石。细菌感染造成的上皮细胞脱落等也可成为结石的核心。胆囊或胆道的寄生虫，如胆道蛔虫的虫卵和虫体均可为结石核心，胆道蛔虫与胆道结石有很密切的关系。

（3）胆汁滞留：各种原因所致的胆汁滞留是形成结石的基本条件。引起胆汁滞留的原因包括：①机械性阻塞、胆囊管部分梗阻、胆道良性狭窄等。②排空功能障碍，常见的有妊娠呕吐及妊娠后期胆道生理功能改变、胆囊排空缓慢、长期进食不足、胆囊排空不良；消化期间，胆汁在胆囊内停留浓缩。

2. *肝外胆管结石*　形成肝外胆管结石的原因有原发性和继发性两种。原发性肝外胆管结石的形成与胆道感染、胆汁滞留及胆道蛔虫症有密切关系，以胆红素钙结石为主，软而易碎。继发性结石多来自胆囊结石，可排入胆总管。

胆石呈球形、椭圆形或柱状，也有呈不规则形聚集在一起者。结石可在胆管内移动。结石在管内长期慢性梗阻，导致胆道压力增高、管壁增厚、管腔扩张。胆石发生嵌顿并继发感染时可引起阻塞性黄疸和化脓性胆管炎。感染上行则可引起肝脓肿。被感染的胆汁也可反流入胰管，引起急性胰腺炎。

3. *肝内胆管结石* 左、右肝管开口以上的结石统称肝内胆管结石。肝内胆管结石的成因与胆囊和肝外胆管结石相同。从外科治疗角度考虑，临床上可将肝内胆管结石分为以下三种类型。①继发于胆总管结石：比较少见，先有胆总管大量结石，引起胆管系统扩张，胆汁滞留，大量结石在肝内形成，多者可塞满整个胆管系统直至肝内小胆管。②散在型肝胆管结石：结石分布在一侧或两侧肝胆管内，数量不一定很多，可合并肝外胆管结石。此结石多在二级肝胆管分支汇合处的上端，结石近端胆管膨大。③区域型肝胆管结石：结石在肝内呈节段性分布，常见于左外叶和右后叶，其次为左半肝；也可局限于某一肝段胆管。此种节段性分布是由于梗阻以上胆汁淤滞形成结石所致。

（二）发病率

国外和国内一些较大样本胆石症人群调查研究显示，胆石症的发病率在不同时间段、不同地区存在差异，其中以欧美国家为高。1999 年美国的调查显示，胆石症发病率在白色人种中，男性为 8.6%，女性为 16.6%；在墨西哥裔美国人中，男性为 8.9%，女性为 26.7%。欧洲的发病率约为 20%，也有调查结果为 11%。亚洲的胆石症发病率为 4% ～ 15%。非洲的苏丹发病率最低，为 5.2%。我国在 20 世纪开展过两次全国范围的临床流行病学研究。1989 年第 1 次调查显示，胆石症住院患者占普外科的 10.05%。1994 年第 2 次调查的胆石症收治率约为普外科的 11.53%。不同地区的检出率为 3% ～ 11%。因本病多发病缓慢，病情隐蔽性高，且多无代表性症状和明显体征，早期就医和确诊率都比较低。超声检查是目前可准确诊断胆石症最简单有效的方式，确诊率达 79% ～ 100%。

某军区疗养院共调查 1020 名飞行人员，年龄 24 ～ 55 岁，其中胆石症患者 90 例，患病率为 8.8%。

二、诊断及鉴别诊断

（一）胆囊结石

1. *临床症状*

（1）胃肠道症状：表现为右上腹不适、隐痛、餐后上腹饱胀、压迫感等。鸡蛋、富于脂肪、粗糙的食物易引起腹痛。秋冬之交症状发作频繁。由于腹痛、呃逆、嗳气、消化不良等症状，不少患者常被误诊为胃痛。另一常见症状是肝区、右上腹隐性钝痛，疼痛较持续，并牵涉右肩、右背，加之有消化道症状，可能误认为慢性传染性肝炎。

（2）胆石绞痛：又称胆绞痛，是突然发作的阵发性剧烈绞痛，间歇期右上腹或上腹部不适。有时变动体位可使其缓解。绞痛时可伴恶心、呕吐。疼痛点在右上腹及剑突下，主要体征有右上腹压痛及叩击痛，有时可扪及肿大胆囊。有明显压痛、腹肌紧张或反跳痛时，表示并发严重的急性胆囊炎。

2. 声像图表现

（1）典型胆囊结石：胆囊轮廓显示完整，多数胆囊大小正常，亦可扩大或空腹时扩张功能差。在胆汁中有单个或多个结石强回声团块，呈环形、新月形、球形、橄榄形、三角形或其他不规则形，大小不等。结石回声团块后方有清晰的声影，其宽度与结石大小一致，声影中无多重反射。结石回声团块贴附于胆囊后壁，可随体位改变而沿重力方向移动（图 2-17 ～图 2-21）。

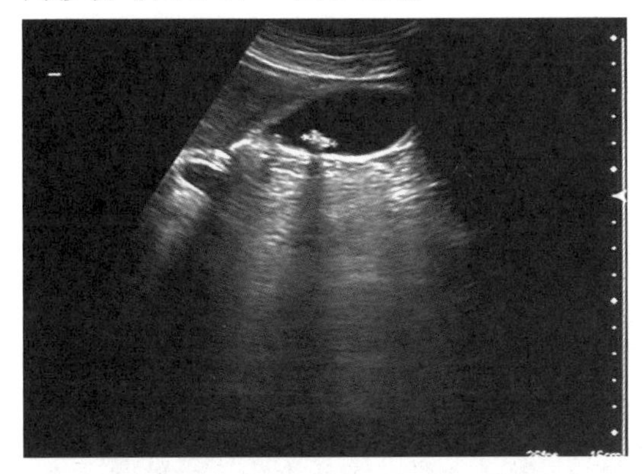

图 2-17　胆囊结石，后方伴声影

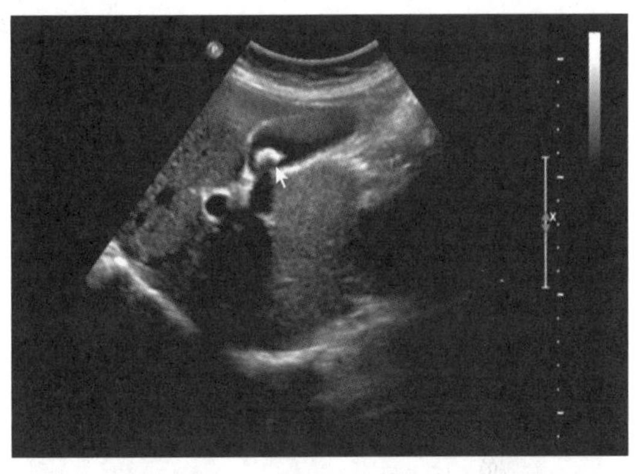

图 2-18　胆囊结石，后方伴声影，声影宽度与结石大小基本一致

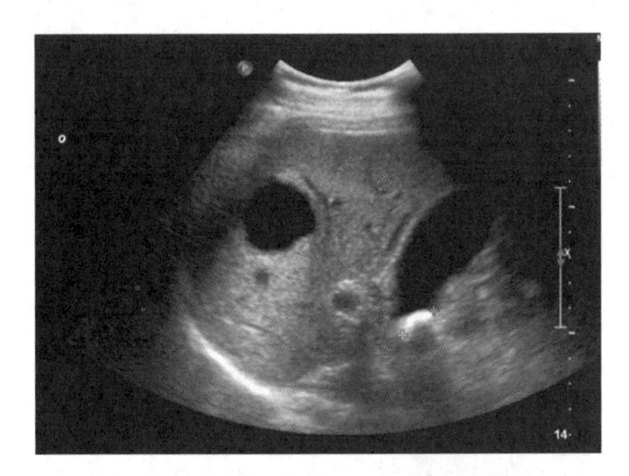

图 2-19　胆囊颈部结石，后方伴声影

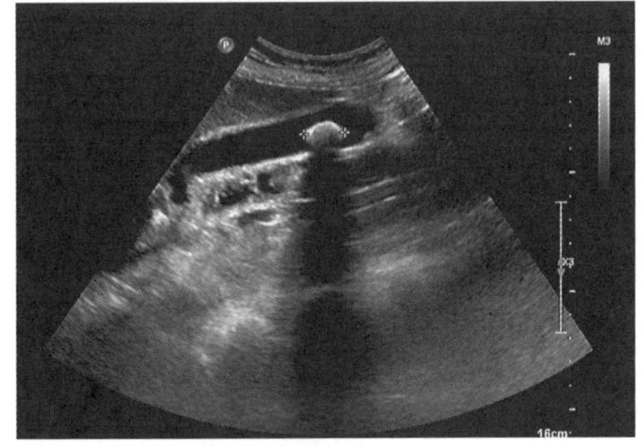

图 2-20　胆囊底部结石，后方伴声影

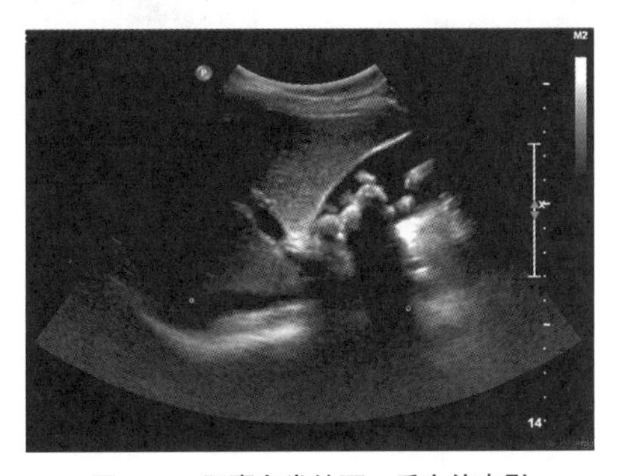

图 2-21　胆囊多发结石，后方伴声影

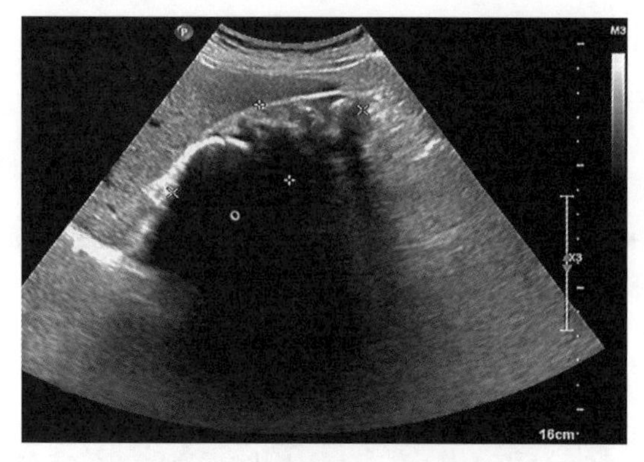

图 2-22 胆囊结石，充满型

（2）胆囊不显性胆结石：胆囊壁轮廓显示不全，一般仅显示胆囊前壁，呈弧形光带，长度为 4.0 ～ 5.0cm，增厚粗糙，其后方为光团状或光斑状的结石强回声影（图 2-22）。有时在胆囊前壁和结石回声之间有一弧形或弯月形暗带，系炎性增厚的胆囊壁或少量胆汁回声。胆囊外形不显示，仅在胆囊区显示团块状或斑块状结石回声及声影，其形态、位置比较恒定。有时亦可见到短小、增厚的弧形光带或半环形回声包裹在结石回声前方，其回声比结石回声弱，此声像图表现多见于萎缩无功能胆囊伴结石。

（3）泥沙样结石：胆囊形态大小基本正常，胆囊腔或胆汁内无块状结石回声显示，但有胆泥或半流体沉积物回声，其中有细小颗粒状结石回声伴声影（图 2-23，图 2-24）。

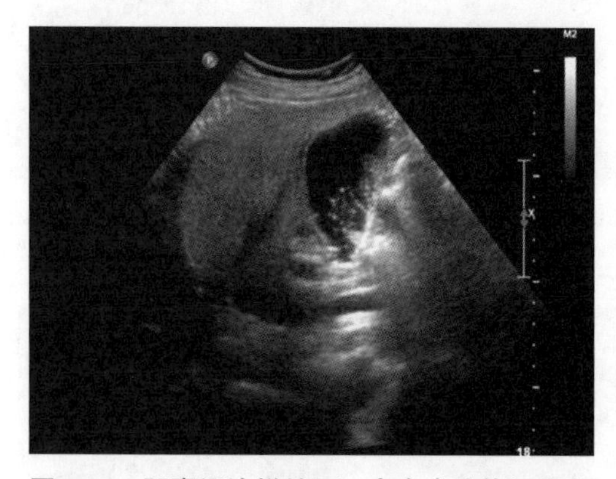

图 2-23 胆囊泥沙样结石，内含半流体沉积物回声

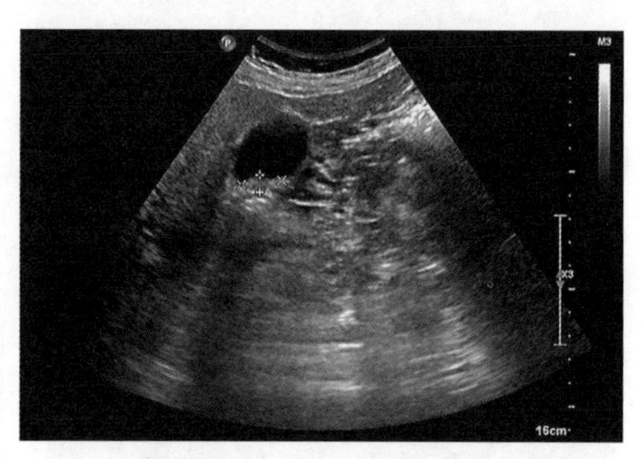

图 2-24 胆囊泥沙样结石

3. 鉴别诊断

（1）胆囊不显性结石应与肝门附近的肠气回声相鉴别。肠气回声的形态不固定，其声影内有多重反射的回声斑带，且不如胆结石声影清晰、整齐，同时肠气声影随着肠袢蠕动而移动。

（2）泥沙样结石应与胆囊内炎性沉积物或陈旧的浓缩胆汁鉴别。后两者多见于胆囊、胆管梗阻或长期禁食患者，呈层流状回声，移动速度较慢，且可在胆汁中漂动，回声较弱且无声影（图 2-25）。

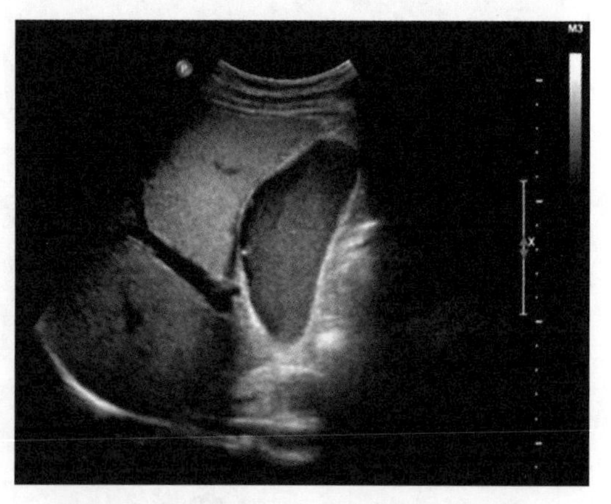

图 2-25 胆泥沉积，回声较弱且无声影

（二）肝外胆管结石

1. 临床要点

（1）有长期胆道疾病病史，主要表现为胆绞痛，有时伴有黄疸。黄疸多在胆绞痛数小时至 1 ～ 2d 出现，呈波动状态。

（2）有继发性胆道感染症状，表现为胆绞痛、黄疸、寒战和发热，体温可达 40℃以上。如果胆石阻塞不能尽快解除，可发展为严重的化脓性胆管炎和肝脓肿而死亡。

（3）右上腹或剑突下有触痛，但多无腹肌强直、肝大，胆囊多不能触及。

（4）可合并胰腺炎症状。

2. 声像图表现

（1）肝外胆管扩张，内径 1.2 ～ 5.0cm，平均 2.0cm。扩张的胆管与伴行的门静脉形成双筒枪征（图 2-26）。常伴有左、右肝管扩张。

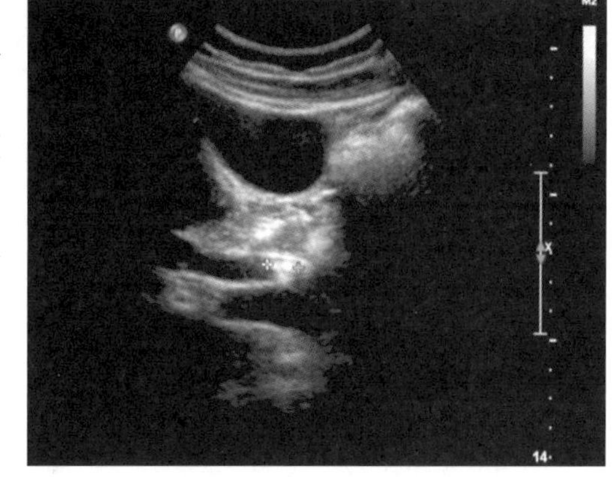

图 2-26 肝外胆管结石（胆总管结石），胆总管与伴行的门静脉形成双筒枪征

（2）扩张的胆管内有结石回声，呈小颗粒状、团块状或光斑状强回声，较大的结石一般有较清楚的声影（图 2-27 ～图 2-34）。

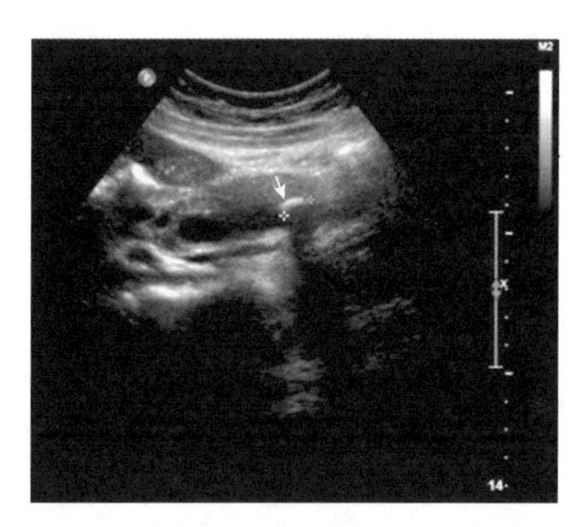

图 2-27 肝外胆管结石（胆总管结石），结石后方伴声影

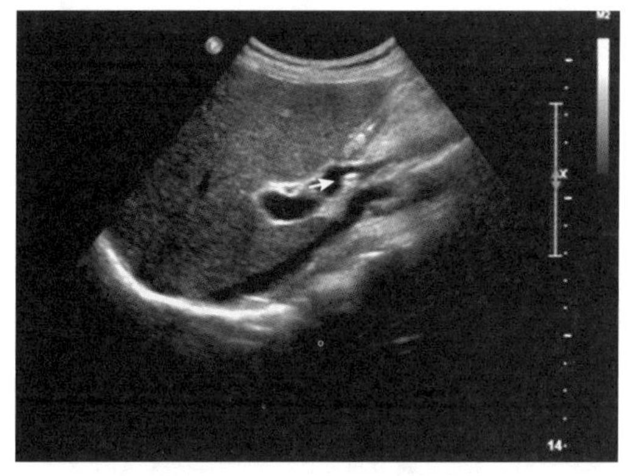

图 2-28 肝外胆管结石（胆总管结石），结石呈小颗粒状

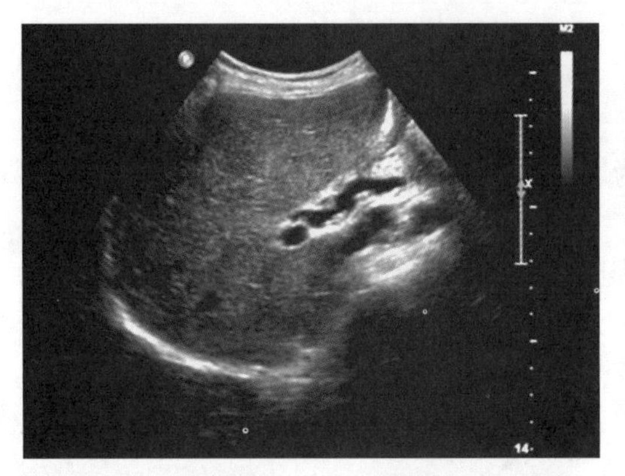

图 2-29　肝外胆管结石（胆总管结石），结石较小，肝外胆管未见明显扩张

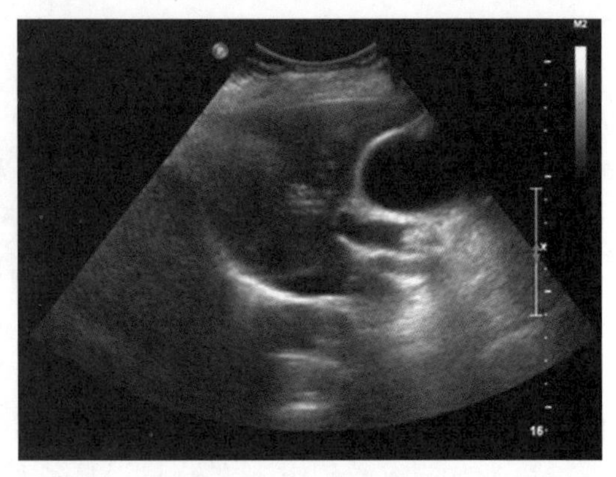

图 2-30　肝外胆管结石（胆总管结石），结石呈团块状

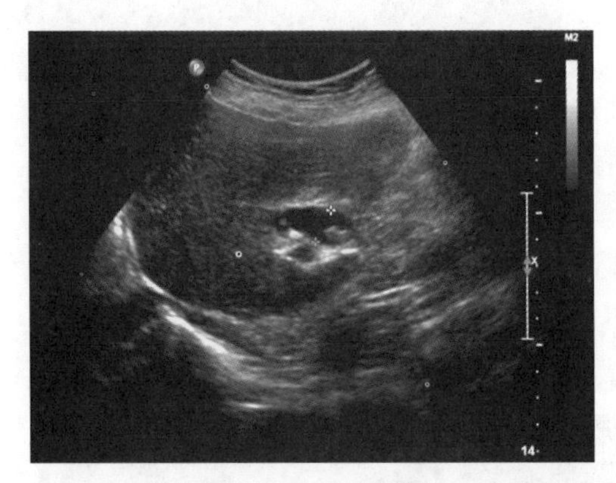

图 2-31　肝外胆管结石（胆总管结石），肝外胆管扩张

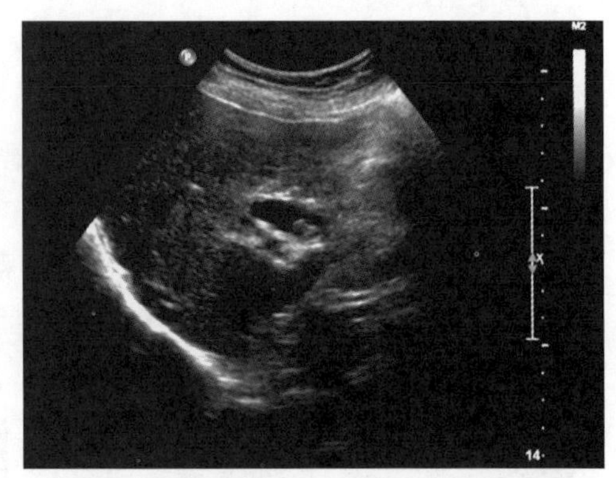

图 2-32　肝外胆管结石（胆总管结石）（1）

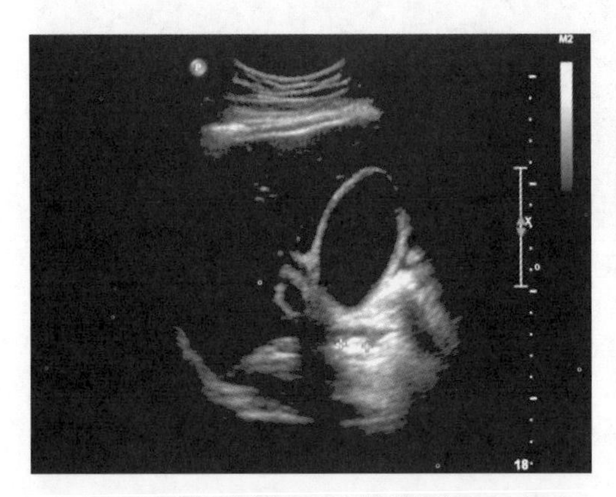

图 2-33　肝外胆管结石（胆总管结石）（2）

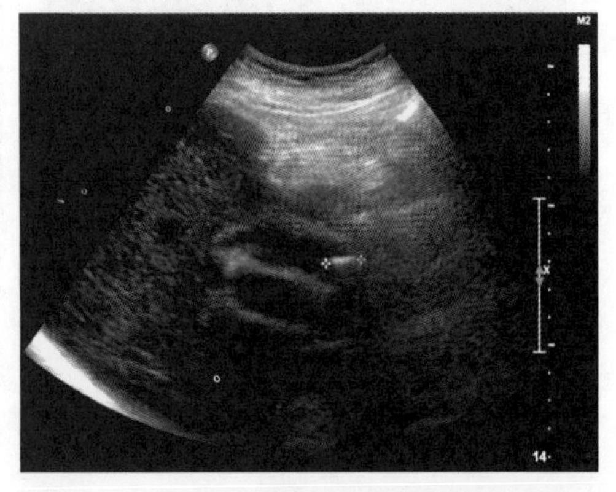

图 2-34　肝外胆管结石（胆总管结石）（3）

（3）胆管回声正常或增厚，连续性好，与结石的分界清楚（图 2-35）。

3. 鉴别诊断

（1）胆囊颈部结石：胆囊颈部比较长，而且与胆囊体之间有折叠时，其走行与胆总管平行，此时，很容易将胆囊颈部结石误认为胆总管结石。仔细观察它与门静脉、下腔静脉的关系，可将其与肝外胆管和肝外胆管结石鉴别。

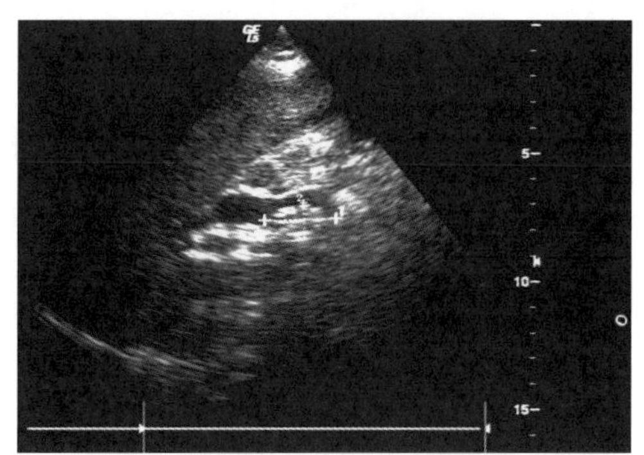

图 2-35 肝外胆管结石（胆总管结石），胆总管连续性好，与结石分界清楚

（2）胆道肿瘤：胆总管下端结石引起胆管高度扩张，扩张范围可延伸至肝内，如果超声只显示胆总管扩张而探测不到结石，此时应与胆总管下端癌肿鉴别。癌肿所致胆管扩张多数比胆结石严重，而且病史中一般无绞痛，黄疸逐渐加深，癌肿最后浸润胰腺致胰头增大、胰管扩张。鉴别困难时应做 ERCP 检查。

（三）肝内胆管结石

1. 临床要点

（1）多伴有肝外胆管结石，出现反复发作的结石梗阻和急性胆管炎症状，如上腹痛、发冷、发热、黄疸等症状。

（2）肝区轻微疼痛不适，伴畏寒、发热，疼痛向右肩、背部放射。

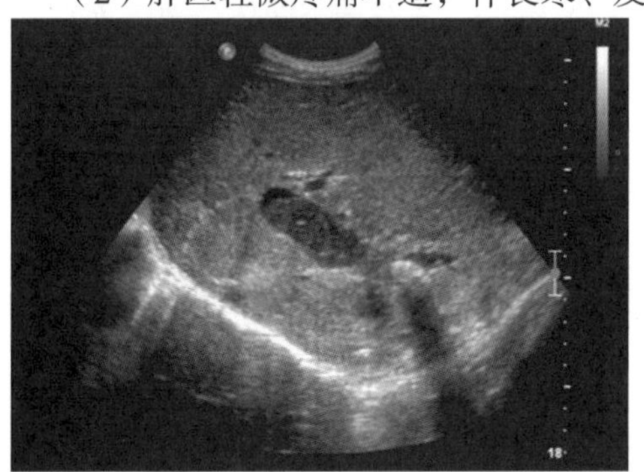

图 2-36 肝内胆管结石（肝内胆管扩张伴胆汁淤积）

（3）肝不对称性增大。

2. 声像图表现

（1）在肝内出现沿左、右肝管走向分布（随肝内门静脉走行）的强回声，呈斑点状、条索状、团块状，位于扩张的肝内胆管内，后方伴有声影，扩张的胆管呈囊状或分叉状（图 2-36 ～图 2-38）。有的结石呈斑片状强回声而局部胆管扩张不明显，但其他部位可见扩张的胆管，与伴行的肝内门静脉小分支形成平行管征。

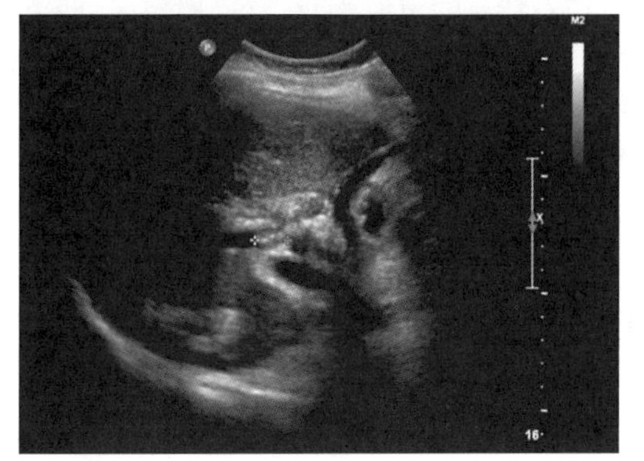

图 2-37 肝内胆管结石（肝内胆管扩张）

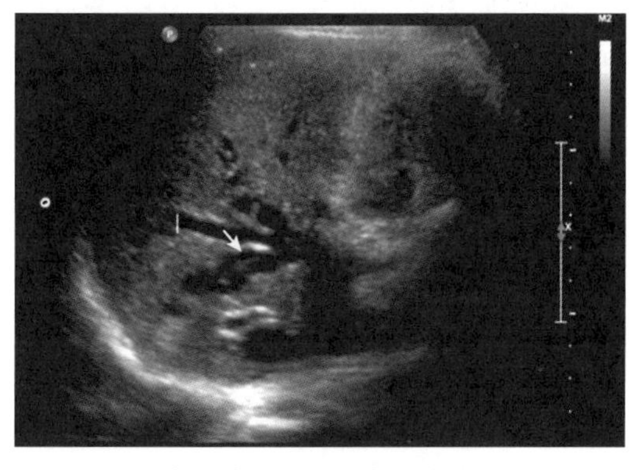

图 2-38 肝内胆管结石（肝内胆管扩张），右肝内胆管扩张

（2）被结石梗阻的肝胆管相应或以上的肝段、肝叶实质萎缩，回声粗糙、增强，而其他肝实质代偿增大，以致肝形态改变。

（3）可合并肝外胆管结石或并发肝脓肿而出现相应的声像图表现。

3. 鉴别诊断　肝内胆管结石应与正常肝圆韧带、小海绵状血管瘤、肝内钙化灶、肝组织的局部坏死纤维化及肝内胆管积气形成的强回声相鉴别，它们在肝断面图上都可表现为强回声，有的还伴有声影。

（1）小海绵状血管瘤形成的强回声不如结石光团致密，其边界清楚，后方无声影，不伴有胆管扩张。

（2）肝内钙化灶不伴有胆管扩张，多位于肝周边区或肝静脉旁，回声更强，声影非常清晰。常有结核病史。

（3）肝圆韧带位于肝左叶，在门静脉左支矢状部与肝左叶下缘之间，呈条索状。

（4）局灶性肝纤维化常有局部感染史，如肝脓肿、化脓性胆管炎、肝穿刺手术史等，且不伴有胆管扩张。

（5）肝内胆管积气呈强回声，条带状或排列成串，多有胆道手术史。

三、体检方法

（一）胆囊结石体检要点

胆囊内有无强回声斑点状或团块状影，后方有无声影；结石是否随体位改变而移动，结石是否嵌顿在胆囊颈；非典型胆囊结石因没有典型的声像表现而容易漏诊，探测时要予以注意；后方声影不明显的胆囊结石应与胆囊内非结石性团块状影相鉴别。

（二）肝外胆管结石体检要点

肝外胆管有无扩张，管内有无强回声区，后方是否伴声影；肝外胆管扩张明显时要注意勿与肝外门静脉混淆。

（三）肝内胆管结石体检要点

肝实质内强回声区后方伴声影，非肝内胆管结石特有的声像改变，诊断时要区分鉴别；声影不明显的肝内胆管结石应与肝内其他异常回声区相鉴别；肝内胆管结石在诊断时要注意判断其与门静脉的关系，以及结石以上胆管的扩张情况。

四、航空医学考虑

招飞体检时无论是有症状的胆石症患者还是无症状的胆石症学员，一经发现均应予以淘汰。

有症状的胆石症飞行人员，胆绞痛可能突然出现，是一种尖锐、使人突然失能的腹痛，常常伴随着强烈的恶心和呕吐。如果在飞行中出现胆绞痛，将导致飞行人员高空失能，危及飞行安全。

无症状胆石症或有胆石症手术治疗病史并具有良好术后恢复的飞行人员可以进行鉴定，如不影响飞行安全，再下结论为飞行合格。

（赵国政　刘淑萍　李　利）

第四节　胆　囊　炎

胆囊炎是指胆囊壁的急慢性炎症反应。胆囊炎是最常见的以手术治疗为主导的疾病之一，也是最常见的胃肠道疾病之一。根据胆囊炎是否伴有胆囊结石可分为结石性胆囊炎和非结石性胆囊炎。胆囊炎又可按发病急缓和病程经过分为急性胆囊炎和慢性胆囊炎。而根据炎症波及胆囊的严重程度分为单纯性胆囊炎与化脓性胆囊炎。胆囊炎患者中70% ～ 95% 合并胆囊结石，其余可并发于慢性肝炎、酒精性肝病、脂肪肝等疾病。

一、流行病学特点

（一）病因及发病机制

1. 急性胆囊炎　是胆囊的急性炎症性疾病。胆囊结石是造成急性胆囊炎的主要发病因素，而引发胆囊炎的其他因素有缺血、直接化学性损伤、运动障碍、细菌感染、寄生虫、原虫和超敏反应。

胆囊结石患者中最常见的并发症是急性胆囊炎。急性结石性胆囊炎的发病机制比较明确，常因结石阻塞胆囊管、胆汁潴留导致胆囊内压力增高，胆汁酸刺激胆囊黏膜，使之出现水肿、充血、渗出等炎症反应。

急性非结石性胆囊炎的发病机制可能是多因素共同作用的结果。其病因多与创伤，烧伤，手术，较长时间低血压，休克，全身性感染，脓毒血症，器官功能不全和心血管疾病，胃、十二指肠溃疡及胰腺炎等消化系统疾病，以及较长时间全胃肠外营养疗法，胰液反流等因素有关。

2. 慢性胆囊炎　是一种常见的炎症。发生慢性胆囊炎是因为炎症反复侵袭胆囊壁，特点是胆囊壁黏膜萎缩和纤维化，往往可诱发急性胆囊炎。分为慢性结石性胆囊炎和慢性非结石性胆囊炎两类。

胆囊和括约肌功能障碍被认为是慢性结石性胆囊炎主要的病理过程。其他原因包括胆汁酸代谢障碍和胆囊结石形成胆泥。

慢性非结石性胆囊炎的病因与胆石症的病因不同，主要有以下几种原因：胆囊管异常，如过长、过细、扭曲等造成胆囊管部分梗阻，胆囊排空障碍，胆汁滞留，浓缩胆汁对黏膜的刺激，细菌感染形成炎症；在正常生理状态下胰管内的压力高于胆管内的压力，胰液进入胆管反流至胆囊，由于胰蛋白酶的使用使胆囊黏膜受到损害，形成炎症；胆囊与胆管口括约肌的运动不协调，造成胆囊排空障碍，胆汁滞留，细菌感染形成炎症。

（二）临床特征

1. 急性胆囊炎　90%～95%的急性胆囊炎由胆囊结石导致，而余下的5%～10%为急性非结石性胆囊炎。急性胆囊炎病例占所有腹痛患者的3%～10%。急性胆囊炎腹痛以老年人多见。患者大多表现为急性持久的右上腹腹痛、恶心、发热和呕吐；体格检查右上腹压痛，患者可出现压痛（即墨非征阳性）、反跳痛，以及炎症的系统征象，如发热、白细胞计数升高、C反应蛋白水平升高。患者临床表现和影像学证实为急性胆囊炎。

2. 慢性胆囊炎　大多伴有胆囊结石，典型症状是周期性发作的右上腹疼痛和（或）非特异性消化不良症状。在进食高脂肪餐后症状加剧，同时伴有厌油、嗳气、腹胀等消化不良症状。慢性胆囊炎影像学表现是胆囊结石和胆囊壁增厚。患者可有急性胆囊炎或胆绞痛表现，部分患者可无症状。无症状和（或）并发症的慢性胆囊炎一般择期行胆囊切除术。

二、诊断及鉴别诊断

（一）急性胆囊炎

1. 诊断　可通过超声检查确诊，超声可显示胆囊增大，前后径超过4cm，轮廓模糊，外壁线不规则；囊壁弥漫性增厚、模糊，其间可出现间断或连续的弱回声带，而形成胆囊的双边征表现（图2-39～图2-41），是囊壁内充血、水肿、渗出、出血、化脓所致；囊内透声性差，可见分布不均的细小或粗大的斑点状影漂动，呈云雾状，为胆囊内积脓的表现；胆囊内有时可见结石声像（图2-42，图2-43）；超声墨菲征阳性，即将探头压迫胆囊区时，患者感觉局部疼痛，甚至不敢呼吸；急性胆囊炎穿孔后表现为胆囊缩小，形态不规则，轮廓模糊不清，穿孔处周围组织回声杂乱，可出现无回声区。急性胆囊炎如诊断明确，无手术禁忌证，即应以外科手术治疗为主，早期首选腹腔镜胆囊切除术。

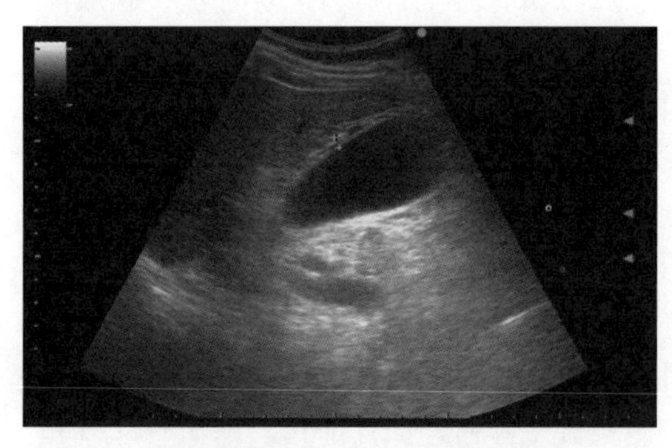

图2-39　急性胆囊炎，胆囊壁毛糙增厚，双边征（1）

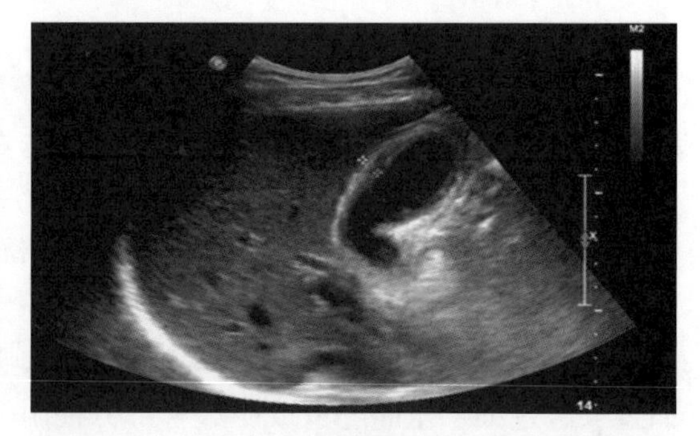

图2-40　急性胆囊炎，胆囊壁毛糙增厚，双边征（2）

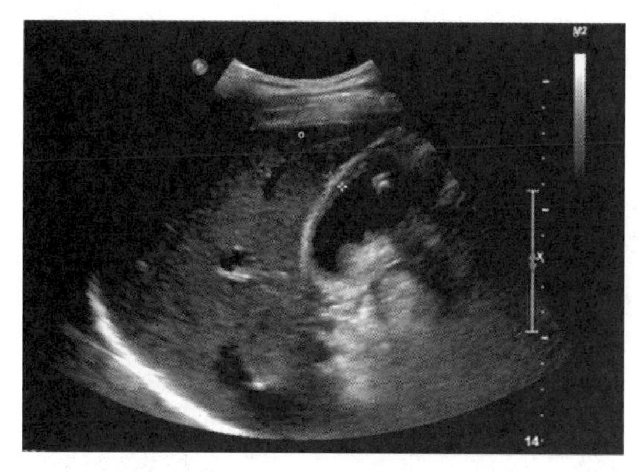

图 2-41 急性胆囊炎，胆囊壁毛糙增厚，双边征，胆囊体部结石

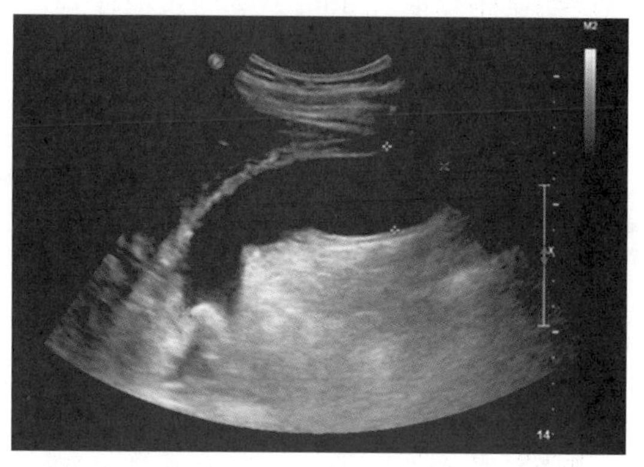

图 2-42 急性胆囊炎，胆囊体积增大，胆囊壁毛糙增厚，双边征，胆囊颈部结石

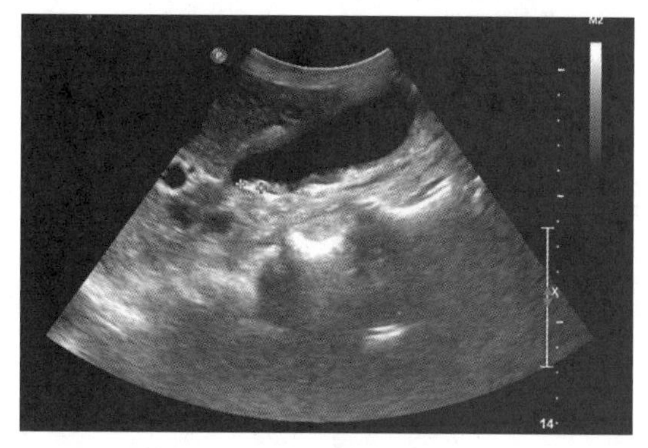

图 2-43 急性胆囊炎，胆囊壁毛糙增厚，双边征，胆囊颈部结石

2. 鉴别诊断

（1）胆囊炎非炎症性增厚的鉴别：肝硬化、低蛋白血症、右侧心力衰竭、个别肾脏疾病等也可以引起胆囊壁增厚，出现双边征，但其不会引起胆囊增大，超声墨菲征阴性。

（2）胆囊内沉积物的鉴别：淤滞的胆汁、泥沙样结石及胆囊内回声伪像等均可造成胆囊内的异常回声，需结合临床进行鉴别。

（二）慢性胆囊炎

1. 诊断　慢性胆囊炎多由急性胆囊炎反复发作转化而来，也可由原发的慢性炎症所致。由于炎症和结石的反复刺激，胆囊壁纤维组织增生、囊壁增厚（图 2-44，图 2-45），胆囊腔缩小、肌纤维萎缩，胆囊的收缩功能减退或丧失。超声显示：慢性胆囊炎初期胆囊可增大或无明显改变，病程较长者可见胆囊缩小变形，甚至萎缩成一弧形条索状高回声带，后方可伴声影；胆囊壁增厚、毛糙，

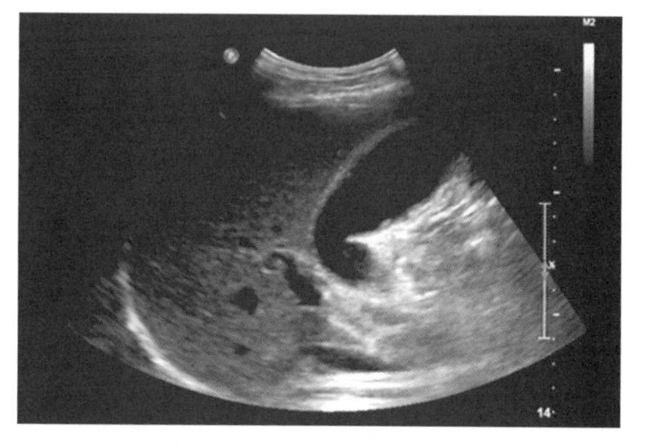

图 2-44 慢性胆囊炎，胆囊壁毛糙增厚，胆囊大小未见明显异常

回声增强，壁厚＞3mm；囊内透声性差，常有漂动的斑点状影，呈云雾状，由坏死脱落的组织碎屑和陈旧稠厚的胆汁所致。合并结石者可见结石声影（图 2-46～图 2-48）；高脂肪餐试验可见胆囊收缩功能减退或消失。

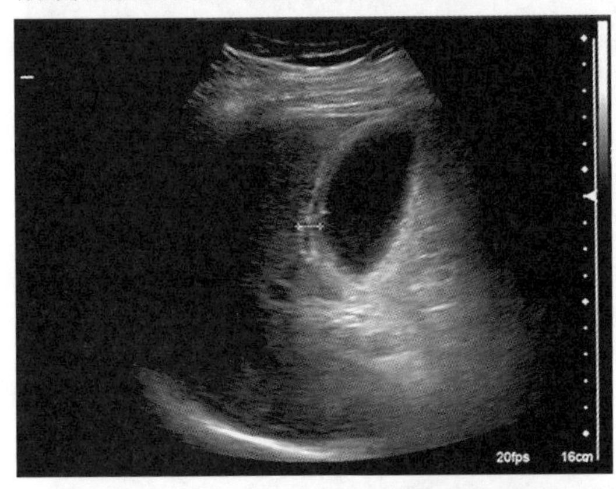

图 2-45　慢性胆囊炎，胆囊壁毛糙增厚

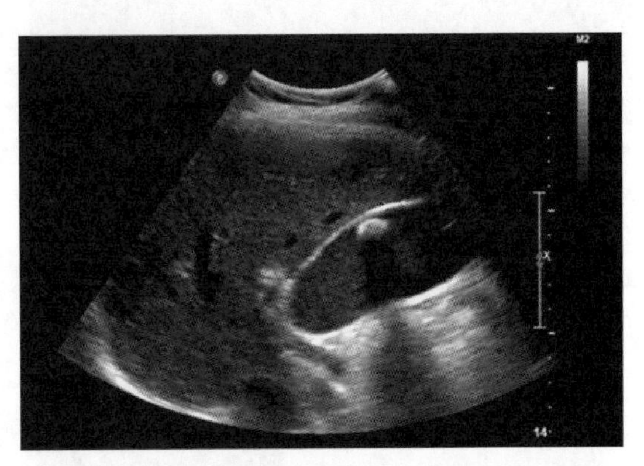

图 2-46　慢性胆囊炎，胆囊壁毛糙增厚，胆汁淤积伴胆囊结石

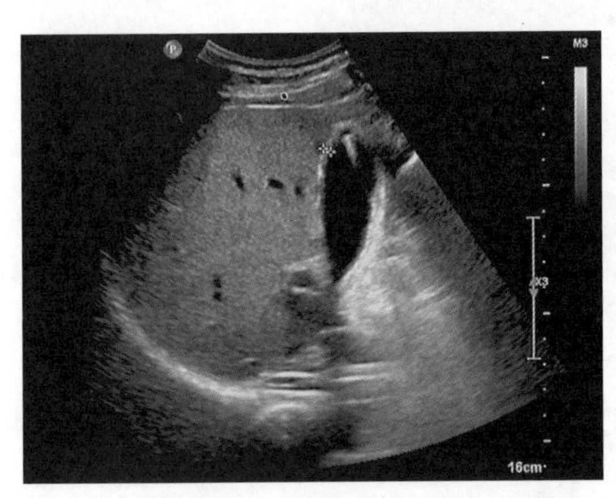

图 2-47　慢性胆囊炎，胆囊壁毛糙增厚，胆囊底部结石

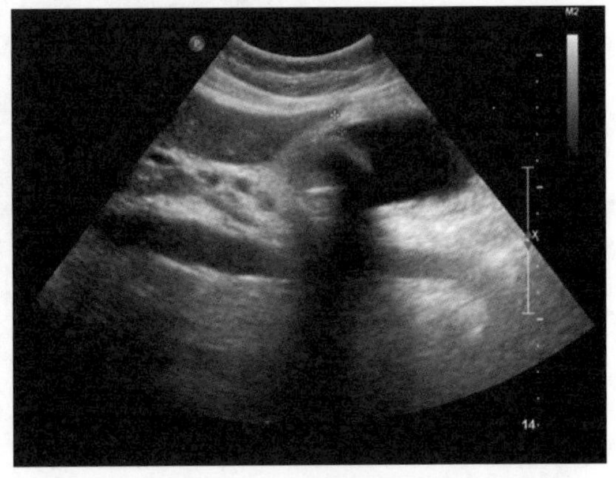

图 2-48　慢性胆囊炎，胆囊壁毛糙增厚，胆囊颈部结石伴声影

2. 鉴别诊断　与胆囊壁非炎症性增厚鉴别，胆囊大小无明显改变，囊内透声性好，超声墨菲征阴性，临床无胆囊炎的症状及体征。

超声造影是近年来诊断胆囊炎的新方法，其对疾病的诊断更有效、更快速，可帮助其诊断并发症，如胆囊穿孔，超声造影可显示穿孔部位。胆囊急性炎症可造成胆囊壁与肝实质的对比度增强。超声造影可鉴别诊断急性和慢性胆囊炎。

三、体检方法

（一）急性胆囊炎

急性单纯性胆囊炎可无明显超声改变，诊断要紧密结合临床进行。胆囊壁增厚，出现双边征不是急性胆囊炎特有的表现，肝硬化、低蛋白血症、急性重症肝炎等也可出现，诊断时需要鉴别。探测主要内容为胆囊是否增大,胆囊壁是否增厚、模糊,是否出现双边征；胆囊内有无结石声像，有无云絮状漂浮物出现；超声墨菲征是否阳性；胆囊有无穿孔的超声改变。

（二）慢性胆囊炎

轻度的慢性胆囊炎声像图无特异性，慢性胆囊炎急性发作时，胆囊可增大，囊壁增厚模糊。慢性胆囊炎胆囊萎缩后呈高回声带，失去胆囊正常形态。探测主要内容为胆囊是否缩小，胆囊壁是否增厚，回声是否增强；胆囊内有无结石声像，有无云絮状漂浮物出现；胆囊收缩功能是否减退。

四、航空医学考虑

胆囊炎患者中有 70% ～ 95% 合并胆囊结石。急性胆囊炎或慢性胆囊炎急性发作时可导致胆囊内胆汁淤积并合并感染，临床上可出现腹痛、发热，腹部检查可发现腹膜炎症状，如果感染未能及时控制，胆囊壁会出现坏疽，最终可导致胆囊穿孔，临床上可出现感染性休克症状，危及生命。由胆囊结石引起者，疾病的典型临床特征为突发性右上腹持续性疼痛阵发性加剧，可向右肩胛下区放射，多数患者有发热、恶心、呕吐、腹胀症状，有明显触痛、腹肌强直，极少数患者还伴有寒战。胆囊炎发作时即具有破坏性，因此对飞行和完成任务具有危险性。

（赵国政　刘淑萍　李　利）

第3章

胰腺疾病

第一节　胰腺囊肿

胰腺囊肿是指胰腺内圆形或类圆形的液性结构，根据囊壁是否覆盖有上皮细胞将囊肿分为真性囊肿和假性囊肿两大类。

一、流行病学特点

（一）病因和发病率

真性囊肿较少见，按病因可分为先天性或后天性（潴留性），囊肿多较小，在胰腺腺体内，内有上皮覆盖，或与胰腺导管相通。假性胰腺囊肿较真性囊肿多见，一般由于胰腺创伤或急、慢性胰腺炎和胰腺手术后，病理变化为胰液外漏，含有高浓度胰淀粉酶的胰液、血液等积聚于局部，刺激周围组织产生炎症反应，几周后形成纤维包囊，导致假性囊肿。假性囊肿一般较真性囊肿大，急性胰腺炎后假性囊肿形成率为3.8%～18%。

（二）发展规律

真性胰腺囊肿多数较小，无临床症状，如为先天性多囊胰，胰增大明显时，可发现腹部包块，常合并多囊肝、多囊肾。

假性胰腺囊肿多曾有急、慢性胰腺炎或胰腺区创伤史，但早期可无症状。常因发展较大后发现腹部包块来诊治，或囊肿较大压迫周围器官引起症状，如胃肠道症状或胆道受压引起黄疸等。假性囊肿有时可自发破裂，破裂到腹腔或胃肠道。

二、诊断及鉴别诊断

（一）诊断

声像图表现：①真性囊肿，胰腺实质内可见一个或多个小的无回声区，呈圆形或椭圆形，壁薄，液区透声好，边界清晰，后方回声增强。一般囊肿体积较小（图 3-1 ～图 3-5）。多囊胰时胰腺可局部或弥漫性增大，有多数大小不等的液性暗区或呈蜂窝状回声。②假性囊肿，单发多见，也可多发，胰腺的局部可见单个或多个无回声区，囊壁较厚，多呈圆形或类圆形，亦可呈分叶状。囊肿巨大时，可挤压周围组织，使其受压或移位，也可使胰腺失去正常形态。

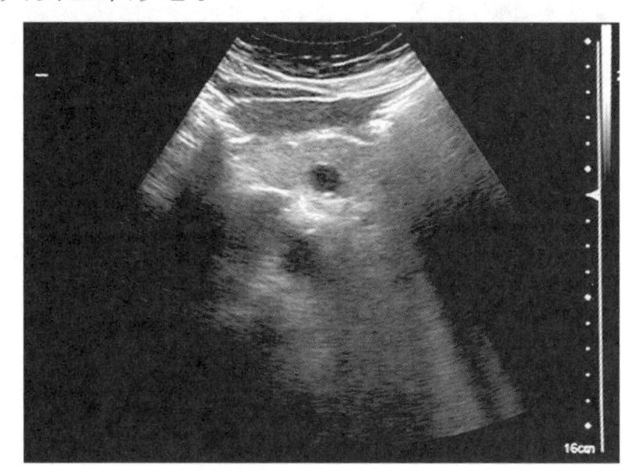

图 3-1 胰腺体部单纯性囊肿，囊壁薄，边界清晰，形态规整，液区透声好

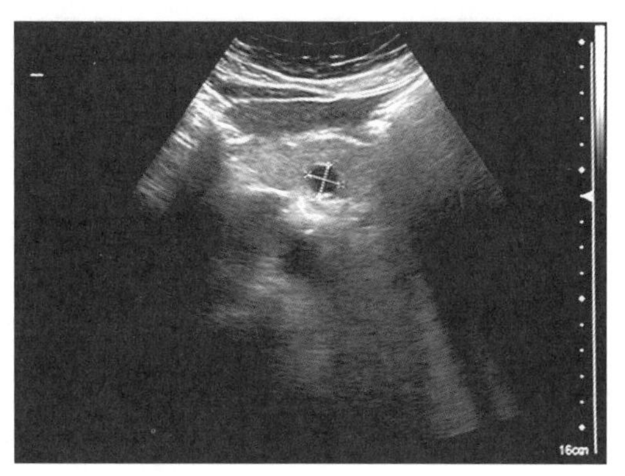

图 3-2 胰腺体部单纯性囊肿，大小 1.2cm×1.3cm，边界清晰，形态规整，液区透声好

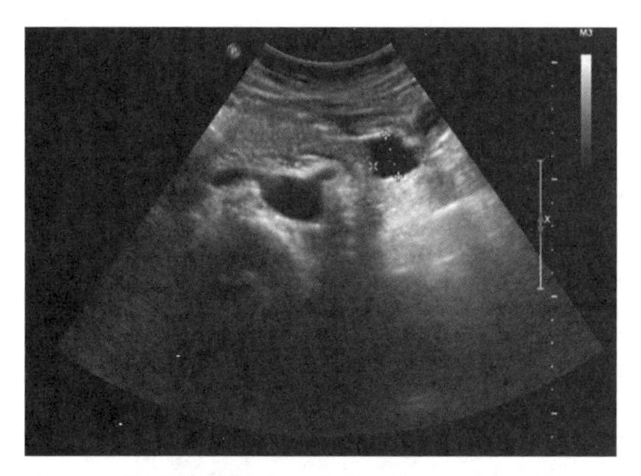

图 3-3 胰腺尾部单纯性囊肿，边界清晰，形态欠规整，液区透声好

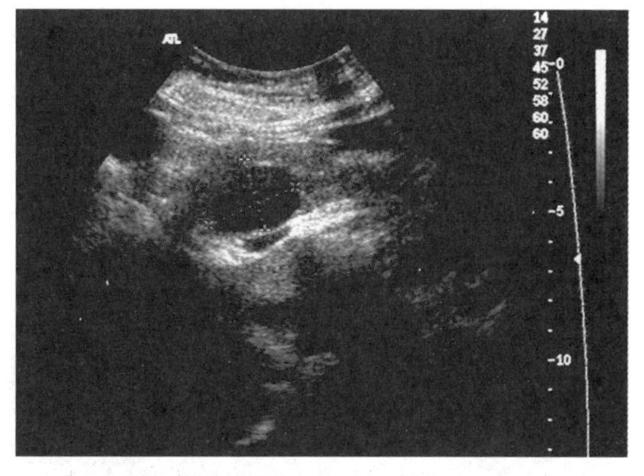

图 3-4 胰腺体部靠近胰头的单纯性囊肿，边界清晰，形态规整，液区透声好

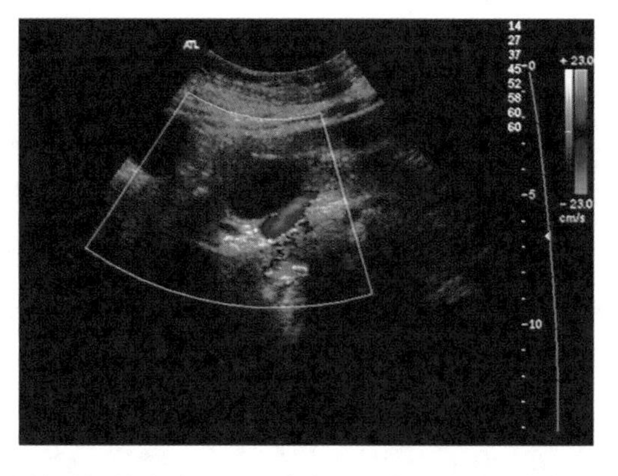

图 3-5 胰腺体部靠近胰头的单纯性囊肿，边界清晰，形态规整，彩色多普勒显示其内未见血流信号

（二）鉴别诊断

胰腺真性囊肿与假性囊肿的鉴别：真性囊肿较小，壁薄，囊液清晰，在胰腺组织内部，其周围一般有正常胰腺组织回声；假性囊肿较大，囊壁较厚，一般为胰腺某一部分被囊肿占据，此部常无正常胰腺组织回声（图 3-6 ～图 3-8），有胰腺炎、外伤、胰腺手术病史（图 3-9 ～图 3-11）。

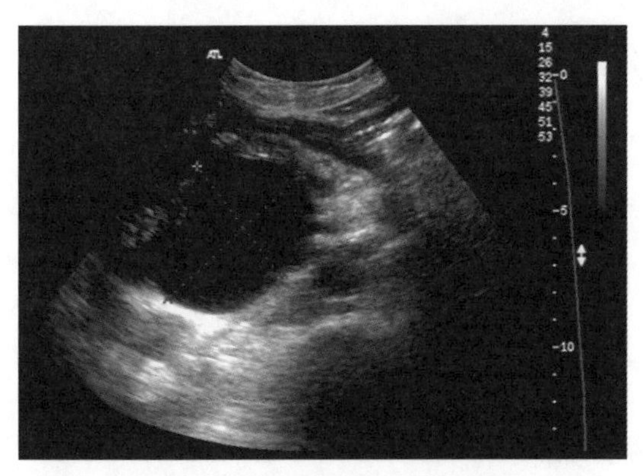

图 3-6　胰腺假性囊肿。胰头部假性囊肿，较大，囊壁较厚，胰头部分被囊肿占据，此处无正常胰腺组织回声

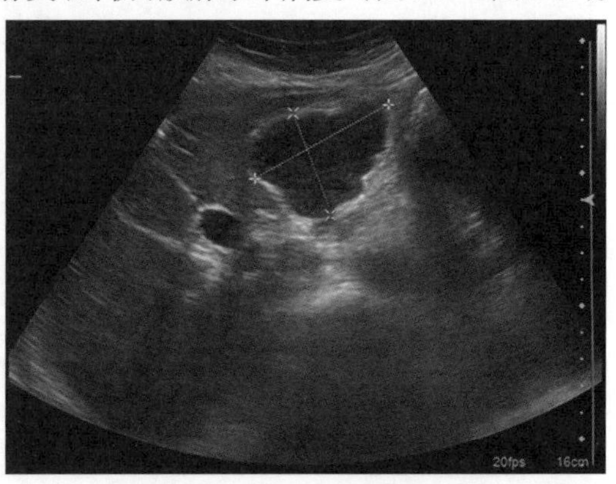

图 3-7　胰腺假性囊肿。胰体部假性囊肿，较大，囊壁较厚，此处无正常胰腺组织回声

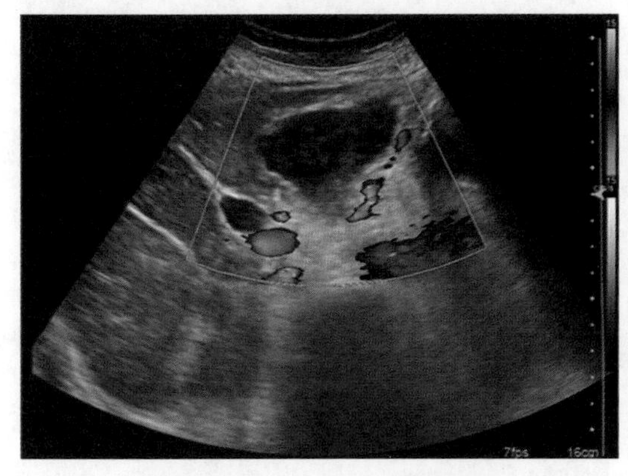

图 3-8　胰腺假性囊肿。胰体部假性囊肿，彩色多普勒显示囊肿内未见血流信号

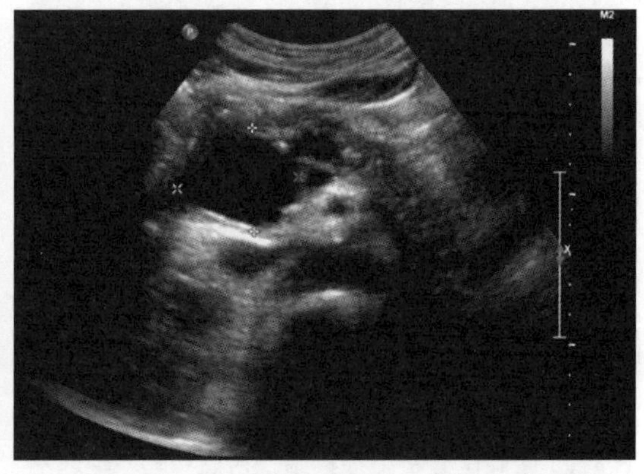

图 3-9　胰腺假性囊肿。胰腺炎，胰头部假性囊肿

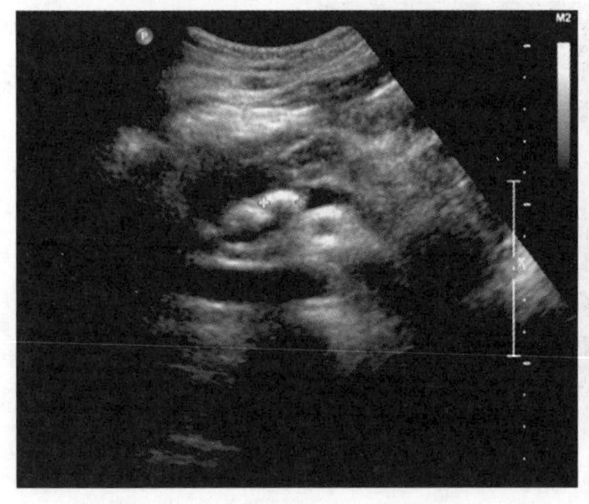

图 3-10　慢性胰腺炎，胰管结石

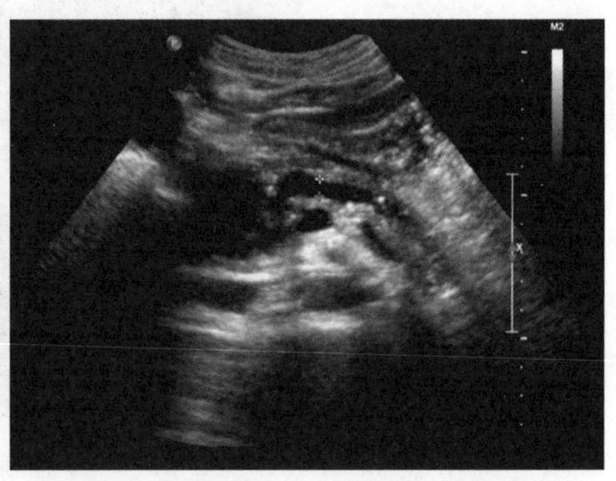

图 3-11　慢性胰腺炎，胰管结石伴胰管扩张

三、体检方法

胰腺超声检查应先于其他器官，因为胰腺位于其他消化管后方，优先检查可最大限度地避免气体干扰，检查前必须禁食8h以上，扫查不能充分显示胰腺时嘱患者饮水500ml左右有助于改善图像质量。

四、航空医学考虑

胰腺囊肿以假性囊肿多见，假性囊肿的病理基础一般为急、慢性胰腺炎，胰腺创伤，胰腺手术后，招飞内科标准急、慢性胰腺炎病史不合格。假性囊肿较大，压迫周围器官引起症状，如胃肠道症状或胆道受压引起黄疸等。假性囊肿有时可自发破裂，破裂到腹腔或胃肠道引起急腹症，因此胰腺假性囊肿不合格。胰腺真性囊肿很少见，一般小的真性囊肿无临床症状，个别可以综合评定。多囊胰常合并其他器官的多囊性改变，如多囊肝、多囊肾等，都是进展性疾病，引起器官功能损伤的可能性很大，影响飞行员的职业生涯，按照招飞标准不合格。空军飞行人员疾病谱中的常见病中胰腺囊肿很少见。

（刘淑萍　李　利　赵国政）

第二节　胰腺肿瘤

胰腺肿瘤包括外分泌胰腺肿瘤与内分泌胰腺肿瘤。外分泌胰腺肿瘤以胰腺腺癌多见，少见肿瘤为胰腺囊腺瘤，可恶变为胰腺癌。内分泌胰腺肿瘤是发生于胰岛细胞的肿瘤，多为良性，如常见的发生于分泌胰岛素的B细胞的胰岛细胞瘤，具有分泌功能，少数为无功能肿瘤。

一、流行病学特点

（一）病因和发病率

1. 胰腺腺癌是最常见的一种胰腺肿瘤，病因不明，但可能与某些疾病有关，如糖尿病、慢性胰腺炎，各国报道男性发病率较高，男女发病比例为（1.3～2.8）：1，高发年龄为40岁以上。

2. 胰腺囊腺瘤和囊腺癌是少见肿瘤，其发生率占各类囊性病变的10%～15%。

3. 胰岛细胞瘤是起源于胰岛B细胞，具有过度分泌胰岛素功能，可诱发低血糖的肿瘤，多为良性，恶变率为10%～20%。主要临床表现是阵发性低血糖及其引起的神经系统症状，常于饥饿或空腹时发作，进食或注射葡萄糖后即恢复正常。肿瘤一般为圆形或椭圆形，有完整包膜，单发多见，肿瘤较小，一般直径为1.0cm左右。

（二）病理

1. 胰腺腺癌可发生于胰腺的任何部位，以胰头癌最多见。大多数胰腺腺癌发源于胰管上皮细胞，与周围胰腺组织界线不清。如阻塞胰管引起远端管腔扩大，甚至形成囊状。胰头癌阻塞（压迫或浸润）胆总管下端引起胆总管扩张、胆囊肿大及肝内胆管扩张。

2. 胰腺囊腺瘤来自胰腺导管上皮。肿瘤一般较大，呈圆形或分叶状。

3. 胰岛细胞瘤起源于胰岛 B 细胞，具有非常强的胰岛素分泌功能，典型表现为 Whipple 三联征、阵发性低血糖，发作时血糖低于 40mg/ml，静脉注射葡萄糖可迅速缓解。

二、诊断及鉴别诊断

（一）诊断

1. 胰腺腺癌 ①按生长部位分为胰头癌（占 2/3，57% ～ 62%）（图 3-12，图 3-13）、胰体尾癌（占 25% ～ 33%）（图 3-14，图 3-15）、全胰癌（只占 0 ～ 8%）。胰腺内可见占位性病变是胰腺癌的直接征象，病变较小者可见局部稍向表面突出，使胰腺切面轮廓局限、不规则。病变较大时肿块呈不规则轮廓，有时呈蟹足状向四周浸润。②病变多为低回声区，回声光点分布不均匀。肿瘤内有出血坏死时可见液性暗区。③胰头癌时胰管扩张。④周围、肠系膜上静脉受压、变窄，胰头癌引起肝内外胆道扩张，结构受压、移位、梗阻等。⑤彩色多普勒示肿瘤内血流不丰富，多呈低速低阻力型血流。

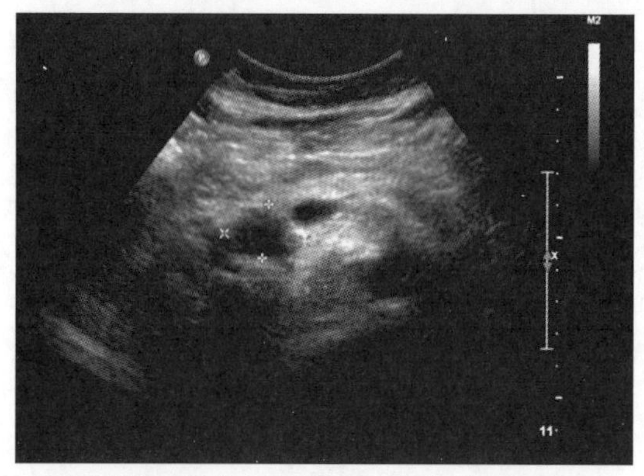

图 3-12 胰腺癌。胰头部可见一低回声病变，是胰腺癌的直接征象，周边可见毛刺，胰头癌胰管扩张

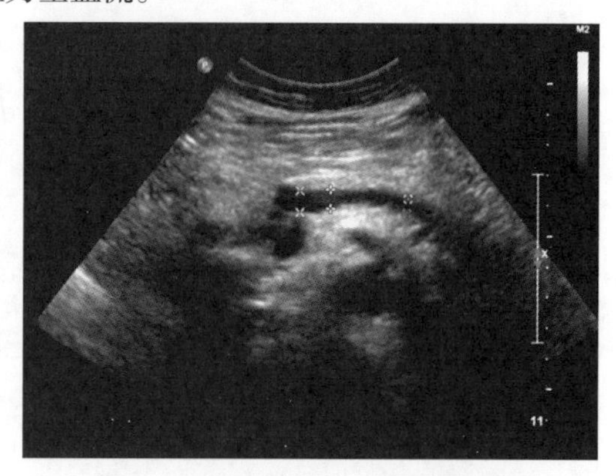

图 3-13 胰腺癌。胰头癌伴胰管扩张

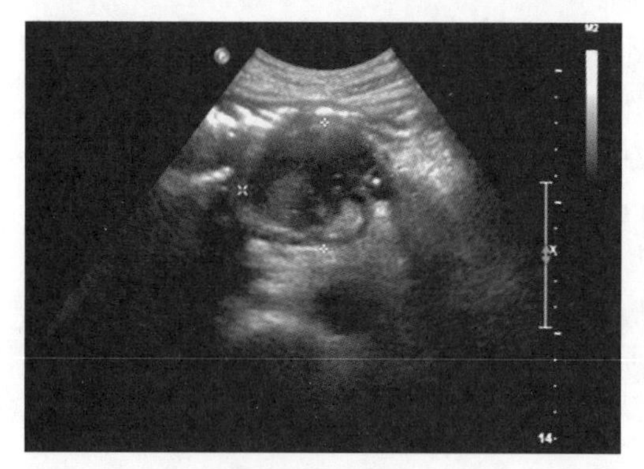

图 3-14 胰体部胰腺癌，边界不清晰，其内回声紊乱

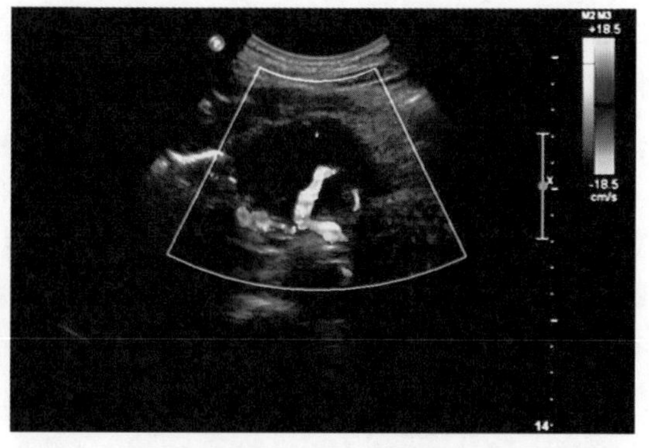

图 3-15 胰体部胰腺癌，彩色多普勒显示其内血流丰富

2. *囊腺瘤或囊腺癌* ①胰腺某一部位发现病变，以体、尾部多见，一般边界清楚，轮廓圆形、椭圆形或分叶状。②呈多房囊性及囊实混合性，多房囊性内为液性暗区，内有多数分隔光带，呈多个大小不等的腔，囊壁及分隔光带一般较为光滑且薄。有时囊壁或间隔光带上有乳头状实性回声结构突向腔内。部分可因多数小囊腔而呈蜂窝状小液性暗区。混合性病变部分为液性暗区，部分呈密集回声光点的实性区。③病变较大者亦可压迫周围器官及血管发生移位、受压等征象。④彩色多普勒示肿瘤内血流较丰富。

3. *胰岛细胞瘤* 多为边界清晰的圆形低回声肿瘤，内部回声分布均匀。彩色多普勒显示病变内血流丰富。肿瘤＞1cm 者超声可探查。但肿瘤＜1cm 时，较难发现。

（二）鉴别诊断

胰腺癌以胰头癌多见，多为低回声，彩色血流不丰富。囊腺瘤或囊腺癌以体尾多见，多以囊性或囊实性为主，囊壁较厚，彩色血流较胰腺癌丰富。胰岛细胞瘤边界清晰，内部回声较胰腺癌强，彩色血流丰富。

三、航空医学考虑

招飞医学选拔的体检结果主要是对所选飞行学员是否影响后续的训练和以后成为飞行员对未来飞行的影响及飞行适应性进行评价，因此胰腺恶性肿瘤招飞体检不合格。胰岛细胞瘤多为良性，但有 10% ～ 20% 的恶变率，该病主要临床表现是阵发性低血糖及其引起的神经系统症状，常于饥饿或空腹下发作，进食或注射葡萄糖后即恢复正常，此病会影响正常训练，影响到飞行员的职业生涯，招飞选拔不合格。

（刘淑萍　李　利　赵国政）

第 4 章

脾 疾 病

第一节 脾先天发育异常

脾先天性异常比较少见，主要包括数目异常、位置异常及大小形态的异常。数目异常主要包括无脾综合征、多脾综合征、脾缺如和副脾等，位置异常主要是游走脾。

一、流行病学特点

无脾综合征又名 Lvemark 综合征，其特征是先天性脾发育不全或无脾，伴有心血管畸形及胸腹腔内脏器畸形、位置异常，确切的发病率难以统计，据报道，发病率为全部活产儿的 1/10 000，无脾综合征预后很差，文献报道 90% ～ 95% 无脾综合征患者一年内死亡。无脾综合征和多脾综合征统称为心脾综合征，临床比较罕见，表现为脾发育异常合并严重的心血管畸形，发病原因不明，可能是胚胎时致畸原因所致，死亡率很高。

脾缺如（spleen agenesis）临床上多见于脾切除术后，先天性脾缺如很少见，文献报道很少。笔者从 2006 年参加招飞体检至今，10 年间累计全面检查总人数达 10 万人次，发现 2 例脾缺如。

副脾（accessory spleen）是指脾的一部分游离于脾之外而存在于脾门或腹腔的其他部位，其中脾门和胰尾最常见。通常为单个，偶见多个。10% ～ 15% 的人可见到。

游走脾（mobile spleen）是指由于脾韧带松弛，脾蒂过长，脾不在正常脾窝内，或位置不固定，脾可随体位改变发生变化和游走，临床上比较罕见。

二、诊断及鉴别诊断

（一）诊断

1. 脾缺如　超声检查脾窝及腹腔内未探及脾结构，必要时进一步行其他影像学检查，如 CT 证实。

2. 副脾　①超声检查显示脾附近与脾回声相同的圆形或类圆形结构，包膜清晰，内部回声分布均匀（图 4-1 ～图 4-3）。②大小一般为 0.5 ～ 2.0cm，个别可达 3 ～ 4cm。脾大时副脾也相应增大（图 4-4）。③彩色多普勒显示副脾内可见类似脾门样结构，有动、静脉出入，血供来源于脾血管。

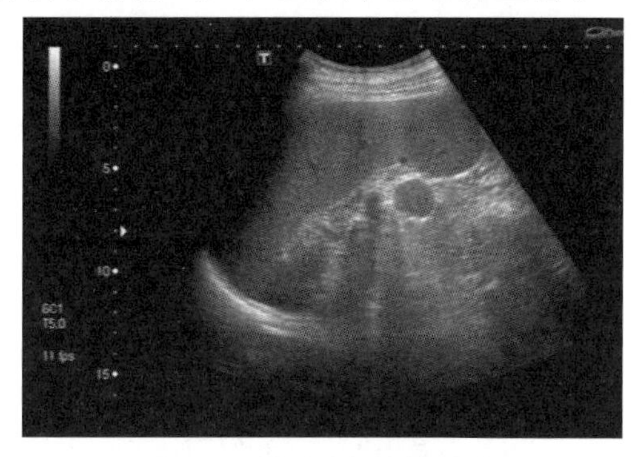

图 4-1　位于脾门处的副脾

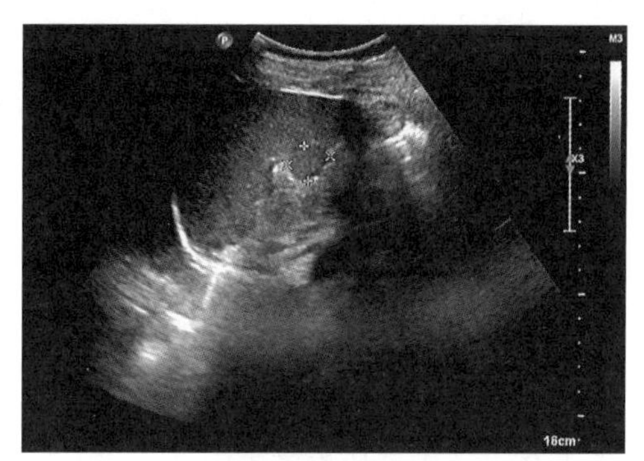

图 4-2　与脾相连的副脾，类似分叶脾

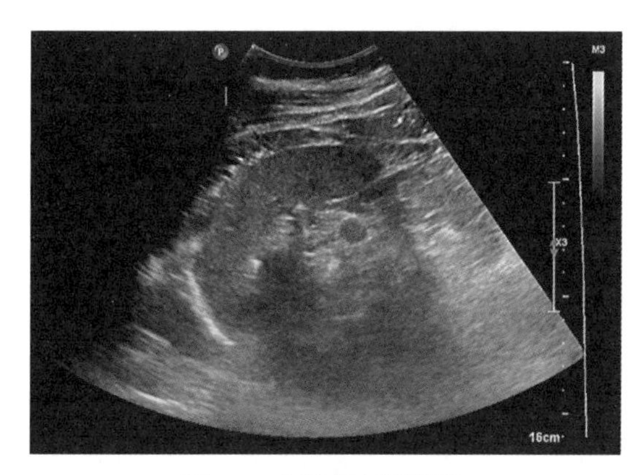

图 4-3　远离脾门的副脾

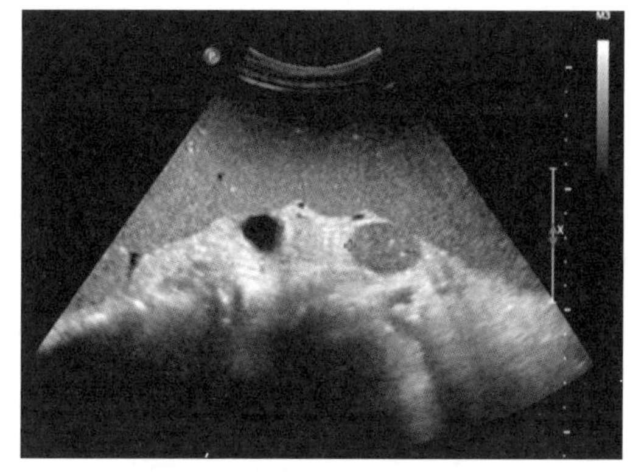

图 4-4　脾增大时，副脾增大

3. 游走脾　①超声检查脾窝内未见脾结构，脾窝以外发现脾回声。②有脾门血管、脾切迹。彩色多普勒显示出入脾门的动、静脉，脾内血管呈树枝状分布。

（二）鉴别诊断

副脾主要和脾门淋巴结进行鉴别，副脾的超声特点是位于脾门及脾周围的圆形结构，边界清晰，有包膜，内部回声与脾相同，血供来源于脾血管，一般诊断比较容易。脾门淋巴结的特点是形态比副脾椭圆，内部回声与脾有一定差别，包膜不如副脾清晰。

副脾需要和胰尾、肾上腺等周围器官的肿瘤进行鉴别，肿瘤一般形态不规整，内部回声不均匀，呼吸运动时移动方向与脾不一致。

三、航空医学考虑

先天性脾异常中无脾综合征和多脾综合征常合并严重心血管畸形，死亡率高，招飞选拔尚未遇到。脾是人体重要的免疫器官，脾缺如发病率很低，遇到2例给予招飞选拔不合格。副脾10%～15%的人可见到，一般无任何临床症状，副脾给予合格或综合评定合格。游走脾是由于脾韧带松弛，脾蒂过长，脾不在正常脾窝内，或位置不固定，脾可随体位改变发生变化、游走。脾不在脾窝，位置较低，缺少肋骨保护，在正常训练或飞行过程中容易造成脾的损伤破裂，甚至危及生命，脾韧带松弛，脾蒂过长可致脾扭转，引起急性腹痛，严重者脾缺血坏死，游走脾招飞选拔不合格。

（刘淑萍　李　利　赵国政）

第二节　脾　大

脾大是一种常见的临床表现，临床上可见于血液病、肝硬化、肿瘤及感染性疾病等。

一、流行病学特点

（一）病理发生机制

脾大是很多疾病的显著临床表现和特征。其发病机制各不相同，如感染性脾大主要是淋巴细胞增生、滤泡增大、巨噬细胞及组织细胞增生等。非感染性脾大的病理发生机制更为复杂，如循环障碍所致的脾大主要是脾静脉回流受阻，导致脾淤血，脾内含血量增多而引起的脾体积增大。

不论何种原因引起的脾大，其共同特征都是脾体积增大，储存血细胞的容积增大，从而导致血浆和血细胞在脾中运行时间延长。血细胞在脾中停留时间延长，加速了脾组织对血细胞的破坏过程，形成脾功能亢进的基础，最终导致不同程度的红细胞、白细胞和（或）血小板减少，称为脾大综合征。不论其病因如何，血小板减少症是脾大患者的共同特征。有学者通过标记血小板的研究，认为脾大患者的血小板减少主要是由于循环中的血小板淤滞在肿大的脾中，而淤滞的血小板又可以通过输注肾上腺素动员出来，引起外周血小板浓度显著增高。目前，人们已广泛认识到脾大引起血小板寿命中等程度减少，但这种减少实际和通常出现的血小板减少不同，而是由于循环血小板反复长期地通过肿大的脾引起血小板的损伤所致，这样可能引起血小板寿命缩短。

（二）病因分类

对引起脾大的疾病进行分类，有利于分析脾大的病因，而正确对脾大病因做出诊断和鉴别诊断，对于招飞医学选拔时脾大学员的淘汰与否十分必要。随着医学的发展，对脾大的分类也不断改进与完善，根据病因学可将脾大分为以下几类。

1. 急性感染性脾大　脾是机体对循环中感染源进行防卫的第一道防线，当病毒、细菌等病原体入侵机体导致败血症或菌血症时，脾往往受到累及，从而发生急性感染性脾大。急性感染时的脾变化有如下特点：多为轻中度增大，质地较软；病变呈非特异性，病理学改变主要有浆液渗出，组织变性、坏死，细胞增生及细胞浸润，尤其以毛细血管为中心的各种血管间质组织反应明显；病变具有可逆性，当感染控制后，脾多可恢复正常。

能引起脾大的急性感染性疾病较多（图 4-5），常见斑疹伤寒、副伤寒、脓毒症、血行播散型肺结核、传染性单核细胞增多症、亚急性细菌性心内膜炎。相对少见的疾病有病毒性肝炎、病毒性肺炎、钩端螺旋体病、流行性腮腺炎、猩红热、风疹、麻疹、肺炎、流行性感冒（流感）、白喉、获得性免疫缺陷综合征和胆囊炎、附件炎等感染。

2. 慢性感染性脾大　脾是身体内最大的单核 - 吞噬细胞系统 - 淋巴组织器官，含有大量单核细胞、巨噬细胞及淋巴细胞。脾不仅对造血及造血细胞有重要作用，而且还具有不可缺少的防御功能。与淋巴结一样，脾也参与抗体对抗抗原的过程，在大多数情况下，出现脾实质的广泛改变。多种慢性感染可导致脾大，主要是由于单核 - 吞噬细胞系统增生所致，其程度与硬度因病因、病程、治疗情况及个体反应性不同而有差异。脾大一般无压痛、质硬。纤维组织增生越显著，脾质地越硬。

能引起脾大的慢性感染性疾病有慢性病毒性肝炎（图 4-6 ～图 4-8）、慢性血吸虫病、慢性疟疾、黑热病、梅毒等。

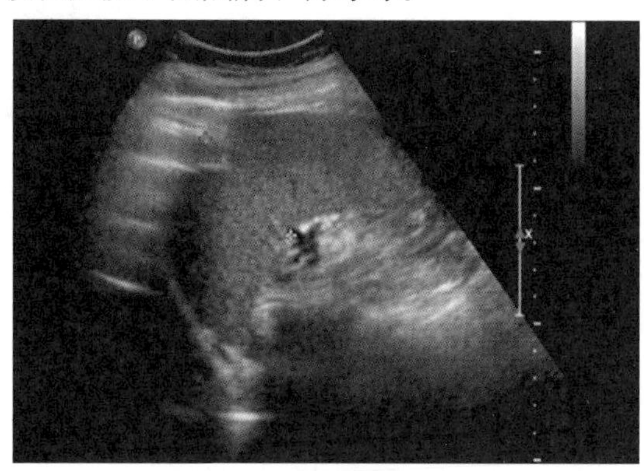

图 4-5　脾厚 4.7cm，发热原因待查患者。全血细胞分析未见异常

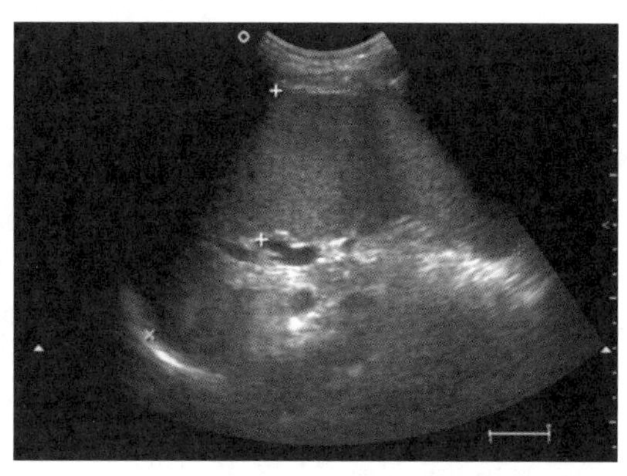

图 4-6　脾厚 5.0cm，长 16.1cm，HBV 感染后肝硬化患者。全血细胞分析显示血小板计数降低

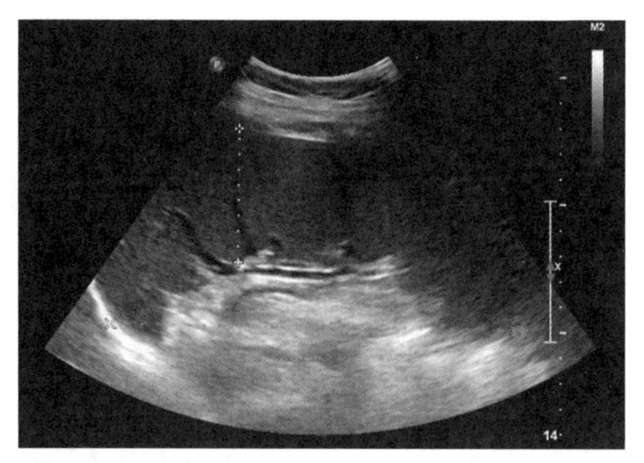

图 4-7　脾厚 5.2cm，长 15.7cm，慢性乙型病毒性肝炎患者。全血细胞分析显示红细胞、血小板计数降低

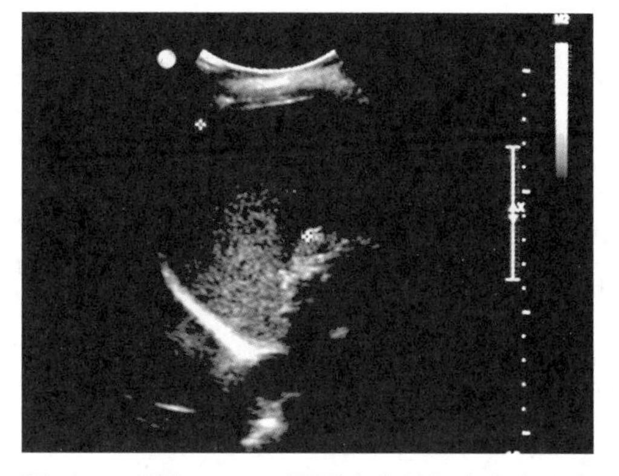

图 4-8　脾厚 6.3cm，丙型病毒性肝炎患者。全血细胞分析显示红细胞、血小板计数降低

3. *充血性脾大* 常见于各种原因所致的肝硬化、慢性心功能不全等，充血性脾大常伴腹水（图 4-9，图 4-10）。造成肝内门静脉狭窄的肝硬化、肝外门静脉狭窄或闭塞引起的门静脉高压症、门静脉系统的血栓形成等均可以导致门静脉高压症和淤血性脾大。而充血性心力衰竭临床上以肺循环和（或）体循环淤血，以及组织血流不足为主要特征，主要表现为体循环静脉过度充盈、压力增高、充血性肝大、水肿。心力衰竭早期脾大不常见，多不严重。心源性肝硬化、三尖瓣关闭不全和缩窄性心包炎者脾可明显增大，质地较硬。

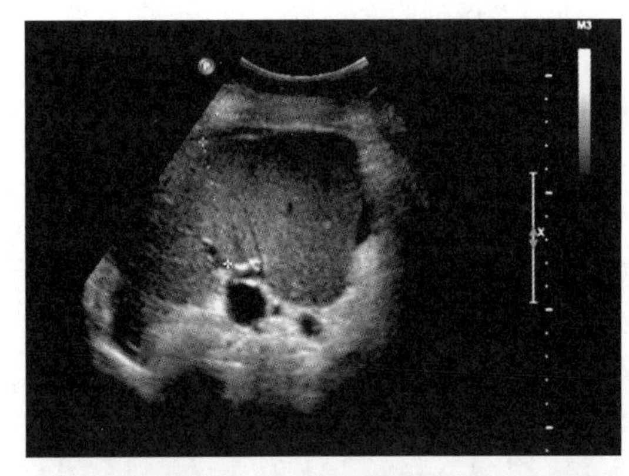

图 4-9 脾厚 5.3cm，肝硬化患者。脾静脉增宽，全血细胞分析显示红细胞、白细胞、血小板计数均降低

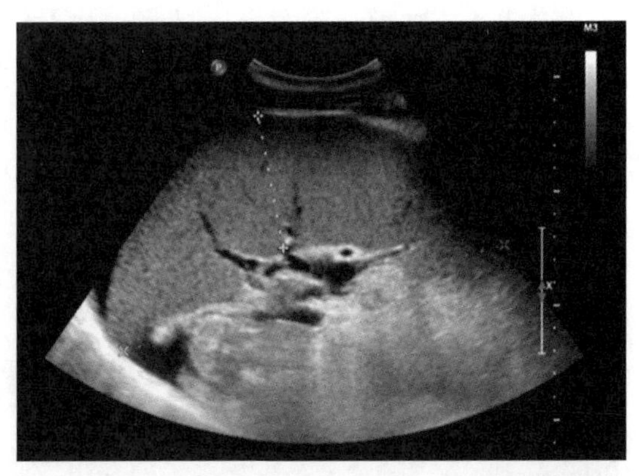

图 4-10 脾厚 5.8cm，长 17.3cm，肝硬化患者。全血细胞分析显示红细胞、白细胞、血小板计数均降低，脾周有少量积液

4. *异常免疫反应* 常见于系统性红斑狼疮、类风湿关节炎、白塞病、特发性血小板减少性紫癜等患者。

5. *血液病和肿瘤* 血液（图 4-11）和其他部位恶性肿瘤细胞浸润均可引起脾大。

6. *其他* 如结节病、甲状腺功能亢进症、淀粉样变、铍中毒等均可引起脾大。

7. *单纯性脾大* 正常人群中因个体差异，部分个体脾大小正常值范围超过临床定义的脾大（图 4-12）。

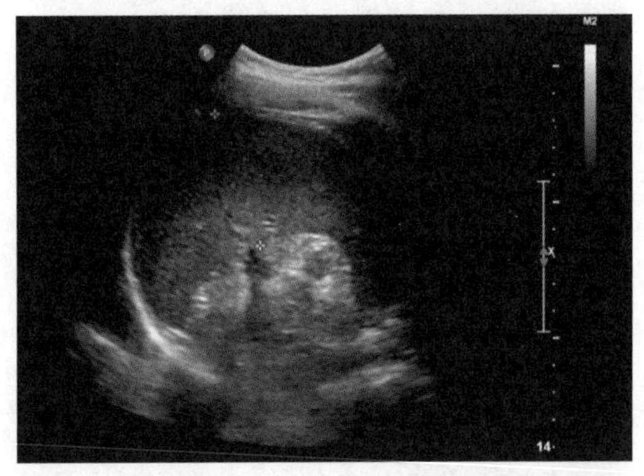

图 4-11 脾厚 5.1cm，急性淋巴细胞白血病患者。全血细胞分析显示红细胞、白细胞、血小板计数均降低

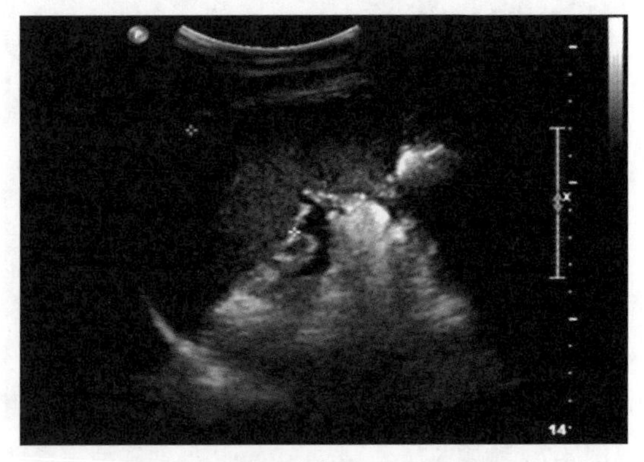

图 4-12 脾厚 4.9cm，单纯性脾大

（三）脾大分度

1. 轻度肿大　超声的脾测量值超过正常值：在仰卧位平静呼吸时，肋缘下刚可测及脾，深吸气时不超过肋缘下 3cm。多见于感染性疾病或门静脉高压引起的脾大。

2. 中度肿大　脾各径线测量值明显增大，仰卧位平静呼吸时肋下缘可测及脾；深吸气时，脾下极在肋缘下可超过 3cm，但不超过脐水平线。多见于白血病、淋巴瘤或感染性单核细胞性脾大。

3. 重度增大　脾明显增大，失去正常形态，脾门切迹消失，周围器官可被肿大的脾推挤、移位，脾下极可超过脐水平线以下。多见于骨髓增生性疾病或慢性粒细胞白血病。

（四）发病率

国内尚未见脾大患者临床分析的大样本报道，有回顾性统计分析认为脾大主要见于成人（94.7%），儿童仅占 5.3%。临床上导致脾大的各种病因中以肿瘤所占比例最高，肝疾病次之，两种疾病占全部脾大病因的 60.2%，前者以肝癌为主，后者以肝硬化为主。同时，成人与儿童相比，疾病有较明显差别，前者以肿瘤和肝硬化为主，后者以感染为主。

该研究还显示，慢性粒细胞白血病是引起脾大的最常见的血液病，脾厚度在 6.0 cm 左右；慢性淋巴细胞白血病也较易出现巨脾，脾厚度均数达 9.2 cm。在脾大的消化系统疾病中，肝硬化及肝癌患者占较大比例，分别为 35.3% 和 28.7%，脾平均厚度分别为 5.3cm 和 5.1cm。而在感染性疾病中，呼吸道感染疾病所占比例最大，为 25.6%，提示呼吸道感染患者可以出现轻度脾大，其次是传染性单核细胞增多症，为 17.0%，且儿童多见。

二、体检方法

（一）测量方法

脾的测量方法甚多，常用径线长度，也以面积和体积作为测量指标。

1. 径线测量法　主要是指脾的最大长径和厚径。脾的最大长径是指脾声像图上的内上缘至外下缘间的距离，其正常值为 8 ～ 12cm。脾的厚径是以脾膈面弧度作切线到脾门处的距离，正常值为 3 ～ 4cm，但不超过 4.5cm。

2. 面积测量法　日本学者提出，计算脾面积的公式 $S=K\times a\times b$。S 代表脾的纵断面积，a 为长径，b 为厚径，K 为常数 0.8 ～ 0.9。正常人 K 取 0.8，肝病患者 K 取 0.9，脾面积正常参考值为 $20cm^2$。

（二）脾大指标

有以下二维超声表现之一者，可考虑脾大。在肋缘下超声能显示脾时，除外脾下垂者；成人，脾厚度超过 4.5cm，最大长径＞ 12cm 者；脾面积指数超过 $20cm^2$ 者；脾上极接近或超过脊柱左侧缘（即腹主动脉前缘）者。

三、航空医学考虑

在招飞体检中，脾大小正常值范围较大，检测出超过临床脾大标准的学员不在少数，有研究分析认为，器官大小可能与身高、体重呈正相关，这或与我国近阶段饮食结构的变化，青少年的身高、体重较以前有明显增加有关。因此，招飞体检中诊断脾大者，除应结合肝回声、肝功能及血液化验指标等综合进行评估，排除病毒、细菌感染，淤血性脾大，脾功能亢进，血液病等病理因素外，还应考虑到脾的形态变化、个体差异等因素，另外检查前运动、饮食等也可能引起脾大小的轻微变化。

值得注意的是，在招飞体检过程中要重视病史的询问，进行鉴别诊断，排除病理性脾大，同时还应鉴别部分急性感染（如流感）引起的脾大。流感等急性感染易治愈，此类疾病引起的脾大在短期内易变化，尤其在时间相对充足的初选、复选期间，可对原发病治疗后进行复查鉴定。

生理性脾大对个体并无影响，也不危及飞行安全。目前，招飞体检综合评定意见为：除外病理性脾大，脾厚度不超过 5.0cm、长度不超过 12.0cm、肋下不超过 3.0cm，且脾面积指数（0.8× 长径 × 厚度）不超过 45，同时血小板计数不低于 150，可予以综合评定。但是有学者认为，招飞体检中尤其需要注意脾下极的位置，理论上，增大的脾脆性变化或失去肋骨保护后，在高强度运动中受到损伤的可能性增大，建议脾下极超过肋缘者应严格把关。

（赵国政　刘淑萍　李　利）

第三节　脾占位性病变

脾占位性病变是一类少见病。小的占位性病变可以没有临床症状，较大的肿瘤可出现左上腹疼痛等，但是局部症状和体征均无特异性。

一、流行病学特点

（一）脾囊肿

脾囊肿分为真性囊肿和假性囊肿。脾真性囊肿内壁有内皮或上皮覆盖，囊壁薄，囊内容物呈淡黄色清亮液。脾假性囊肿的内壁由纤维组织构成，其发生多与脾破裂出血、炎症或淋巴管、动脉栓塞后形成局限性囊腔和液化有关，常为单房，且囊壁较厚，可因继发感染而形成感染性囊肿。脾真性囊肿和假性囊肿无法区别。脾囊肿超声检查发现率为 0.067%，80% 为单发。

（二）脾脓肿

由于脾具有很强的吞噬作用，故脾脓肿少见，占尸检的 0.14% ～ 0.17%。一般为继发性感染，多为血源性，也有脾周组织器官感染直接蔓延或经淋巴道感染者。

（三）脾血肿

常有外伤史，依据脾损伤范围、程度及时间不同，可分为真性脾破裂、脾实质血肿、脾包膜下血肿。

（四）脾结核

脾结核实为全身结核性病变的局部表现，多发于肺结核之后，多通过血液循环播散到脾；另有少部分病原菌可经淋巴途径和邻近器官结核直接波及脾。据 Lubarsch 报道，经剖检 819 例结核尸体，局限于肺或其他器官的进行性结核，脾结核的发病率为 41.5%，而在血行播散型肺结核中脾结核的发病率可达 100%。

（五）脾肿瘤

脾肿瘤较少见，据 Brox 报道，17 707 例尸解中和 68 820 例外科脾切除标本中原发性脾肿瘤仅 5 例。

脾良性肿瘤以血管瘤多见，其次为淋巴管瘤，其他类型少见。脾血管瘤尸解发现率为 0.14% ～ 0.16%。脾血管瘤的发病机制尚不清楚。一般认为是由于脾血管组织或淋巴组织的胚胎发育异常所致。脾血管瘤分为 3 型：海绵状血管瘤、毛细血管瘤、血管淋巴管混合瘤。脾海绵状血管瘤最常见，大体上又可分为结节型和弥漫型。脾其他良性肿瘤有脾错构瘤、脾血管外皮细胞瘤、脾脂肪瘤等，均少见。

脾的恶性占位性病变少见，且以转移性为主，以往认为脾作为免疫器官发生转移性肿瘤的概率很低，但尸检证明并非如此，只是病灶较小，难以发现。脾恶性肿瘤均为肉瘤，少见，如淋巴肉瘤、血管肉瘤、纤维肉瘤、网织细胞肉瘤、恶性血管内皮瘤等，其中淋巴肉瘤约占 20%。脾继发性肿瘤临床上来源较多，还有文献报道肝细胞癌脾转移。脾继发性肿瘤以血运转移为主，其次为直接浸润，同时亦可发现其他部位转移灶，治疗困难，预后差。

二、临床表现和诊断

大多数脾占位性病变患者在病变早期并没有明显的临床症状，尤其是良性病变者，多由体检行腹部超声检查或在治疗其他疾病时才发现有脾占位性病变。例如，脾脓肿患者，往往有明显的发热，左上腹疼痛。脾原发性恶性肿瘤或脾继发性肿瘤患者多以左上腹疼痛为首发症状，部分有发热。

超声或 CT 等影像学检查是诊断脾占位性病变的主要手段，并有助于鉴别病变的性质。①脾囊肿：超声可见边界清楚的囊性占位，内为无回声暗区，边界清楚，后方回声增强，侧方有声影，内部无血管信号（图 4-13 ～图 4-16）；CT 可见圆形或类圆形低密度灶，内为均匀的液性成分，无强化，囊壁可有钙化。一般认为囊肿直径＜ 4cm 者，可暂不手术，密切观察即可。②脾脓肿：早期脾实质内可见偏低回声区，边界欠清，液化坏死而呈液实性混合回声（图 4-17），随病变发展形成边界尚清的无回声区，壁厚、内壁不整齐，呈虫蚀样。但需要注意，早期脾脓肿应与脾实质性肿瘤相鉴别，结合病史及动态观察有助于诊断；CT可见脾内多发低密度病灶，呈球形或轻度分叶，边界清楚，部分患者可见气体影及分隔。脓肿壁常与周围组织等密度，增强扫描可强化。多数患者还可以见到左侧胸腔积液的间接征象。③脾结核：见于脾大伴长时间持续低热或高热经抗感染治疗效果不明显者；过去有结核病史或同时伴有其他器官非活动性结核病者；腹痛，脾大伴有食欲缺乏，消瘦，发热等全身中毒症状者；轻中度贫血，红细胞沉降率加快，结核菌素试验阳性，结核抗体试验阳性者。超声检查可见脾大，脾内单个或多个低回声区及散在强光点，此系干酪样物质钙化所致（图4-18，图4-19）；CT检查可发现脾内低密度区及脾门钙化现象；X线检查左膈升高，活动受限，左侧胸腔积液及左下肺炎症样改变；试验性抗结核治疗有效。另外，脾结核常伴有其他器官结核，特别是特征性淋巴结结核（典型CT表现为环形或多环状强化的淋巴结肿大或钙化性淋巴结）也有助于该病的诊断。④脾血管瘤或淋巴管瘤：超声可见脾内稍强回声或弱回声团块，圆形或类圆形，边界清楚，其内可有或无血管信号（图4-20，图4-21）；CT可见圆形或不规则低密度灶，圆形或类圆形，边界清楚，增强后不均匀强化，延迟后仍有增强。淋巴管瘤可有钙化。脾海绵状血管瘤发病缓慢，肿瘤直径＜2 cm时多无症状，肿瘤增大后其症状也不典型。脾血管瘤自发性破裂的概率为25%～30%。肿瘤直径≥2 cm的脾血管瘤，有进行性增大的趋势，尤其是巨大的海绵状血管瘤，为了减少或避免自发性脾破裂大出血、脾功能亢进、脾梗死、脾脓肿、脾纤维化、脾钙化等并发症，手术切除是最有效的方法。⑤脾恶性淋巴瘤：主要表现为脾迅速增大，呈结节状，有压痛；有挤压胃肠道所致的症状，包括恶心、呕吐、厌食和恶病质等。常伴有贫血及脾功能亢进所致的白细胞和血小板减少等。对于脾恶性肿瘤，一旦诊断应尽早手术治疗。超声可见脾内单发或多发弱回声实性结节，圆形或不规则，边界可清楚，无包膜，内部回声均匀；CT扫描表现为脾单发或多发低密度灶，边界可清楚或不清楚且不规则，可呈分叶状；增强扫描病灶显示更清楚，可有轻度的不均匀强化。⑥脾继发性肿瘤：脾增大，脾实质内见单个或多个低回声区，回声不均匀（图4-22，图4-23），内可见散在的回声增强区，或低回声周边见强光环包绕；彩色多普勒可探及深入性血流信号。脾门处可探及淋巴结回声，并伴有腹腔增大淋巴结；CT可见脾内单发或多发低密度灶，边界多清楚，增强后可有轻度不均匀强化，但强化程度不及脾实质。

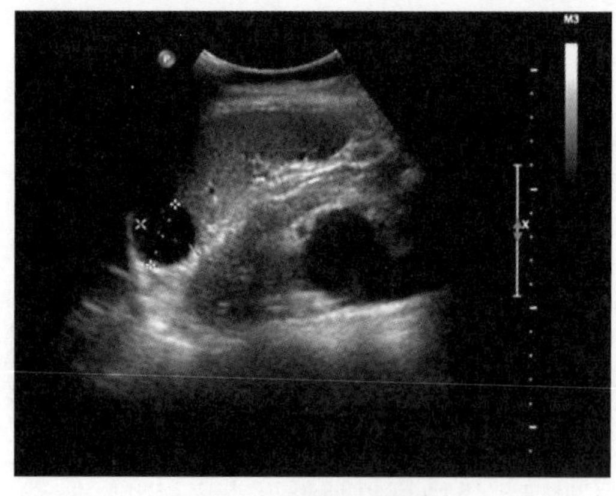

图4-13 脾上极囊肿

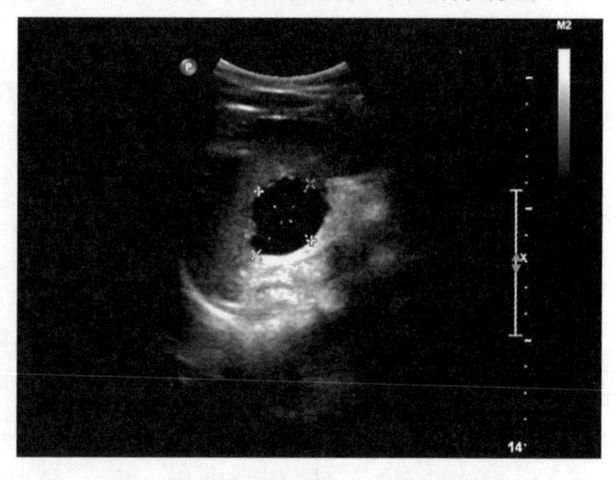

图4-14 脾门囊肿，后方回声增强

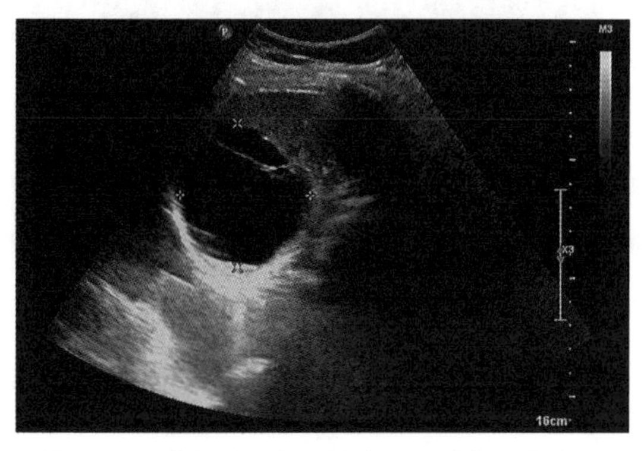

图 4-15 脾囊肿，内可见分隔，后方回声增强

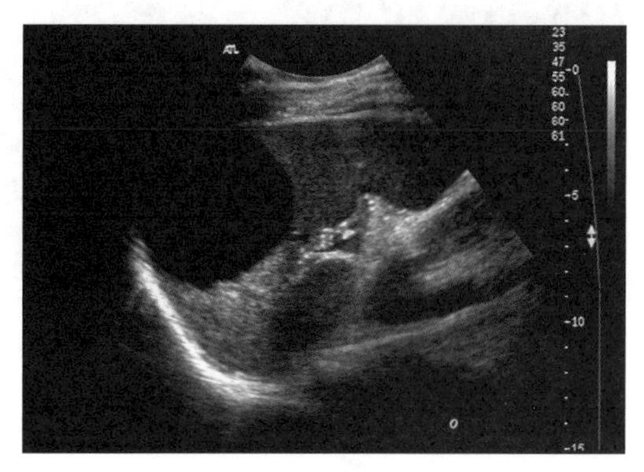

图 4-16 脾囊肿，边界清楚，内为无回声暗区

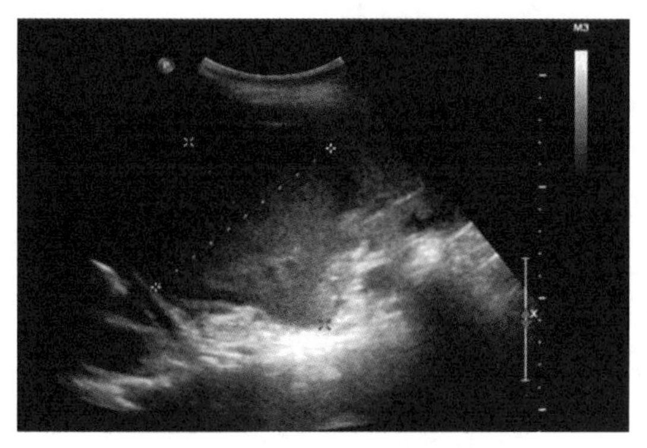

图 4-17 脾脓肿，边界欠清晰

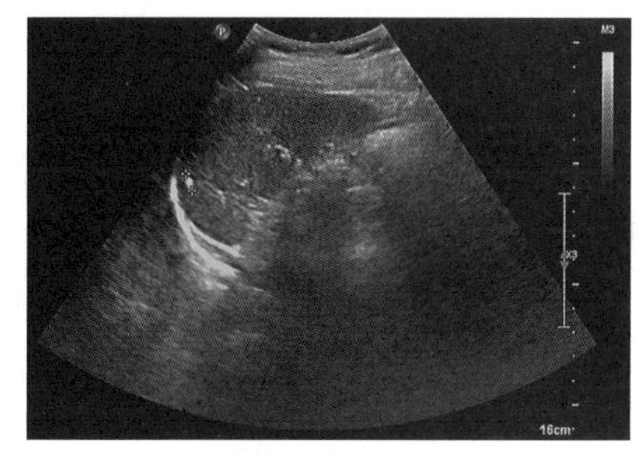

图 4-18 脾内钙化灶

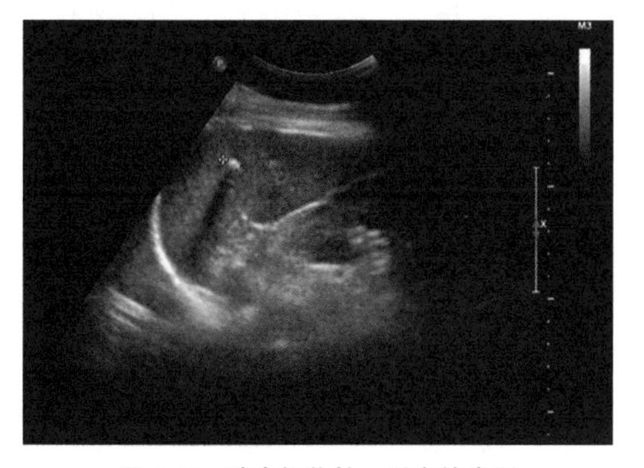

图 4-19 脾内钙化灶，后方伴声影

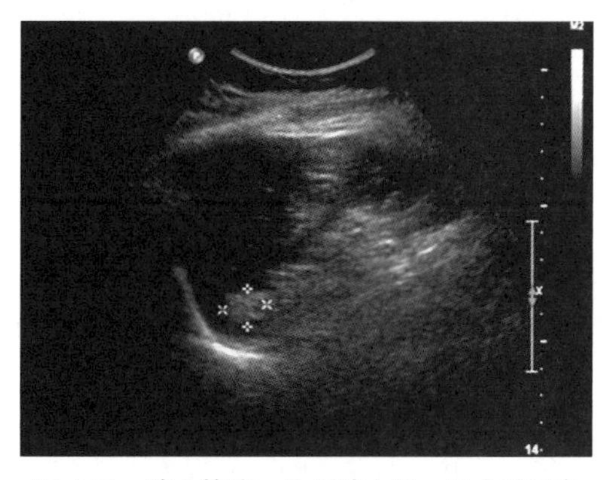

图 4-20 脾血管瘤，位于脾上极，呈中强回声

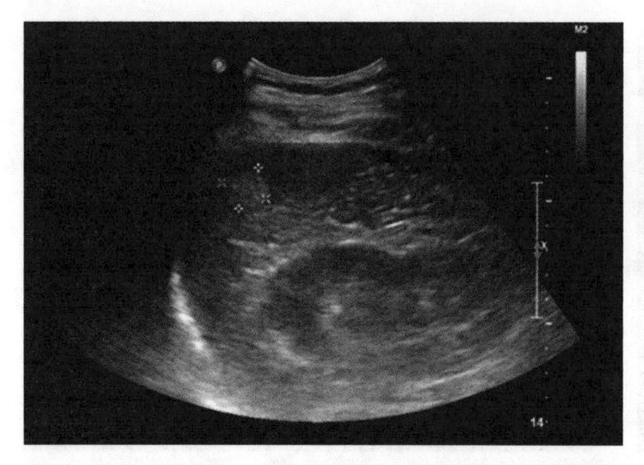

图 4-21　脾血管瘤，位于脾中部，类圆形，边界清晰

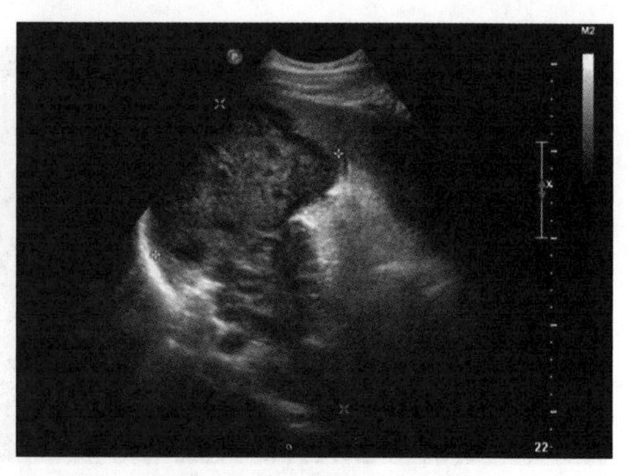

图 4-22　脾实性占位性病变，呈低回声，内回声不均匀

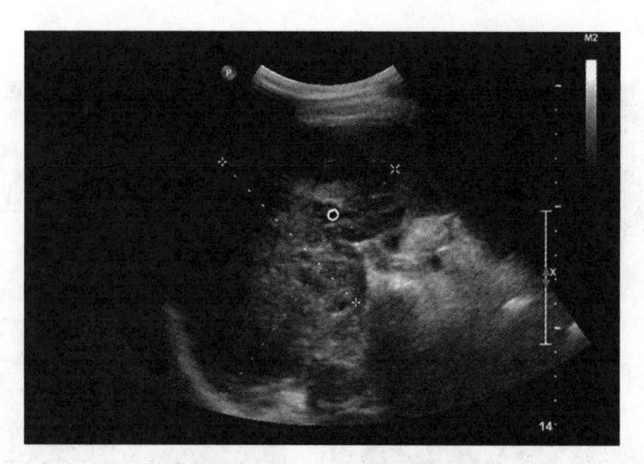

图 4-23　脾实性占位性病变

三、体检方法

患者平卧位或右侧卧位，探头顺左侧第 8 肋间起顺序向下各肋间扫查，了解脾厚度及脾内病灶情况，记录病灶的大小、形态及其与周围组织的关系，应用彩色多普勒技术观察脾内病变区的血流，并详细记录、留图。

四、航空医学考虑

招飞医学选拔时，发现脾恶性肿瘤做不合格处理，脾恶性肿瘤影响学员后续训练和成飞后对未来飞行的影响及飞行适应性评价。脾良性病变中，如血管瘤、囊肿、钙化灶等，发病率低，且一般无临床症状，生长缓慢、自发出血风险很小，对飞行员的职业生涯和飞行职能并无明显影响，发现脾良性病变可结合临床综合考虑。

（刘淑萍　李　利　赵国政）

第5章

肾 疾 病

第一节 肾先天发育异常

肾存在多种不影响人类存活的先天性畸形，大多数畸形出现在生命的早期，常伴有肿块、感染，或肾功能下降，其他畸形无明显临床症状，直到后来偶然发现。肾先天性异常包括肾的位置异常、数目异常、大小异常、形态异常等。

一、流行病学特点

异位肾临床较少见，发病率为1/（2200～3000），异位肾常伴有其他先天性异常，尤其是泌尿生殖系统畸形。异位肾多为单侧，双侧罕见，患者常无任何症状，部分患者是在影像学检查时偶然发现的。

另有统计表明，孤立肾发生率约为0.1%，男性为女性的2倍，若无并发症一般无临床表现，常在超声体检时发现。

而蹄铁形肾在泌尿外科手术中每200例约有1例，男女比例为2 ∶ 1。

腹部超声作为招飞体检常规检查项目，在初选和复选期间均有肾先天异常的病例检出，如蹄铁形肾、孤立肾。由于招飞体检把关严格，以及超声诊断肾脏先天异常敏感性高，对于肾先天异常发现即淘汰，目前未见飞行人员中有相关病例报道。

二、诊断及鉴别诊断

（一）异位肾

胚胎时期肾胚不上升或上升不到位或上升到异常部位称为异位肾。异位肾多位于髂腰部、盆腔或对侧肾区，极少数异位肾穿过横膈进入胸腔。异位肾多发生在单侧肾，常并发积水或小结石，临床往往以腹部包块就诊。

1. *超声声像图表现* 在一侧肾区未探及肾回声，而在髂腰部（图5-1）、盆腔、横膈附近探及肾图像，异位肾常小于正常肾，对侧肾位置、形态、大小正常。由于肠道气体干扰，盆腔异位肾容易漏诊。

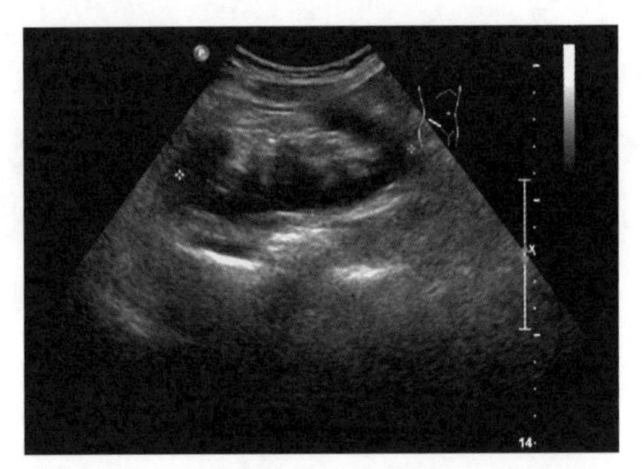

图 5-1 右侧异位肾（右肾位于右髂窝）

2. 鉴别诊断　异位肾需注意与游走肾、肾下垂、孤立肾等鉴别。

（二）孤立肾

一侧肾不发育亦为单肾缺如，通常称对侧肾为孤立肾。单侧肾缺如的原因是该侧肾芽胚不发育，或肾组织生成障碍。左侧肾缺如多于右侧，对侧肾多有代偿性增大（图 5-2，图 5-3），体积可达正常肾的 2 倍。一般来说，先天性肾缺如患者只要剩下肾的功能正常，就不会影响日常生活，而作为单一功能器官的孤立肾，一旦出现肾功能损害或肾损伤，则有高死亡概率。

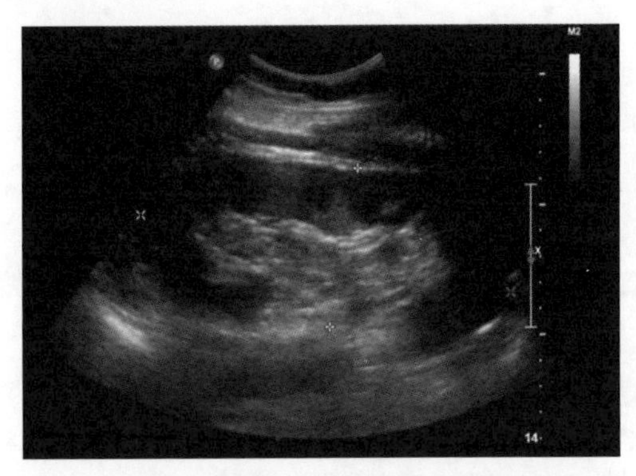

图 5-2 左侧孤立肾（右肾缺如，左肾代偿性增大，大小为 6.2cm×15.0cm）

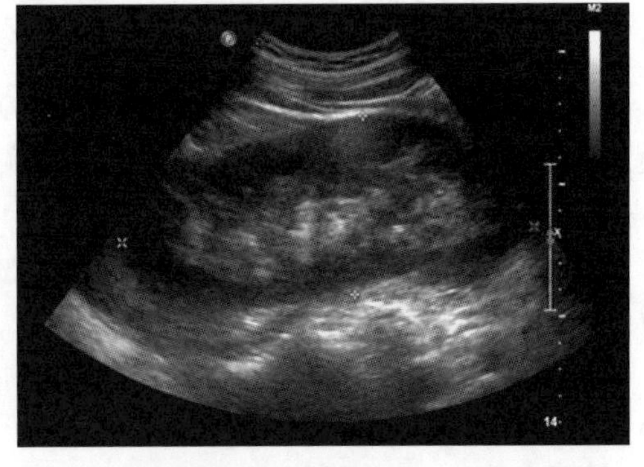

图 5-3 左侧孤立肾（右肾缺如，左肾代偿性增大，大小为 6.7cm×15.9cm）

超声声像图表现　一侧肾区探不到肾，在腹部和盆腔也探不到肾图像，对侧肾形态较正常增大，肾内结构清晰。

（三）融合肾（蹄铁形肾）

蹄铁形肾又称马蹄肾，约占融合肾的 90%，是双侧肾互相粘连融合最常见的形式，即双侧肾下极在身体中线大血管前粘连融合（图 5-4），融合部分称为峡部，凹面向上，较

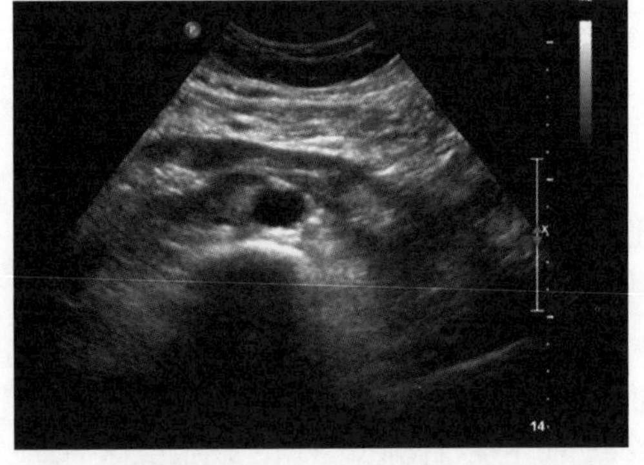

图 5-4 蹄铁形肾（双肾下极与腹主动脉前融合）

少见的是双肾上极或中部融合，形成凹面向下的蹄铁形肾。峡部多数由韧带或纤维组织组成，也可由肾组织组成。较少见的融合肾还有一侧肾上极与对侧下极融合，称为 S 形肾，也称为乙状肾，左右肾融合成一团者，称为团块肾。

蹄铁形肾经常与其他先天性畸形有关，包括骨骼、心血管和中枢神经系统缺陷，以及其他泌尿生殖系统畸形，如尿道下裂、隐睾症、双角子宫和阴道畸形。在这些患者中最常见的伴随表现是肾盂输尿管连接处梗阻，患者中发病率多达 35%。对于许多马蹄形肾患者很长时间都无明显症状，当出现症状时，通常是由于梗阻、肾结石或感染。美军研究表明，患有蹄铁形肾疾病的飞行员不会对飞行安全构成任何威胁。然而，与畸形有关的复发性结石形成、感染或不适均可能干扰飞行职责，并对飞行安全构成威胁。

诊断与鉴别诊断 超声诊断融合肾的主要依据是双侧肾在对侧连接融合，有各自完整的集合系统。需注意鉴别的疾病主要是腹膜后肿块。S 形肾，两侧肾的位置高低相差大，需注意与一侧异位肾鉴别，S 形肾在声像图上可显示双肾的融合区回声有助于鉴别。同侧融合肾（团块肾）在声像图上貌似重复肾，前者肾区探不到肾，而后者对侧有肾回声有助鉴别。

（四）重复肾

重复肾多融合为一体，一般为单侧，表面有一浅沟，肾盂、输尿管上端和肾血管明显分开，自成体系。重复肾的输尿管病理解剖有两种情况：①重复肾的上段输尿管各自分开，进入输尿管下部合并为一条，呈 Y 字形，输尿管出口在膀胱正常位置；②重复肾的输尿管为完全性双输尿管，膀胱有两个开口，亦可一条输尿管进入膀胱，而另一条则开口于膀胱以外的器官，如阴道、尿道、精囊等。临床上出现反复尿路感染、尿失禁、尿瘘等，开口异位的输尿管常见于与重复肾上位肾盂相连的输尿管，所以重复肾上位肾盂多发生积水。

1. *超声声像图表现* 重复肾外形较大，根据集合系统回声可分为上位重复肾、下位重复肾。多数情况下，下位重复肾大小测量值正常，肾内结构清晰，上位重复肾发育差，呈“小肾脏”样图像或轮廓模糊，并常伴有集合系统不同程度扩张，表现为肾积水声像图，有时似“囊肿样”图像，需注意鉴别。彩色多普勒超声检查可观察到，上位重复肾和下位重复肾的管状结构分别出入肾门。

2. *诊断与鉴别诊断* 超声诊断重复肾的主要依据是声像图显示两组分开的肾窦回声，上位重复肾发育小，并常伴肾积水，若能显示两个肾门及相应肾血管，即可做出诊断。其需要与双肾盂畸形进行鉴别，双肾肾盂畸形声像图表现为肾窦分为不相连的两个部分，但两部分大致相等，不存在大小不一致的情况，反复检查只有一个肾门结构。

（五）肾柱肥大

目前人们认识到，肥大的肾柱是在胚胎学发育中两个亚肾连接部实质融合不全的发育缺损，为肾实质连接部的残留遗迹。肾柱肥大是无危害的解剖变异，易误诊为肾内占位性病变，需与肾内小占位病变如囊肿、小肿瘤鉴别。

1. 超声声像图表现　肾形态大小正常，肾外侧上中 1/3 处可见肾窦弧形切迹，切迹处见一低回声区，呈圆形或倒三角形，直径为 1 ～ 3cm，无包膜，与肾皮质回声一致或稍偏低，无明确界线（图 5-5，图 5-6）。彩色多普勒超声检查显示弓形血管走行正常。

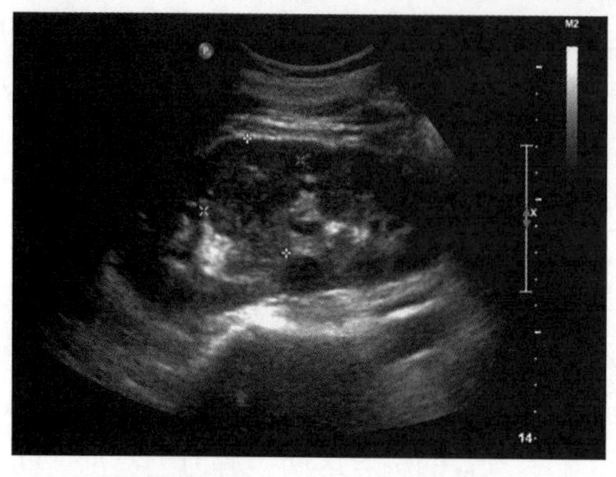

图 5-5　右肾肾柱肥大（右肾中段低回声区较肾皮质回声稍偏低，大小为 4.2cm×4.5cm）

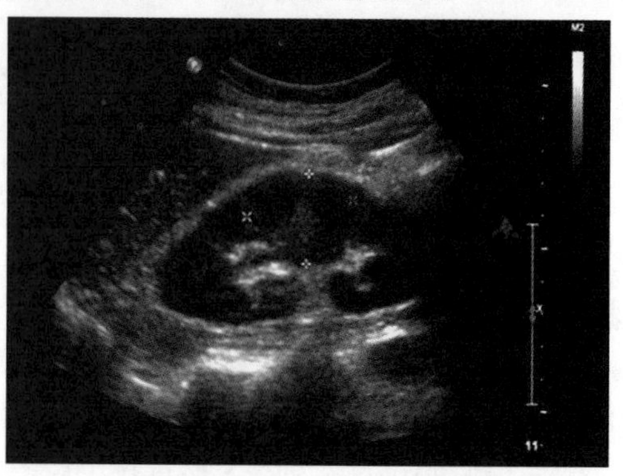

图 5-6　右肾肾柱肥大（右肾中段低回声区，大小为 2.7cm×3.4cm）

2. 诊断与鉴别诊断　超声诊断肾柱肥大的主要依据：有边界清晰的肾窦弧形压迹，切迹处局部外凸部分回声与肾实质一致，无完整肿块轮廓。肾囊肿可见完整包膜，为无回声，后方回声增强，小的肾肿瘤常常可见完整的包膜或边界，其回声低于或高于肾皮质回声，内部回声常不均匀，有时可见相应位置肾包膜被抬高。肾柱肥大在超声声像图上有其明确特征，故一般不用加做其他影像学检查。

三、体检方法

融合肾探测要点：①背部探查，双肾形态和纵轴位置异常，两肾上极远离脊柱，而下极靠近脊柱，呈 V 字形；②腹部探查，在腹中部横切检查时，可探及横跨腹主动脉与下腔静脉前方的条形低回声，强度与肾实质回声相似，两端与双侧肾回声相连续。

四、航空医学考虑

异位肾、孤立肾、融合肾、重复肾在基础疾病的基础上可能出现一系列症状，包括侧腹疼痛、肾结石、肾积水、感染、尿急、尿频、尿路梗阻和排尿困难，这些症状可能会对飞行表现和完成任务造成影响，也可能造成空中突然失能，对飞行安全构成威胁。而且，先天性泌尿系统异常可能会导致发热、不适及健康和认知水平的轻微下降。

（赵国政　刘淑萍　孙　斌　李　利）

第二节　肾　结　石

肾结石是一种常见的泌尿系统疾病。临床症状主要为腰痛、血尿及尿中排出砂石，结石梗阻时可引起肾积水。肾结石的化学成分多样，主要有草酸钙、磷酸钙、尿酸镁铵和尿酸。结石大小也有较大差别。

一、流行病学特点

（一）病因

肾结石的成因十分复杂，由多因素综合作用所致。遗传、代谢异常、饮食习惯、生活方式的不同，以及泌尿系统的梗阻、感染、异物、肾脏受损等都能促成尿石形成，因而常难以准确判断患者形成肾结石的具体原因。例如，有肾结石阳性家族史的人患结石的可能性要大于一般人；饮食习惯可诱发肾结石；尿路感染、肾囊肿和甲状旁腺功能亢进等代谢性疾病也与肾结石的形成有关。另据美国学者报道，肥胖与肾结石发生率增加有相关性。而飞行人员作为一个特殊群体，肾结石的发生有其独特的发病因素，由于飞行员蛋白质、脂肪、钙的摄入量较多；航空环境中的极端温度、久坐；飞行人员经常大运动量锻炼，并且在穿飞行服的情况下，高空或长时间飞行时出汗多、体液消耗多，且有些飞行人员没有多喝水的习惯，临飞行前不愿饮水，因而尿液浓缩，尿盐易于沉淀，对结石的形成有一定影响。

（二）发病率

近年来，肾结石发病率呈增高趋势，亚洲正常成年人为 1% ～ 5%，较北美洲（美国 13%、加拿大 12%）和欧洲（5% ～ 9%）相对低，多见于 30 ～ 60 岁，男女之比为（2 ～ 3）：1。近 80% 的肾结石为草酸钙结石，15% 为磷酸钙结石，其余为尿酸结石、胱氨酸结石及感染性结石。

Clark 曾报道，1984 ～ 1987 年飞行员肾结石的年发病率为 0.47%。在我国，泌尿系结石是飞行人员住院诊治的常见病之一，调查显示，肾结石位居飞行人员住院疾病谱的前 10 位。

二、诊断及鉴别诊断

（一）超声诊断

肾结石的超声表现为肾内强回声，其后方伴声影（图 5-7，图 5-8），小结石及一些结构疏松的结石后方可无声影或有较淡的声影（图 5-9，图 5-10）。由于结石的大小、成分及形态各不相同，其声像图也有不同，小结石常呈点状强回声，中等大小的结石常呈团块状强回声，质地坚硬的结石比质地疏松的结石回声偏强，如果结石引起梗阻会出现肾盏或肾盂积水的声像图改变。超声检查对结石非常敏感，尤其是＞ 2mm、位于输尿管肾盂结合部或输尿管中段的结石，在超声下很容易看到。但在输尿管远端，直径＜ 5mm 的结石不易被超声检查观察到。

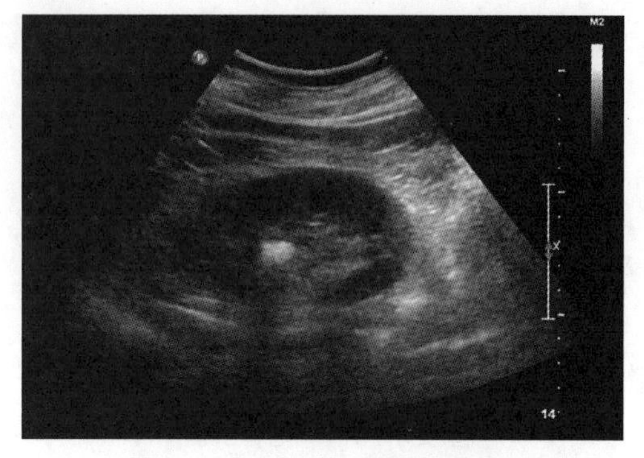

图 5-7　肾结石，后方伴声影

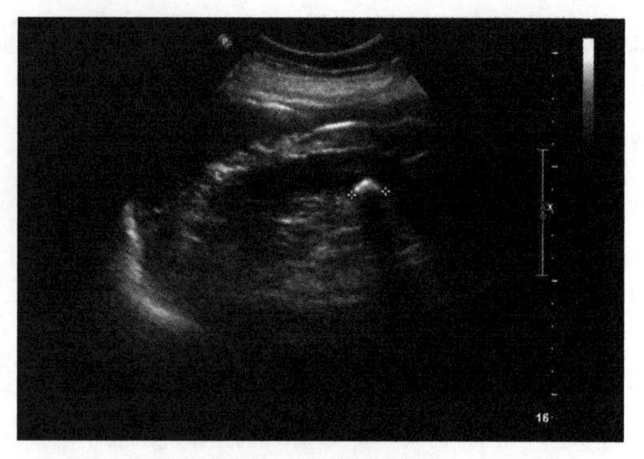

图 5-8　肾结石位于中下极肾窦内，呈弧形，后方伴声影

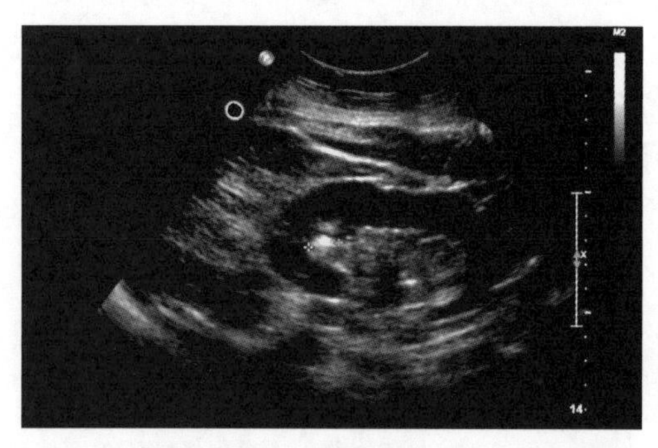

图 5-9　肾结石位于上极肾窦内，后方不伴声影

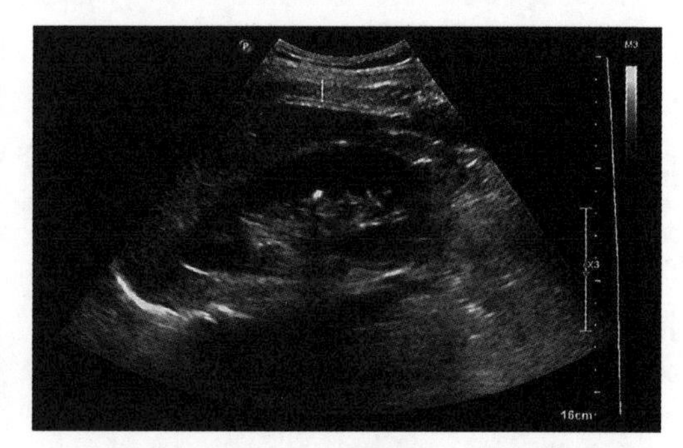

图 5-10　肾结石位于中部肾窦内，后方不伴声影

（二）鉴别诊断

典型的肾结石超声声像图临床诊断容易。而肾内尚有一些在声像图上呈现为点状高回声或强回声的结构，容易误诊为结石。招飞体检中最常见的是血管壁、肾实质内钙化、肾错构瘤及肾窦灶性纤维化等，均可呈现为点状高回声或强回声。

1. 肾内血管　正常或钙化的血管壁是最常见的呈现为点状高回声或强回声的肾内结构。血管壁与超声束垂直时，在周围低回声的肾实质衬托下，表现为小的点状回声，它和肾内微小结石均因体积小，而后方不呈现声影，较易混淆。根据肾内血管的走行及点状回声所处的部位可提供与微小结石的鉴别诊断依据。例如，位于肾锥体的点状回声可能是肾叶间动脉的表现。而皮髓质交界出现直径为 4mm 左右的点状高回声或强回声，放大后，可见其呈现为两条平行的短线状结构，这是走行在皮髓质交界处、与肾表面平行的弓状动脉。当超声束与其垂直入射时，会发生全反射，则表现为高回声或强回声，有学者把这种特征性的表现称为铁轨征或等号征。此时可借助彩色多普勒超声对这些血管壁进行鉴别。

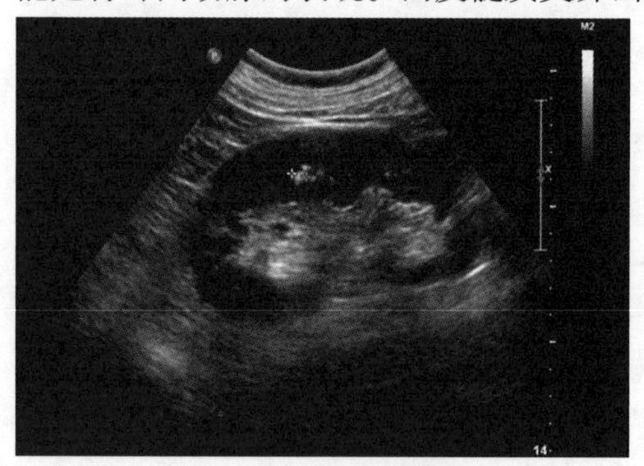

图 5-11　肾实质内钙化灶

2. 肾实质内钙化和肾窦灶性纤维化　当肾内出现强回声点状结构时，还应考虑到肾实质钙化灶和肾窦灶性纤维化的可能（图 5-11）。

二者在声像图上表现为强的点状回声，与直径＜3 mm 的小结石一样后方均无声影，常常不易区别。但其位置和回声强度不同可供鉴别诊断，应多变换体位及切面，仔细辨认其位置特征。结石多位于肾窦边缘或肾窦内。而位于肾包膜下和肾皮质的强回声光点，多为肾实质内钙化灶，较小的肾实质内钙化没有进展性，不影响肾功能，招飞体检时需要排除肾结核（图 5-12，图 5-13）等疾病，结合临床进行综合评定。鉴别肾窦灶性纤维化和肾小结石时，应尽量降低增益以减少肾窦的干扰，观察点状或短线状回声的强度有无变化，若回声减弱甚至消失或成为长线状，多提示为肾窦内纤维化所致。若结合体位改变并选择多切面检查，肾窦内或肾窦边缘点状强回声位置固定不变，回声强度无改变，多为结石。

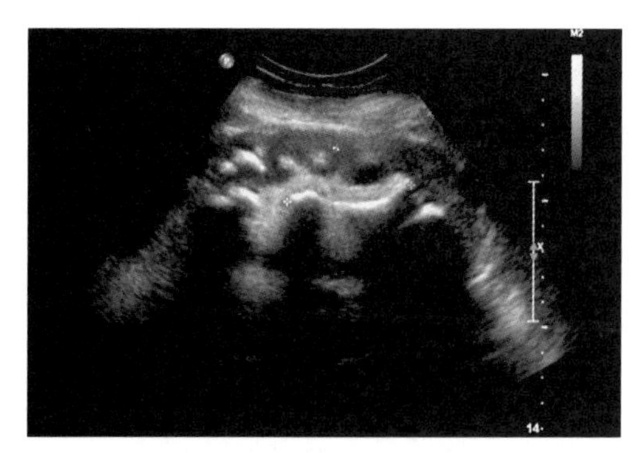

图 5-12　肾结核，肾内见片状不规则钙化强回声伴声影

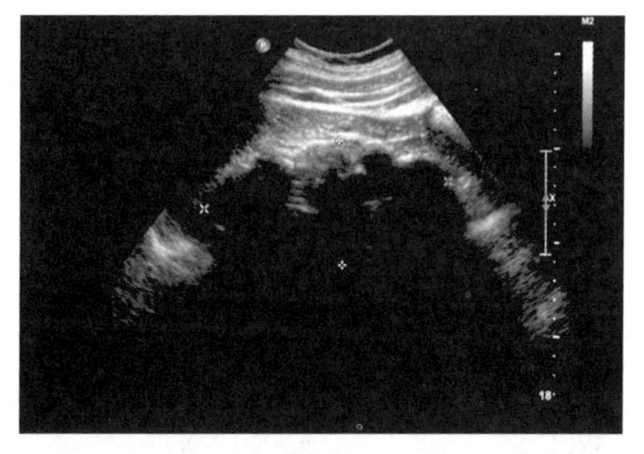

图 5-13　肾结核，肾脏弥漫性回声增强，回声不均匀

3. *髓质海绵肾和钙质沉着症*　髓质海绵肾属先天性疾病，临床不常见，海绵肾的髓质囊肿内钙质沉淀形成的小结石，位于肾锥体内扩张的集合管内，在锥体的乳头部呈放射状排列。声像图上典型的肾钙质沉着症表现为各肾锥体均完整显示为强回声,不伴声影。病变早期，仅在肾皮质和髓质交界处的髓质边缘出现圈状高回声，随病情进展，高回声圈渐次向肾髓质方向增宽，最后肾锥体的大部直至全部为高回声占据。声像图不典型时，二者易被误认为肾盏内小结石伴积水，需要动态观察并结合病史鉴别。

4. *肾错构瘤*　是肾实质最常见的良性肿瘤，极少数具有侵袭性，主要由异常的血管、平滑肌及成熟的脂肪组织按不同比例混合构成，属于血管周上皮样细胞肿瘤家族的一员。其诊断主要依靠超声和 CT 检查，在超声上表现为形态规则，边界清楚的不均匀高回声或强回声团块，后方无声影（图 5-14，图 5-15），原因是肿瘤内脂肪、丰富的血管和组织界面多、密度不均造成的界面声阻反差出现病灶强回声反射的典型影像，容易识别；CT 典型表现为边界清晰的低密度脂肪影，密度一般低于 −10 HU，增强后脂肪成分无明显强化，病灶其他部分可有不同程度强化。对于少数乏脂肪型肾错构瘤，在 CT 平扫上常表现为等密度或略高密度影，偶可见散在小点状低密度灶，增强时多呈均匀性强化，此类型需与肾细胞癌仔细辨别。错构瘤的破裂出血与瘤体大小及血供亦明显相关，体积较大的肾错构瘤一般血供也较为丰富，容易破裂出血。普遍认为瘤体超过 4cm，其破裂风险明显增加，而直径＜4cm 者，多无临床症状且肿瘤直径增大很慢，发生出血概率小，可随访观察。

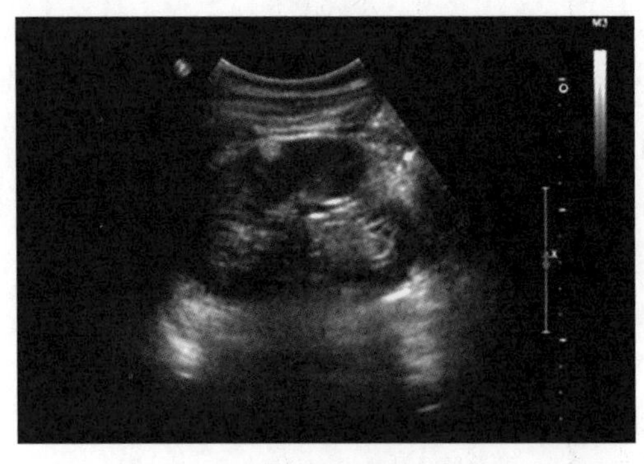

图 5-14　左肾错构瘤，左肾实质内中强回声，后方无声影

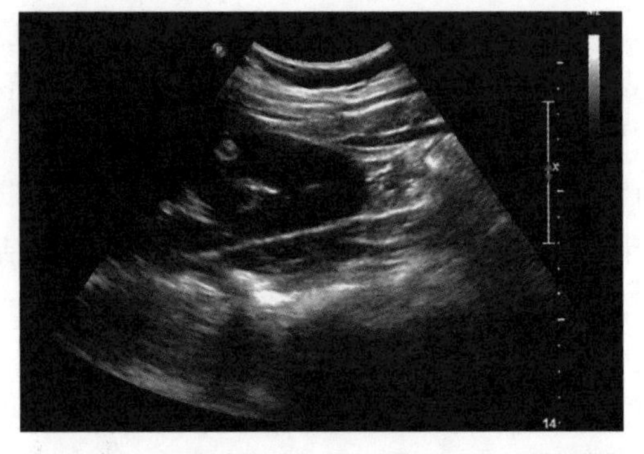

图 5-15　左肾错构瘤，呈中强回声，边界清晰

5. *肾结石*　是一种常见病，CT 平扫为临床上诊断肾结石的金标准。当超声不能鉴别肾内强回声光团是否为结石时，可以选择 CT 进行诊断。CT 用于肾结石诊断的敏感度为 94%～97%，而特异度为 96%～100%。因此，对泌尿系结石的探查、定位和描述更为敏感和有效。对于大多数患者，CT 能够迅速诊断，且不需要造影剂。结石在 CT 上表现为肾内高密度影像，CT 值多为 100～586HU，易于确诊。

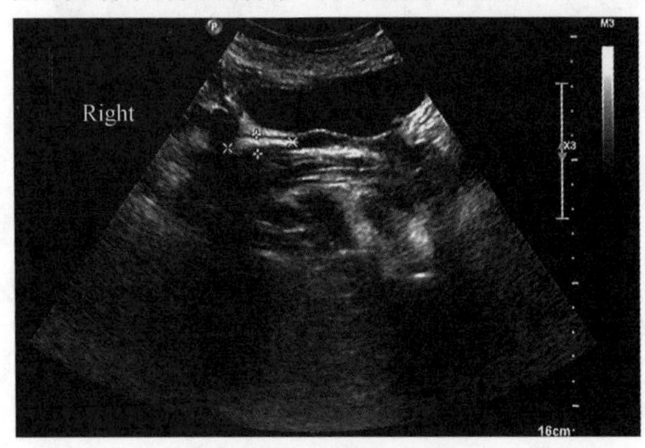

图 5-16　输尿管结石，结石呈长条状，沿输尿管走行，输尿管未见明显扩张

（三）其他部位泌尿系结石

1. *输尿管结石*　是一种较常见的输尿管疾病，结石多由肾结石下移入输尿管形成，结石下降过程中因嵌顿引起输尿管痉挛，出现肾绞痛的症状，呈剧烈的放射性痛，伴有血尿、恶心、呕吐等症状。输尿管结石的声像图表现为扩张的输尿管远端弧形增强回声（图 5-16），伴后方声影。同侧的输尿管、肾盂、肾盏可伴有积水的表现（图 5-17，图 5-18）。

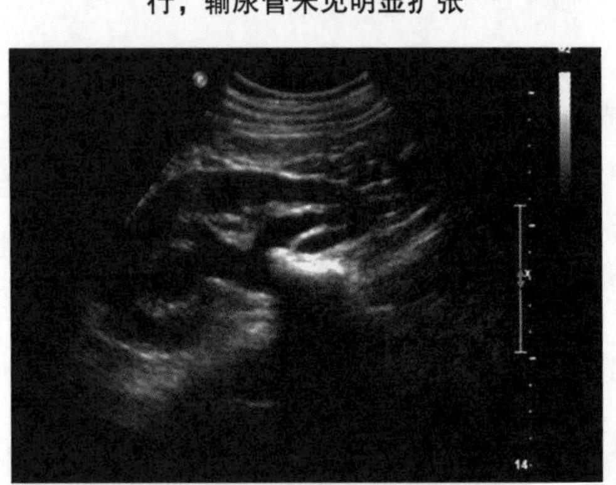

图 5-17　输尿管上段结石伴肾积水

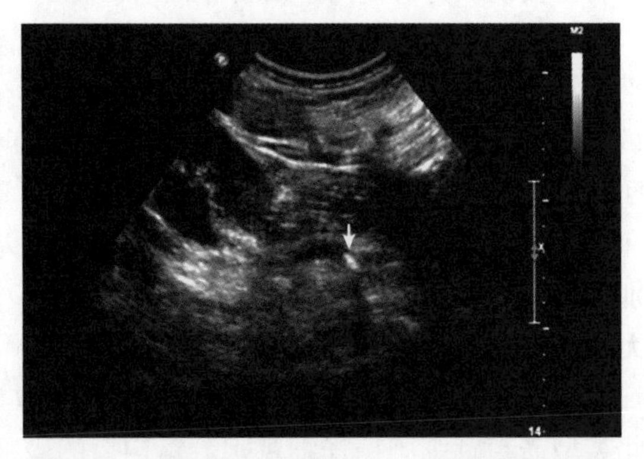

图 5-18　输尿管结石伴肾积水，输尿管轻度扩张

2. *膀胱结石*　是比较常见的泌尿系统疾病，原发性膀胱结石较少见，与营养不良或缺乏动物蛋白饮食有关，而继发性膀胱结石较多见，多由尿路梗阻引起，也可由肾或输

尿管结石排入膀胱所致。男性膀胱结石发病率远大于女性，临床表现为尿频、尿急、尿痛、血尿、排尿困难等。膀胱结石超声表现为膀胱内单发或多发的强回声光团，结石能随体位改变，沿重力方向移动（图 5-19 ～图 5-22）。

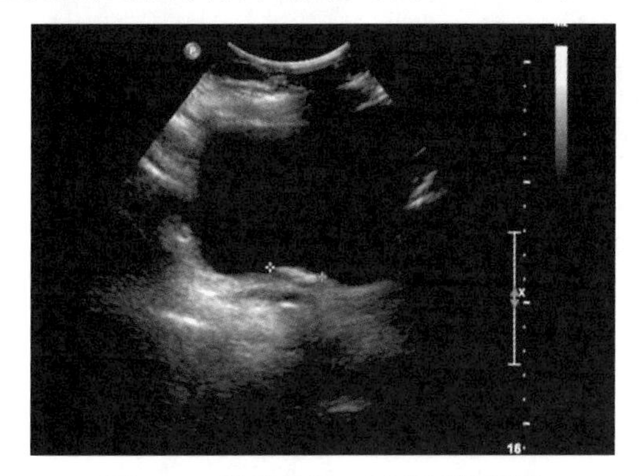

图 5-19 膀胱结石，后方不伴声影

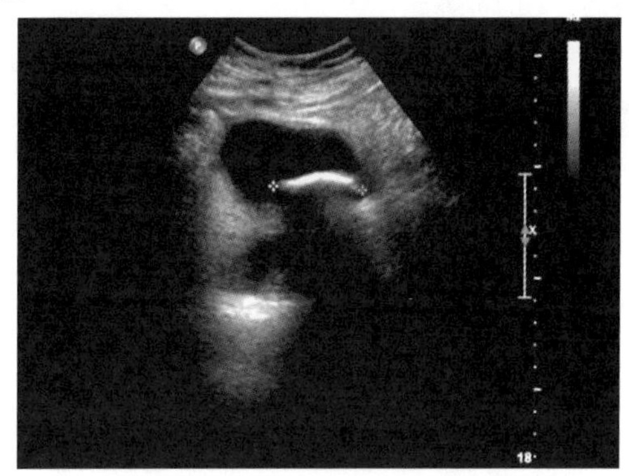

图 5-20 膀胱结石，后方伴声影

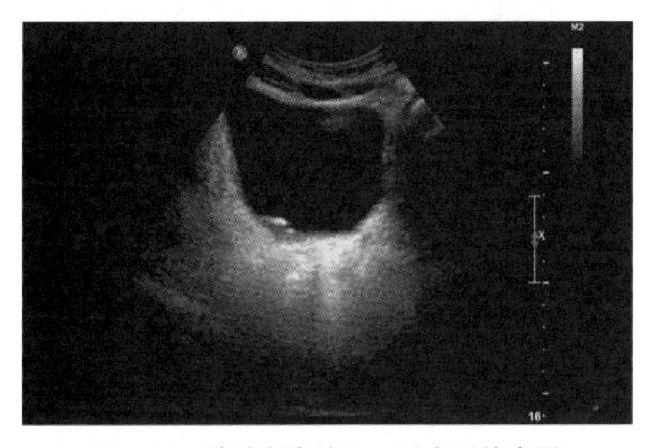

图 5-21 膀胱多发结石，后方不伴声影

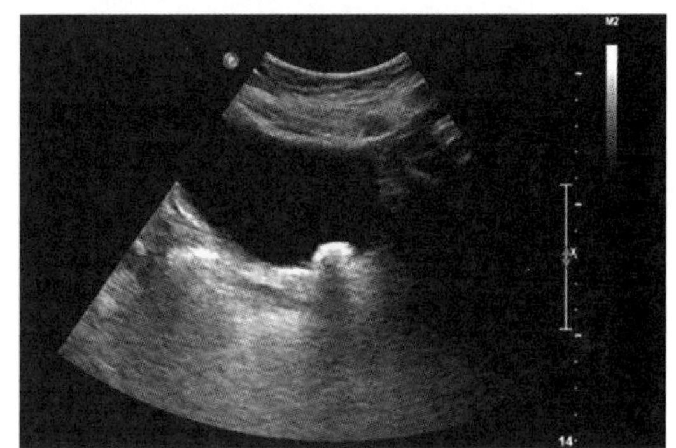

图 5-22 膀胱结石，后方伴声影，可随体位改变而移动

三、体检方法

1. 对于体积较大的肾结石，超声较易探测，但是肾窦内的小结石容易被肾窦回声掩盖，故探测时需要多切面扫查，并调节仪器的增益和聚焦深度。

2. 既往有肾结石史的受检者发生肾绞痛时，肾内不一定有结石存在，特别是单发性结石，此时需要探测输尿管及膀胱，从而排除输尿管或膀胱结石的可能性。

3. 尽管超声能显示 X 线无法显影的结石，但超声对肾结石的探测也有局限性。由于仪器分辨力的限制，对于＜ 2mm 的结石诊断应该谨慎。

四、航空医学考虑

肾小结石在肾中通常不会引起临床症状，但在向下移动经过输尿管时，会导致腰腹部绞痛发作，引起剧烈的疼痛。对一般人群，肾绞痛发作时可以通过对症处理缓解，但对于飞行人员这个特殊群体，如果在飞行中结石移动，一旦造成尿路梗阻，将引发肾绞痛发作，导致飞行人员高空失能，危及飞行安全，尤其对于单座歼（强）击机军事飞行人员，后果不堪设想。

（赵国政　刘淑萍　孙　斌　李　利）

第三节　单纯性肾囊肿

单纯性肾囊肿是人体最常见的肾囊性疾病。由于较小的囊肿一般不引起异常的临床表现，因此多在健康体检中被发现。

一、流行病学特点

（一）病因

单纯性肾囊肿病因尚不十分明确。目前认为囊肿起源于肾小管，病变起始为肾上皮细胞增殖形成的肾小管壁囊肿扩大或微小突出，其内积聚了肾小球滤液或上皮分泌液，并最终形成有液体积聚的孤立性囊。虽然任何年龄均可发病，但由于老年人高发，因此也可能与肾老年性退行性变有关。

（二）发病率

Kissane 报道了 50 岁以上患者尸体解剖结果，发现一个或多个肾囊肿的发生率超过 50%。该病通常为单侧和单发，但也可以双侧或多发（图 5-23，图 5-24），任何年龄均可发病，18 岁以下发病率较稳定，成年人随着年龄的增长而上升，40 岁左右患病率超过 20%，60 岁以上患病率达 33%。

陈静、孙力报道，歼击机飞行员肾囊肿检出率为 2.6%，戴伟川等报道直升机飞行人员肾囊肿检出率为 9.7%。

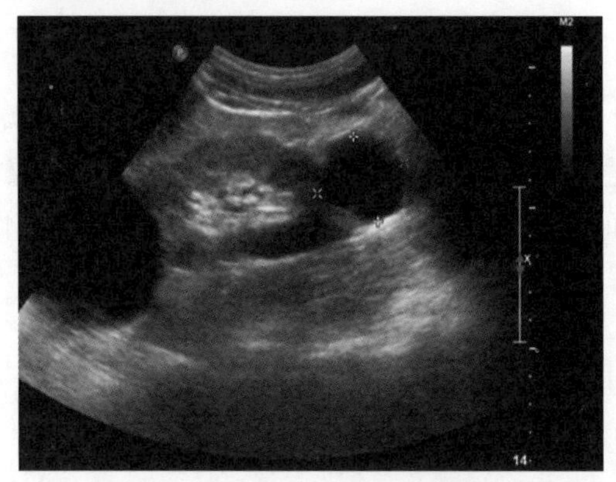

图 5-23　单侧“多发”肾囊肿

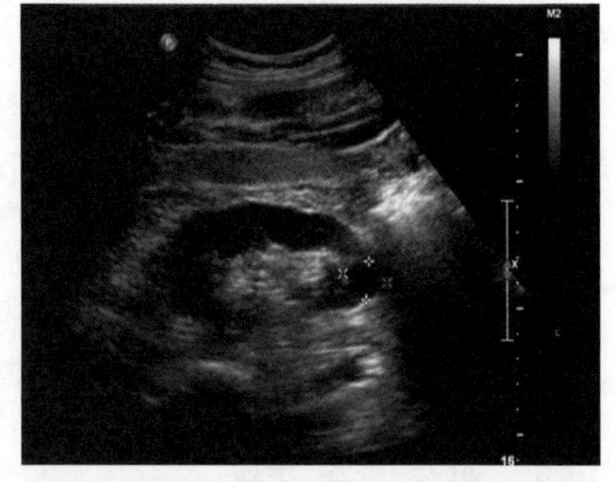

图 5-24　“单发肾实质内大小超过招飞标准”的肾囊肿（囊肿大小 1.5cm×1.8cm）

（三）发展规律

Marumo 等对无症状镜下血尿的单纯肾囊肿患者的囊肿增长进行了分析，在随访 3 年的 55 名患者的囊肿最大直径的年增长率平均为 4.2%，随访 6 年的 31 名患者的囊肿最大直径的年增长率平均为 5.1%。在 Naoki Terada 关于肾囊肿自然发展史的 10 年研究中，单纯肾囊肿大小表现为缓慢增长的趋势，随访 3 ～ 14 年的 61 名患者囊肿最大直径的年平均增长率和平均增加值分别为 3.9% 和 1.6mm。这些数据表明肾囊肿大小的年增长率为 5% 左右。

肾囊肿患者在一定时期无明显症状，出现症状的早晚与囊肿的生长速度及囊肿生长的部位有关，一般肾下极的囊肿出现症状较晚，而肾盂旁囊肿出现症状较早，表现为局部胀痛、肾积水、合并感染、高血压等。吴阶平等学者认为，只要囊肿压迫肾盂或其直径＞ 3cm 都应及时处理。另有研究认为，当囊肿增大至直径＞ 4cm 时，可引起肾外形改变并压迫肾周围组织，严重者可造成输尿管梗阻、积液、感染等，需及时给予治疗。肾囊肿手术治疗的目的是消除囊肿对肾实质的压迫，减轻或消除患者症状，提高患者的生活质量，延缓肾功能损害进程。

二、诊断及鉴别诊断

（一）诊断

肾囊肿患者常缺乏典型的临床症状（腹部肿块、胀痛、高血压等），该疾病的诊断主要依靠影像学手段。

超声可以作为首选检查方法，对该病的诊断有极大的价值。典型的超声声像表现为圆形或卵圆形的无回声区，边界清晰，囊壁薄而光滑，内回声均匀，后方回声增强，可伴有侧壁声影，囊肿常向肾表面凸出（图 5-25 ～图 5-28）；伴囊内出血时，囊内可表现为无回声区和回声增强区共存的复合型声像图；继发感染时，囊壁增厚，囊内可出现稀疏回声。CT 表现为囊肿光滑、均匀，呈圆形或卵圆形，与邻近的肾实质有鲜明的边界，CT 值接近零，为 -10 ～ +20HU，此最高值也明显低于正常肾实质的 CT 值，静脉注射造影剂后无强化。MRI 能确定囊液的性质，可以更加清楚地显示囊肿的位置及其与肾组织的关系。当应用上述检查手段仍不能做出诊断或怀疑有恶变时，可在超声引导下行囊肿穿刺并对囊液进行检查，但目前基本已较少应用。

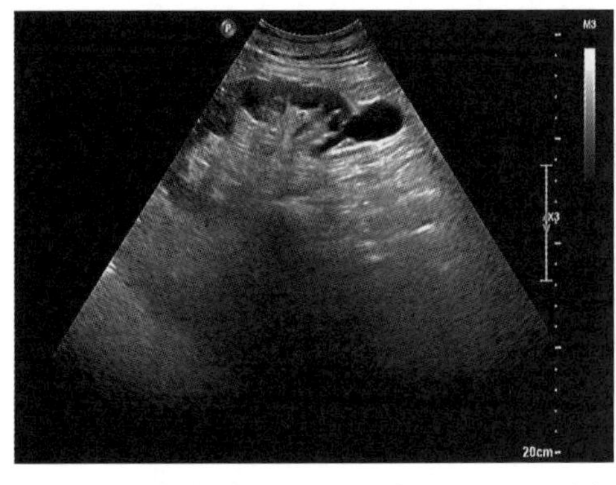

图 5-25 “包膜外大小不超过招飞标准”的肾囊肿（囊肿大小 0.8cm×0.9cm）

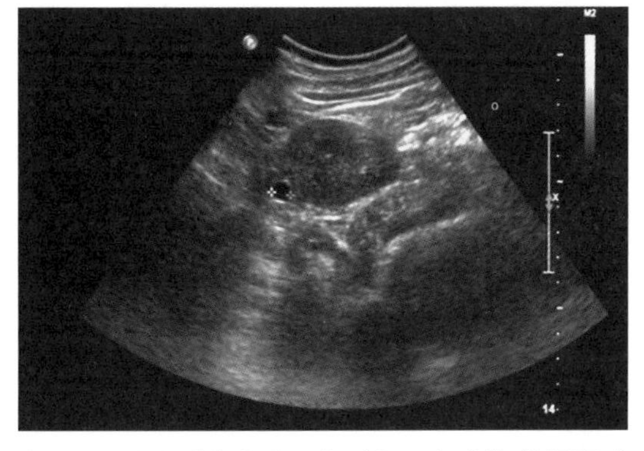

图 5-26 “实质内大小不超过招飞标准”的肾囊肿（囊肿大小 0.7cm）

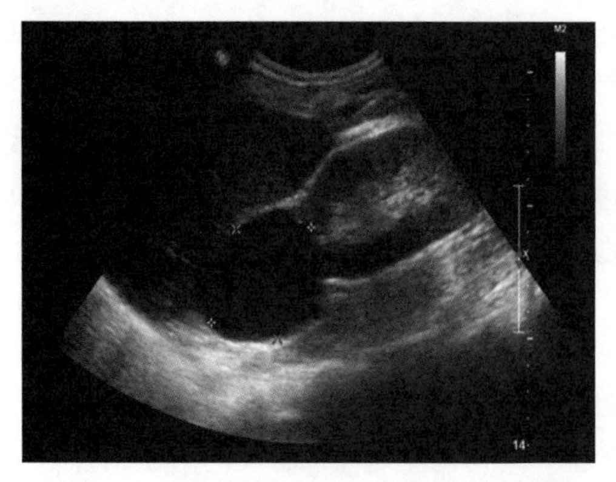

图 5-27 “包膜外大小超过招飞标准”的肾囊肿（囊肿大小 4.4cm×5.5cm）

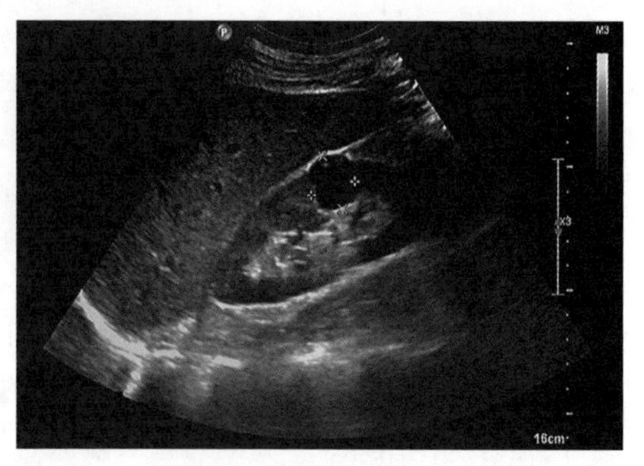

图 5-28 “实质内大小超过招飞标准”的肾囊肿（囊肿大小 1.9cm×2.3cm）

（二）鉴别诊断

通过上述手段，单纯型肾囊肿一般不难做出诊断，但须注意与囊性肾癌、肾细胞癌及肾外肿瘤等进行鉴别。如果在＜20 岁的个体发现肾囊肿，要排除肾先天发育问题或遗传性肾囊肿性疾病，主要包括多囊肾、髓质海绵肾、囊肿性肾发育不良和获得性囊肿性肾病等。

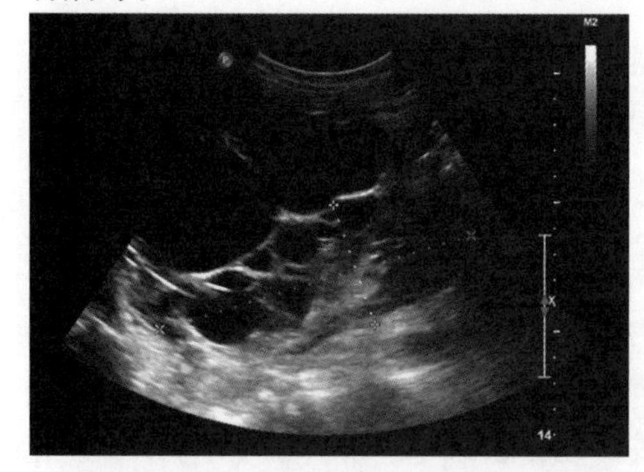

图 5-29 多囊肾（肾体积增大，4.9cm×13.1cm）

1. 多囊肾 超声表现为两肾增大，随病情轻重不同，肾增大程度各异，囊肿的多少和大小也各不相同。声像图所见往往是全肾布满大小不等的囊肿，肾内结构紊乱，不能显示正常肾结构，肾实质回声与肾窦回声分界不清。囊肿随年龄的增长而逐渐增多增大，囊肿出现越早，预后越差。肾体积增大，形态失常（图 5-29～图 5-31）；双侧肾发病，可伴发多囊肝、多囊脾、多囊胰等病变。

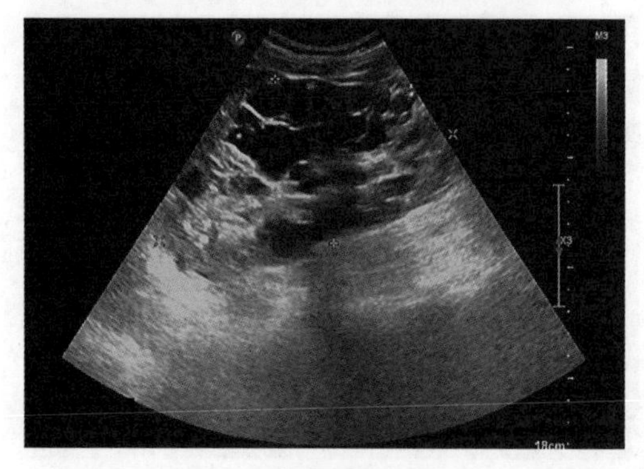

图 5-30 多囊肾（肾体积增大，8.0cm×15.3cm）

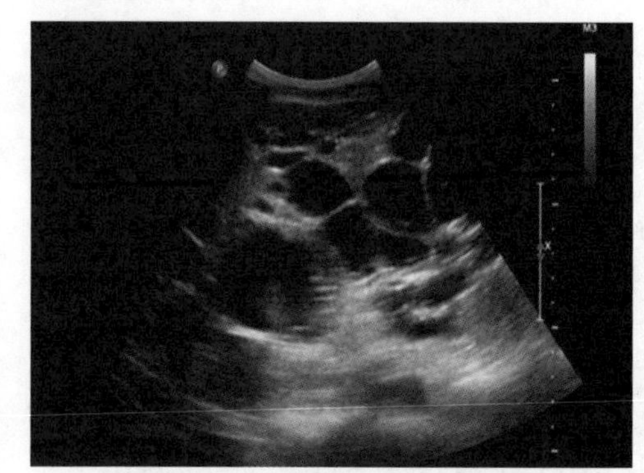

图 5-31 多囊肾（肾形态失常）

2. 髓质海绵肾 最常见的早期症状为间歇性或持续性多尿、血尿、腰痛、尿路感染等症状，随病情进展出现低钾麻痹、肾小管酸中毒、肾性骨病、慢性肾功能不全等。但由于其一般囊肿小，超声难以显示清楚，故检查意义不大，可根据实验室检查等手段筛查。

3. 囊肿性肾 发育不良，本病多为单侧发病，病变侧肾脏失去正常形态，被大小不一的不规则囊肿代替，失去功能，而对侧肾往往代偿性增生肥大。

4. 获得性囊肿性肾病 发生在终末期肾衰竭患者，长期透析患者更容易发生。

5. 孤立性多房囊肿 因其内有多个分隔形成很多小囊肿得名，病变一般较大，达到5cm以上，占据肾一极。病变有时增长迅速，并有癌变的报告。

6. 肾盂旁囊肿（肾盂憩室） 是一种先天发育异常。Amis提出将起源于肾窦的囊肿命名为肾盂周围囊肿，而将起源于肾窦外，侵入肾窦的囊肿命名为肾盂旁囊肿。目前临床上将以上两种均称为肾盂旁囊肿（图5-32，图5-33）。超声表现为位于肾窦或紧贴肾窦的囊性无回声区，肾盂旁囊肿与肾盂不相通，由于肾盂内压力较低，肾盂旁囊肿长期挤压肾盂，故较其他部位肾囊肿更容易引起压迫肾盂、血管、淋巴管的症状及并发症，可引起较严重的肾积水、肾血管性高血压及肾衰竭。而肾积水又是反复尿路感染、血尿、结石的易感因素。

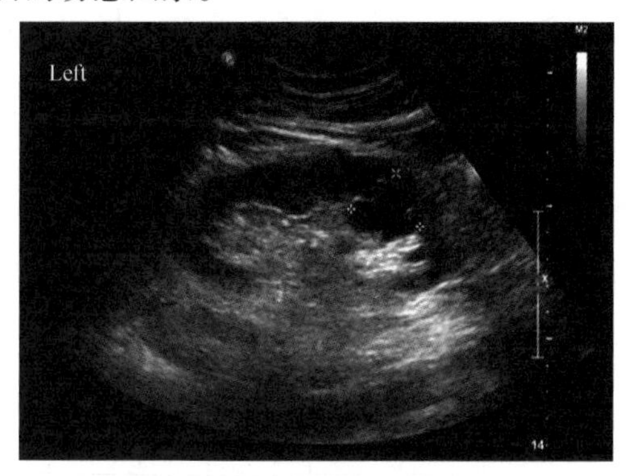

图5-32 “侵入肾窦”的肾盂旁囊肿

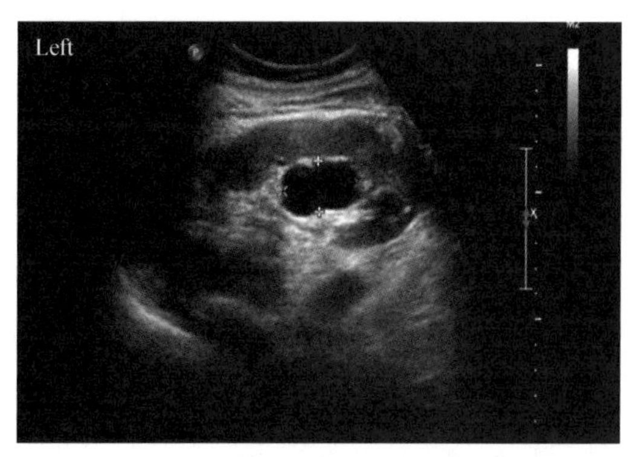

图5-33 “起源于肾窦”的肾盂旁囊肿

三、体检方法

扫查时应注意观察肾内无回声区的多少、大小及位置，囊肿之间肾组织是否正常。对于囊肿则应注意内部回声情况，观察有无回声浑浊增高的现象，从而判断是否合并出血或感染。对于多囊肾患者，应检查肝、脾、胰等器官是否有多囊性病变。

四、航空医学考虑

多囊肾、髓质海绵肾、囊肿性肾发育不良和获得性囊肿性肾病、肾盂旁囊肿等，均不符合招收飞行学员标准，此类疾病出现相应的症状及肾功能损伤可能性大，影响飞行员的飞行表现及职业生涯。例如，多囊肾常合并多囊肝、胰腺畸形、大脑畸形、动脉血管畸形，该病患者的肾中存在多个充满液体的囊肿，囊肿可能变为血性，囊肿也可能是化脓性感染的部位。临床常表现为高血压、血尿、多尿、腰痛甚至贫血，而且容易导致反复泌尿系感染和肾结石病程进行性发展。通常在40岁以后，患者的肾功能开始下降，且目前尚无有效的治疗手段能预防或延迟疾病的进展。

单纯性囊肿是空军飞行人员的常见病，且一般没有症状，吴阶平等学者认为，只要囊肿不压迫肾盂或其直径不超过3cm都不需要处理，另有国内外临床研究结果表明，囊肿年生长率为3.9%～5.0%。据此推算，直径2cm的单纯性囊肿增长至3cm需要20～25年，而年龄越大囊肿则越趋于稳定，故认为2cm以下囊肿（除外肾盂旁囊肿）不会对飞行人员的职业生涯造成影响。并且目前尚无肾囊肿飞行人员在受高空环境和负载的影响下，引起意外发生的例证和资料。

（赵国政　刘淑萍　孙　斌　李　利）

第四节　肾　积　水

尿液从肾盂排出受阻，蓄积后肾内压力增高，肾盂肾盏扩张，肾实质萎缩，功能减退，称为肾积水。

一、流行病学特点

（一）病因

肾积水是因泌尿系统梗阻导致的肾盂与肾盏扩张症状，尿路阻塞多由炎症、结石、肿瘤等原因引起，其可发生于患者泌尿道的任何部位。其中，儿童以先天性疾病，如肾盂输尿管连接处狭窄较多见；青壮年以损伤、结石、炎性狭窄常见；女性可能与盆腔疾病有关，老年男性则以良性前列腺增生最常见。

（二）发展规律

肾积水如并发感染则表现为急性肾盂肾炎症状，出现寒战、高热、腰痛及膀胱刺激症状等。如梗阻不解除，感染的肾积水很难治愈，或可能发展为脓肾。尿路梗阻引起肾积水，如梗阻长时间得不到解决，最终导致肾功能减退甚至衰竭。

二、诊断及鉴别诊断

（一）诊断

肾积水的诊断除确定肾积水存在及程度，还应明确引起肾积水的病因、梗阻部位、有无感染及肾功能损害情况。影像学对肾积水的诊断非常重要，包括超声、泌尿系统平片、尿路造影、磁共振及CT检查等。超声可以明确判定增大的肾是实性肿块还是肾积水，并可以确定肾积水的程度和肾皮质萎缩情况，无创伤，简便易行，可作为首选检查。

肾积水程度在超声声像图上的表现分为轻、中、重度三种程度。轻度肾积水：肾的形态、大小没有改变，肾窦前后分离超过 1.5 ～ 2cm，肾盂肾盏均出现轻度扩张，但肾实质厚度和肾内血流不受影响（图 5-34 ～图 5-36）；中度肾积水：集合系统分离为 2.1 ～ 3.5 cm，肾实质成像为轻度变薄，肾窦区显示为手套状或烟斗状无回声区，肾小盏的终末端及肾锥体顶端轮廓平坦，肾外形及肾内的其他结构未发生明显改变（图 5-37，图 5-38）；重度肾积水：集合系统分离在 3.6 cm 以上，肾实质发生明显改变，出现明显变薄，成像显示不清楚，肾外形呈增大表现，肾体积明显变大，肾皮质变薄或完全萎缩，肾窦区呈现囊性扩张，扩张的肾盏形成的液性暗区形态一般较规则，大小相近，以肾盂为中心呈放射状排列，特别在横断面时其周边可呈梅花瓣形，液性暗区互相通连，在肾的外层可见被不同程度压缩的肾实质层（图 5-39 ～图 5-42）。

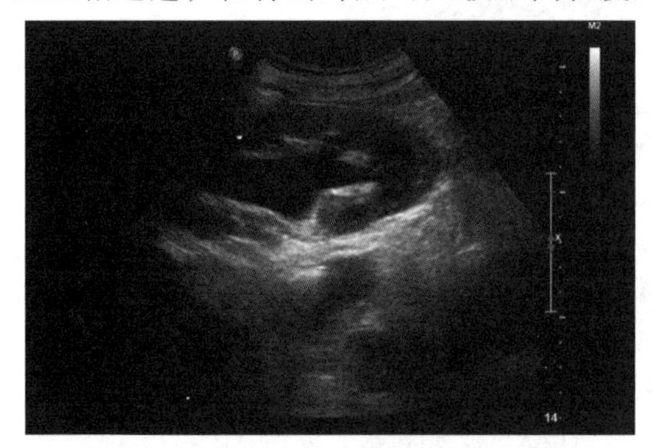

图 5-34 轻度肾积水，肾盂肾盏轻度扩张

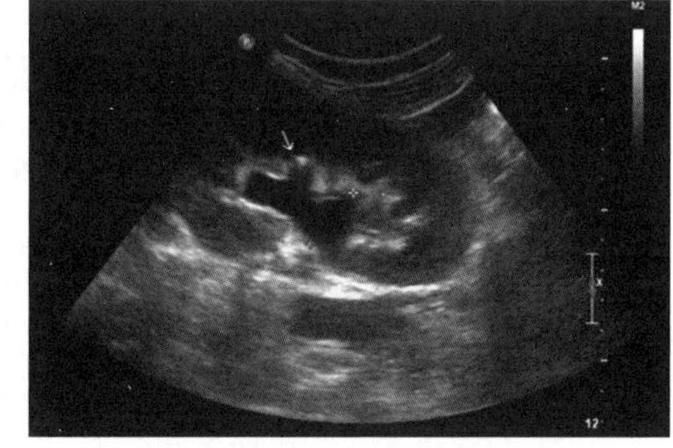

图 5-35 轻度肾积水伴肾结石

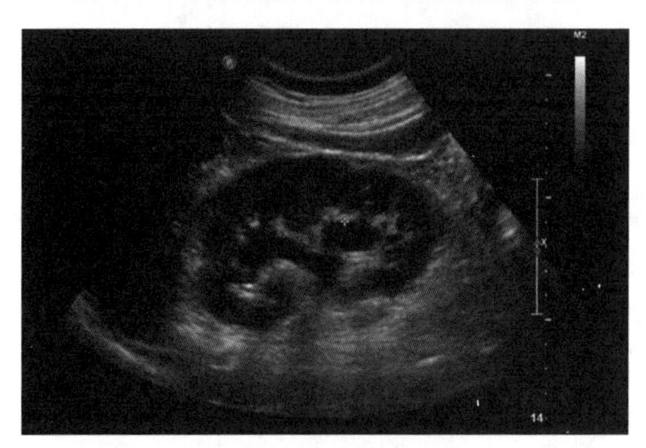

图 5-36 轻度肾积水

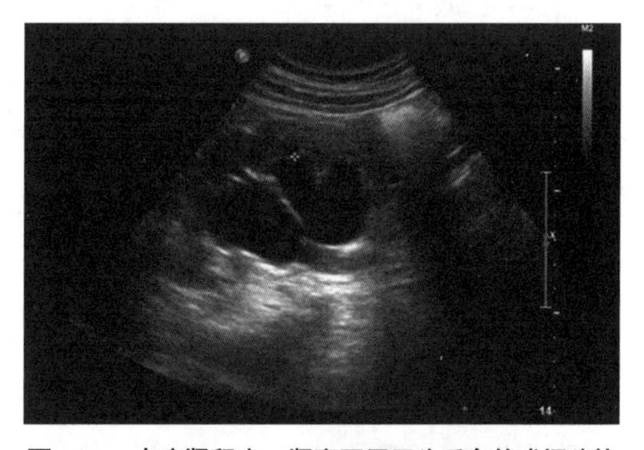

图5-37 中度肾积水，肾窦区显示为手套状或烟斗状

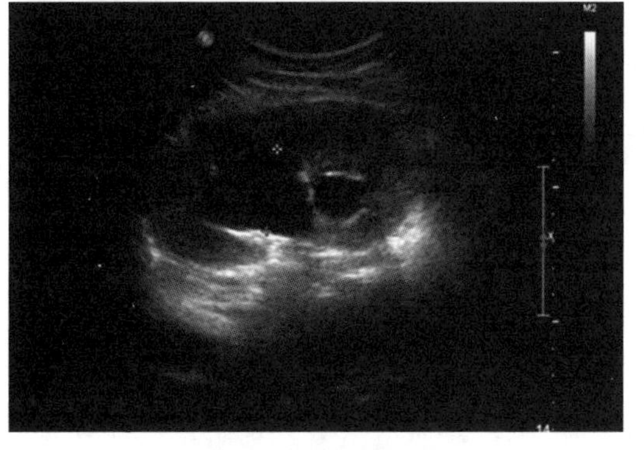

图 5-38 中度肾积水

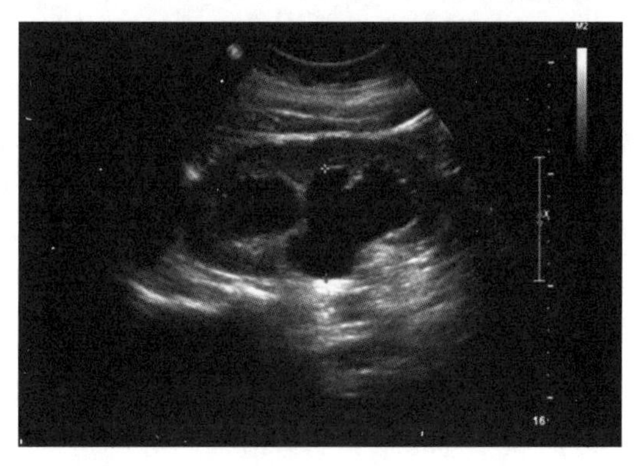

图 5-39 重度肾积水，肾皮质变薄（1）

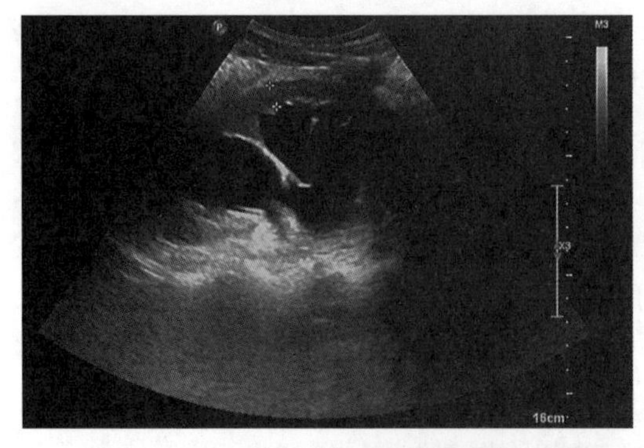

图 5-40　重度肾积水，肾皮质变薄（2）

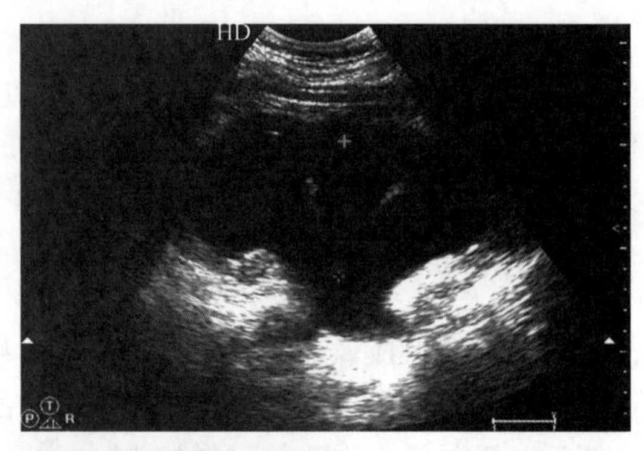

图 5-41　重度肾积水，肾皮质变薄，肾窦区呈梅花瓣形

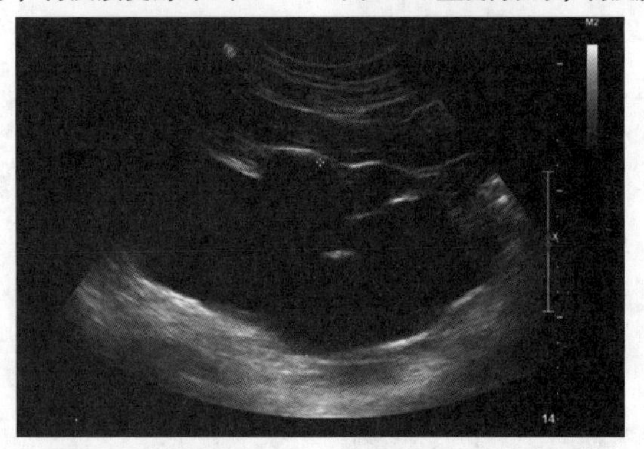

图 5-42　重度肾积水，肾体积增大、皮质萎缩

（二）鉴别诊断

1. 多囊肾　表现为双侧发病，肾内充满大小不等的囊肿且彼此不相通，且多囊肾一般具有家族史，可伴发多囊肝，而重度肾积水少有；重度肾积水多能查出病因，如结石、肿瘤、结核或先天性畸形等，而多囊肾则无明显诱因。

2. 多发性肾囊肿　超声检查可见多个大小不等的肾内和肾表面囊肿。肾体积不均匀增大，囊肿部分凸出肾表面，正常肾外缘光滑清晰，单侧或双侧发生病变。中 - 重度肾积水在超声检查时易将积水扩张的肾小盏视为囊肿，尤其在肾皮质变薄时更容易混淆。肾体积均匀增大，多是大的液性暗区，肾边缘呈大波浪纹样形状。一侧病变为主，部分患者可发现引起梗阻的病因。

3. 生理性肾窦回声分离　在生理情况下，膀胱过分充盈、大量饮水或利尿药的应用，可使肾盂内存有少量尿液，声像图出现肾窦回声轻度分离，无明显的输尿管扩张和肾皮质改变，不同于尿路梗阻引起的肾积水，在排尿后或利尿期过后，肾窦回声分离现象消失。一般 1.5cm 以上的肾窦前后分离可确定为肾积水，而 1.0cm 以下的肾盂前后分离可能为生理性肾窦分离。

三、体检方法

一般 1.5cm 以上的肾盂回声分离可确定为肾积水，肾盂回声分离的标准测量切面为背部纵切，测量肾窦内液性无回声区的前后径，其他径线测量均不准确。

四、航空医学考虑

肾内尿液积聚、压力升高，造成肾盂与肾盏扩大和肾实质萎缩，肾积水患者发病初期往往无明显临床症状，疼痛症状也较轻，但一旦出现间歇性肾积水症状，患者可出现明显的肾绞痛症状，疼痛感强烈，且多伴有恶心、呕吐、腹胀及少尿等，影响患者的身心健康。而重度肾积水，肾实质显著破坏、萎缩，引起肾性高血压或合并严重感染，肾功能严重丧失。此类进展性肾疾病患者不适合航空军事任务，因为飞行员在执行任务时可能缺少必要的医疗措施，将加速肾功能的衰退。

（赵国政　刘淑萍　孙　斌　李　利）

第6章

妇科疾病

女性有着不同于男性的特殊卫生保健需求，但不影响其对航空事业的参与和贡献。一份来自美国军事航空实验室的资料显示，1987～1990年774名女性参加军事飞行训练，因泌尿生殖系统疾病不合格者占1.16%，其中包括宫颈发育不良、痛经、子宫内膜异位症等。高空飞行使得一些妇产科疾病的发病特点在女性飞行员中不同于地面工作的女性。已有研究表明，在飞行因素的作用下，女飞行员和乘务员的下丘脑–垂体–性腺轴功能可有不同程度的改变，从而影响内分泌功能，主要表现为月经周期异常和痛经患病率明显高于地面组，高达40%。因此招飞标准是月经异常和功能失调性子宫出血（简称功血）不合格（由于环境改变或精神因素所致一时性月经异常合格）。功血是调节生殖的神经内分泌机制失调引起的异常子宫出血，而全身及内外生殖器官无器质性病变存在。功血主要表现为子宫不规则出血，月经频发，经期延长等。其病理生理改变是下丘脑–垂体–性腺轴的神经内分泌调控异常，或卵巢局部调控异常。有报道，功血的发生率占妇科门诊的10%。女飞行员的月经不调发生率较高，文献报道女乘务员的月经异常率（22.4%～42.5%）显著高于地面工作的女职工（8.3%～11.6%），这与飞行人员特殊的职业环境有关，飞行环境变化和过度紧张的状态应激导致性激素分泌失衡而致月经紊乱。生殖系统发育异常、肿瘤、慢性疾病和病史不合格。

第一节　子宫先天发育异常

子宫畸形分为先天性子宫畸形和获得性子宫畸形，招飞体检中主要是指先天性子宫畸形。先天性子宫畸形是女性生殖器官发育异常中最常见的一种，包括子宫未发育或发育不全、单角子宫、双子宫、双角子宫、纵隔子宫、弓形子宫、己烯雌酚（DES）相关异常。

一、流行病学特点

先天性子宫畸形是女性生殖器官发育异常中最常见的一种，据文献报道，其发生率为 0.1% ～ 10%。子宫畸形可导致不孕，还可导致多种妊娠并发症的发生。不孕患者中子宫畸形的发病率为 2.4%。子宫畸形患者妊娠并发症的发生率较正常子宫者显著增高，如流产、早产、先露异常等。既往资料对先天性子宫畸形的妊娠相关研究发现，不孕率为 20% ～ 30%，流产率为 30% ～ 40%，早产率为 10% ～ 20%，总围生儿死亡率为 11%。先天性子宫畸形的分型目前较常采用的是 1988 年美国生殖协会（AFS）的分类。Ⅰ型：子宫未发育或发育不全，主要包括先天性无子宫、始基子宫、幼稚子宫 3 种。Ⅱ型：单角子宫分为单纯单角子宫、残角有宫腔且与单角子宫宫腔相通、残角有宫腔与单角子宫宫腔不相通、残角为实体。Ⅲ型：双子宫，两侧副中肾管未融合，各自发育为独立的子宫和子宫颈。Ⅳ型：双角子宫，两侧副中肾管尾端大部分融合，仅在宫底融合不全。Ⅴ型：纵隔子宫，两侧副中肾管融合完全，间壁未吸收，分为不完全纵隔子宫和完全纵隔子宫。Ⅵ型：弓形子宫，两侧副中肾管融合不全致宫底发育不良，宫壁略向宫腔突出而呈鞍状。Ⅶ型：DES 相关异常，母体在妊娠 2 个月内服用 DES 致副中肾管发育缺陷。先天性子宫畸形中，纵隔子宫最常见，综合文献报道的 1392 例先天性子宫畸形病例，纵隔子宫占 34.9%，双角子宫占 26%，弓形子宫占 18.3%，单角子宫占 9.6%。

二、诊断及鉴别诊断

1. *正常子宫* 纵切呈倒梨形，轮廓光滑清晰，肌层均质性中等强度回声。成年妇女正常子宫参考值：纵径 7.0 ～ 8.0cm，前后径 3.0 ～ 4.0cm，横径 4.0 ～ 5.0cm，宫颈长度 2.5 ～ 3.0 cm，子宫体与子宫颈的比例：成年妇女为 2 ∶ 1，婴儿期为 1 ∶ 2（图 6-1，图 6-2）。

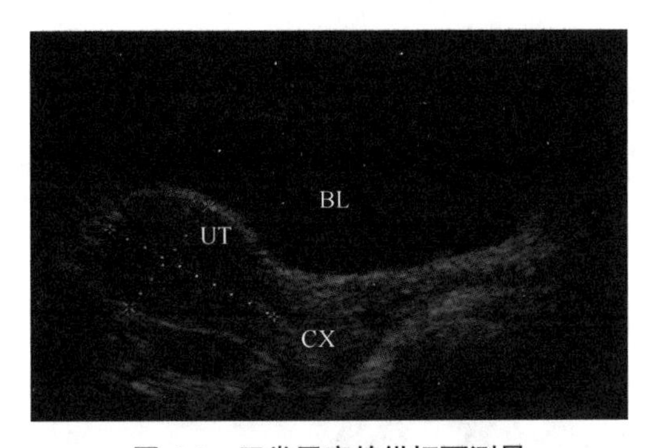

图 6-1 正常子宫的纵切面测量

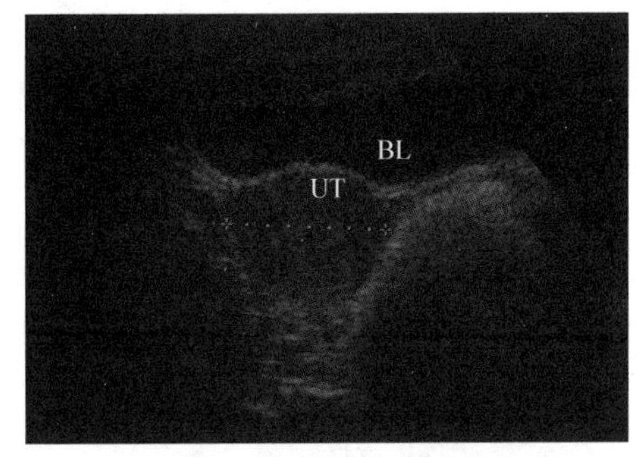

图 6-2 正常子宫的横切面测量

2. *子宫未发育或发育不全* 超声检查显示先天性无子宫：找不到子宫轮廓；始基子宫：正常子宫位置未见正常子宫形态及内膜回声，仅见小实质子宫；幼稚子宫：子宫较正常小 1/2 以上，且子宫体与子宫颈比例为 1 ∶ 1 或 1 ∶ 2（图 6-3）。

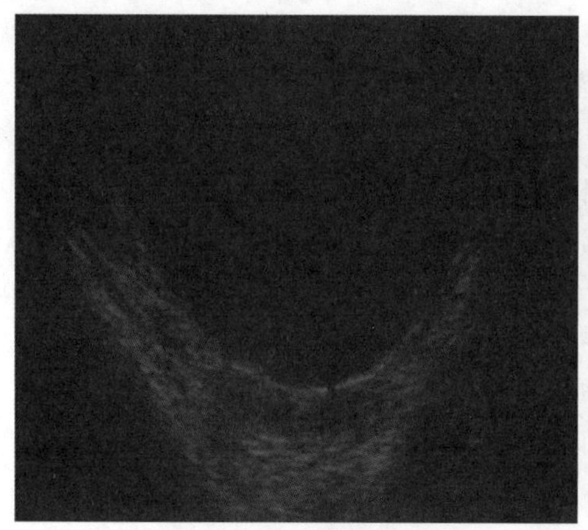

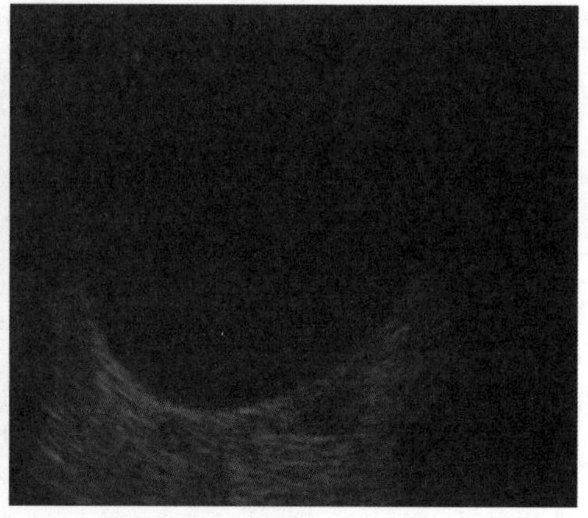

图 6-3　幼稚子宫超声图像：膀胱充盈好，其后方可见较正常小的子宫

3. 单角子宫　超声检查显示子宫体呈梭形，内膜朝向一侧，呈单角状，残角表现为在子宫另一侧中下段向外延伸的结构（图 6-4）。

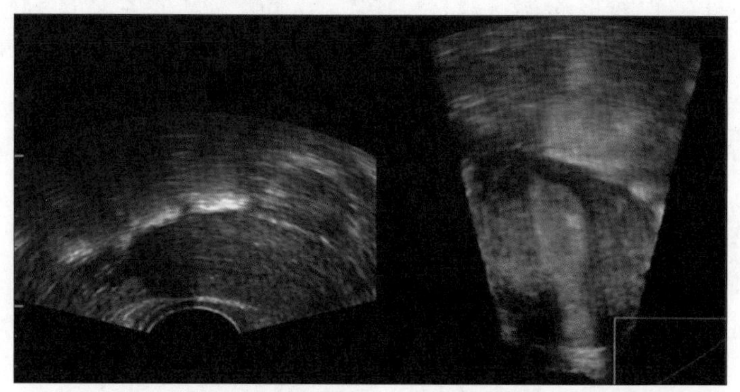

图 6-4　单角子宫并残角子宫，三维图像显示更加清晰

4. 双子宫　包括双子宫、双宫颈和双子宫、单宫颈，超声检查显示膀胱充盈后耻骨联合上横切，可见双侧近乎对称的两个子宫体和两个子宫腔回声，两个子宫体可大小相等，也可大小不等，子宫颈回声显示为两个，纵切时显示一个偏右或一个偏左的两个完整子宫，大小及形态、位置不完全相同，常见一大一小。双子宫、单宫颈膀胱充盈后耻骨联合上横切为双子宫、分叶状宫腔回声，可呈 V 字形，子宫颈为单一回声，纵切时可见两个不同子宫体，却共有一个子宫颈（图 6-5，图 6-6）。

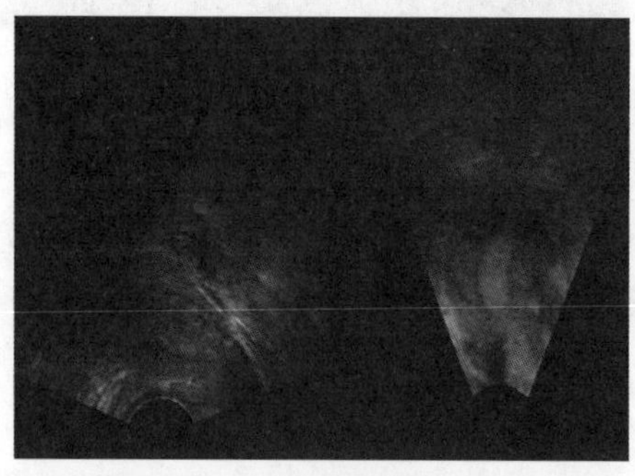

图 6-5　双子宫双宫颈，横切面显示两个宫体，大小基本相等，纵切面显示两个子宫腔（1）

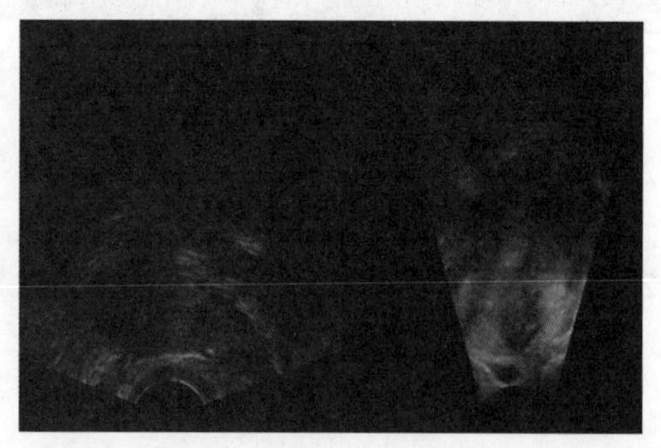

图 6-6　双子宫双宫颈，横切面显示两个宫体，大小基本相等，纵切面显示两个子宫腔（2）

5. 双角子宫　超声检查显示子宫外形不规则，宫底部凹陷明显，深度可达 2 ～ 3 cm 以上，内膜在子宫底分离形成两角状突起，似 Y 形，夹角＞ 105°（图 6-7）。

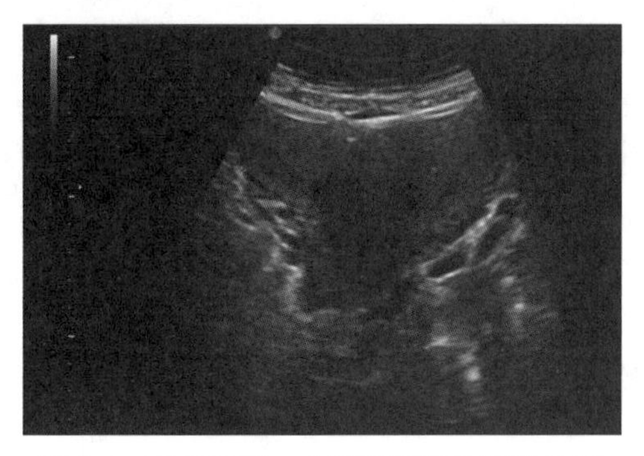

图 6-7　双角子宫，内膜在宫底分离似 Y 形

6. 纵隔子宫　超声检查显示子宫体中央可见一与宫壁回声相似的隔状物（图 6-8）。

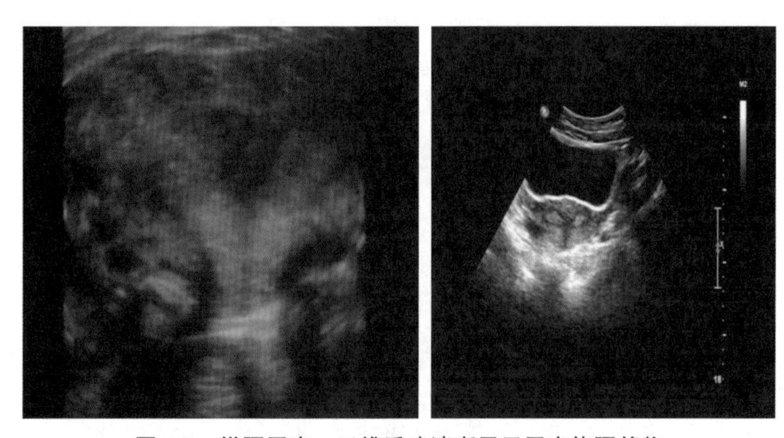

图 6-8　纵隔子宫，三维重建清晰显示子宫体隔状物

7. 弓形子宫　超声检查显示子宫底肌层增厚向子宫腔隆突，呈弓状或马鞍状（图 6-9）。

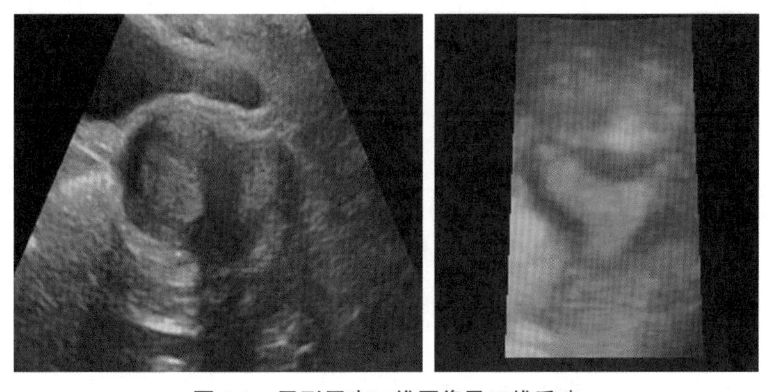

图 6-9　弓形子宫二维图像及三维重建

多普勒超声在子宫发育异常中无特异性，凡双子宫均可显示每个子宫正常的弓状动脉、放射状动脉及螺旋动脉。在幼稚子宫，动脉仅显示少许细小点状血流。

三、体检方法

经腹二维超声是诊断子宫畸形的首选检查方法，后出现了经阴道超声、彩色多普勒超声、三维超声、超声宫腔造影技术等诊断方法。子宫输卵管造影可显示出子宫腔形态，无法显示子宫肌层及外部轮廓，仅可显示部分子宫畸形。MRI 对软组织的分辨率高，可多参数、多平面成像，三维立体地显示子宫形态和宫腔结构，是诊断子宫畸形的可靠方法。宫腔镜联合腹腔镜是诊断子宫畸形的金标准。招飞体检主要是经腹部超声检查。

四、航空医学考虑

子宫先天性发育异常可导致不孕，还可导致多种妊娠并发症的发生。子宫畸形患者妊娠并发症的发生率较正常子宫者显著增高，如流产、早产、先露异常等。因此，子宫先天性发育异常会造成心理和精神的伤害，可能会出现一系列心理问题和精神症状，这些问题可能会对飞行表现和任务完成造成影响，因此不适合飞行。

（刘淑萍　李　利　赵国政）

第二节　子宫肌瘤

子宫肌瘤是妇女常见的疾病，为一种实质性良性肿瘤，由平滑肌和少量纤维组织构成，切面呈漩涡状线纹，借疏松结缔组织与子宫壁分界。子宫肌瘤分为子宫壁间肌瘤、浆膜下肌瘤和黏膜下肌瘤三种。其病理学变化有玻璃样变、囊样变、钙化、红色变性等，恶性变为肉瘤样变。子宫肌瘤好发于育龄妇女及围绝经期妇女，可出现月经增多和月经不规律，较大肌瘤可在腹部触及包块。

一、流行病学特点

（一）发病率

子宫肌瘤是女性生殖系统最常见的良性肿瘤，育龄妇女的发病率为 20% ～ 25%，40 ～ 50 岁妇女为 51.2% ～ 60%。

（二）病因

多数学者认为，子宫肌瘤的发生发展与女性激素密切相关，也是子宫切除的最常见原因。近年研究发现，子宫肌瘤的发病机制与遗传因素、生长因子、免疫细胞、微量元素等关系密切。关于遗传学与子宫肌瘤关系的流行病学研究显示，子宫肌瘤的发生有明显的种族差异和家族遗传倾向，美国黑色人种子宫肌瘤的发病率比白色人种高

3.4 倍。相关文献报道，子宫肌瘤具有染色体结构异常，包括常染色体和性染色体的异常。雌、孕激素与子宫肌瘤的关系：多数学者认为子宫肌瘤是一种卵巢依赖性良性肿瘤，外源性给予雌激素或妊娠时子宫肌瘤迅速增大、使用促性腺激素释放激素激动剂治疗或绝经后雌二醇浓度降低时，子宫肌瘤萎缩变小，证明雌激素是子宫肌瘤发生和发展的促进剂。

（三）发展规律

一些研究显示，25% 的育龄女性患有子宫肌瘤，但是大多数人在 30 岁或 40 岁才会出现症状。肌瘤可能生长在子宫壁、子宫外表面或是宫腔内，肌瘤生长伴随着透壁的危险。肌瘤的大小、数量、生长能力不同，对雌激素的响应也不同。一般来说，它们终身都在进展，但在绝经之后，随着体内雌激素的减少，可能会维持稳定或退化。它们通常是无症状的，在年度常规体检时监测即可。当出现症状时，发现急剧生长时，或与不孕相关等情况下，才会考虑治疗。子宫肌瘤很少发生恶变，发展为平滑肌肉瘤仅有不到 1% 的可能。大多数子宫肌瘤并无症状，但 1/3 的患者有骨盆压痛，并自述有痛经。约 30% 的子宫肌瘤患者经历过不正常的子宫出血，即经期不规则，典型表现为经量增多和经期延长，久而发生缺铁性贫血，浆膜下肿瘤或多发性肿瘤则可能造成生殖功能障碍。

二、诊断及鉴别诊断

（一）二维超声

子宫增大，形态不规则，可局限性突起，宫腔线回声偏移。

1. 肌壁间肌瘤　结节常呈漩涡状低回声或中等回声，常与正常肌壁分界清，可有包膜或无包膜回声，也可向子宫表面突出，可因压迫致宫腔线偏移（图 6-10）。

2. 浆膜下肌瘤　子宫肌瘤完全突出于子宫以外（图 6-11）。

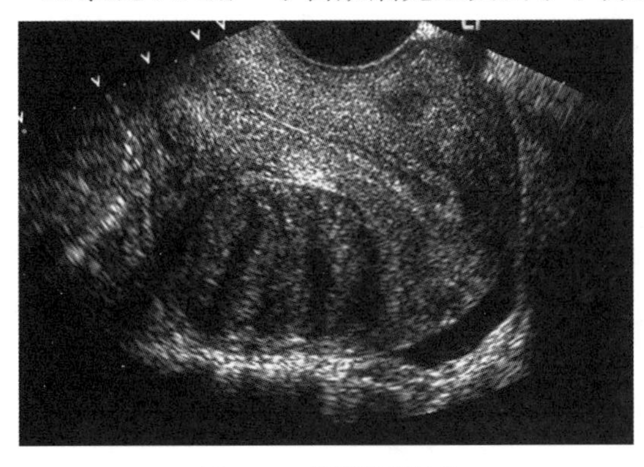

图 6-10　肌壁间肌瘤

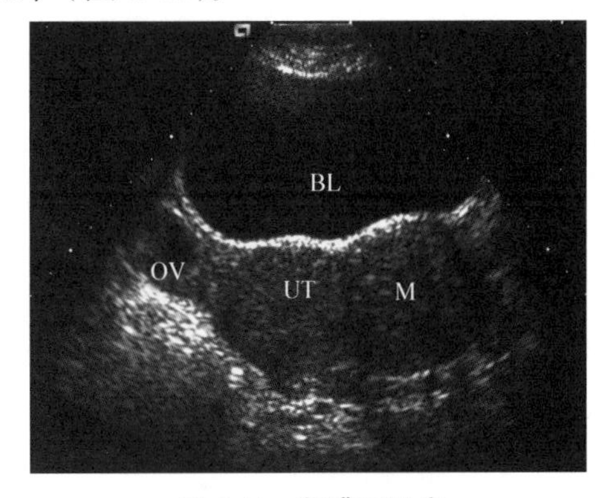

图 6-11　浆膜下肌瘤

3. 黏膜下肌瘤　子宫肌瘤突向宫腔，较大时可脱入子宫颈及阴道，具有一般肌瘤的特征，但回声强于内膜，有球体感，分界清楚，也可部分在肌壁间，部分突向宫腔，较小的黏膜下肌瘤则需经阴道超声检查确诊（图 6-12）。

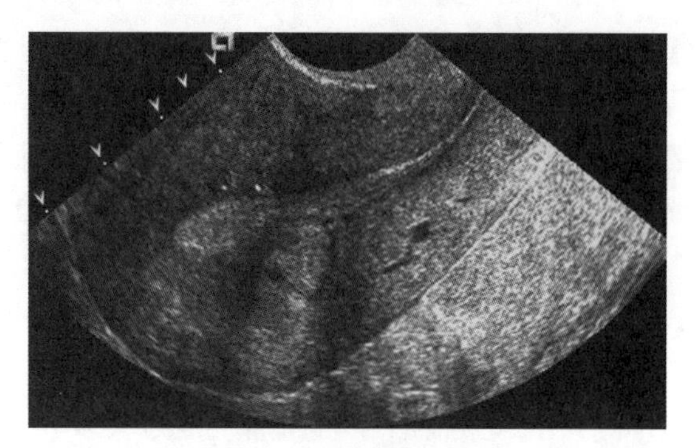

图 6-12　黏膜下肌瘤

4. *肌瘤变性*　出现小的不规则低回声，不均匀或均匀；脂肪变时则为均匀的高回声；肌瘤出现肉瘤样变性时迅速增大，结节内回声紊乱，不均匀（图 6-13，图 6-14）。

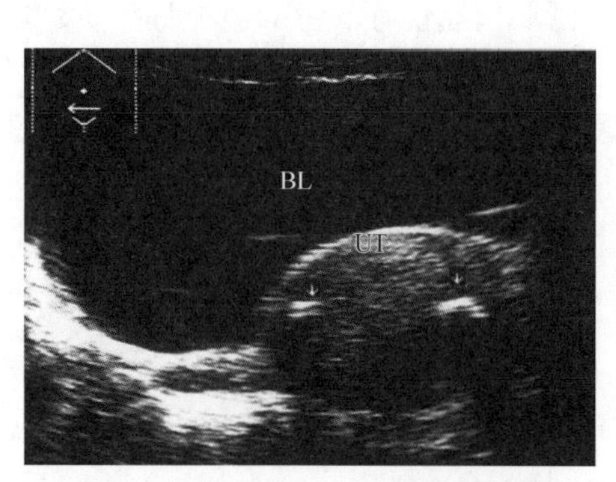

图 6-13　肌瘤钙化时，则出现砂粒状、团状或带状强回声，伴有声影

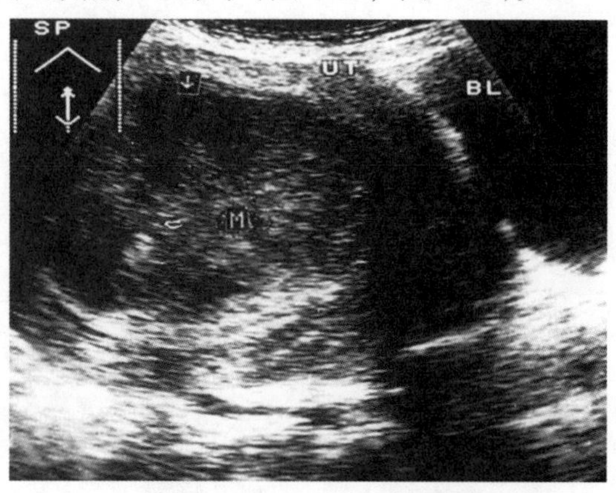

图 6-14　肌瘤玻璃样变、液化或囊性变时可出现不规则的低回声或无回声区

（二）多普勒超声

除围绕子宫肌瘤显示呈高阻力型的环状或半环状血流外，也可见进入肌瘤结节内的血流，其余子宫肌壁血流显示正常。

（三）超声造影

外周静脉注入造影剂，早期显示肌瘤周围环状强回声包膜，以后肌瘤结节内逐渐充满强回声，成为强回声结节或等回声结节。造影剂可比正常宫壁消退快，也可同步消退。

三、航空医学考虑

大多数子宫肌瘤生长比较缓慢，无临床症状，在年度常规体检时监测即可，子宫肌瘤很少发生恶变，发展为平滑肌肉瘤的概率＜ 1%。但随着肌瘤的增大，1/3 患者可有骨盆压痛，并自述有痛经。有症状的子宫肌瘤因为痛经、经量过多、贫血或是压迫症状，如压痛、胀气或尿频、尿急可影响飞行人员飞行时的注意力而造成严重危险，继发性贫血可导致组织血氧浓度减少而降低器官功能，表现为疲劳、全身乏力、耐力降低、头晕和 G_z（载荷）忍受力降低。因此认为，有症状的子宫肌瘤不合格，黏膜下肌瘤容易造成经量过多，浆膜下肌瘤容易出现压迫症状，肌壁间肌瘤出现症状较晚，因此认为肌壁间小肌瘤无症状者可以综合评定合格。

（刘淑萍　李　利　赵国政）

第三节　子宫内膜异位症

子宫内膜异位症在1860年首次被描述，并且从此一直困扰着临床医师。20世纪90年代，在一份关于15～44岁妇女疾病的摘要中，它是第三大常见的诊断确定的妇科疾病。

一、流行病学特点

（一）发病率

育龄妇女中子宫内膜异位症的发病率是6%～10%，并且在痛经或不明原因不孕的女性中高达35%～50%。招飞体检对象是高中毕业生，女学员年龄一般为17～20岁，正处于青春期年龄段。世界卫生组织将青春期年龄定义为10～24岁,我国为10～20岁。国内外的文献报道显示，青春期子宫内膜异位症的发病率约为1.7%，而且青春期子宫内膜异位症常有生殖道发育异常，有报道此比例达到11%～40%。

（二）病因

虽然子宫内膜异位症发病率较高，但其病因学仍然不是很明确，有一些提议指出，妇女子宫内膜异位症与遗传易感性相关。正常妇女子宫内膜覆盖在子宫腔内，因某种原因使子宫内膜生长在子宫体以外的位置，如输卵管、卵巢、肠壁及盆腔等，引起子宫内膜异位症。异位的子宫内膜受卵巢雌激素影响出现周期性出血，引起周围组织纤维化，异位到卵巢最多见，形成卵巢巧克力囊肿，常为双侧，中等大小，壁厚，腔内为陈旧出血，形成巧克力样黏稠积血，与周围粘连。子宫内膜腺体及间质侵入子宫肌层时称为子宫腺肌病，常弥漫分布于整个肌层，周期性出血使子宫均匀性增大，如病灶局限酷似肌瘤结节，称为腺肌瘤。

（三）发展规律

子宫内膜异位症常伴痛经、月经量增多及子宫增大。症状性子宫内膜异位症通常是进展性疾病。在疾病发生和发展过程中，其临床表现是变化的和不可预知的。子宫内膜异位症被认为是约15%盆腔疼痛病例的潜在原因。子宫内膜异位症最常见的症状是疼痛，约3/4患者有过盆腔疼痛和（或）痛经。盆腔疼痛可位于下腹部、下背部,除了与月经相关，还与运动、排尿或排便有关。子宫内膜异位症的症状包括慢性盆腔痛、痛经、深性交疼痛、低生育能力、子宫异常出血、慢性疲劳、腰背痛和肠道或膀胱症状。

二、诊断及鉴别诊断

（一）卵巢巧克力囊肿

子宫内膜异位症最多见异位到卵巢形成的巧克力囊肿，中等大小，囊壁厚、不规则，囊内为无回声区，伴少许点状和带状回声，囊肿与周围组织粘连，常紧贴子宫侧壁。直肠子宫陷凹内可有液性暗区。多普勒超声显示卵巢巧克力囊肿仅见囊肿壁上有点状血流，囊肿周围可见正常附件区血流（图 6-15，图 6-16）。

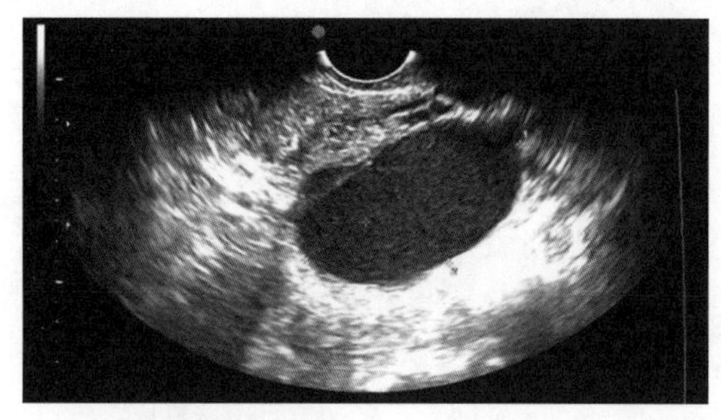

图 6-15　卵巢巧克力囊肿（1）

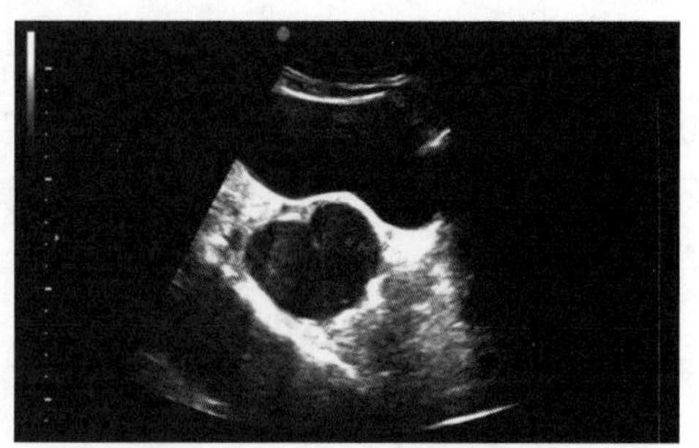

图 6-16　卵巢巧克力囊肿（2）

（二）子宫腺肌病

子宫腺肌病又称子宫腺肌症，子宫钝圆、饱满，呈球形增大，后壁增厚明显，宫腔线呈弓状前移，子宫肌壁回声不均匀，呈斑片状高回声。多普勒超声：子宫腺肌病时子宫肌壁血流丰富，动脉增粗，排列紊乱，浆膜下尤为显著，呈蚯蚓状，呈高流速、高阻力型血流特征（图 6-17）。

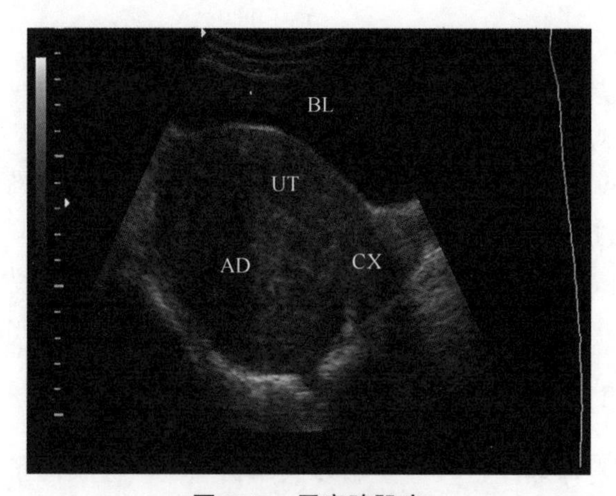

图 6-17　子宫腺肌病

（三）子宫腺肌瘤

子宫腺肌瘤大小为 1 ～ 3cm，似肌瘤样结节，回声高，通常是子宫腺肌病伴腺肌瘤。

（四）子宫内膜异位症异位在盆腔其他部位

声像图上可不显示，也可显示为肠管、网膜炎性粘连高回声或包裹性液性暗区。上述变化随月经周期变化而变化。

子宫腺肌病及卵巢巧克力囊肿近年来发病率不断增加，典型病例很容易诊断，不典型时诊断较困难，必须紧密结合临床及超声检查共同进行诊断。必要时行超声造影或MRI 进一步检查。

三、航空医学考虑

子宫内膜异位症通常是一种进展性疾病。在疾病发生和发展过程中，其临床表现是变化的和不可预知的。子宫内膜异位症患者的疼痛，通常从轻微的不舒服开始，数小时或数天后进展到令人注意力分散的严重不适。这种痛苦最初可能是可预测的，并且有发生在月经前期的模式，但随着时间的推移进行性加重。美军空军特许飞行标准规定，曾患子宫内膜异位症的飞行类别 FCI/IA 是没有资格的，飞行不合格，空军招收飞行学员体格检查标准不合格。

（刘淑萍　李　利　赵国政）

第四节　卵巢疾病

卵巢肿瘤是最常见的女性生殖器官肿瘤，可发生在任何年龄。生育年龄卵巢肿瘤以良性居多，青春期前及绝经期后则以恶性肿瘤居多。超声诊断卵巢肿瘤已成为必不可少的有效诊断方法。

卵巢肿瘤分为赘生性肿瘤和非赘生性囊肿，卵巢赘生性肿瘤属真性肿瘤，即便是良性也应切除，预防恶变，常见的有囊腺瘤、畸胎瘤及卵巢恶性肿瘤，这些病变根据招飞体检标准不合格。卵巢非赘生性囊肿不属于卵巢真性肿瘤，为潴留性囊肿，多能自行消退，不需手术切除。临床可无任何症状，也可有月经不规律，多在查体时发现，需注意临床症状及内分泌化验检查。主要包括卵泡囊肿、黄体囊肿、黄素囊肿、多囊卵巢、卵巢血肿等，招飞体检时鉴别诊断很重要，尤其是卵泡囊肿和部分黄体囊肿是生理性改变，可以自行消失，明确诊断后应该是招飞合格。

一、流行病学特点

卵巢青春期附件多数为卵巢非赘生性囊肿和良性卵巢肿瘤，极少数为生殖细胞肿瘤。Van 等报告 521 例婴儿期、儿童期及青春期附件包块，其中 92% 为良性，包括 335 例（64%）非赘生性囊肿及 144 例（28%）良性卵巢肿瘤。由于青春期卵巢肿物的发生，与卵巢功能开始活跃有关。进入青春期卵巢开始排卵后，各种生理性囊肿开始产生。良性卵巢肿瘤的发生也可能与卵巢活动有关。由于青春期少女未建立或刚刚建立成熟的下丘脑 – 垂体 – 卵巢轴，排卵次数远较成年妇女少，故较易发生生殖细胞肿瘤。

二、诊断及鉴别诊断

（一）卵巢非赘生性囊肿

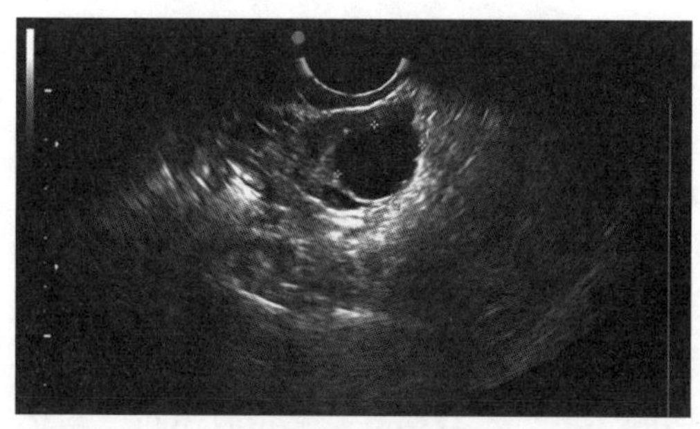

图 6-18　正常卵泡

1. 卵泡（滤泡）囊肿　由于卵巢内的卵泡闭锁，卵泡液积聚而成，可单个或多个，囊液清亮，能自行吸收，吸收后卵巢恢复正常大小。囊肿一般大小为 2 ～ 5cm，偶可较大。二维超声显示卵巢处有一囊肿，圆形或椭圆形，壁光滑，其内液性暗区清亮，单房，其旁可显示部分正常卵巢组织（图 6-18）。

2. 黄体囊肿　由黄体血肿液化形成，分泌孕激素，常于妊娠早期出现，妊娠 3 个月后能自行消退。也可在正常月经周期黄体中出现，一般直径约 5cm。二维超声显示卵巢处有一囊肿，圆形或椭圆形，壁光滑，其内液性暗区清亮，单房。若妊娠时出现，宫腔内可见正常的妊娠囊、卵黄囊及胚胎（图 6-19，图 6-20）。

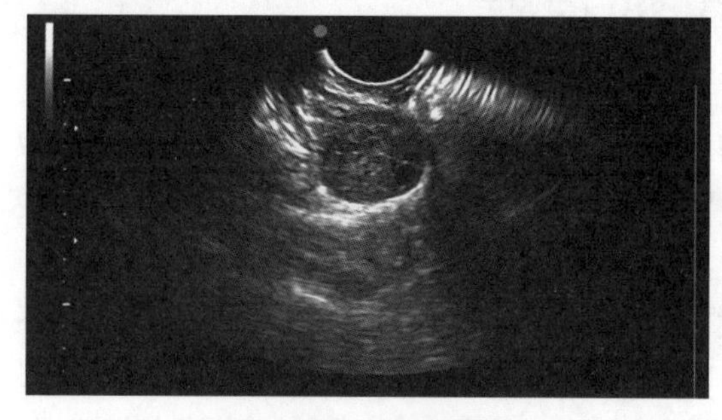

图 6-19　黄体囊肿

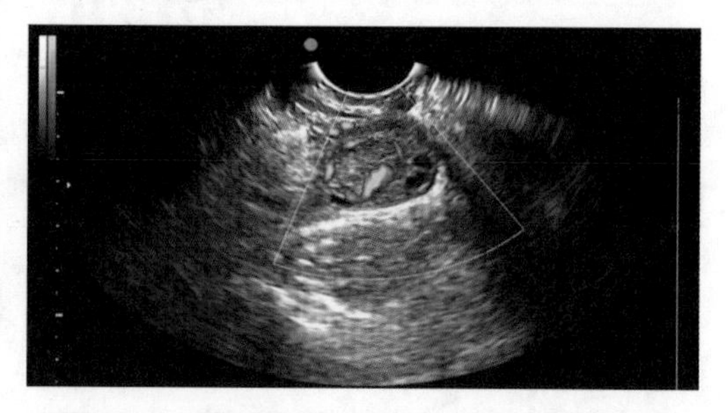

图 6-20　黄体囊肿，彩色血流显示环状血流

3. 黄素囊肿　发生于滋养细胞疾病时，由于大量绒毛膜促性腺激素刺激而形成。常为双侧性，多房，可达儿头大小，滋养细胞疾病治愈后，囊肿即消退。子宫可有滋养细胞疾病一系列变化。二维超声显示双侧卵巢各有一囊肿，二者大小可不一致。呈圆形或椭圆形，壁光滑，其内液性暗区伴多个分隔光带，将液区分为多个房腔。子宫可有滋养细胞疾病一系列的二维图像及彩色多普勒变化。

4. 多囊卵巢　临床表现为月经失调、月经减少、闭经、多毛、不孕、肥胖等症状，分泌大量雄激素，治疗后可恢复正常。二维超声显示双侧卵巢均匀一致增大，如鸡蛋大小，表面光滑，壁增厚，其内有大小不等的闭锁卵泡，呈小囊肿状，每侧卵巢一个切面卵泡都在 10 个以上（图 6-21，图 6-22）。

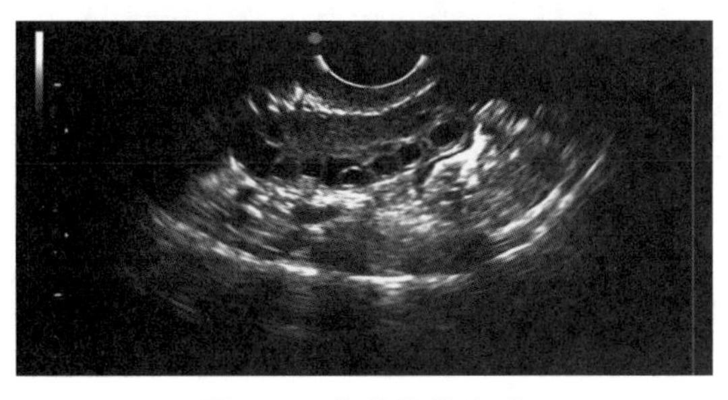

图 6-21 多囊卵巢（1）

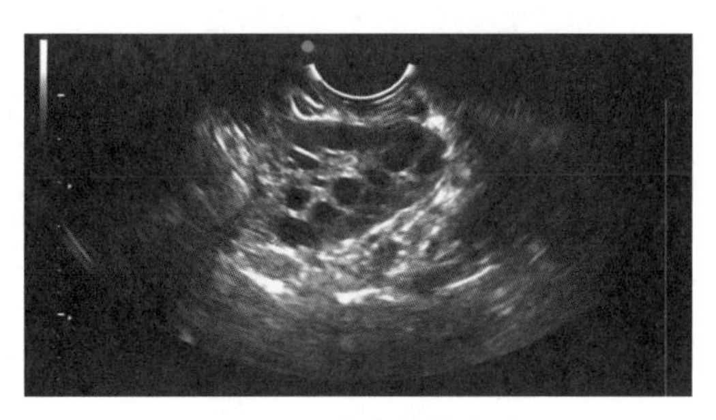

图 6-22 多囊卵巢（2）

5. *卵巢血肿* 可分为卵泡血肿及黄体血肿。前者为成熟卵泡膜破裂出血，后者为排卵时血管破裂出血。若出血流入卵巢内，卵巢可增大 4 ～ 5cm，临床表现为排卵期出现腹痛，如果出血多进入腹腔，造成急腹症需进行手术。二维超声显示卵巢处有一囊肿，圆形或椭圆形，壁毛糙、增厚，其内液性暗区基础上有细小回声，为出血所致，可自行吸收。若出现腹腔内液性暗区，表示出血多进入腹盆腔。

上述囊肿除多囊卵巢血流丰富外均表现为囊肿壁有散在点状血流或无血流，仅在正常卵巢处有正常及较丰富血流。

（二）卵巢赘生性肿瘤

卵巢赘生性肿瘤属真性肿瘤，即便是良性也应切除，预防恶变。常见的有囊腺瘤、畸胎瘤。

1. *囊腺瘤* 为囊肿，分为浆液性囊腺瘤和黏液性囊腺瘤，好发于育龄妇女，早期不易发现，多以附件区包块就诊。囊肿大小不一，单房或多房，壁光滑，壁上多有乳头状瘤体。浆液性囊腺瘤内为淡黄色清亮液体，双侧占 15%，可分为单纯浆液性及乳头状两种，单纯浆液性囊腺瘤占良性卵巢囊肿的 15%，囊肿大小为 5 ～ 10cm。黏液性囊腺瘤内含胶冻样黏稠液体，多为单侧多房性，壁厚，囊肿体积较大，直径多在 10cm 以上。

（1）单纯性浆液性囊腺瘤：较多见，双侧居多，囊肿直径为 5 ～ 10cm，圆形或椭圆形。囊壁光滑，囊腔内液性暗区清亮（图 6-23）。

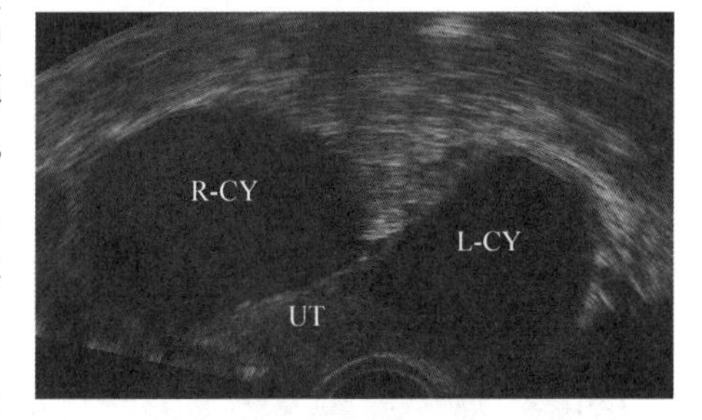

图 6-23 单纯性浆液性囊腺瘤，囊壁光滑，液区清晰

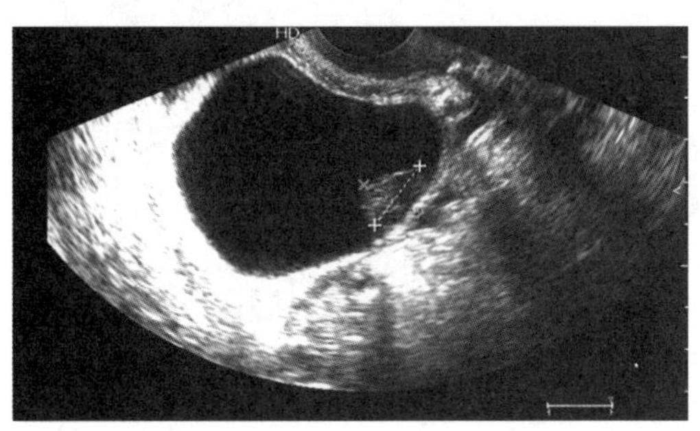

图 6-24 乳头状浆液性囊腺瘤

（2）乳头状浆液性囊腺瘤：囊腔内液性暗区中有多个纤细分隔光带，在分隔的光带和囊壁上常可见乳头状的密集细小光点成团（图 6-24）。

（3）黏液性囊腺瘤：多见，可较大，直径多在 10cm 以上，囊壁光滑，腔内胶冻样黏液显示为液性暗区基础上密集细小光点分布，并可见多个纤细的分隔。有时可见内壁上有乳头状增生光点成团。

彩色多普勒显示浆液性囊腺瘤及黏液性囊腺瘤，均显示血流不丰富，仅在囊壁上及乳头上有散在细小血流。

2. *良性囊性畸胎瘤* 是良性卵巢囊肿，又称皮样囊肿，是最常见的良性卵巢肿瘤。常见于育龄妇女，不影响正常月经及妊娠。其表面光滑，囊壁厚，囊内含有皮脂样物及毛发、牙齿、骨骼等，分化好。可为囊性、实性或二者兼有。卵巢畸胎瘤为中等大小，圆形或椭圆形，也可较大。

经腹部超声检查，卵巢畸胎瘤为中等大小，圆形或椭圆形，表面光滑，囊壁厚，囊内含有的皮脂样物及毛发显示为纤细杂乱的光带，牙齿、骨骼则为强光团。图像上显示部分囊性，部分实性。

常见的几种类型如下。

（1）光团型：囊壁光滑，包膜清楚、规则，椭圆形，囊内液性暗区基础上有强光团、光斑（图 6-25）。

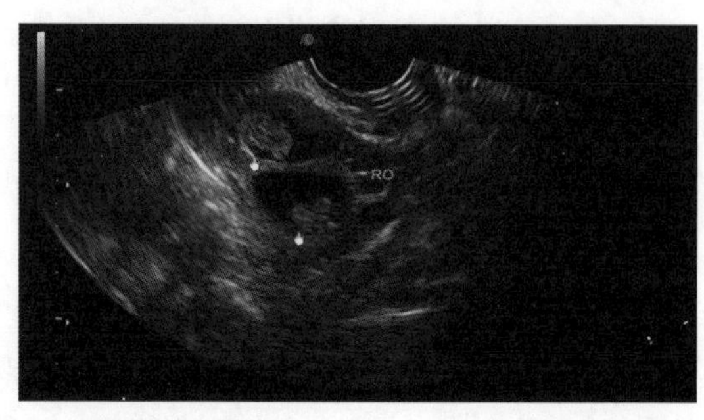

图 6-25 光团型畸胎瘤，两个囊肿内有密集细小光点，其内夹杂有强光团或纤细光带，为毛发或骨骼

（2）类囊型：囊肿壁光滑，囊内液性暗区基础上有均匀细小点状回声。

（3）强气体型：整个畸胎瘤为一弧形强光团，其内结构不清晰。极易被误认为肠腔气体（图 6-26）。

（4）脂液分层型：囊壁光滑，包膜清楚，囊肿内呈一水平线，线上为均质密集点状回声，线下为液性暗区（图 6-27）。

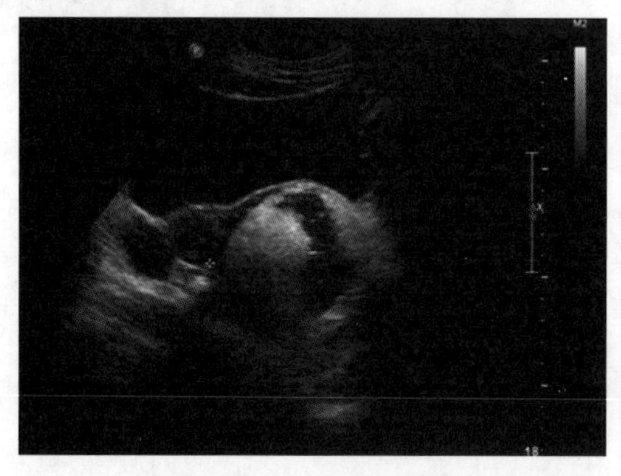

图 6-26 强气体型：整个畸胎瘤为一弧形强光团，其内结构不清晰。极易被误认为肠腔气体

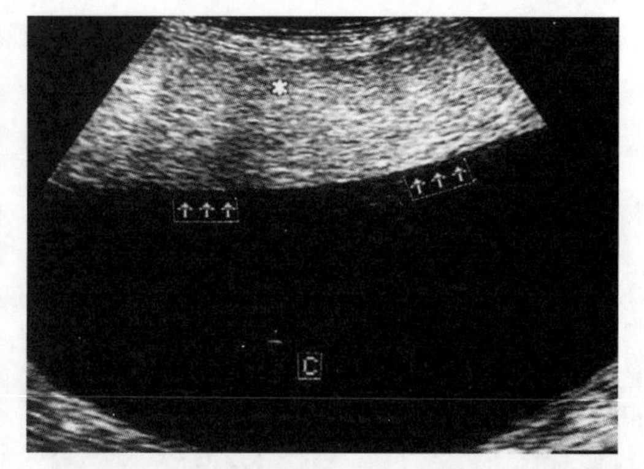

图 6-27 脂液分层型畸胎瘤，囊壁光滑，包膜清楚，囊肿内呈一水平线，线上为均质密集点状回声，线下为液性暗区

彩色多普勒显示良性畸胎瘤囊壁上可见细小散在血流。

（三）卵巢恶性肿瘤

卵巢恶性肿瘤很多，其中最常见的为腺癌，由单侧开始，扩散至对侧，癌组织呈结节样突起，质软，可出血、坏死为囊腔，伴有腹水，病程发展快而预后差。其余尚有无性细胞瘤、内胚窦瘤和生殖细胞肿瘤。早期多无症状，腹胀、腹部包块、腹水出现时已是晚期，恶性肿瘤生长迅速，很快远处转移。

1. 囊腺癌　可分为囊腺瘤恶变（浆液性囊腺癌和黏液性囊腺癌）及原发性囊腺癌。单侧或双侧，表面粗糙，壁厚、乳头状瘤体大而质脆，易出血，常突破包膜引起腹水或粘连。

2. 浆液性囊腺癌　妇女最常见的卵巢恶性肿瘤，1/2 为双侧性，肿瘤大小为 10 ～ 15cm，多为部分囊性部分实性，其囊壁或分隔光带上乳头状光点或光团较大而多，易产生腹水。肿瘤生长快，伴出血坏死（图 6-28）。

双侧卵巢均可探及肿块，部分囊性部分实性，壁尚光滑，其囊壁或分隔光带上见乳头状光点及光团，可向囊壁外生长，则伴有腹腔液性暗区。肿块较小则需用阴道超声检查。

彩色多普勒超声显示囊壁及乳头上血流丰富，可见多个动脉及静脉交错。

3. 黏液性囊腺癌　也是妇女最常见的卵巢恶性肿瘤之一，多为单侧多房，肿瘤较大，囊壁增厚，分隔也增厚或粗细不均，壁上乳头状结节穿破囊壁或分隔，呈现外壁结节样突起、不平，囊液浑浊或呈血性，常伴腹水（图 6-29）。

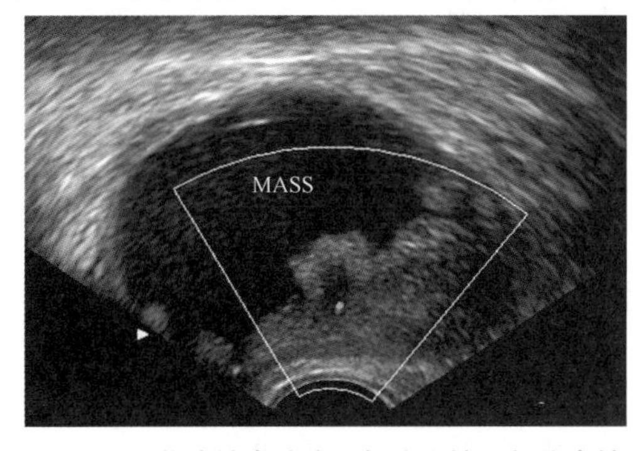

图 6-28　浆液性囊腺癌，部分实性，部分囊性

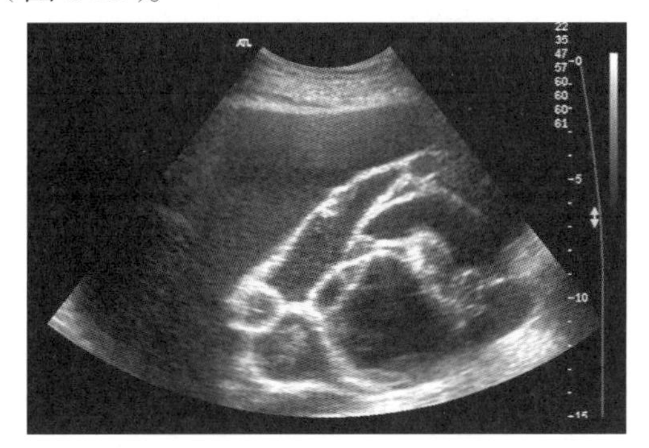

图 6-29　交界性黏液性囊腺瘤

一侧卵巢可探及肿块，多房，部分囊性部分实性，壁厚，腔内为液性暗区中多个光点及光带，囊壁及分隔光带上见乳头状光点及光团，可向囊壁外生长，则伴有腹腔液性暗区及腹膜增厚，腹膜、网膜上结节。肿块较小则需用阴道超声检查。

彩色多普勒超声显示囊壁及乳头上血流丰富，血流多呈低阻力新生血管增多型频谱，阻力指数（RI）< 0.4。

4. 实性畸胎瘤（未成熟畸胎瘤）　多发生于青少年或绝经后妇女，单侧实性肿瘤，体积较大，表面呈结节状，切面似脑组织，质脆。肿瘤由三个胚层衍化的胚胎组织构成，其恶性程度根据未成熟组织所占比例、分化程度和含量而定。从大体形态无法分辨其良恶性，尤其成熟畸胎瘤恶变更难从大体形态而定。

卵巢实性畸胎瘤为中等大小或稍大，活动，多以实性为主，包膜下为密集细小均匀光点，有时见其中强光团。一部分肿瘤表现为良性囊性畸胎瘤图像。经阴道超声检查可将上述图像观察得更清晰。

彩色多普勒超声显示实性畸胎瘤囊壁上细小散在血流。

5. *卵巢实性恶性肿瘤* 多发生于生殖细胞，常见于儿童、少年及青年妇女，有无性细胞瘤、内胚窦瘤和生殖细胞肿瘤。中等大小，单侧、圆形或椭圆形，包膜完整，其内为实性。声像图难以确定性质。二维超声显示为中等大小，单侧、圆形或椭圆形，包膜完整，其内为密集细小光点，不均匀，回声可部分强、部分弱，肿瘤液化坏死时则出现液性暗区，暗区周边不规则。腹腔内可有液性暗区。这些肿瘤声像图无明显特异性。小的病变经阴道超声检查可将上述图像观察得更清晰（图 6-30，图 6-31）。

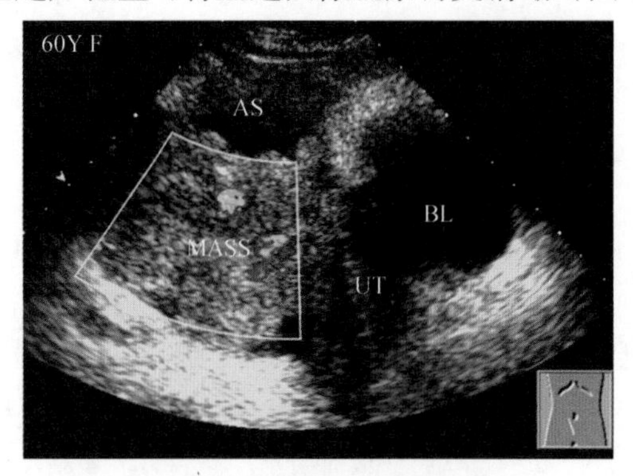

图 6-30 卵巢实性恶性肿瘤

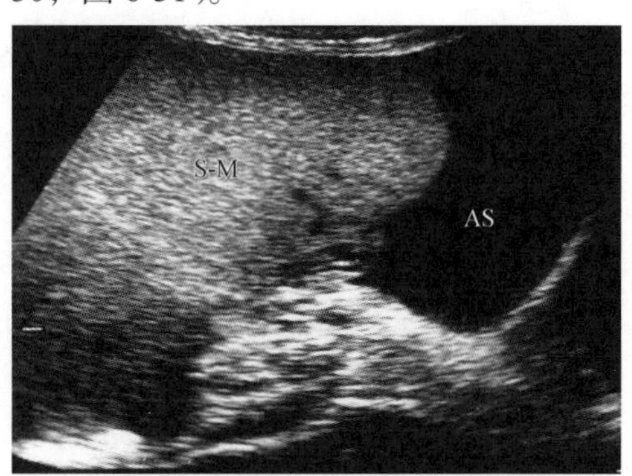

图 6-31 卵巢实性恶性肿瘤伴腹水

彩色多普勒于肿瘤内及边界均可探及丰富的血流，杂乱排列，显示动脉和静脉频谱，呈低阻力型，RI ＜ 0.4，搏动指数（PI）＜ 1.0。

三、航空医学考虑

卵巢肿瘤是最常见及多发的肿瘤，在女性生殖器官疾病中比子宫肿瘤有更为重要的价值和意义。卵巢肿瘤分为赘生性肿瘤和非赘生性囊肿，区分非赘生性囊肿及赘生性肿瘤十分重要，卵巢赘生性肿瘤属真性肿瘤，即便是良性也应切除，预防恶变，常见的有囊腺瘤、畸胎瘤及卵巢的恶性肿瘤，这些病变根据招飞体检标准不合格。卵巢非赘生性囊肿不属于卵巢真性肿瘤，为潴留性囊肿，多数能自行消退，不需手术切除。临床可无任何症状，也可有月经不规则，多在查体时发现，需注意临床症状及内分泌化验检查。主要包括卵泡囊肿、黄体囊肿、黄素囊肿、多囊卵巢、卵巢血肿等，招飞体检时鉴别诊断很重要，尤其是卵泡囊肿和部分黄体囊肿是生理性改变，可以自行消失，明确诊断应该是招飞合格。而多囊卵巢可能造成很复杂的妇科问题，如异常出血或疼痛，以及非妇科问题，如糖耐量异常，体重增加，情绪障碍，所有这些问题都显著增加了航空医学风险，因此招飞体检不合格。

（刘淑萍 李 利 赵国政）

第五节 输卵管疾病

输卵管疾病多见输卵管积水或积脓。

输卵管的功能是在排卵时拾取卵子并促成精子与卵子在输卵管远端相遇而完成受精，输卵管的正常结构和通畅性对于生殖过程的完成非常重要。当发生急、慢性盆腔感染（结核、细菌感染等）或无菌性炎症时，输卵管伞端出现粘连闭锁，输卵管黏膜细胞分泌的浆液性渗出物积存于管腔，而形成输卵管积水。输卵管积水多为双侧性，也有的输卵管积水由输卵管积脓转变而成。部分因输卵管内高压，形成输卵管囊肿或输卵管卵巢囊肿。急性感染可导致输卵管积脓，输卵管脓肿形成时，管腔内充满脓液，管壁增厚，管腔增粗，形成弯曲的圆柱状。

一、流行病学特点

输卵管积水可能发生于各种病原体感染后，输卵管性不孕是因各种输卵管黏膜损害引起的不孕症，占女性不孕的 35%。输卵管积水是其中最严重的损害，占输卵管性不孕因素的 15% ～ 20%。输卵管积水的主要病因包括盆腔炎性疾病、异位妊娠、子宫内膜异位症、既往盆腔手术史、腹膜炎病史和肺结核病史等，输卵管积水主要通过子宫输卵管碘油造影、阴道超声、腹腔镜及输卵管内镜诊断。

二、诊断及鉴别诊断

1. 输卵管积水多显示为双侧附件区的腊肠样或纺锤状液性包块，壁薄，内为液性无回声，亦可由于其内膜皱襞的互相粘连而形成间隔状回声或呈多发性。双侧卵巢常可显示（图 6-32）。

2. 如果液性包块的暗区内有细小光点，包块边缘增厚、不规则或模糊，结合病史有发热、血象高、脓性白带，则为输卵管积脓（图 6-33）。

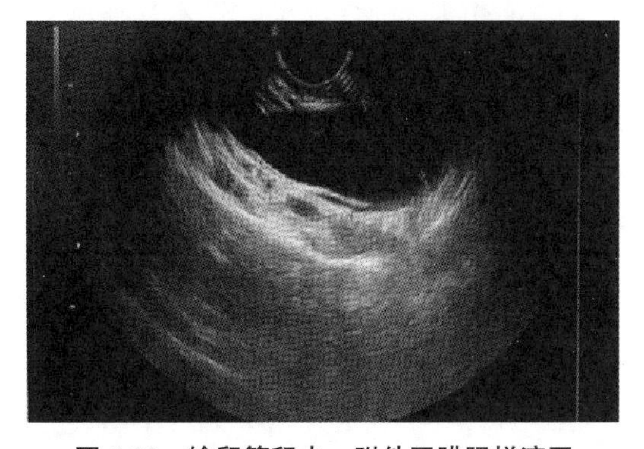

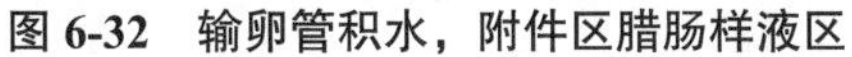

图 6-32 输卵管积水，附件区腊肠样液区

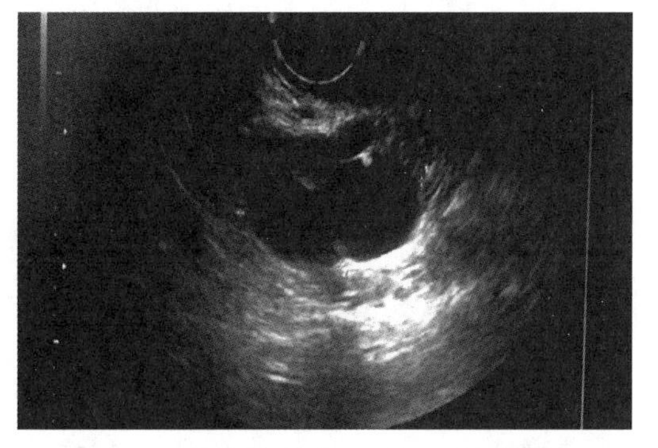

图 6-33 输卵管积脓，附件区腊肠样液区

3. 多普勒超声，输卵管积水时无血流信号显示，在输卵管积脓时增厚的管壁偶见星点状血流信号。

典型的输卵管积水或积脓结合临床病史可做出诊断。但在输卵管积水形成输卵管囊肿时要注意与卵巢囊肿鉴别，输卵管积脓有时需与巧克力囊肿鉴别。

三、航空医学考虑

输卵管积水可能发生于各种病原体感染后，是导致女性不孕的主要原因，病情绵长、治疗难度大、复发率高，影响患者的生活质量，造成心理和精神的伤害，可能会出现一系列心理问题和精神症状，这些症状可能会对飞行表现和任务完成造成影响，因此不适合飞行。

（刘淑萍　李　利　赵国政）

第六节　盆腔炎性疾病

一、流行病学特点

盆腔炎症包括子宫炎、输卵管炎、卵巢炎、盆腔结缔组织炎及盆腔腹膜炎，是妇科常见病之一，为多种致病菌混合感染引起。急性期多形成盆腔脓肿，慢性期多形成输卵管积水。急性期有寒战、高热、腹痛、腹膜刺激等明显症状，慢性期上述症状均减轻，还可出现膀胱刺激、月经不调、痛经、不孕等症状，体检常摸到盆腔内境界不清的固定肿块。

二、诊断及鉴别诊断

1. 早期时，声像图上一般无特殊表现或子宫边界模糊，附件区呈实性不均质肿块，回声不均，分布杂乱（图 6-34）。

2. 脓肿时，附件区可探及管状、曲颈瓶样肿块，边缘不规则，内为液性暗区，并有散在光点（图 6-35）。

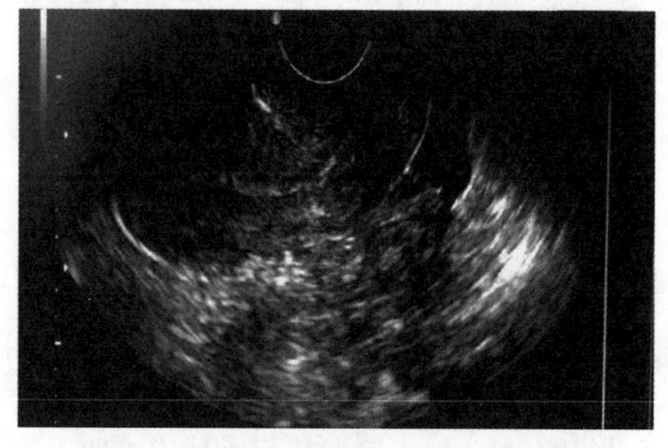

图 6-34　盆腔少量积液，子宫边界模糊

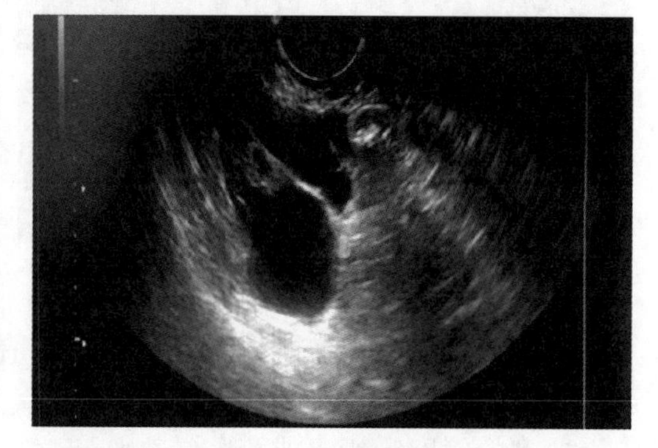

图 6-35　附件区不规则液性包块，多处分隔

3. 直肠子宫陷凹积液或盆腔不规则液性暗区（图 6-36）。

4. 输卵管积水时，附件区腊肠样液性包块，壁薄，内为液性无回声（图 6-37）。

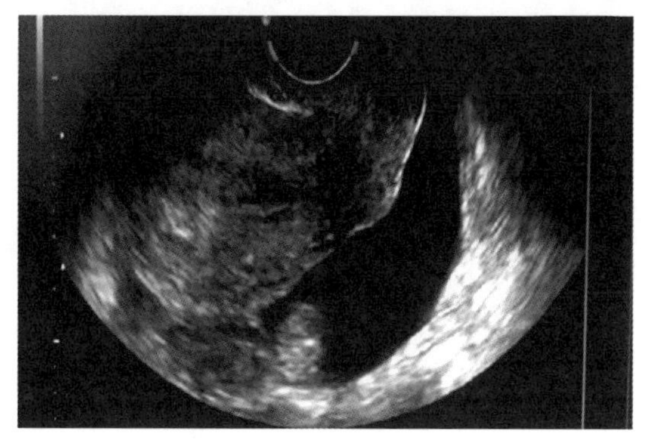

图 6-36　盆腔中等量积液，液区透声不清晰

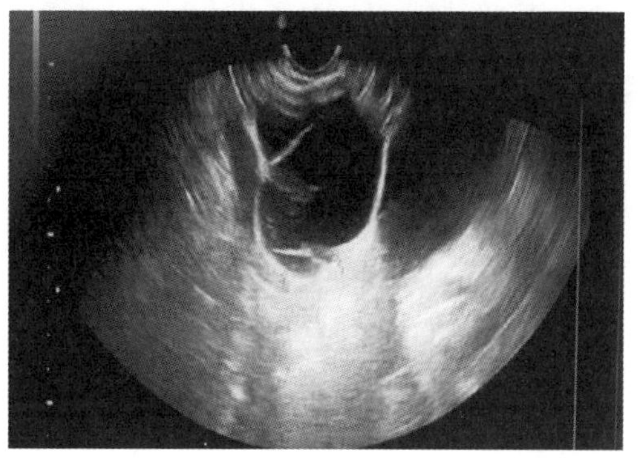

图 6-37　附件区不规则液性包块，多处分隔，内液区透声不清晰，内可见细密点状回声

5. 子宫等附近器官可因受压或粘连发生变形与移位。

6. 多普勒超声，急性期炎性包块显示血流信号丰富，RI 可升高，也可降低。慢性期炎性包块血流信号呈星点状。包裹积液无血流信号。

二维超声对盆腔炎性包块在结合病史的基础上能做出诊断，但常常需要与异位妊娠、子宫内膜异位囊肿、卵巢肿瘤、卵巢囊肿，甚至与后腹膜肿块相鉴别。

三、航空医学考虑

慢性盆腔炎病情绵长、治疗难度大、复发率高，容易导致不孕、异位妊娠、腹膜炎、败血症、肠梗阻等并发症，影响患者的生活质量，造成心理和精神的伤害，可能会出现一系列的心理问题和精神症状，这些症状可能会对飞行表现和任务完成造成影响，因此不适合飞行，招飞体检应该不合格。

（刘淑萍　李　利　赵国政）

第 7 章

瓣膜性心脏病

瓣膜性心脏病是由于炎症、黏液样变性、退行性改变、先天性、急性缺血性坏死、创伤等原因引起的单个或多个瓣膜的功能或结构异常，导致瓣口狭窄及关闭不全。20 世纪 70 年代，我国成人风湿性心脏瓣膜病患病率高达 1.9‰ ～ 2.9‰。随着抗生素的广泛应用及治疗手段的进步，风湿性心脏瓣膜病的发病率和病死率逐年下降，但目前仍在心内科住院患者中占有一定比例。同时，随着人口老龄化的进展，因退行性改变引起的主动脉瓣狭窄（aortic stenosis，AS）和二尖瓣反流（mitral regurgitation，MR）日益成为威胁人类健康的新问题。心脏瓣膜病可分为先天性瓣膜狭窄及关闭不全，包括二尖瓣、三尖瓣、主动脉瓣、肺动脉瓣等腱索及乳头肌结构发育异常，大动脉半月瓣发育异常等。获得性瓣膜病包括风湿性心脏病（rheumatic heart disease，RHD），老年退行性变，细菌性心内膜炎，继发性心脏病变（心肌病、心肌梗死等）。招飞体检中以先天性瓣膜病变多见。

招飞体检超声心动图不是常规检查项目，是在内科听诊可疑杂音或心电图异常时进行筛查的项目，最常见的是肺动脉瓣、三尖瓣和二尖瓣的反流，常无临床症状而偶然发现。疾病的自然过程发展取决于一些潜在因素，航空医学特许追踪系统研究中最常见的是三尖瓣反流。诊断反流或狭窄性瓣膜病通常依靠超声心动图、杂音听诊或其他临床或航空医学指征，如不正常心电图。心脏瓣膜反流通过超声心动图描绘分级，分为轻、中、重度，瓣膜病理学中将超声描绘的轻度三尖瓣和肺动脉瓣反流视为正常变异，不取消飞行资格，因此无须特许。而任何程度的狭窄，无论二、三尖瓣或主、肺动脉瓣，都视为不正常，超声能够发现的轻度三尖瓣或肺动脉瓣反流，需要超声心动图进行反复评估，并排除可能的器质性疾病，如瓣膜脱垂。

大体而言，对于这些心脏瓣膜病，航空医学必须考虑的内容包括反流或狭窄的进展情况，外科或介入瓣膜置换 / 修复术的需求，潜在的相关疾病，血栓形成和心律失常。

美国空军特许飞行标准中对于中、重度的三尖瓣、肺动脉瓣反流者，任何程度的二尖瓣、三尖瓣和肺动脉瓣狭窄者都将取消任何等级的飞行资格，有症状的心脏瓣膜病或是中到重度的无症状瓣膜病患者伴有心肌肥大、心房扩张或心室功能障碍者将取消飞行资格。美国空军特许飞行标准中还有一些推荐但并非强制的考虑在内的因素：正常心房心室大小、正常心室功能，先前无血栓事件发生，未发生疾病相关的节律障碍和症状。

空军总医院对 4 例成飞后发现的主动脉畸形（均为二瓣畸形）飞行人员进行超声心动图

随访观察，3 ～ 24 个月的超声检查结果表明各心腔大小形态无明显变化，心腔内异常结构范围无明显变化，主动脉瓣瓣上流速轻度加快，瓣上流速 150 ～ 198cm/s，跨瓣压差 9 ～ 15.6mmHg，跨瓣压差均未达主动脉瓣轻度狭窄诊断标准，飞行鉴定结论为原机种飞行合格。

第一节 主动脉瓣狭窄

一、流行病学特点

先天性左心室流出道狭窄，即指左心室流出途径受阻，为胚胎期发育障碍所致，分为主动脉瓣下狭窄、主动脉瓣狭窄和主动脉瓣上狭窄三种类型。①主动脉瓣下狭窄，狭窄部位在左心室流出道，有隔膜性和纤维肌性两类。膜性狭窄为左室流出道内环形或半月形隔膜形成，隔膜上有开口，居中或偏心。纤维肌性狭窄以肌组织肥厚为主，如肥厚部位局限，在左心室流出道形成狭窄环，可类似膜性狭窄；如肌性肥厚的范围相对较广，可使左心室流出道形成一隧道样狭管。②主动脉瓣狭窄，可有单叶、二叶、三叶或四叶等畸形，以二叶式主动脉瓣较多见，升主动脉可有狭窄后扩张。③主动脉瓣上狭窄，狭窄部位在升主动脉，冠状动脉开口之上，有隔膜样狭窄、壶腹样狭窄和升主动脉发育不全三类。隔膜样狭窄类似瓣下隔膜表现；壶腹样狭窄为局部管腔壁增厚向腔内凸起；升主动脉发育不全即整个升主动脉管腔狭小，管壁增厚。后天性主动脉瓣狭窄多为风湿性心脏病后遗症，多合并风湿性二尖瓣病变。非风湿性病因有动脉粥样硬化、老年钙化性主动脉瓣狭窄，钙化多位于瓣环及瓣根部，常伴关闭不全；瓣口狭窄引起左心室流出道血流受阻。左心室向心性肥厚，心肌重量增加。正常主动脉瓣口面积为 2.6 ～ $3.5cm^2$；正常左心室与主动脉的压力阶差小于 5mmHg（0.66kPa）。主动脉瓣严重狭窄，收缩期冠状动脉灌注压降低，心肌供血减少。可致心绞痛，心肌缺血，脑缺血晕厥，听诊主动脉瓣区高调、收缩期增强型杂音，伴震颤。主要的体征为主动脉瓣听诊区闻及响亮而粗糙的收缩期吹风样杂音，向颈部及心尖区传导，伴震颤。杂音在胸骨左缘 3、4 肋间较为响亮。心界可增大，心尖区抬举性冲动，脉压减低。心电图示左心室肥厚伴劳损。X 线胸片显示左心室增大。左心导管检查测得左心室压力增高，连续压力曲线描记和压力阶差测定可判断狭窄的部位。左心室造影可显示狭窄的左心室流出道，判断狭窄的部位和程度。

二、诊断及鉴别诊断

（一）左心室流出道狭窄的表现

1. 主动脉瓣下狭窄　①隔膜型，多应用左心室长轴和五腔心切面，显示主动脉瓣下左心室流出道有一贯穿前后的线状回声，其间有局部的回声缺失，或位于中央或呈偏心状，可直接测量回声缺失处的直径，估测狭窄口的大小。狭窄口两端的左心室流出道内径正常（图 7-1）。②隧道型，左心室流出道前后缘有相对凸起的肌性回声，使流出道形成管状狭窄。可直接测量管状狭窄的直径（图 7-2）。

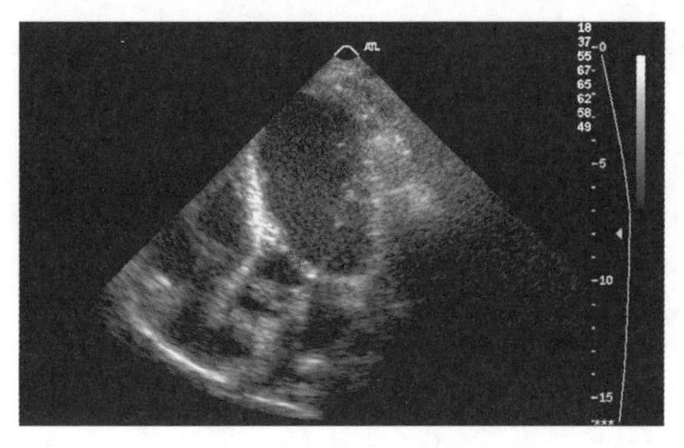

图 7-1　心尖五腔切面显示，主动脉瓣下左心室流出道内的线状回声

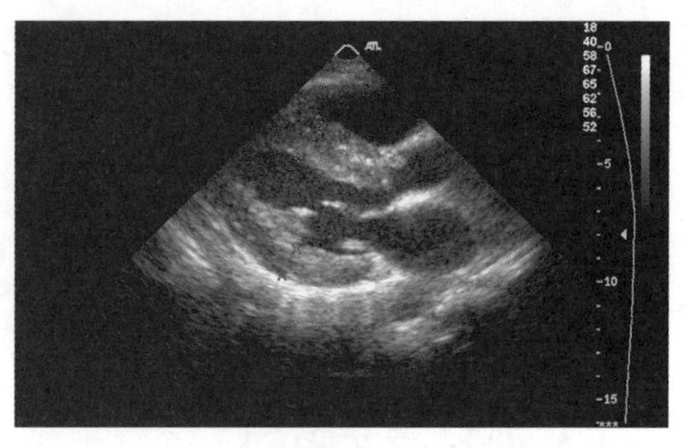

图 7-2　左心室长轴切面显示，左心室流出道内凸起的肌性回声，使流出道形成管状狭窄

2. *主动脉瓣狭窄*　瓣膜回声粗乱，增强，开放间距变小。单叶畸形在左心室长轴切面可见收缩期瓣膜呈圆顶状开放。二叶式畸形显示两瓣叶不对称，关闭线偏移，心底短轴切面三叶瓣的 Y 形闭合线消失，开闭近似鱼口状（图 7-3，图 7-4）。

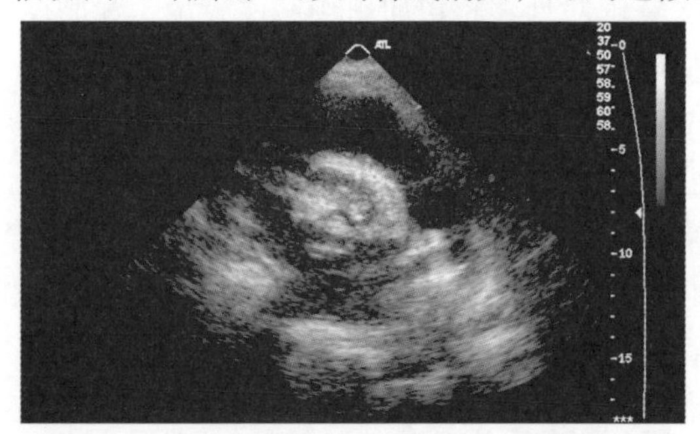

图 7-3　大动脉切面显示，瓣膜回声粗乱，增强，开放间距变小

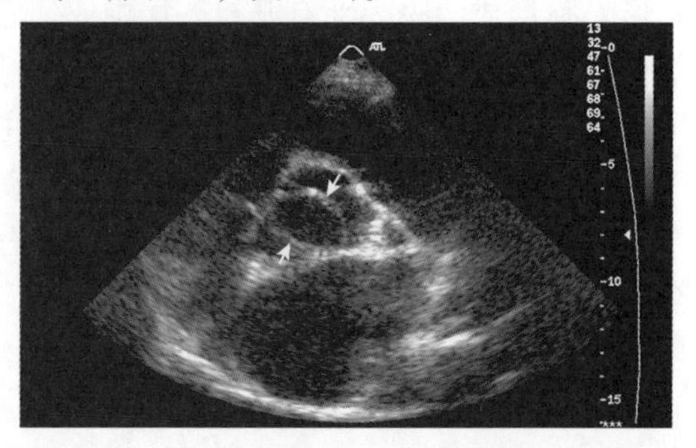

图 7-4　大动脉切面显示，二叶式畸形显示两瓣叶不对称，关闭线偏移

3. *主动脉瓣上狭窄*　隔膜样狭窄者回声与瓣下相近，仅示位置不同。壶腹样狭窄者显示主动脉窦上方管壁增厚向腔内凸起，形成管腔狭窄。升主动脉发育不全者显示升主动脉明显变细，管壁增厚，常累及主动脉弓（图 7-5，图 7-6）。

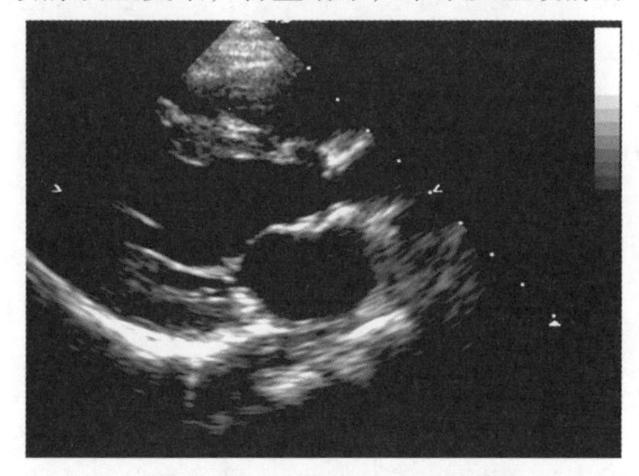

图 7-5　左心室长轴切面显示，主动脉窦上方管壁增厚向腔内凸起，形成管腔狭窄

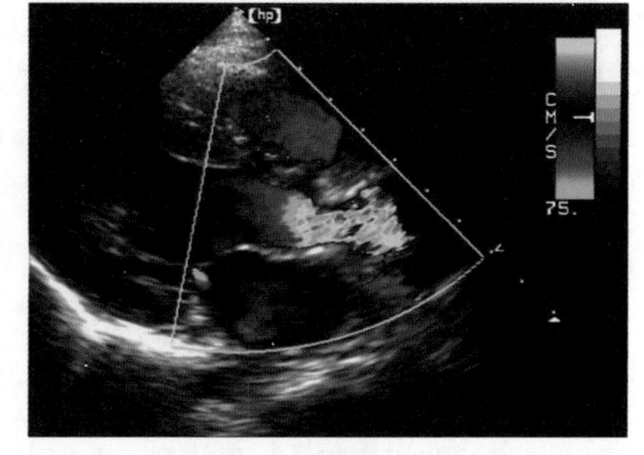

图 7-6　左心室长轴切面显示，主动脉窦上方狭窄管腔内的花色血流信号

（二）心脏扩大

左心室肥大的表现，主要显示左心室壁的肥厚，室间隔和左心室后壁呈均匀对称性增厚。

（三）彩色多普勒

收缩期左心室流出道狭窄处上游血流色泽变暗，狭窄处及其下游的血流色泽鲜亮，呈五彩状。频谱多普勒：采用连续波多普勒，在狭窄处或偏其下游可测得单峰状的收缩期射流频谱，流速一般为 3 ～ 5m/s。通过频谱图可估算狭窄口两端的压力阶差（图 7-7）。

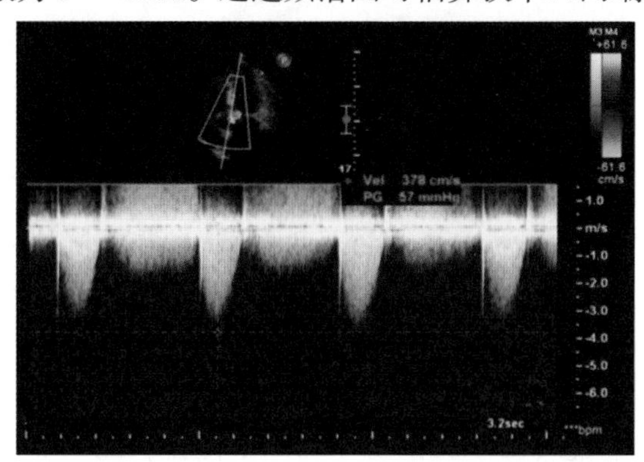

图 7-7 心尖五腔切面显示，左心室流出道狭窄处的收缩期射流频谱

三、航空医学考虑

主动脉瓣狭窄通常出现在主动脉瓣水平，尽管也存在瓣膜上和瓣膜下主动脉瓣狭窄，但不常见。在高龄人群中，最常见的是老年性主动脉瓣狭窄，这是一种与年龄相关的钙化及退行性改变。在招飞体检中最常见的原因是二叶式主动脉瓣畸形，当听诊怀疑该病时，主动脉瓣狭窄主要由超声心动图确诊。超声心动图是由狭窄瓣膜区的压力阶差对瓣膜区狭窄程度进行分级，分为轻度、轻到中度、中度和重度。主动脉瓣狭窄的航空医学问题包括进展成为显著狭窄和是否要对主动脉瓣替换或修补。轻度主动脉瓣狭窄的预后较好并且诊断之后至少 5 年都是正常的。一旦主动脉瓣狭窄进展成为中度或者重度，航空医学和临床医学问题都会出现，包括突发心源性猝死、晕厥、心绞痛和呼吸困难。心绞痛可能出现在非重度冠状动脉粥样硬化的患者中，而呼吸困难可能由左心室功能失调导致。每年无症状和有症状的中度主动脉瓣狭窄发生率为 5% ～ 10%。重度主动脉瓣狭窄发生率显著高于这一数值，轻到中度主动脉瓣狭窄 1 ～ 3 年有正常预期发生率，但是代表可能在未来进展为中度和重度主动脉瓣狭窄。在这一程度的狭窄，在 $+G_z$ 负荷下能否保存正常心排血量是潜在的航空医学问题，因此主动脉瓣狭窄招飞体检要严肃考虑。

（李 利 刘淑萍 赵国政）

第二节 主动脉瓣关闭不全 / 反流

一、流行病学特点

主动脉瓣关闭不全（aortic valve insufficiency，AI）常见病因为慢性风湿性瓣膜病，多合并二尖瓣病变；老年性瓣膜退行性病变；感染性心内膜炎破坏、穿孔、撕裂，致脱垂或枷样运动。主动脉壁、根部、瓣环病变，如夹层动脉瘤、马方综合征，主动脉中层弹力纤维断裂，管壁薄弱影响瓣膜。

主动脉瓣关闭不全特别是慢性发展的主动脉瓣关闭不全，由于左心室容量负荷代偿，通常可几十年无症状，症状一般不明显，除非左心室发生某种程度的衰竭，通常在40岁以后，因此主动脉瓣关闭不全最常见的症状与左心衰有关（如劳力性呼吸困难、端坐呼吸、疲劳和阵发性夜间呼吸困难）。无冠脉疾病的心绞痛症状是很罕见的，主动脉瓣关闭不全分为1～4级：微、轻、中度、重度，微度主动脉瓣关闭不全被认为是一种无主动脉瓣关闭不全杂音与三叶瓣结构异常的正常生理变异。主动脉瓣关闭不全的自然进程基于症状和左心室功能障碍程度而有所不同。自然进展的主动脉瓣关闭不全，特别是轻度至中度的类型，公布的数据很少。表7-1反映的结果建立在预先存在严重主动脉瓣关闭不全的基础之上。

虽然进展为无症状的左心室功能障碍的可能性极低，但是超过1/4的死亡或进展为收缩功能不全的患者在典型症状出现之前将会如此。在临床统计中，主动脉瓣关闭不全由主动脉根部或小叶病变引起。根部病变最常见，由与高血压和衰老有关的扩张引起，其他根部病变包括马方综合征、主动脉夹层动脉瘤、强直性脊柱炎、梅毒。小叶病变包括感染性心内膜炎、二叶式主动脉瓣和风湿性心脏瓣膜病。招飞体检主动脉瓣关闭不全常见原因为二叶式主动脉瓣畸形和马方综合征。

二、诊断及鉴别诊断

1. *瓣叶形态与运动异常*

（1）风湿性主动脉瓣关闭不全:瓣叶增厚，回声增强，缩短，钙化伴有声影（图7-8）。

（2）老年钙化性主动脉瓣关闭不全：一叶或多叶瓣叶根部、体部有多数斑片状或点状钙化（图7-9）。

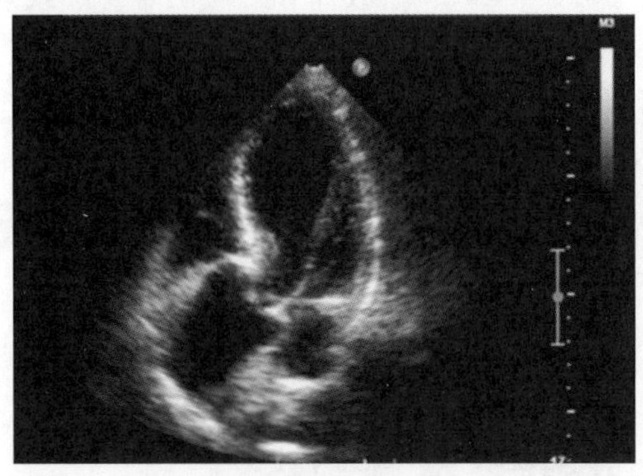

图7-8　心尖五腔切面显示瓣叶增厚、回声增强，缩短，钙化

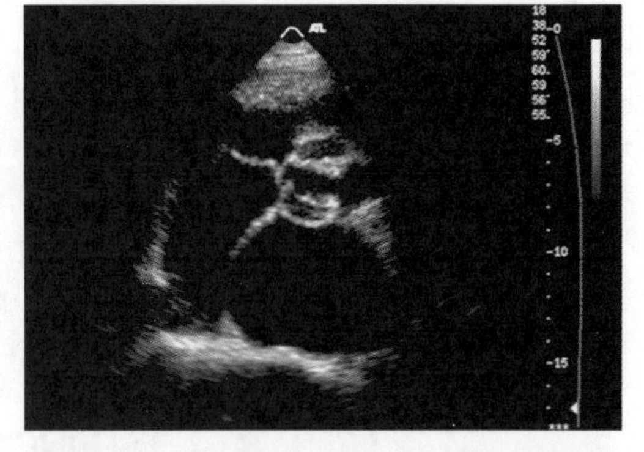

图7-9　大动脉切面显示老年钙化性主动脉瓣上的斑片状钙化

（3）主动脉瓣脱垂：舒张期瓣叶体部呈圆隆状，突入左心室流出道，越过瓣环连线2mm以上，伴瓣叶对合点错位（图7-10）。

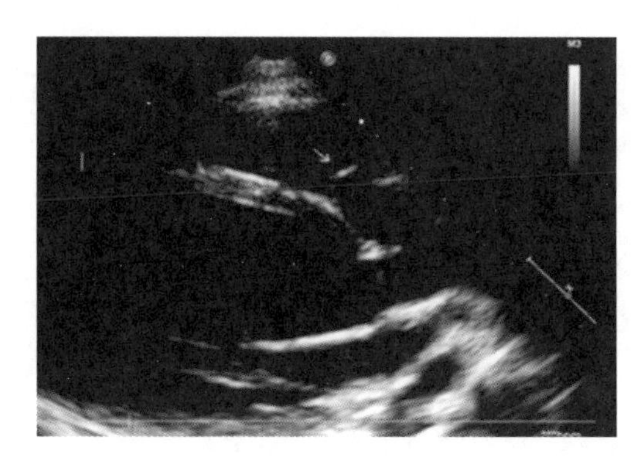

图 7-10 左心室长轴切面显示，主动脉右冠瓣脱入右心室

（4）主动脉瓣叶连枷样运动的特征表现：撕裂的瓣叶与附着的赘生物，随心动周期 180° 摆动，舒张期脱入左心室流出道，收缩期返回主动脉根部。

2. *主动脉根部增宽、搏动度大* 可见原发病特征（图 7-11 ～图 7-13）。

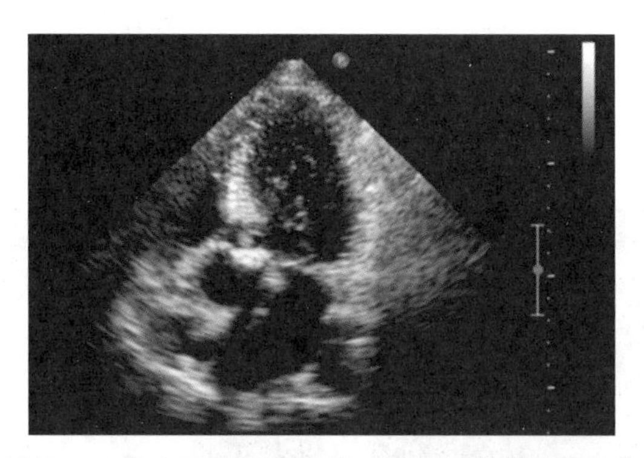

图 7-11 心尖五腔切面显示，瓣叶与附着的赘生物

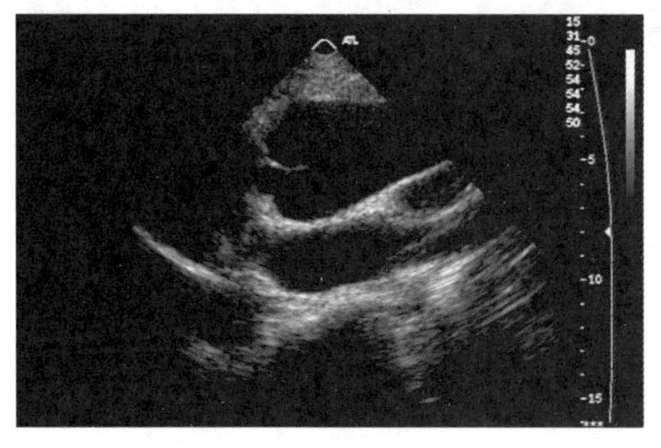

图 7-12 左心室长轴切面显示，马方综合征患者的主动脉根部增宽

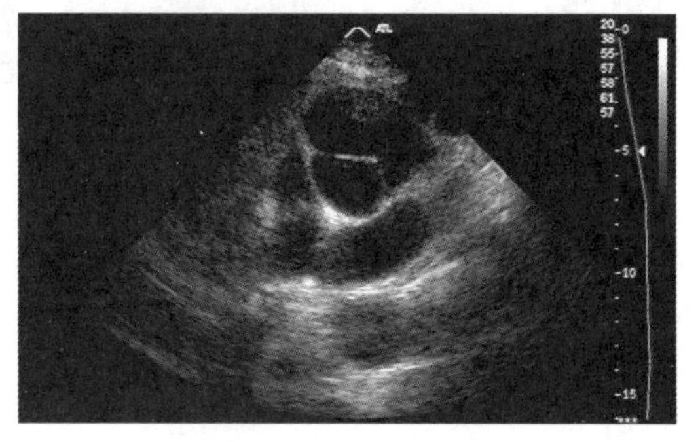

图 7-13 大动脉短轴切面显示，马方综合征患者的主动脉根部增宽

3. *二尖瓣开放受限* 主动脉瓣反流血液冲击二尖瓣前叶，呈弧形后弯，瓣口开放受限。M 型超声显示二尖瓣前叶曲线高频震颤。

4. *左心室扩大、主动脉环扩张* 引起相对性主动脉瓣叶反流，舒张期缝隙多位于中间（图 7-14，图 7-15）。

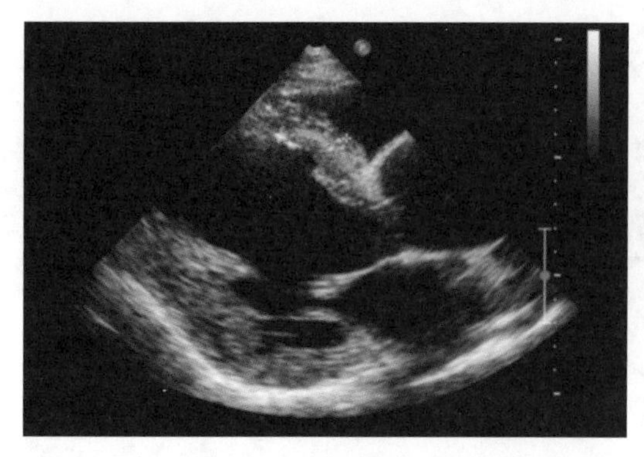

图 7-14 左心室长轴切面显示，左心室扩大，左心室壁增厚

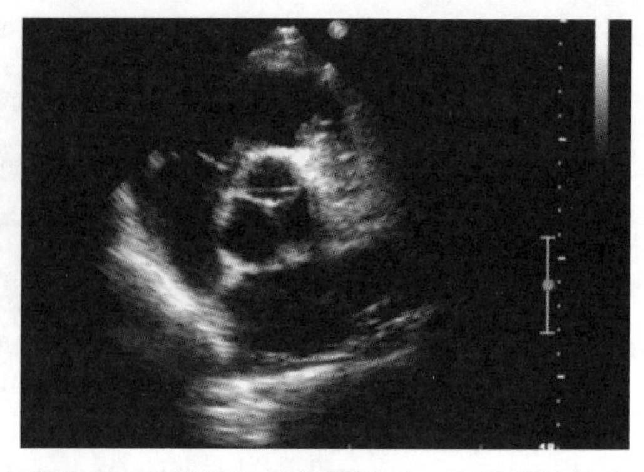

图 7-15 大动脉短轴切面显示，主动脉瓣叶中间的裂隙

5. *彩色多普勒血流图* 舒张期反流血由瓣口漏至左心室流出道，以红色为主的多彩色反流束。反流束起点宽度相当于反流口大小。彩色反流束由瓣口朝向二尖瓣前叶的前方，多为右冠瓣病变；朝向室间隔方向可为无冠瓣病变；主动脉瓣环扩张舒张期三个瓣叶不能靠拢花色反流朝向左心室流出道中心。主动脉瓣口短轴切面舒张期彩色反流束的位置，可确定关闭不全的具体部位（图 7-16，图 7-17）。频谱多普勒：心尖五腔切面，舒张期频谱呈正向、高速度、宽频带湍流，反流最大速度＞ 200cm/s。

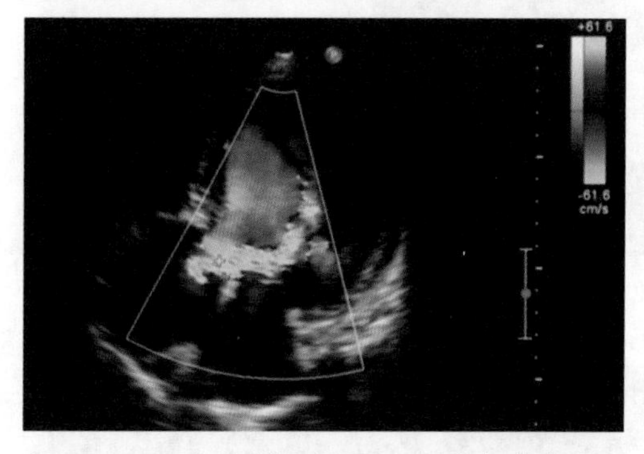

图 7-16 心尖五腔切面显示，中度主动脉反流

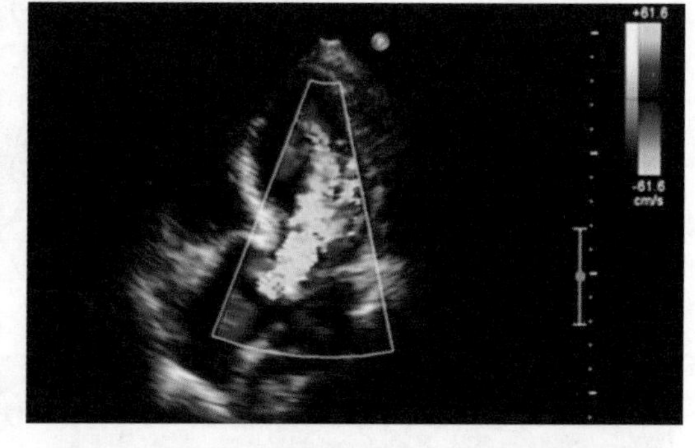

图 7-17 心尖五腔切面显示，重度主动脉反流

6. *主动脉瓣反流量的估测方法* 主动脉瓣反流量检测方法仍有多种，其定量的准确性受各种因素的影响，仍属半定量，作为判断主动脉瓣关闭不全的程度的参考。彩色反流束定量：反流束长度（ARL）测量法（反流束远端到达部位）；宽度测量法 [反流束起始宽度（JH）与左心室流出道宽度（LTOH）比值]；反流束面积测量法 [反流束起始部短轴面积（JSAA）与左心室流出道面积（LVOA）比值]，长轴反流束长轴面积（A）、长度（L）法与 X 线主动脉逆行造影每搏反流量对照，相关良好；反流分级见表 7-1。

表 7-1 主动脉瓣反流程度评估

反流程度	反流束宽与左心室流出道内径比	反流束起点宽度（cm）	反流束长度
轻度	＜ 25%	＜ 0.3	局限在主动脉瓣下
中度	25% ～ 64%	0.3 ～ 0.6	达到二尖瓣尖
重度	≥ 65%	＞ 0.6	达到心尖

三、航空医学考虑

在飞行员人群中，最常见的病因是主动脉瓣和根部正常的特发性主动脉瓣关闭不全，特发性主动脉根部扩张的主动脉瓣关闭不全和二叶式主动脉瓣。理论上，极端体育活动或等长收缩运动可能促进这种情况的进展，因此应该避免此类活动，这类活动包括抗重力拉伸、举重、短跑。因此，中度主动脉瓣关闭不全和无症状的重度主动脉瓣关闭不全仅限于低性能飞机飞行，有症状的中度和重度主动脉瓣关不全者不合格，不能申请特许。中度至重度的主动脉瓣关闭不全应密切关注，最好由一位心脏病专家制订外科干预的标准，以及判断是否需要血管扩张剂治疗。减轻后负荷的药物，如 ACEI 和硝苯地平，对慢性主动脉瓣关闭不全有很好的临床效果，包括延缓手术需要及提高手术成功率。使用批准的 ACEI 和硝苯地平对于无症状的中度和重度主动脉瓣关闭不全飞行员是可以接受的，对主动脉瓣关闭不全的治疗应包括适当治疗高血压，以减轻后负荷。超声心动图和多普勒血流研究能快速诊断主动脉瓣关闭不全而且是其严重程度评估的主要指标。此外，左心室功能和容积的大小也影响对疾病严重程度的评估。

航空医学方面的问题：相关症状如劳力性呼吸困难、端坐呼吸和阵发性夜间呼吸困难。此外，主动脉瓣关闭不全进展为严重等级，以及可导致心排血量和脑灌注减少的抗负荷拉伸或等长 / 动态运动对主动脉瓣关闭不全等级的影响，加上需要医学治疗的如血管扩张剂等对于有主动脉瓣关闭不全的空勤人员都是需要考虑的。

美国空军特许飞行标准中任何微度以上的主动脉瓣关闭不全对于所有的飞行类别均不合格，有症状的心脏瓣膜病不合格。微度主动脉瓣关闭不全，若无主动脉瓣关闭不全杂音及三叶瓣结构正常而属正常变异，则可以胜任飞行。需要强调的是超声心动图以确认主动脉瓣关闭不全是微度且没有主动脉瓣病变（如二叶式瓣膜）。中度及以上主动脉瓣关闭不全对于所有飞行类别均不合格。因此轻中重度主动脉瓣关闭不全飞行都是不合格，只有微量反流不伴有主动脉瓣异常者可以考虑。

（李　利　刘淑萍　赵国政）

第三节　主动脉瓣二叶畸形

一、流行病学特点

原有正常三个瓣叶结构的主动脉瓣先天性只有两个瓣叶，称为主动脉瓣二叶畸形（bicuspid aortic valves，BAV），主动脉瓣二叶畸形本身不引起瓣膜狭窄或关闭不全，但由于先天性结构异常，血流紊乱，易损伤瓣叶，导致瓣叶纤维化、硬化和钙化，最后极易并发主动脉瓣狭窄、主动脉瓣关闭不全、感染性心内膜炎，甚至可能发生升主动脉瘤样扩张及主动脉夹层等病理状态。在一般人群中，主动脉瓣二叶畸形发生率为 1% ～ 2%，是最常见的先天性心脏畸形。主动脉瓣二叶畸形和主动脉瓣钙化是慢性主动脉瓣关闭不全最常见的原因，在美国和其他发达国家。主动脉瓣二叶畸形的患病率已经在飞行员候选人中达到 0.6%。70% 以上的主动脉瓣二叶畸形患者有一定程度的主动脉瓣狭窄和（或）主动脉瓣关闭不全。此外，30% ～ 40% 的人一生中需要置入人工主动脉瓣，主要是在 45 岁以后。主动脉瓣二叶畸形是先天性主动脉瓣畸形中最常见的情况，人群中的实际发病率为 1% ～ 2%，美国空军飞行学员心脏超声筛查发现，主动脉瓣二叶畸形为 0.5%，美国军航飞行人员 BAV 流行率为 0.6%,其中有 70% 的病例发展成为主动脉瓣狭窄或关闭不全，有 30% ～ 40% 的病例需要瓣膜置换或修补，且主要是 45 岁以上的飞行员。加拿大部队中有 0.9% 的患病率。

二、诊断及鉴别诊断

1. *二维超声*　是诊断主动脉瓣畸形的主要方法。主动脉根部短轴切面可以显示瓣膜的数目和形态，是确诊主动脉瓣叶畸形最重要的切面。经胸超声图像欠佳的患者可行经食管超声进一步检查。二叶式主动脉瓣畸形：主动脉根部呈一条粗线，其末端连接于主动脉两侧管壁，开放时瓣口呈鱼口状或橄榄球状。多数两叶不等大，较大的瓣叶上可能存在假嵴，钙化程度不一，表现为线状或结节状高回声区（图 7-18，图 7-19）。

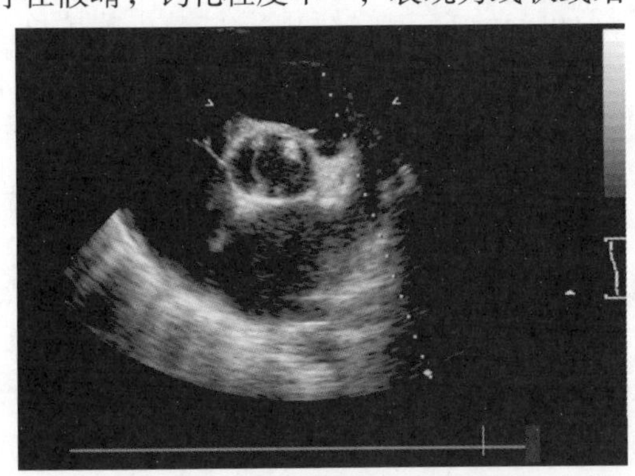

图 7-18　大动脉短轴切面显示，主动脉瓣开放时瓣口呈鱼口状并伴有钙化

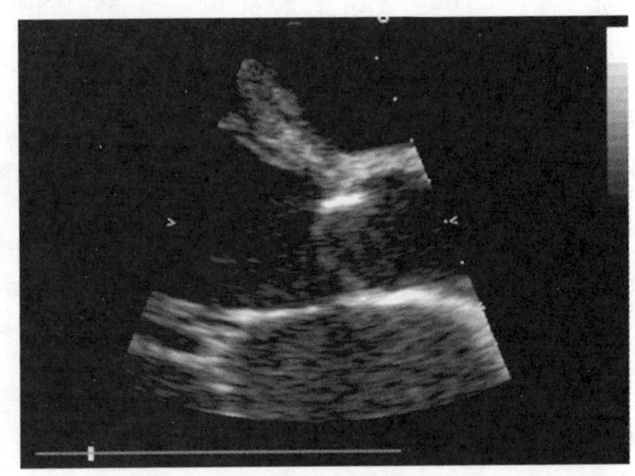

图 7-19　左心室长轴切面显示，主动脉根部呈一条粗线，其末端连接于主动脉两侧管壁

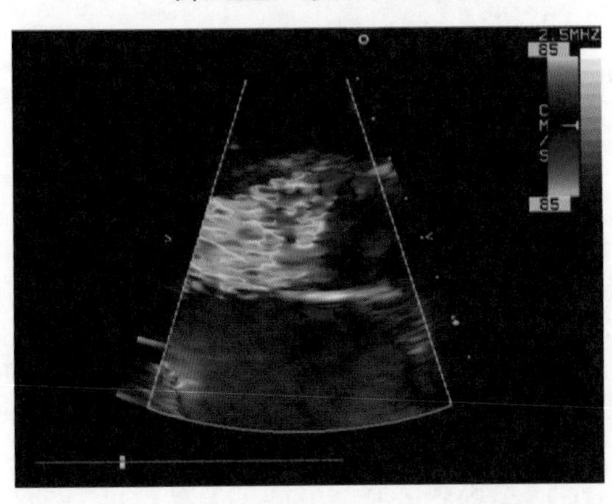

图 7-20　左心室长轴切面显示，主动脉根部大量反流信号

2. *多普勒超声*　出现瓣膜狭窄时，彩色多普勒显示主动脉瓣口湍流，连续多普勒可估测跨瓣压差，压差＞ 30mmHg 可诊断为狭窄。并发主动脉瓣关闭不全时，彩色多普勒可以显示主动脉瓣口反流束，多为偏心性反流，根据反流束长度、宽度及持续时间可以判断反流的程度（图 7-20）。

三、航空医学考虑

在国际民航组织，航空医学处置的建议

要点：①至少每两年全面评估 1 次。②主动脉根部直径超过 5.0cm，应评估为不合格。③积极抗感染预防，减少心内膜炎风险。④孤立的二叶式主动脉瓣，无其他异常可以无限制飞行合格。⑤即使有轻微或中度的主动脉瓣反流，如果没有主动脉根部病变，仍可耐受多年，即对非风湿性轻度的主动脉反流，没有主动脉根部病变或其他潜在的疾病情况，航空医学处置上仍可考虑允许无限制的条件下飞行合格。⑥主动脉瓣狭窄：轻度、主动脉瓣峰值血流速度＜ 2.5m/s，可以接受；但是血流速度为 2.5 ～ 3.0m/s 时，应当为多人制运行有限合格，并且每年进行全面的心血管评估；血流速度＞ 3.0m/s，需要进行更加密切的航空医学监管。对于有证据的瓣膜钙化，需要多人制、有限运行合格。对于有症状，以及有左心室壁厚（＞ 11mm）或有血栓病史者应为不合格。

在欧洲联合航空局，航空医学处置有如下要求与考虑：①只要没有其他异常，包括症状、体征、心脏结构及功能等，且二维多普勒血流速度＜ 2.0m/s，航空医学处置可以考虑评估为无限制合格；②如果证明主动脉根部直径扩张＞ 4.0cm，航空医学处置可以考虑评估为有限制合格，即限 1 级体检合格证多人制飞行合格，且申请人必须由航空体检医生进行体检鉴定；③如果主动脉根部直径＞ 4.5cm，则任何级别的体检合格证不合格；④ 2 级体检合格证参照上述标准执行，即使主动脉根部扩张较上述严重，只要机组配备满足需要仍可以考虑合格。

Syburra 等曾报道对于主动脉瓣二叶畸形飞行员，根据欧洲飞行条例，若术后瓣膜假体不影响心脏功能，6 个月后可以恢复飞行，但应避免 $+3G_z$ 的加速度负荷，而且每 6 个月必须进行心脏超声及心律检测的严格体检。民航报道 2 例男性患者，超声心动图分别示主动脉瓣二瓣化畸形，主动脉瓣少量反流；主动脉瓣二瓣化畸形，主动脉瓣少 - 中量反流。心动图（静息和运动负荷）、胸片心胸比率均正常。临床认为无手术指征，且无任何不适主诉，经民航体检鉴定专家委员会特许体检鉴定，结论为飞行合格。郝建华等报道 1 例超声心动图诊断为先天性主动脉瓣二叶畸形，因未出现血流动力学改变，心脏结构无明显变化，心功能良好，无须治疗，准予特许飞行，定期复查。谈维洁等对 3 例主动脉瓣二叶畸形的研究发现，其中 2 例均因出现乏力、头晕等临床症状，医学鉴定为飞行不合格。1 例为歼 -7 飞行员改装歼 -10 体检时发现，患者无症状，飞行意愿强烈，超声心动图未引起主动脉瓣狭窄及关闭不全，经讨论后建议原机种合格。徐蜀宣等报道，患者男性，41 岁，歼 -8 飞行员，彩超检查发现主动脉瓣二叶畸形，主动脉瓣狭窄并关闭不全（轻度）。患者因不影响日常生活、工作，但不适合剧烈的体育活动，暂不需手术治疗，鉴定结论为飞行不合格。

对于尚不具备介入治疗或手术治疗指征，年龄较轻，无任何临床症状，无明显血流动力学异常改变的飞行员，可以由航空体检医生签署无限制合格结论；对于尚不具备介入治疗或手术治疗指征，年龄较轻，无任何临床症状，有极轻微血流动力学异常的飞行员，只要心功能正常，就可以限多人制运行合格或限副驾驶合格等；对于需要介入治疗或手术治疗的飞行员，必须按特许鉴定方案实施。

主动脉瓣二叶畸形参照标准：左心室肥厚、左心室舒张功能降低、左心室射血分数降低、主动脉瓣关闭不全等。通常情况下，瓣口面积＜ $1cm^3$，跨瓣压差＞ 50mmHg 会出现症状，因此应每年行心脏超声检查判断是否出现主动脉瓣狭窄、主动脉瓣关闭不全及感染性心内膜炎等，再结合临床心动图、胸部 X 线片等检查及临床心血管专家会诊，评估其是否飞行合格。招飞体检主动脉瓣二叶畸形要严肃考虑。

（李　利　刘淑萍　赵国政）

第四节　二尖瓣狭窄

一、流行病学特点

先天性二尖瓣狭窄指二尖瓣叶或瓣环、乳头肌、腱索等结构的发育畸形，造成舒张期左心房血液流入左心室受阻，主要病理改变有二尖瓣双口、单乳头肌畸形和二尖瓣瓣上环等。获得性二尖瓣狭窄中风湿性二尖瓣狭窄最常见，主要病变为侵犯心脏结缔组织、心内膜、瓣膜、腱索、心肌间质和心包。疾病反复发作，瓣膜纤维化增厚、钙化，瓣膜间粘连、机化，瓣叶交界处融合，瓣口狭窄，瓣叶变形；瓣膜活动受限；腱索和乳头肌粘连，机化融合，腱索僵硬。

二尖瓣口狭窄面积达 2cm^2，左心房淤血扩大，慢性肺淤血；瓣口缩小至 1cm^2，肺小动脉长期痉挛，肺动脉高压；瓣口面积 0.8cm^2，肺动脉高压达 5.33 kPa（40 ㎜ Hg）、肺水肿。继发左心房扩大，右心室心肌肥厚、心腔扩大。单纯二尖瓣狭窄左心室功能多正常。二尖瓣狭窄并发左心耳或左心房血栓，常栓塞脑、肾及肢体，发生率为 30%，伴心房颤动时可增高 7 倍。

二、诊断及鉴别诊断

1. 瓣叶不均匀增厚＞ 3mm，僵硬，回声增强，钙化，瓣尖最显著。舒张期二尖瓣前叶向左心室流出道膨出，呈“气球样”改变，以瓣体最显著。二尖瓣口短轴观：瓣叶交界处粘连，瓣口狭窄、变形；舒张期瓣口开放幅度及面积缩小；轻度狭窄瓣口面积为 1.2 ～ 2.5cm^2，中度狭窄为 0.8 ～ 1.2cm^2，重度狭窄 0.8cm^2 以下（图 7-21，图 7-22）。M 型二尖瓣前叶曲线呈城墙样改变（图 7-23）。

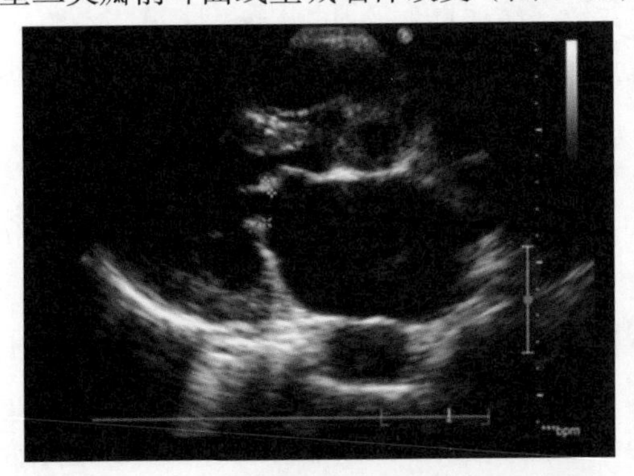

图 7-21　左心室长轴切面显示瓣叶增厚、僵硬、回声增强，二尖瓣前叶向左心室流出道膨出呈“气球样”改变

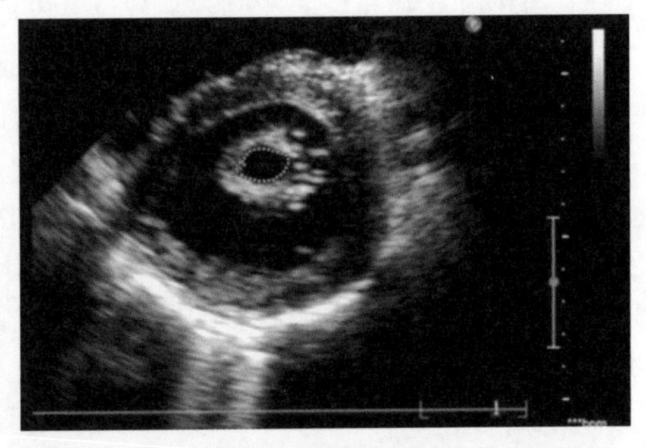

图 7-22　左心室短轴切面显示瓣叶交界处粘连，瓣口狭窄、变形，瓣口面积缩小

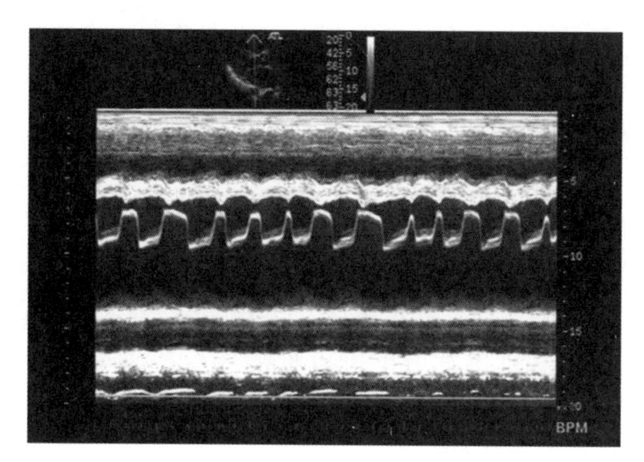

图 7-23 M 型二尖瓣前叶曲线呈城墙样改变

2. 二尖瓣环扩大。腱索增粗缩短、粘连、乳头肌粘连上提。左心房扩大，左心室正常或缩小。肺动脉、右心室、右心房扩大，可能伴三尖瓣反流。

3. 彩色多普勒显示舒张期通过二尖瓣口的血流束变细，呈红色为主的湍流束，瓣口越窄，射流起始宽度越小；左心房侧出现血流会聚。频谱显示舒张期、高速、充填湍流。

三、航空医学考虑

二尖瓣狭窄多见于风湿性心脏病，招飞体检学员年轻，比较少见。轻度二尖瓣狭窄可出现左心房淤血扩大，慢性肺淤血；中度二尖瓣狭窄可出现肺动脉高压；重度二尖瓣狭窄由于肺动脉高压可出现右心室心肌肥厚、心腔扩大等严重心脏改变。因此对于二尖瓣狭窄应严肃考虑。

（李　利　刘淑萍　赵国政）

第五节　二尖瓣关闭不全 / 反流

一、流行病学特点

二尖瓣关闭不全（mitral inadequacy，MI）是由于瓣叶先天性裂缺、腱索缩短或过长、瓣叶穿孔、瓣环扩大等结构异常造成收缩期左心室血液反流至左心房。二尖瓣瓣环、瓣膜小叶、腱索或者乳头肌的畸形都可以导致二尖瓣反流（mitral regurgitation，MR）。在美国及其他大部分西方国家，二尖瓣脱垂是最常见的原因，解释了 1/2 ～ 2/3 的二尖瓣反流病例。在空勤人员中，有临床意义的二尖瓣反流大多数也都是由于二尖瓣脱垂 / 二尖瓣瓣膜黏液瘤导致的。其他原因包括风湿性心脏病、心内膜炎、缺血性心肌病、胶原脉管病及扩张型心肌病。原发性二尖瓣反流是没有明显病因的。根据超声心动图，二尖瓣反流被分为微量、轻度、中度、重度四个等级。微量和轻度的原发性二尖瓣反流被认为是正常的（没有失去飞行资格），因此不需要特许飞行。具有中度或以上二尖瓣反流病史的患者是禁止进行任何飞行任务的。

二、诊断及鉴别诊断

（一）二尖瓣关闭不全的表现

收缩期二尖瓣前、后叶不能完全闭合，关闭点错位或间隙＞2mm。二尖瓣口短轴切面显出，关闭不全的部位可在前、后叶的前外或后内交界处、瓣口大部分或全部。

（二）二尖瓣叶形态及运动异常

1. 风湿性二尖瓣关闭不全　常伴有风湿性二尖瓣狭窄表现，二尖瓣叶增厚、纤维化、钙化、僵硬等。

2. 二尖瓣叶脱垂　收缩期瓣叶向左心房膨出，在二尖瓣环连线上＞2mm，轻度脱垂前、后叶关闭点错位，典型的脱垂呈弧形凸入左心房（图7-24）。

3. 二尖瓣叶与腱索和（或）乳头肌连续性中断　①瓣叶与腱索和（或）乳头肌残端相连，心动周期中随二尖瓣叶运动。左心室腔内显示断裂的腱索和（或）乳头肌，随血流漂动。②二尖瓣连枷样活动：收缩期二尖瓣叶与腱索和（或）乳头肌残端进入左心房，舒张期返回左心室，呈180°甩动。部分腱索断裂时，相应的瓣尖呈飘带样异常活动，伴有瓣叶的扑动（图7-25）。

4. 老年钙化性瓣膜病　二尖瓣根部、瓣体点状或斑片状钙化灶，以二尖瓣后叶受累为著。

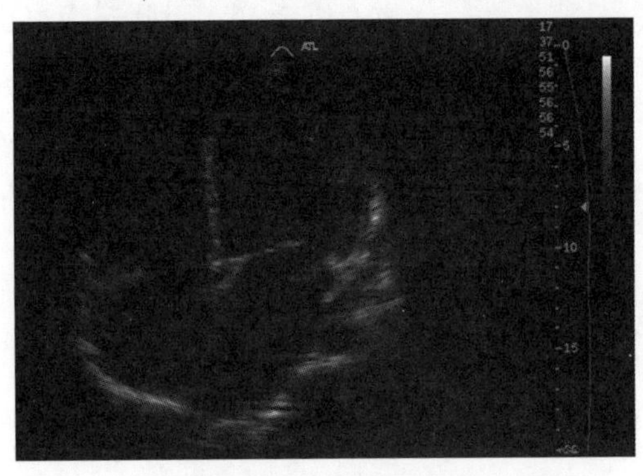

图7-24　心尖四腔切面显示后瓣向左心房脱出，前、后叶关闭点错位

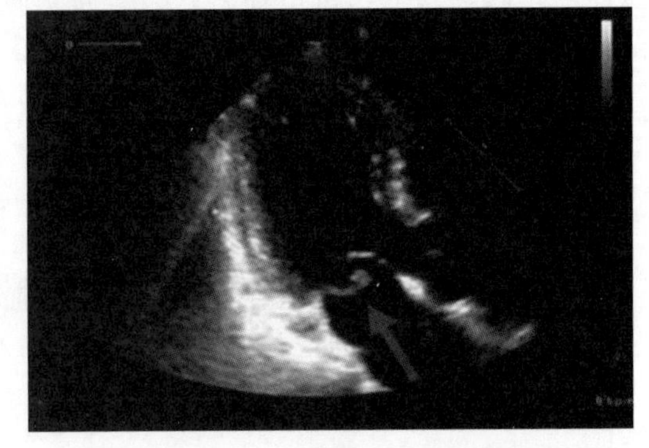

图7-25　心尖两腔切面显示二尖瓣后叶与腱索、乳头肌残端进入左心房

（三）二尖瓣关闭不全

左心房扩大，左心室扩大，容量负荷过重。

（四）彩色多普勒血流图

收缩期左心房内有来自瓣口的、蓝色为主的反流湍流束。反流束的方向，血流朝向左心房后壁者以二尖瓣前叶病变为主，朝向房间隔侧者以后叶病变为主，朝向左心房中部者为两叶对合不良（图7-26～图7-28）。频谱多普勒：CW显示收缩期负向、高速、宽带湍流频谱，最高速度400～600cm/s，ΔP可达110mmHg左右。

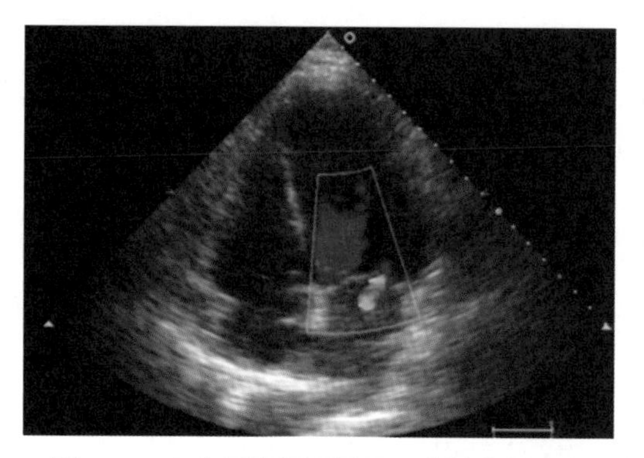

图 7-26 心尖四腔切面显示二尖瓣少量反流

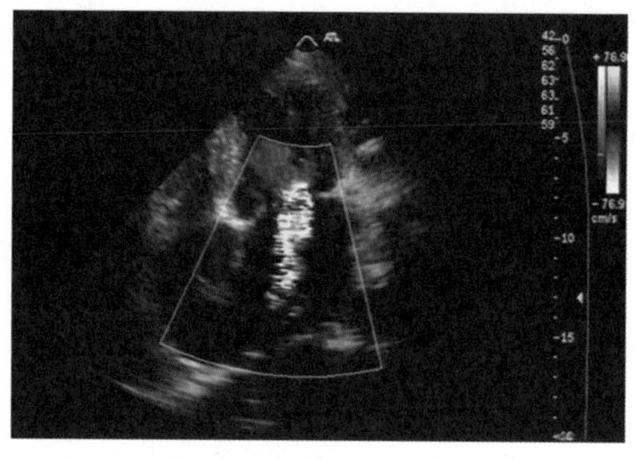

图 7-27 心尖四腔切面显示二尖瓣中量反流

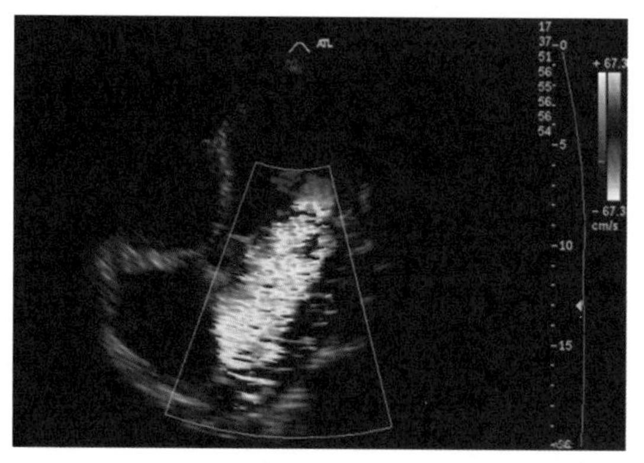

图 7-28 心尖四腔切面显示二尖瓣大量反流

（五）二尖瓣反流评估

一般认为反流信号微弱，范围局限，反流束长度< 1.5cm，反流面积< 1.5cm^2，反流速度< 1.5m/s，所占面积与左心房面积之比< 3.5%，起始于收缩早期，一般不超过收缩中期，同时无瓣膜形态活动异常或心腔大小改变者为生理性反流。二尖瓣反流程度的评估应采用多个参数综合判断，而非依赖单一指征，二尖瓣反流程度各参数的半定量评估见表 7-2。

表 7-2 二尖瓣反流程度评估

反流程度	左心大小	二尖瓣形态	反流束长度	反流束起点处宽度（cm）
轻度	正常	正常或异常	局限在二尖瓣环附近	< 0.3
中度	正常或增大	正常或异常	达到左心房中部	0.3 ～ 0.69
重度	增大	异常 / 连枷瓣 / 乳头肌断裂	达到左心房顶部	≥ 0.7

三、航空医学考虑

二尖瓣反流的症状取决于其病因和严重程度。慢性二尖瓣反流导致的症状主要是伴有肺淤血和左心功能不全的容量负荷超载的进行性加重。中度或以下的二尖瓣反流可能是无症状的。重度二尖瓣反流的症状包括活动耐力降低、慢性虚弱、易疲劳、劳力性呼吸困难、安静状态下的呼吸困难及端坐呼吸。然而，重度二尖瓣反流甚至是伴有左心功能不全的重度二尖瓣反流都可能是无症状的。二尖瓣反流的起始症状可能比较隐匿，不易被患者发现。

中重度的二尖瓣反流中突然发生的且会影响飞行操作的事件包括突发心肌梗死、脑缺血发作、晕厥、晕厥前期及室上性和室性心动过速。其他一些航空医学考虑的问题包括进行性加重的二尖瓣反流、需要外科手段修补和替换瓣膜、血栓栓子问题及非持续性心动过速。中重度二尖瓣反流的患者发生急性冠脉综合征的情况很少见。有一份对 404 例患有二尖瓣脱垂并发急性冠脉综合征病例的回顾是可以参考的。这份回顾为每年的航空医学年终验收提供了数据，只有 1.5% 的二尖瓣反流患者可能并发急性冠脉综合征。然而，这些人中的绝大多数会被一系列的评估捕捉到发病前兆，故导致突然丧失飞行能力的概率非常低，每年只有 0.3%。大多数二尖瓣脱垂患者不会发生中重度二尖瓣反流。微量和轻度的原发性二尖瓣反流被认为是正常的，发生突然失去飞行能力的概率相对较低。

（李　利　刘淑萍　赵国政）

第六节　三尖瓣关闭不全 / 反流

一、流行病学特点

三尖瓣关闭不全（tricuspid insufficiency/regurgitation，TI/TR）发病率低，功能性多见，常由于右心室扩张所致。风心病时三尖瓣关闭不全多合并狭窄，反流程度较轻。严重的二尖瓣狭窄并发肺动脉高压时，常有功能性三尖瓣关闭不全。三尖瓣本身病变一般均较轻，因血流反流使右心房扩大，右心室也因舒张期充盈量增多而扩张。

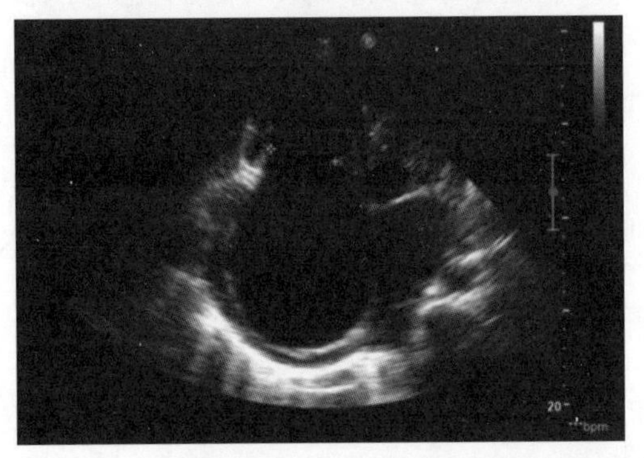

图 7-29　心尖四腔切面显示，三尖瓣环扩张，瓣叶关闭间隙达 35mm

二、诊断及鉴别诊断

1. 2D 与 M 型超声　心尖四腔、右室长轴、剑下四腔及下腔静脉长轴切面检查。

（1）收缩期三尖瓣口不能完全闭合，其间隙＞ 2mm。舒张期三尖瓣开放速度大（图 7-29）。

（2）瓣叶回声异常：风湿性病变瓣叶增厚、回声增强。三尖瓣脱垂收缩期瓣叶凸入右心房，感染性心内膜炎赘生物附着于瓣叶的强回声结节或团块。

（3）右心房、右心室扩大，三尖瓣环扩张。

2. 彩色多普勒　血流图显示三尖瓣反流束，收缩期来自三尖瓣口的蓝色为主的彩色湍流束入右心房、反流束起点宽度相当于关闭不全漏口的大小。严重三尖瓣反流：收缩期反流至右心房的血进入下腔静脉与肝静脉内，出现随反流红蓝两色交替（图 7-30 ～图 7-33）。多普勒频谱：CW 呈收缩期负向、高速度、湍流，反流速峰值 200 ～ 400cm/s。多数三尖瓣反流频谱起自收缩早期，反流持续全收缩期。三尖瓣中 - 重度反流亦可影响下腔静脉、肝静脉血流频谱（图 7-34）。

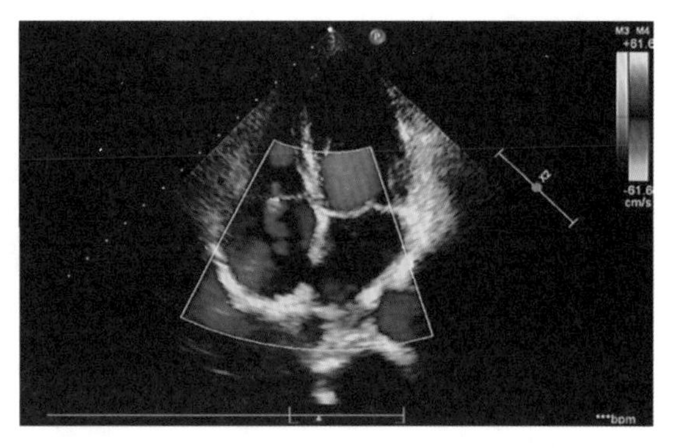

图 7-30　心尖四腔切面显示，三尖瓣少量反流

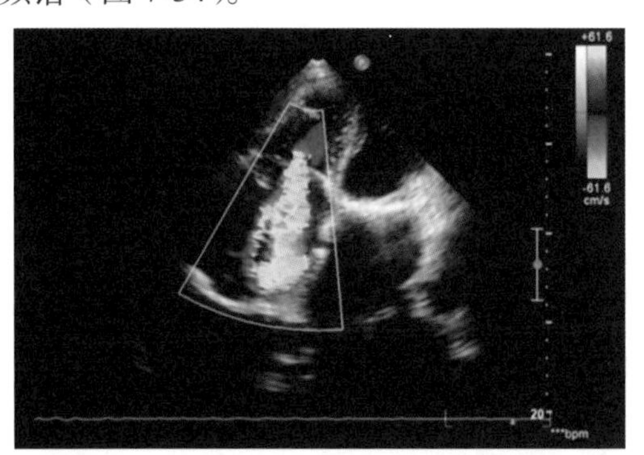

图 7-31　心尖四腔切面显示，三尖瓣中量反流

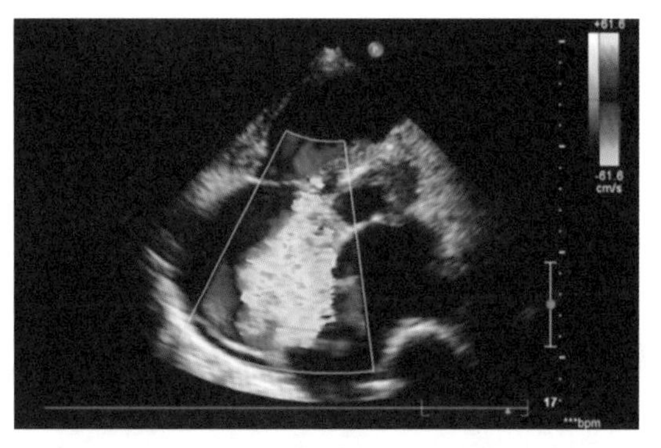

图 7-32　心尖四腔切面显示，三尖瓣大量反流

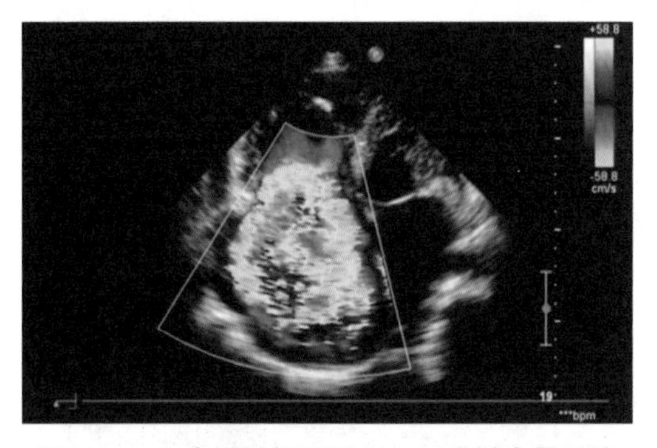

图 7-33　心尖四腔切面显示：三尖瓣大量反流

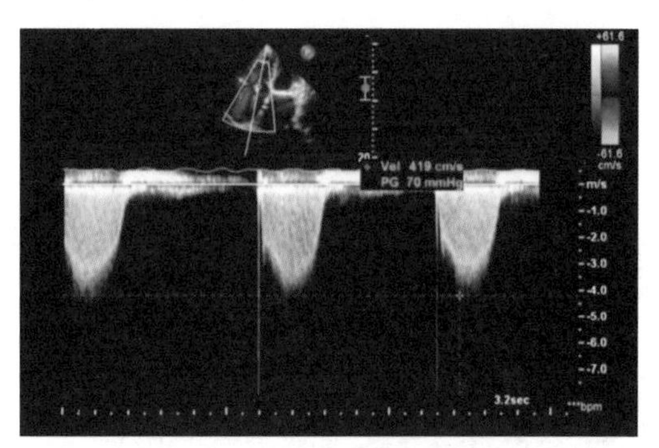

图 7-34　呈收缩期负向、高速度、湍流的三尖瓣反流连续多普勒频谱

3. *瞬时反流半定量测定*　心尖四腔切面，取最大彩色血流束，测面积及长度，仪器自动显示反流量；微量反流呈泪滴状，反流量＜ 1ml ；轻度反流反流量 1 ～ 5ml ；中度反流反流量 5.1 ～ 10ml，大量反流反流量＞ 10ml，占据右心房 2/3 以上。

4. *用三尖瓣反流速度计算*　三尖瓣跨瓣压差（TR ΔP）[TR ΔP（mmHg）$=4V_{max}^2$]；再用 TR ΔP 计算右心房、右心室间压差，右心室收缩压 = 三尖瓣反流的 ΔP+ 右心房压力（8mmHg 或 10mmHg）。右心室流出道与肺动脉间无压差时，右心室收缩压等于肺动脉压。

5. *用二尖瓣反流评估方法评估*　二尖瓣反流程度各参数的半定量评估见表 7-2。

三、航空医学考虑

三尖瓣反流发病率低，功能性多见，常由于右心室扩张所致。风心病时三尖瓣关闭不全多合并狭窄，反流程度较轻。严重的二尖瓣狭窄并发肺动脉高压时，常有功能性三尖瓣关闭不全。三尖瓣本身病变一般均较轻，因血流反流使右心房扩大，右心室也因舒张期充盈量增多而扩张。微量和轻度的原发性三尖瓣反流被认为是正常的，发生突然失去飞行能力的概率相对较低。

（李　利　刘淑萍　赵国政）

第七节　肺动脉瓣关闭不全/反流

一、流行病学特点

肺动脉瓣关闭不全/反流（pulmonary insufficiency/regurgitation，PI/PR）功能性多见，继发于先天性心脏病、慢性肺源性心脏病。风湿性二尖瓣病变、特发性肺动脉扩张，肺动脉环扩大。器质性肺动脉瓣关闭不全极少，由风湿热、感染性心内膜炎等引起。

二、诊断及鉴别诊断

1. 彩色多普勒血流图　心底短轴肺动脉长轴切面，舒张期以红色为主，彩色血流束，由瓣口喷射至右心室流出道；多数为微量反流＜1ml/每搏，轻度反流1～3ml，中度以上的反流少见（图7-35～图7-37）。

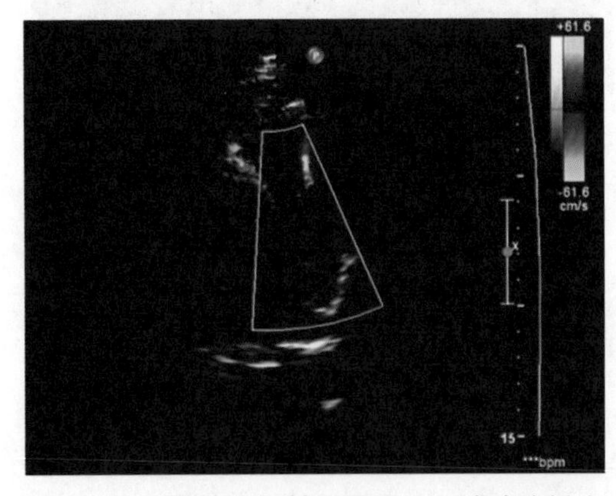

图7-35　主肺动脉长轴切面显示，肺动脉瓣少量反流

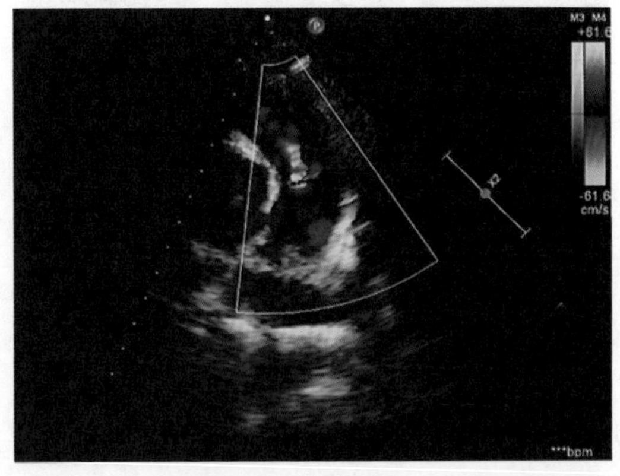

图7-36　主肺动脉长轴切面显示，肺动脉瓣中量反流

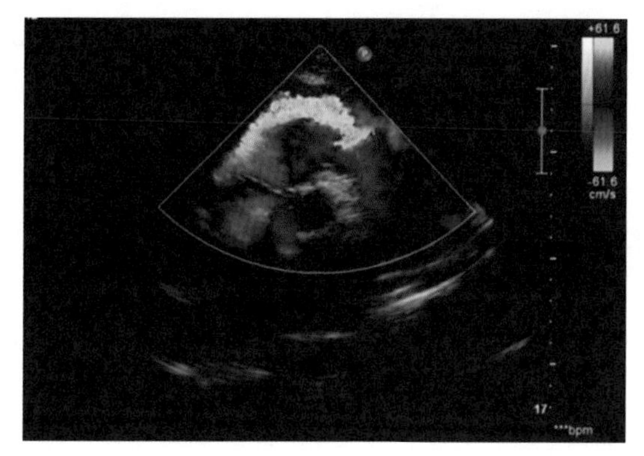

图 7-37 主肺动脉长轴切面显示，肺动脉瓣大量反流

2. 多普勒频谱 取样容积置于肺动脉瓣下彩色血流区，舒张期反流呈正向高速湍流频谱。微量反流速度较低，最大速度可达 400cm/s。反流速度越快，压差越高，反流量越大。测量射流血流束起点的宽度，再乘以反流的时间速度积分可获得反流半定量，估测反流程度。

三、航空医学考虑

微量肺动脉瓣反流很多见，一般都是功能性的，即生理性居多，器质性肺动脉瓣关闭不全很少见，对航空医学影响不大。

（李 利 刘淑萍 赵国政）

第八节 肺动脉瓣狭窄

一、流行病学特点

肺动脉瓣狭窄（pulmonary stenosis，PS）是一种常见的先天性心脏病，发病率占先天性心脏病的 8% ～ 10%，狭义的肺动脉瓣狭窄以单纯肺动脉瓣狭窄最为常见，约占 90%，广义的肺动脉瓣狭窄包括漏斗部狭窄，脉动脉干及其分支狭窄，可单独存在或作为其他心脏畸形的组成部分，如法洛四联症、卵圆孔未闭等，约 20% 的先天性心脏病合并肺动脉瓣狭窄。若跨瓣压差＜ 30mmHg，一般不会出现明显的临床症状。

正常肺动脉瓣叶为三个半月瓣，瓣叶交界处完全分离，瓣环与右心室漏斗部肌肉相连。肺动脉瓣狭窄根据病变累及的部位不同，分为两种类型。①典型肺动脉瓣狭窄，肺动脉瓣三个瓣叶交界处互相融合，使瓣膜开放受限，瓣口狭窄；只有两个瓣叶的交界处融合为肺动脉瓣二瓣化畸形；瓣叶无交界处仅中心部留一小孔，为单瓣化畸形。瓣叶结构完整，瓣环正常，肺动脉干呈狭窄后扩张，有时可延伸到左肺动脉，但扩张的程度与狭窄的严重性并不完全成比例。②发育不良型肺动脉瓣狭窄，肺动脉瓣叶形态不规则且明显增厚或呈结节状，瓣叶间无粘连，瓣叶启闭不灵活，瓣环发育不良，肺动脉干不扩张或发育不良。此病常有家族史，Noonan 综合征大多合并此病变。

二、诊断及鉴别诊断

1. 二维超声心动图　可显示肺动脉瓣的厚度、收缩时的开启情况及狭窄后的扩张。典型肺动脉瓣狭窄包括瓣叶增厚、粘连，肺动脉长轴切面瓣叶呈圆顶样改变（图 7-38）。

2. 继发性改变　轻度肺动脉瓣狭窄可不引起继发性改变；中度以上的肺动脉瓣狭窄可伴有右室流出道肌肉肥厚，以及右心室和右心房扩大。肺动脉主干可呈狭窄后扩张改变，一般偏心性瓣口狭窄可导致肺动脉主干左外侧壁及左肺动脉分支的扩张膨出（图 7-39）。

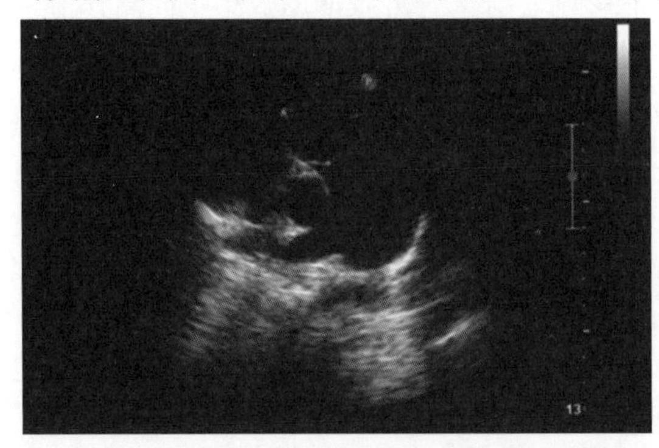

图 7-38　主肺动脉长轴切面显示，肺动脉瓣呈圆顶样改变，肺动脉主干呈狭窄后扩张

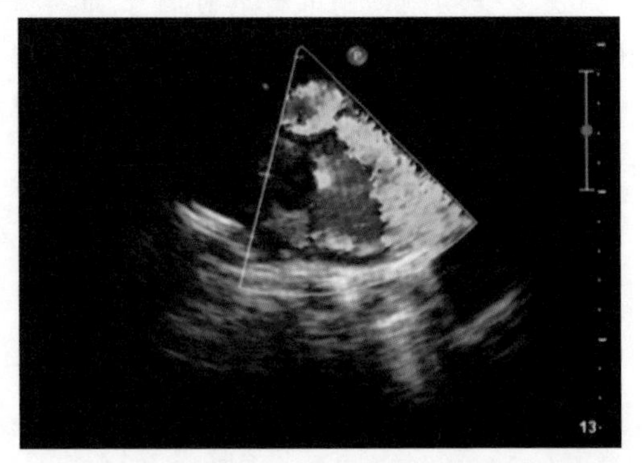

图 7-39　肺主肺动脉长轴切面显示，肺动脉瓣口呈窄细的花色血流信号

3. 彩色多普勒超声　肺动脉瓣口呈窄细的花色血流信号，偏心性的喷射样血流多见，冲击肺动脉左外侧壁。频谱多普勒可较可靠地估测肺动脉瓣狭窄的严重程度。如右心室收缩压高于 30mmHg（4.0kPa），且右心室与肺动脉收缩压阶差超过 10mmHg（1.3kPa）即提示可能存在肺动脉口狭窄，跨瓣压力阶差的大小可反映肺动脉口狭窄的程度，如跨瓣压力阶差在 40mmHg（5.3kPa）以下为轻度狭窄，肺动脉瓣口为 1.5 ～ 2.0cm；如压力阶差为 40 ～ 100mmHg（5.3 ～ 13.3kPa）为中度狭窄，瓣口为 1.0 ～ 1.5cm；压力阶差为 100mmHg（13.3kPa）以上为重度狭窄，估计瓣口为 0.5 ～ 1.0cm（图 7-40，图 7-41）。

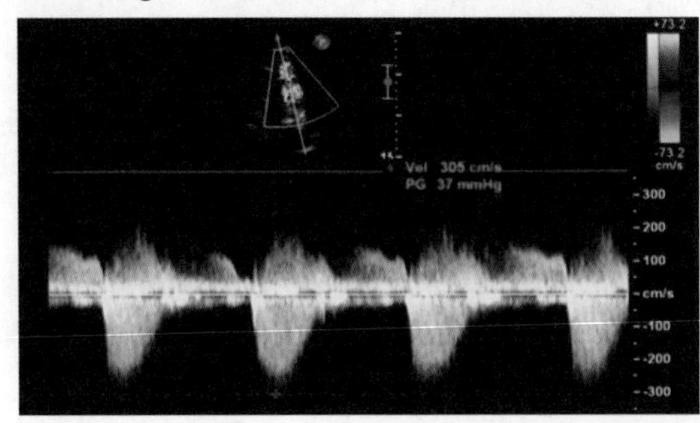

图 7-40　肺动脉瓣上连续多普勒，跨瓣压差 37mmHg，轻度狭窄

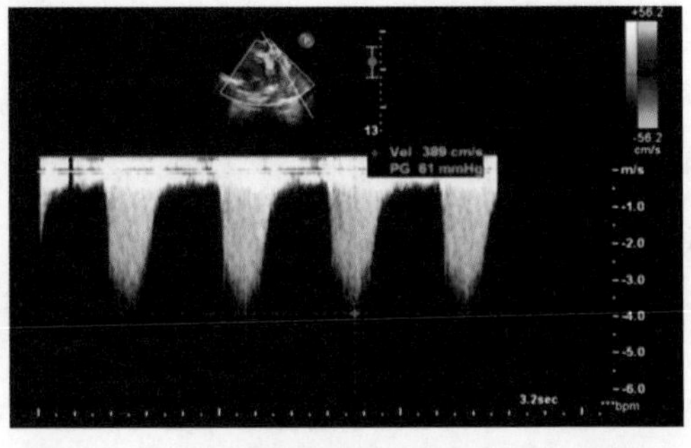

图 7-41　肺动脉瓣上连续多普勒，跨瓣压差 61mmHg，中度狭窄

三、航空医学考虑

肺动脉瓣狭窄的继发性改变为右心室向心性肥厚，狭窄严重者，心室腔小，心内膜下心肌可有缺血性改变。右心房有继发性增大，心房壁增厚，卵圆孔开放，或伴有房间隔缺损。右心室向肺动脉射血遇到瓣口狭窄的困阻，右心室必须提高收缩压方能向肺动脉泵血，其收缩压提高的程度与狭窄的严重性成比例。因室间隔无缺损，所以严重狭窄时右心室的压力高度可以超过左心室。右心室的血流进入肺虽有困难，但全身所有静脉血仍必须完全进入肺。但如狭窄严重，右心室壁极度增厚使心肌供血不足，可导致右侧心力衰竭。轻度狭窄可完全无症状；中度狭窄在 2 ～ 3 岁无症状，但年长后劳力时即感易疲劳及气促；严重狭窄者中度体力劳动亦可呼吸困难和乏力，突发昏厥甚至猝死。亦有患者活动时感胸痛或上腹痛，可能由于心排血量不能相应提高，致使心肌供血不足或心律失常所致，提示预后不良，应准备手术。因此，肺动脉瓣狭窄要严肃考虑。

（李　利　刘淑萍　赵国政）

第 8 章

先天性心脏病

先天性心脏病（congenital heart disease，CHD，先心病）的发生率约占全部活产婴儿的 1%，先天性心脏病是指由于各种原因引起的正常心脏、血管组织胚胎发育异常，或出生后应自动关闭的通道未能闭合而导致出生时即存在心脏和大血管结构、功能的异常和缺陷，包括左右心之间的异常通道，心脏正常通路的阻塞，心脏正常结构的发育不良或缺陷，心脏与肺循环，心脏与体循环的连接异常等。根据我国流行病学调查数据，先天性心脏病发病率为 5‰ ～ 12‰。先天性心脏病可分为非发绀属类型（包括室间隔缺损、动脉导管未闭、房间隔缺损、肺动脉狭窄、单纯主动脉缩窄、主动脉狭窄等）和发绀属类型（包括法洛四联症、法洛五联症、大动脉转位、单心室等复杂畸形）。

对于那些通过手术治疗的飞行员，需要证明手术的良好结果。根据美国空军特许飞行标准：通过手术或导管过程未纠正或纠正的先天性心脏缺陷，取消飞行类（FC）Ⅰ / Ⅰ A、Ⅱ、Ⅲ的资格。先天性和结构异常的心脏是不正常的结构变异，除了卵圆孔未闭不被取消资格，存在任何重要的后遗症都会被取消资格。此外，任何有心脏手术或导管治疗干预 [包括卵圆孔未闭（PFO）关闭] 病史者均应取消其所有飞行等级的资格。成功通过手术或导管技术纠正的房间隔缺损（ASD），室间隔缺损（VSD）和动脉导管未闭（PDA），尤其是在童年，可以考虑特许飞行等级的所有职责，并且如果没有通过手术或导管技术纠正但是血流动力学不显著的 ASD 和 VSD，也可以特许，因为血流动力学不显著的 PDA 的有效治疗尚未建立，未纠正的小 PDA 的特许被认为是具体问题具体分析。主动脉缩窄也将被认为是具体问题具体分析。

空军总医院在 2004 ～ 2011 年的 765 名入院体检的飞行人员中，通过超声心动图发现先天性心脏病 16 例，12 例未行临床干预，观察 3 ～ 24 个月，超声检查各心腔大小形态无明显变化，心腔内异常结构范围无明显变化，飞行鉴定结论见表 8-1。外科手术 ASD 病例飞行鉴定结论为飞行暂不合格，临床观察 12 个月后失访。3 例介入治疗患者术后临床观察 3 ～ 24 个月，超声观察心腔大小、形态，无明显变化，封堵伞均处于自然弹性状态。其中 2 名（7mm ASD 和 5mm PDA）在 12 个月后行离心机实验，在高 G 加速度下封堵器位置形态良好，飞行鉴定结论为飞行合格。

表 8-1 18 例无症状性先天性心脏病飞行人员一般情况及超声心动图结果

分类	类型	例数	平均飞行时间	机型	超声心动图表现	飞行结论
无分流型	主动脉瓣发育畸形	4	980	强 -5、歼轰 -7、歼 -7	均为主动脉瓣二瓣畸形	原机种飞行合格
	永存左上腔静脉	2	1200	歼 -7	内径 10mm、12mm，伴冠状静脉窦扩张	原机种飞行合格
	房间隔瘤	1	1400	直 -9	房间隔瘤范围 16mm×20mm，未见分流	改装飞行合格
	冠状静脉窦扩张	1	1000	歼 -10	冠状静脉窦扩张，范围 12mm×26mm	改装飞行合格
	右冠窦扩张	1	700	歼 -7	右冠窦扩张，范围 10mm×14mm，未见分流	改装飞行合格
分流型	卵圆孔未闭（PFO）	2	800	歼 -7，歼 -6	PFO 均小于 2mm，少量左向右分流	原机种飞行合格
	房间隔缺损（ASD）	5	900	运七，苏 -27、歼 -10	ASD 缺损 7mm、8mm、9mm、10mm、16mm	16mm 不合格；2 例飞行合格（限双座）
	动脉导管未闭（PDA）	1	490	歼 -7	PDA 内径 5mm	飞行合格（限双座）
	冠状动脉肺动脉瘘	1	330	歼 -6	冠状动脉左主干 - 左肺动脉瘘，内径小于 2mm	原机种飞行暂不合格

在招飞医学选拔、培训或从事军事飞行职责人员中，通过或未通过手术或导管干预措施纠正的常见的先天性疾病包括 ASD、VSD、与房间隔瘤（ASA）有 / 无关的 PFO。从事航空医学相关事件需考虑正常或接近正常水平的心血管功能，经过手术或导管干预治疗的患者必须没有明显的残余分流。自从治疗先天性心脏病的修复手术诞生以来，据估计，85% 的先天性心脏病患儿可以生存到成年。相关文献表明，18 岁以上的先天性心脏病患者中，约 20% 患有先天性心脏病的个体（即使经过手术或介入治疗）在他们的一生中仍会经历多次快速型心律失常，这是航空医学需要考虑的一个重要问题。至于其他更复杂的发绀性先天性心脏病很少见，大多数会在婴儿期或儿童期发现，而且即使病变得到纠正，服军役也是不会被接受的。

第一节 卵圆孔未闭

卵圆孔未闭（patent foramen ovale，PFO）：卵圆孔是房间隔中部的一个开放区，位于胚胎期原发间隔与继发间隔的交界处。卵圆孔通常由原发间隔的一个薄片覆盖。出生前，由于血流从右到左，使卵圆孔持续开放。出生后，建立了正常的肺循环，由于心房内压力的增加，迫使原发房间隔的薄片压在卵圆孔的表面，而使卵圆孔闭合。原发房间隔的薄片继而与继发房间隔融合使此孔永久闭合。或者仍然是分开的，当右心房的压力大于左心房时，就可使卵圆孔再次打开，称为 PFO。PFO 是房间隔缺损的一种特殊类型。

一、流行病学特点

PFO在正常人群中的发病率为25%～30%。因为PFO的存在比较普遍，它可以被认为是一个正常的变异。无症状的PFO一般行超声心动图时偶然发现。从航空医学角度来说，这些被认为是正常的解剖变异，因此可以满足所有条件飞行任务，包括初始训练。尽管这些缺陷在航空医学评估中被认为是正常的解剖变异，单独存在或组合发生的PFO和ASA，与可能的反常栓塞事件，特别是脑卒中和短暂性脑缺血发作有关，尽管此类事件的相对风险增加，但是绝对风险很低。

二、诊断及鉴别诊断

1. 剑突下两腔切面显示　卵圆孔瓣与继发隔之间出现裂隙，呈搭错样改变（图8-1）。

2. 彩色多普勒　显示卵圆孔瓣与继发隔之间出现细小的心房水平分流束，且分流束起源于卵圆孔瓣与继发隔交界的边缘处（图8-2）。

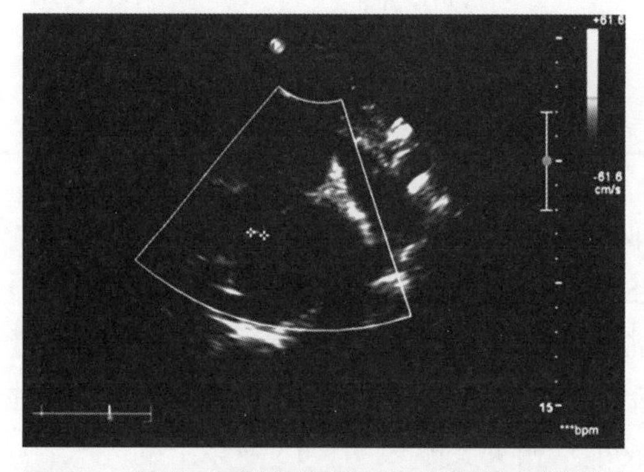

图8-1　剑突下两腔切面显示，房间隔中部的裂隙呈搭错样改变

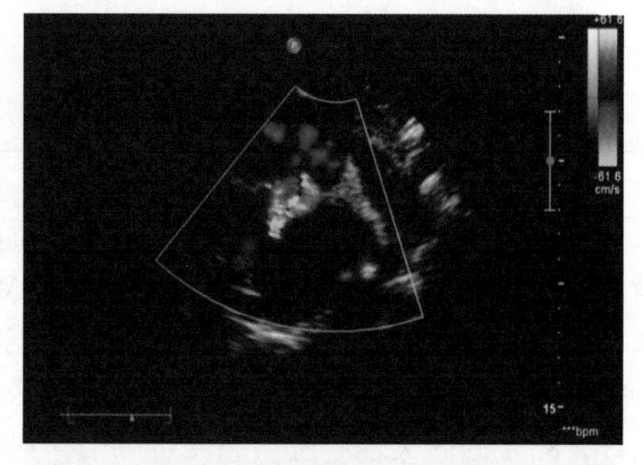

图8-2　剑突下两腔切面显示，卵圆孔未闭裂隙处的细小红色左向右分流束

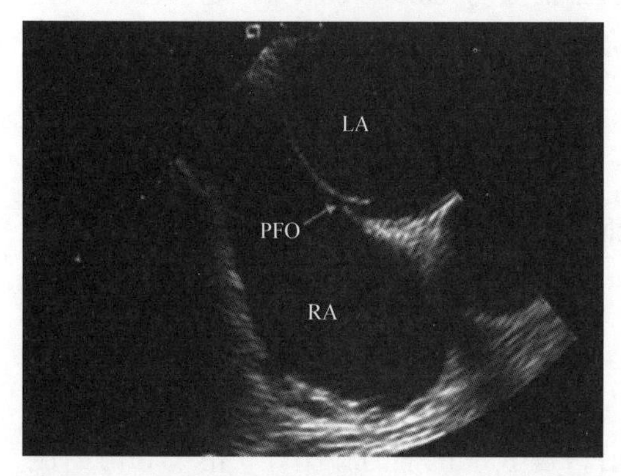

图8-3　经食管超声心动图显示，卵圆孔未闭的形态

3. 经食管超声（TEE）　探头插至食管中段，取双心房水平切面，观察卵圆孔瓣水平结构，调整探头至90°～110°方位，能清楚显示上下腔静脉入口切面，观察卵圆孔瓣的纵向结构，其下缘与原发隔相延续，其上缘与继发隔相重叠，仔细观察卵圆孔瓣与继发隔之间有无裂隙（图8-3），在此基础上应用彩色多普勒以显示有无心房水平穿隔分流束（图8-4，图8-5）。

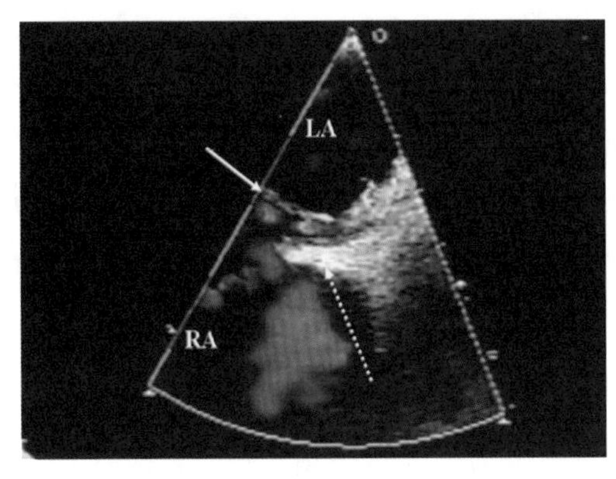

图 8-4 经食管超声心动图显示，卵圆孔未闭裂隙处的细小红色右向左反向分流束

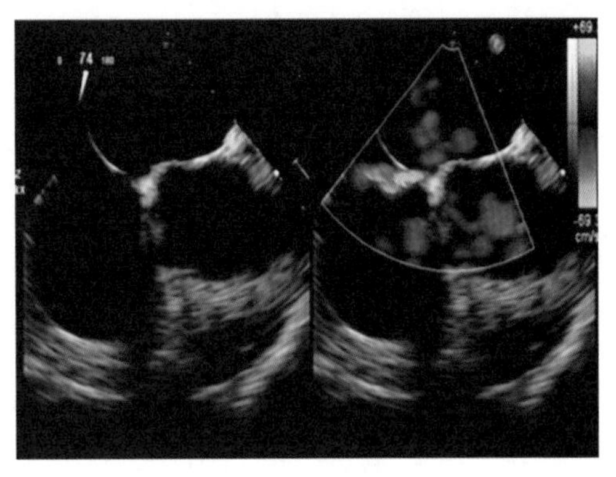

图 8-5 经食管超声心动图显示，卵圆孔未闭裂隙处的细小蓝色左向右分流束

4. 发泡实验 在患者休息时和进行标准 Valsalva 动作时，使用注射手振生理盐水作为增强剂，当 PFO 存在反向分流时，可查出心脏右向左分流（right-to-left shunt，RLS）（图 8-6）。

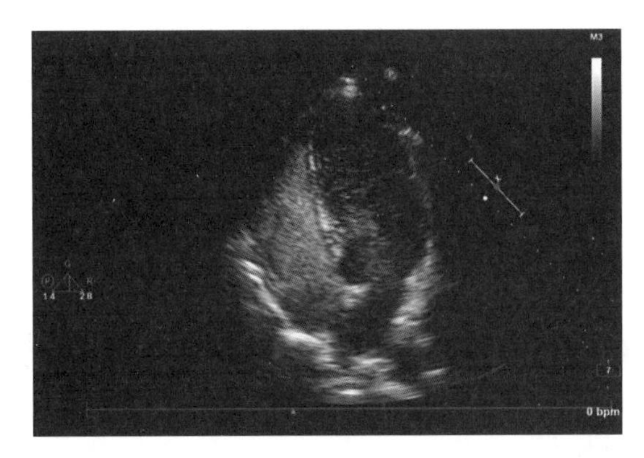

图 8-6 心尖四腔切面显示，注射手振生理盐水增强剂显示左心腔内出现大量微气泡，提示存在反向右向左分流

三、航空医学考虑

特技飞行时，做抗荷动作、加压呼吸、抗荷服充气等情况下，PFO 出现右向左分流的概率增大。可能出现反常性栓塞、动脉气栓、缺氧等航空医学关注的问题。研究发现，近 40% 的缺血性卒中原因不明，且此类患者中卵圆孔未闭和右向左分流的发病率高，认为可能存在通过卵圆孔未闭的反常栓子。国外曾报道多例飞行人员因 ASD 引发缺血性脑卒中。飞行人员，特别是歼击机飞行员，如存在 PFO，在实施抗荷动作、加压呼吸时易反复出现右向左分流，但航空环境是否会促进反常性栓塞发生，尚有待进一步研究。

对于卵圆孔未闭的筛查，加拿大曾对 1476 名飞行学员进行心脏超声检查，发现 115 例存在异常，阳性率 7.8%，德国空军对 52 名健康歼击机飞行员进行经颅多普勒发泡实验筛查右向左分流，发现 9 例阳性，并经食管超声证实存在 PFO。

美军及我军的招飞体检条例中均明确规定，先天性心脏病无论其是否经外科或介入修补均不合格，但对于 PFO，美军特许飞行标准认为属正常解剖变异，故而飞行合格，可进行初教机训练。我军目前仍将 PFO 列为招飞体检不合格。

但随着医学技术的发展，美军要求介入治疗后至少 6 个月的地面观察。通常采用心脏超声、24h 动态心动图、次极量运动试验等无创检查评估是否存在残余分流、心脏扩大、心室功能不良或心律失常，如均未发现明显异常，可申请特许飞行，并每间隔 1 ～ 3 年复查一次。

空军总医院 1 例 PFO 的飞行人员，因缺损直径小，心房水平未见明显分流，且无临床症状，为运输机空中机械师，无过高加速度负荷，飞行结论合格。2 名小于 2mm 的 PFO 歼击机飞行员未行临床干预，心脏超声随访观察 3 ～ 24 个月，心脏超声检查各心腔大小形态无明显变化，心腔内异常结构范围无明显变化，飞行结论为原机种飞行合格。

目前对无症状和体征，也不影响血流动力学的 PFO 飞行人员，由于考虑到在发生高空减压病和采取抗荷措施胸膜腔内压增高等特殊情况下，有可能加重病情，所以对歼（强）击机、轰炸机飞行员个别评定；对于其他机种飞行人员可结论飞行合格。由于高性能战斗机还将加压呼吸作为常规抗荷措施，对肺内压和右心负荷影响更为明显，为了保障飞行员健康，故对于有 PFO 飞行员高性能战斗机改装不合格。

（李　利　刘淑萍　赵国政）

第二节　房间隔缺损 / 房间隔瘤

一、流行病学特点

房间隔缺损（atrial septal defect，ASD）是最常见的先天性心脏病，系由心房间隔在胎儿期发育不全所致。传统观点将其分为继发孔型（约占 85%）和原发孔型（约占 15%）两大类。前者又分为 4 个亚型：①卵圆孔型（中央型）；②上腔型；③下腔型；④冠状窦型。面积较大的缺损又称为混合型。近年来有学者认为，真正意义的 ASD 在卵圆窝及其周边的窝缘，其余部位的缺损形成的是两房间的交通，而并非房间隔本身的缺损，故又提出以下分型：①继发孔型（卵圆窝部位）；②静脉窦型（约占 10%）（包括上腔型和下腔型）；③冠状静脉窦型；④原发孔型。

房间隔瘤（atrial septal aneurysm，ASA）：是指房间隔卵圆窝部位的纤维结缔组织原发性发育薄弱，在较高压力血流的长期冲击下，薄弱组织向压力较低的心房腔膨出，呈囊袋状，随心动周期压力的变化在两房间摆动。ASA 在正常人群中的发病率为 1% ～ 2%，一般行超声心动图时偶然发现。合并有 ASA 的 PFO 患者与多发脑缺血损害有独立的相关性，ASA 的存在可能会增加微栓子产生的危险性。

二、诊断及鉴别诊断

（一）房间隔瘤

1. 普通二维超声　房间隔中部组织菲薄，由于在一般状况下左心房压力大于右心房压力，ASA 一般向右心房膨出（图 8-7 ～图 8-9）。

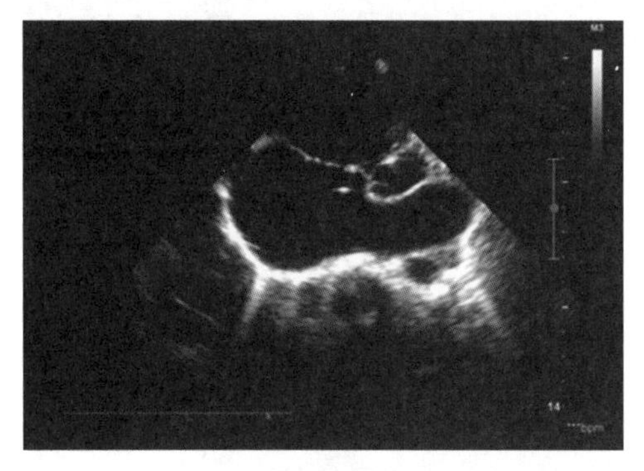

图 8-7　大血管短轴切面显示，房间隔中部呈瘤样向右心房膨出

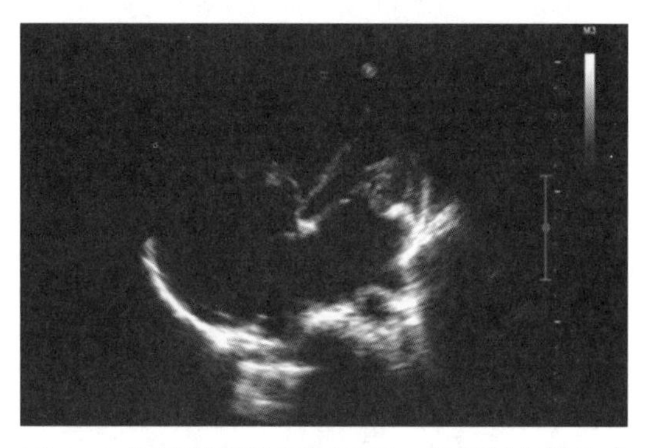

图 8-8　胸骨旁四腔切面显示，房间隔中部呈瘤样向右心房膨出

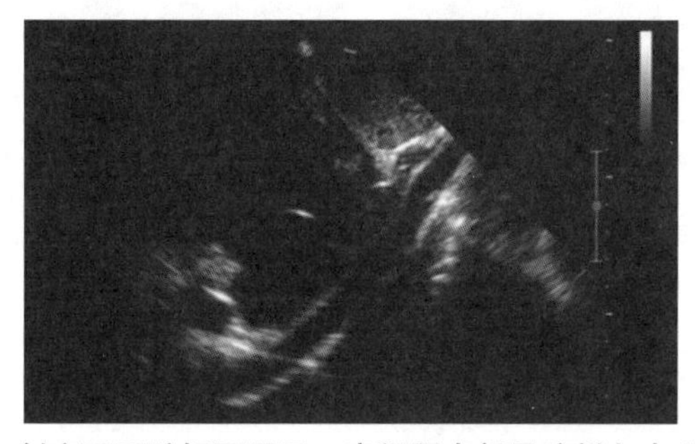

图 8-9　剑突下两腔切面显示，房间隔中部呈瘤样向右心房膨出

2. 彩色多普勒　单纯性 ASA 未合并 PFO 或 ASD 情况下心房水平可不出现左向右的分流束；在 ASA 合并存在 PFO 或 ASD 时可探及左向右的分流束（图 8-10）。

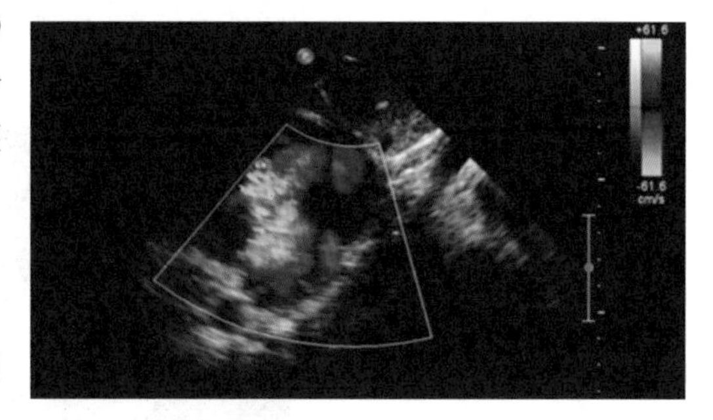

图 8-10　剑突下两腔切面显示，房间隔瘤合并出现红色的左向右的分流束

（二）房间隔缺损

1. 房间隔缺损（ASD）的显示　主要切面为四腔心（包括胸骨旁、心尖部和剑突下）、五腔心和心底短轴等，显示房间隔的回声中断。根据回声中断的部位，判断缺损的类型。

（1）继发孔型（卵圆窝部位）缺损位置在房间隔的中部（图 8-11，图 8-12）。

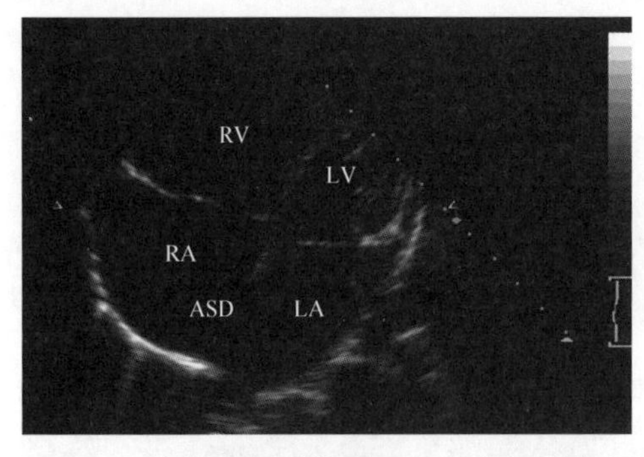

图 8-11 胸骨旁四腔切面显示，房间隔中部回声中断

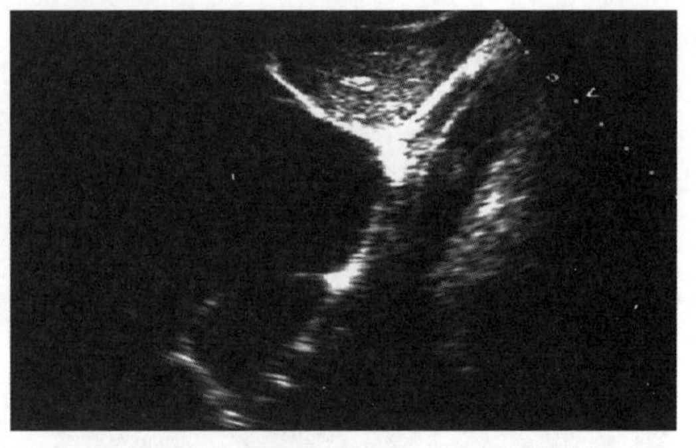

图 8-12 剑突下两腔切面显示，房间隔中部回声中断（中央型）

（2）静脉窦上腔型中断部位在房间隔的上部，靠近上腔静脉处，下腔型的部位在房间隔的后下部，靠近下腔静脉处（图 8-13）。

（3）原发孔型缺损的部位在房间隔下部，靠近房室交界的十字交叉处（图 8-14）。

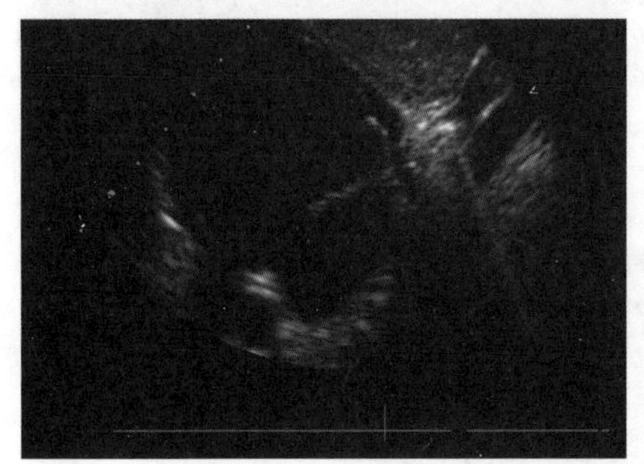

图 8-13 剑突下两腔切面显示，房间隔上部回声中断（上腔型）

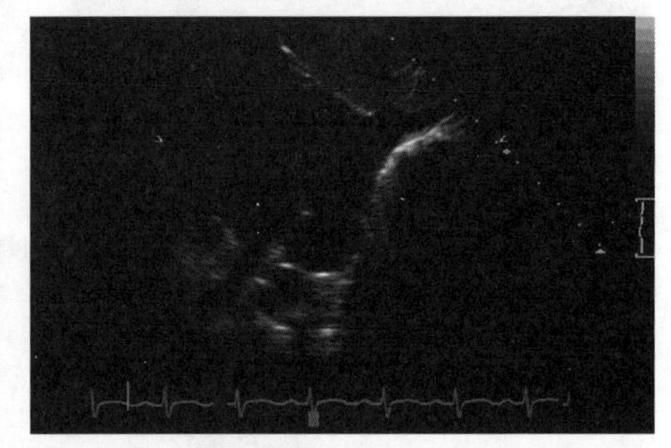

图 8-14 剑突下两腔切面显示，房间隔后下部回声中断（下腔型）

（4）冠状窦型缺损极为少见，为冠状静脉窦与左心房之间存在交通。

2. 心腔增大　主要表现为右心室增大，肺动脉径亦可增宽。

3. 彩色多普勒　心房水平左向右分流，分流血流束色彩通常为红色，层流表现，自左心房通过缺损口进入右心房达三尖瓣口（图 8-15）。

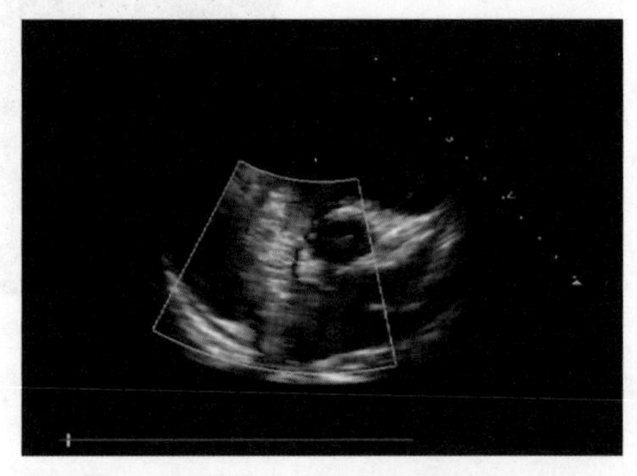

图 8-15 胸骨旁四腔切面显示，房间隔中部回声红色的左向右分流束

4. 肺动脉高压的表现 显著肺动脉高压，伴有右向左分流者，血流分流束色彩经胸探测为蓝色，血流频谱不典型。肺动脉高压时室间隔与左心室后壁运动同向。估测肺动脉压用频谱多普勒方法。

三、航空医学考虑

ASD 最基本的血流动力学改变是心房水平的左向右分流，分流量取决于缺损的大小及两心房间的压力差，导致右心容量过重，右心扩大，严重病例后期可发生肺动脉高压。ASD 症状出现和发展的时间取决于分流量，当大量左向右分流，肺循环量与体循环量之比大于等于 1.5（$Q_p : Q_s$）时，一般会产生明显的负荷过量和一系列症状，包括乏力、呼吸困难，心律失常，尤其是心房颤动。紧张、咳嗽、捏鼻鼓气、抗 G 训练或正压呼吸可能导致血液流向逆转。中度，甚至大型 ASD 可能直到成年才被发现。许多患者在 30 岁之前可能只有轻微的症状，然而超过 70% 的患者在 50 岁时开始出现较明显的症状。如果显著继发性和静脉窦 ASD 的成功简单关闭在 25 岁之前完成，患者的预后很好。晚年关闭会增加心房颤动、脑卒中和右心衰的风险。

因飞行中，特别是特技飞行，做抗荷动作、加压呼吸、抗荷服充气等情况下，ASD 出现右向左分流的概率增大。可能出现反常性栓塞（右心或静脉系统的栓子脱落后经房室缺口或异常动静脉交通支进入体循环，滞留在动脉系统，引起栓塞）、动脉气栓（房间隔缺损为高空减压后静脉气栓进入动脉系统提供了可能，特别是可能对神经型减压病的发病有一定作用）、缺氧（出现右向左分流时，未经肺循环的静脉血再次进入体循环，会加重患者高空缺氧的程度，与分流量的大小密切相关）等航空医学关注的问题。美军曾报道多例飞行人员因 ASD 引发缺血性脑卒中的病例。为避免可能出现的反常性栓塞，多主张介入治疗。

对于小的 ASD，航空医学考虑的问题主要是血流动力学和结构方面是否正常，空中突然失能的可能性是否降至可接受的范围。美军及我军的招飞体检条例中均明确规定，先天性心脏病无论其是否经外科或介入修补均不合格。随着医学技术的发展，对于继发型缺损，美军特许飞行标准认为，如果血流动力学改变不显著，或者缺损已修补成功（特别是儿童期进行修补），可申请特许飞行。

临床研究证实，ASD 封堵术后长期随访未发现移位，并可改善右心的形态。美军临床航空心血管医学指出，房间隔缺损飞行员的医学结论有赖于缺损的类型和分流情况，如房间隔缺损没有明显的血流动力学改变可以考虑进入飞行训练或放飞，如 ASD 成功修补，不存在残余分流且心脏结构和功能正常，仍可考虑重新飞行。美军要求外科或介入治疗后至少进行 6 个月的地面观察。通常采用心脏超声、24h 动态心动图、次极量运动试验等无创检查评估是否存在残余分流、心脏扩大、心室功能不良或心律失常，如各项检查均未见明显异常，可允许特许飞行，并每间隔 1 ～ 3 年复查一次。

美军共发现 59 例先天性心脏病飞行人员，其中 37 例为房间隔缺损，所有先天性心脏病（49 例）给予了特许飞行合格。随着介入治疗的临床应用，民航对运输机飞行员给予了特许放飞。国内外有个别飞行人员 ASD 治疗后放飞病例报道，但均为非战斗机飞行员。

空军总医院对3例ASD患者进行研究，1例患者因缺损较大，为16mm，行缺损修补术，飞行结论不合格。

2例患者成功实施介入封堵术，1例飞行员术后1个月、2个月、3个月、6个月复查经胸心脏超声及动态心电图正常，临床无不适主诉。术后9个月进行放飞前全面检查，经胸及食管心脏超声：封堵器位置正常，与房间隔呈一致运动，伞边缘与局部组织延续性好，未见心房水平分流，心功能正常。术后地面观察14个月，复查经食管心脏超声、动态心动图、极量运动试验正常。进行离心机训练达 + $6G_z$，术后15个月给予飞行结论合格（限双座），该飞行员参加飞行约3h，进行最大载荷约6.5G体检飞行，空中生理参数监测无心律失常、未见ST-T改变。笔者所在医院再次进行经食管心脏超声提示，封堵器未见异常，心功能正常。动态心动图、极量运动试验正常，术后19个月给予单座机飞行合格，归队后参加飞行约4h，最大载荷7G左右，空中适应性良好，地面生活及体能锻炼无不适主诉，再次返院复查，经胸心脏超声、动态心动图、食管调搏检查及次极量运动试验未见异常。已取消飞行限制1年余，且笔者所在医院常规年度大体检未见新发异常。

另1例经过术后1个月、3个月复查经胸心脏超声、动态心动图正常。术后6个月返院，D-二聚体定量检查略高，其余各项检查未见异常，延长抗血小板治疗至9个月，术后13个月进行放飞前检查，各项检查均未见异常。经胸及经食管心脏超声：封堵器位置正常，心功能正常。次极量运动试验及动态心动图检查未见明显异常。加压呼吸耐力检查、基础离心机耐力检查均通过。检查前后超声心动图检查正常。给予限制双座飞行合格3个月。

对于ASD是否能够继续飞行,基本原则为出现症状或血流动力学障碍,影响飞行耐力，结论飞行不合格。对于运输机飞行员，病情轻微无症状或无血流动力学障碍，飞行耐力好者，可适当放宽标准结论。

（李　利　刘淑萍　赵国政）

第三节　室间隔缺损

一、流行病学特点

室间隔缺损（ventricular septal defect，VSD）是常见的先天性心脏病之一，系由于胚胎期室间隔发育不全或相互融合不完全，使两个心室腔之间存在异常通道。根据病理解剖特点，缺损可分为4种类型：①膜周部缺损；②流出部（漏斗部）缺损；③流入部（隔瓣后）缺损；④肌部缺损。缺损大小和数目差别甚大。患者可无自觉症状，缺损较大者可表现为发育不良和心前区隆起，胸骨左缘第3、4肋间闻及响亮而粗糙的全收缩期吹风样杂音，一般Ⅲ～Ⅳ级，传导广泛，伴有细震颤。心电图可正常，典型的表现为左心室肥大或左右心室合并增大。X线胸片心影可正常，缺损较大者肺血增多，肺动脉总干弧凸出，左心室或左右心室合并增大。血流动力学显著缺陷可能在婴儿期或童年期被发现和纠正。由于杂音非常有特色，血流动力学不显著的缺损也在婴儿期或童年期被发现和纠正，但可能不建议关闭，因为随着年龄增长，无关紧要的分流和自发关闭的可能性非常大，2 岁之前实行缺损修复，长期预后很好。

二、诊断及鉴别诊断

1. 室间隔缺损显示　多个切面显示同一解剖部位室间隔回声中断。根据回声中断的部位和大小，可以确定缺损类型和大小。

（1）流出部（漏斗部）缺损：大动脉短轴切面，室上嵴与肺动脉瓣环之间回声中断（图 8-16）。

（2）膜周部缺损：心底短轴切面，室上嵴下缘至三尖瓣隔瓣之间及左室长轴切面主动脉前壁与室间隔上部回声中断（图 8-17）。

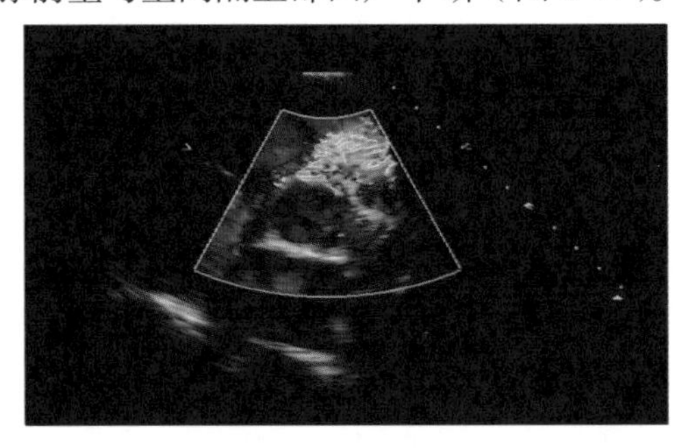

图 8-16　大动脉短轴切面显示，右心室流出道部室间隔缺损处的花色左向右分流束

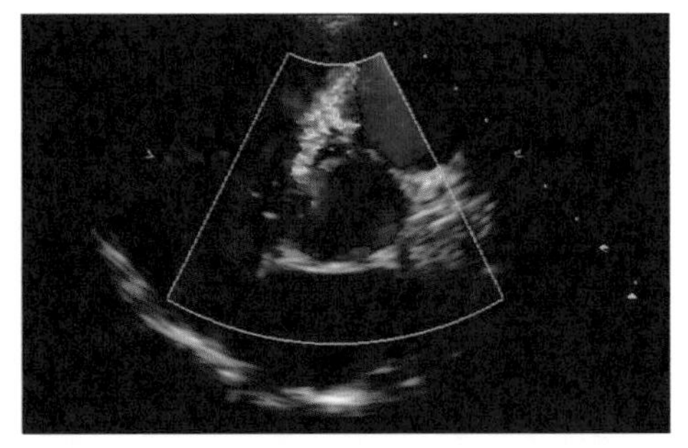

图 8-17　大动脉短轴切面显示，室间隔膜部缺损处的红色左向右分流束

（3）流入部（隔瓣下）缺损：四腔心切面三尖瓣隔瓣下室间隔上部回声中断（图 8-18）。

（4）肌部缺损：可发生在肌部间隔任何部位，通常所指小梁部缺损，可在四腔心、左室长轴等切面探测（图 8-19）。

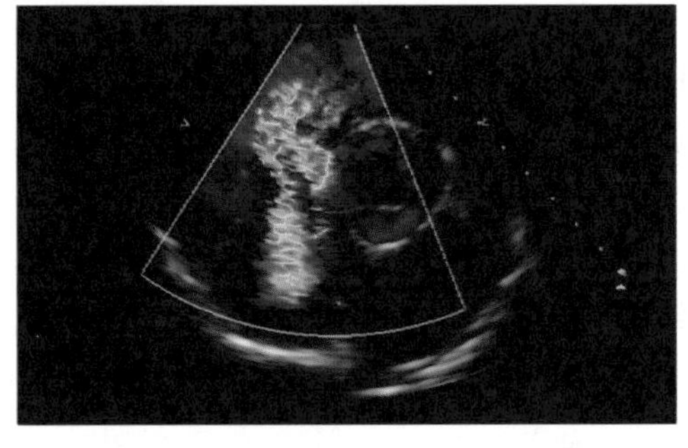

图 8-18　大动脉短轴切面显示，右心室流入部室间隔隔瓣下缺损处的花色左向右分流束

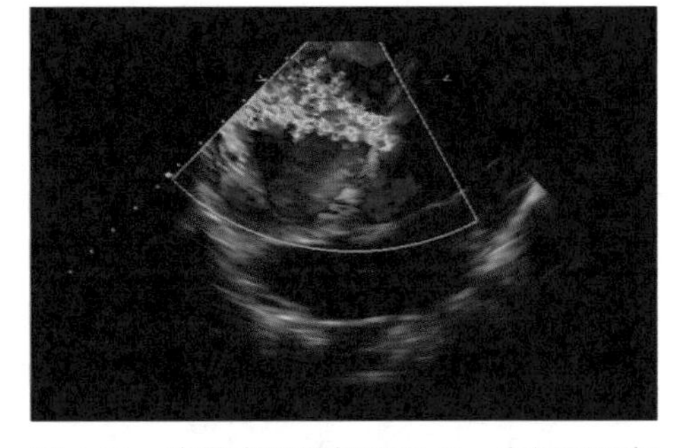

图 8-19　胸骨旁四腔切面显示，室间隔肌部缺损处的花色左向右分流束

2. 心腔扩大　1cm 以上的缺损有不同程度的左心室或左右心室腔增大，左心房和肺动脉亦可扩大。

3. 彩色多普勒　①心室水平左向右分流：收缩期以红色为主（经食管探测色彩可相反）的五彩湍流束，自室间隔左心室面经缺损口进入右心室或右心室流出道；②过隔血流束起始宽度与缺损口大小近似。频谱多普勒：应用连续波多普勒，收缩期缺损口左心室面五彩血流束起始部，频谱呈正向充填型高速血流，峰值流速可达 5m/s。

4. *伴有肺动脉高压* 分流血流束呈红色，舒张期有右向左过隔血流，色彩相反。连续波多普勒频谱显示收缩期左向右分流速度有不同程度下降，舒张早期有负向的右向左分流频谱。估算肺动脉压可应用多普勒法。

三、航空医学考虑

所有先天性心脏病的航空医学考虑主要和容量超负荷分流的长期影响相关，包括心房和心室扩张和功能障碍、心动过速、心内膜炎或动脉内膜炎等。室间隔缺损典型表现即心室水平左向右分流，早期出现左心室增大，继而左右心室腔增大，左心房和肺动脉亦可扩大，重者出现肺动脉高压。

（李 利 刘淑萍 赵国政）

第四节 动脉导管未闭

一、流行病学特点

动脉导管未闭（patent ductus arteriosus，PDA）为常见的先天性心脏病之一。动脉导管是胎儿生存的重要生理性血流通道，出生后自行关闭，退化为纤维性韧带。当导管关闭的机制存在先天性缺陷，致使婴儿期动脉导管不能关闭时，即为 PDA。未闭导管的形态通常分为管型、漏斗型和窗型，亦有呈瘤型和哑铃型者。未闭导管的长度一般在 1.0cm 以内，直径多为 0.5 ～ 1.0cm，亦可大于 1.0cm。多数无自觉症状。未闭导管内径较粗，分流量较大者，有发育迟缓，乏力，心悸，胸闷，气急，咳嗽或咯血。当显著肺动脉高压，产生大动脉水平右向左分流时，发绀表现以下半身为著。典型的杂音是胸骨左缘第 2 肋间或左锁骨下闻及贯穿于收缩和舒张期的连续性杂音，宛如机器的轰鸣声，伴有震颤。杂音的特点是自第一心音起逐渐增强，收缩末期最响，掩盖第二心音，舒张期开始后逐渐减轻。在婴儿期，心力衰竭或肺动脉高压存在的情况下，杂音可不典型。其他体征有脉压增大、水冲脉和毛细血管搏动等。心电图表现为左心室增大，左心房亦可增大。X 线胸片示肺野充血，左心房和左心室增大，主动脉结增大，肺动脉总干弧凸出。降主动脉未闭导管开口处漏斗状改变，为 X 线特征。PDA 可以在胸骨左缘第 2 肋间听到经典的连续性机械样杂音。轻度 PDA 可能检查不到，直到青春期或成年时才被发现，且病情已较重。过去，由于心功能衰竭、心内膜炎和肺动脉高压的预期长期风险，即使是很小的 PDA 也经常被推荐手术或导管关闭。最近，这一趋势已经发展成对没有校正 / 关闭的轻度 PDA 进行随访，特别是没有症状的 PDA。对于小 PDA，适当的治疗尚未建立，而且对小和无症状 PDA 治疗后是否增加心内膜炎风险这一说法，专家还存在分歧。

PDA 约占先天性心脏病发病总数的 15%。小的 PDA 可能直到青春期或成年才能被检测出来。以前小的动脉导管为了防止发生心功能衰竭、心内膜炎及肺动脉高压常常建议进行外科手术或者介入治疗。近年来，未经治疗的小的 PDA 也被允许特许飞行。

二、诊断及鉴别诊断

1. 异常通道的显示　应用大动脉短轴和胸骨上窝主动脉弓长轴切面（图 8-20），观察其形态，测量其内径。

2. 心腔增大　主要表现为左心房和左心室增大，主动脉径和肺动脉径增宽。

3. 彩色多普勒　显示从降主动脉通过异常通道射向肺动脉的左向右分流束。心底短轴观显示血流束以红色为主，五彩镶嵌状，沿主肺动脉，冲向肺动脉瓣（图 8-21）。胸骨上窝探测时，分流束形成于主动脉弓降部，呈五彩状射向肺动脉。当肺动脉压显著增高，出现右向左分流时，经胸探测分流束显示不典型，血流色彩可能为蓝色，较为暗淡；双向分流时的血流色彩近似层流表现，流速较慢，多不呈现五彩镶嵌状。频谱多普勒：取样容积置于未闭导管的肺动脉端，应用连续多普勒，记录到正向的持续于全心动周期的连续性湍流频谱（图 8-22）。分流频谱始于收缩早期，收缩晚期流速达最高峰，舒张期流速渐减，直至舒张末期。分流的峰值速度通常为 3 ～ 5m/s。分流频谱的形态与心脏杂音的特征相一致。估测肺动脉压，用频谱多普勒的方法估算出肺动脉高压的具体参数。

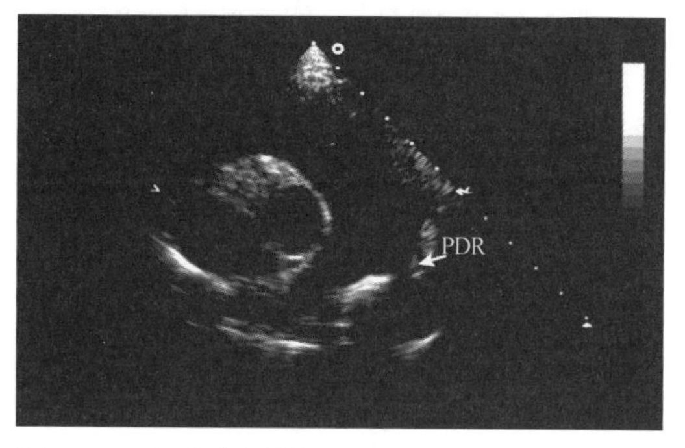

图 8-20　大动脉短轴切面显示，左肺动脉根部与降主动脉间的异常通道

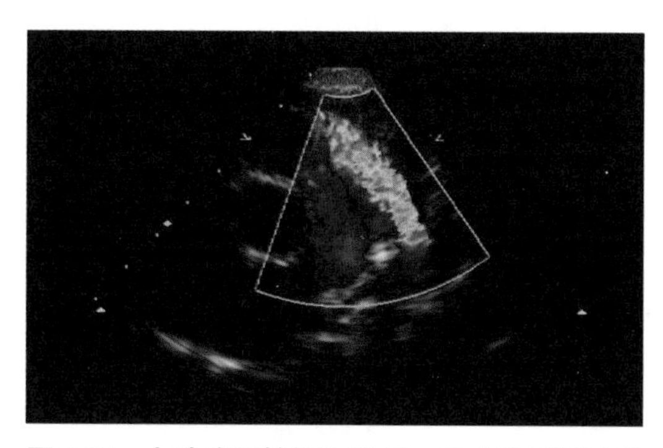
图 8-21　大动脉短轴切面显示，降主动脉通过异常通道射向肺动脉的红色左向右分流束

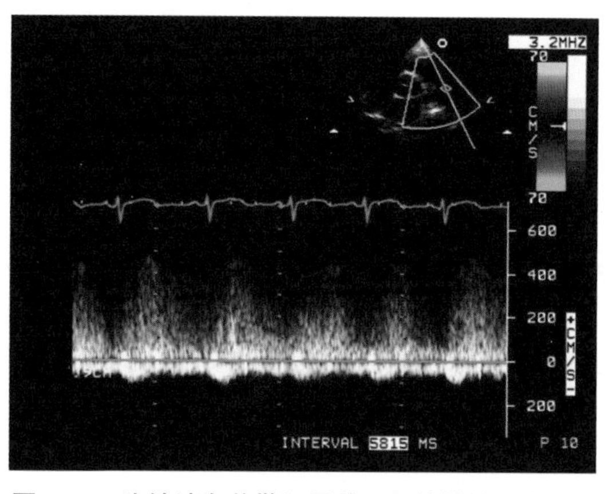

图 8-22　连续波多普勒记录的正向的持续于全心动周期的连续性湍流频谱

三、航空医学考虑

我军现行的《中国人民解放军招收飞行学员体格检查标准》及《中国人民解放军空

军飞行人员体格检查标准》中均规定先天性心脏病不合格。但随着介入治疗的不断发展，部分先天性心脏病治疗后可以获得痊愈，故治愈后应根据飞行人员的心脏功能情况、飞行职务等予以综合考虑。美国《临床航空医学》中提出，对成功修补过 PDA 的飞行人员，如经评估未发现残余分流、心脏结构及功能改变，可以给予非限制性飞行特许合格，且在 5 年内一般不需要进行定期重新评估。

美国空军飞行特许标准中指出，未经过治疗或经过外科治疗或微创治疗的先天性心脏病，但没有明显的血流动力学变化及明显的临床症状的飞行人员，仅适合空中交通管制人员（ATC）、地面控制人员（GBC）和航天和火箭操作人员（SMOD），但是具有任何显著的血流动力学变化及明显的临床症状的飞行人员，均鉴定飞行不合格。对于没有血流动力学改变的小的 PDA，可以根据飞行人员的具体临床症状并结合航空医学专家、相关专业科室及超声专家的意见，进行综合评定决定是否能够继续飞行。

空军总医院对 1 例 PDA 飞行员成功实施了介入封堵，地面观察 6 个月后，体检一切生理指标及体征均正常，飞行结论合格（限双座），观察 10 个月后，飞行合格，取消双座限制，术后飞行 20h，随访观察一切指标正常。术后 1 年心脏超声显示未发现残余分流、心脏结构及功能改变，且封堵器位置正常，CT 检查提示动脉导管完全封闭。成为我军历史上首次对先天性心脏病飞行员术后实施放飞。招飞体检对 PDA 应严肃考虑。

（李　利　刘淑萍　赵国政）

第五节　主动脉缩窄

一、流行病学特点

主动脉缩窄（aorta constriction，AC）是主动脉局限性狭窄或闭塞，发病率约占先天性心脏病的 1.6%，缩窄常发生于左锁骨下动脉与动脉导管之间的主动脉峡部。根据缩窄部位与动脉导管的关系、动脉导管是否开放及有无合并其他心脏畸形等，AC 可分为单纯型（导管后型）和复杂型（导管前型）。二型在病理上不同，单纯型缩窄部位局限，动脉导管闭合，多不伴有其他心脏畸形；复杂型则有较长的缩窄段，降主动脉主要由粗大的动脉导管开放供血，常伴有主动脉瓣二叶畸形和室间隔缺损等心脏结构异常。临床上突出的体征是上肢血压高，下肢血压低。AC 导致上肢血压升高，而下肢血压正常或下降。与缩窄有关的畸形包括二叶主动脉瓣、先天性 Willis 动脉环动脉瘤和主动脉瘤。休息时上、下肢血压差≥ 20mmHg 的未治疗缩窄，增加了左心室肥大和后续左心室功能障碍、持续收缩性高血压、过早脑血管动脉粥样硬化和冠状动脉心脏疾病的风险。AC 通常在儿童期被诊断，但被报道的高达 20% 的案例在儿童期没有被发现，直到青春期或成年才诊断为 AC。长期预后与修补的年龄有关，9 岁之前纠正效果最好。

二、诊断与鉴别诊断

1. 胸骨上窝主动脉弓长轴切面显示主动脉弓降部局限性狭窄，内径显著变小，局部管壁回声增强，近端主动脉及其分支增宽，远端降主动脉可呈狭窄后扩张。合并动脉导管未闭时，于胸骨上窝主动脉弓长轴切面和胸骨旁大动脉短轴切面显示较粗大的动脉导管回声（图 8-23）。

2. 左心室搏动增强，缩窄严重时，左心室壁肥厚。

3. 彩色多普勒：主动脉弓降部狭窄段血流束变窄，呈现五彩镶嵌高速湍流。合并动脉导管开放：显示粗大的动脉导管分流。频谱多普勒：取样容积置于狭窄段时显示高速湍流频谱和跨狭窄段的压差（图 8-24）。

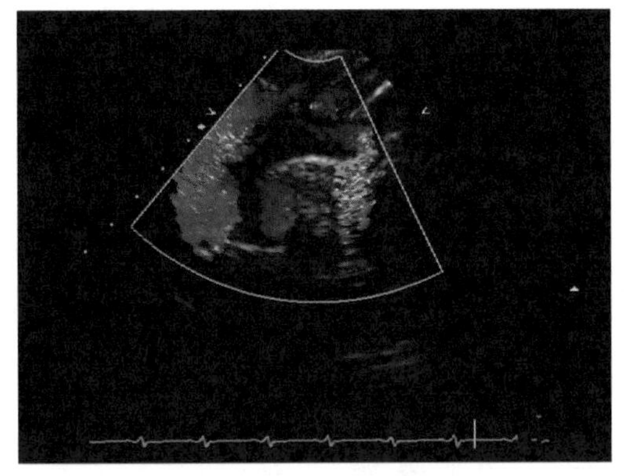

图 8-23 胸骨上窝主动脉弓长轴切面显示，主动脉弓降部局限性狭窄，狭窄段血流束变窄，呈现五彩镶嵌高速湍流

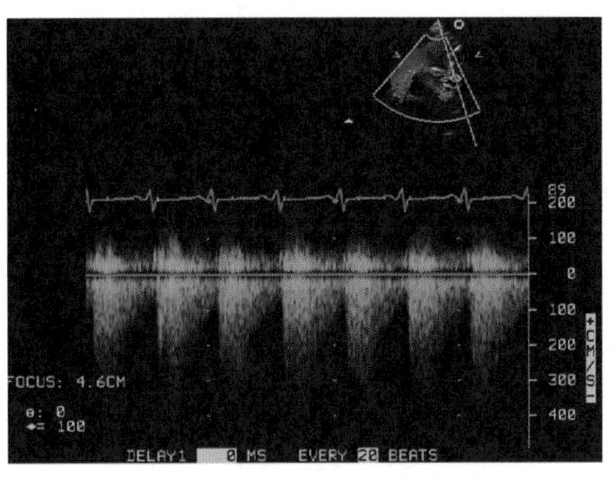

图 8-24 胸骨上窝主动脉弓长轴切面显示，主动脉弓降部局限性狭窄段的高速湍流频谱和跨狭窄段的压差

三、航空医学考虑

AC 常合并其他心血管畸形，常伴有主动脉瓣二叶畸形和室间隔缺损等心脏结构异常。临床上突出的体征是上肢血压高，下肢血压低。增加了左心室肥大和后续左心室功能障碍、持续收缩性高血压、过早脑血管动脉粥样硬化和冠状动脉心脏疾病的风险。

（李 利 刘淑萍 赵国政）

第六节 冠状动脉瘘

一、流行病学特点

冠状动脉瘘（coronary artery fistula，CAF）为一少见的先天性心血管畸形，系指冠状动脉与心腔或血管之间存在异常通道。病因为胚胎期心肌中血管窦状间隙发育障碍，医源性的心血管手术损伤亦可致冠状动脉瘘。病理改变包括冠状动脉右心室瘘、冠状动脉右心房瘘、冠状动脉左心室瘘、冠状动脉左心房瘘、冠状动脉肺动脉瘘和冠状动静脉瘘，病变冠状动脉起始部扩张，瘘口处窄小，瘘管多粗大扭曲。根据瘘管进入的腔室不同，临床可有左心或右心负荷增加的表现，重者产生肺动脉高压或心力衰竭。体征为胸骨左缘中下部或胸骨右缘闻及连续性杂音，以舒张期较响亮。瘘管进入右心房者，杂音部位多在胸骨右缘。心界增大，可出现毛细血管搏动和水冲脉，脉压增大。心电图可正常，亦可表现为右心室或左心室肥大，并有心肌缺血改变。逆行升主动脉造影或选择性冠状动脉造影显示异常冠状动脉的起始部及其走行和引流部位异常。

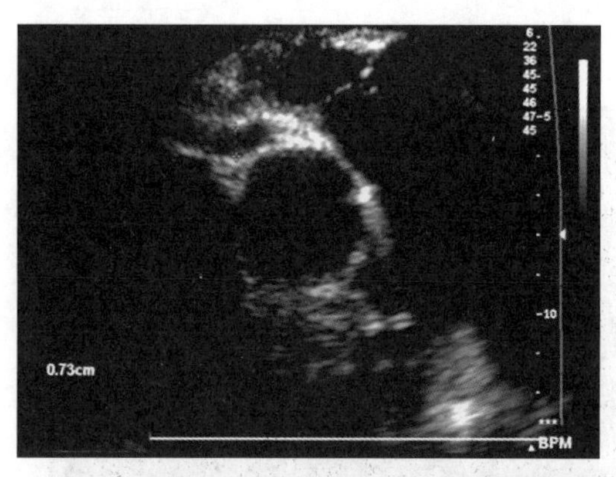

图 8-25　大动脉短轴切面显示，右冠状动脉起始处的纡曲扩张

二、诊断及鉴别诊断

1. 冠状动脉起始部异常　采用左室长轴、大动脉短轴或五腔心等切面，显示左或右冠状动脉起始部扩张（图 8-25，图 8-26）。瘘管和瘘口：自冠状动脉起始部追踪探测，可发现瘘管回声。沿瘘管纵切为管状无回声，横切为圆形无回声区。瘘管内径粗细不均，走行纡曲。瘘口处可见瘤样扩张，其间有一回声缺失即为瘘口，与某一心腔或血管相通。瘘口径一般小于瘘管径（图 8-27）。

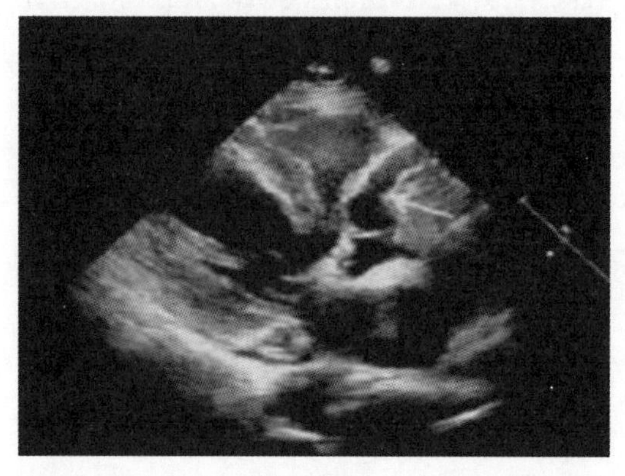
图 8-26　左心室长轴切面显示，右冠状动脉起始处的纡曲扩张

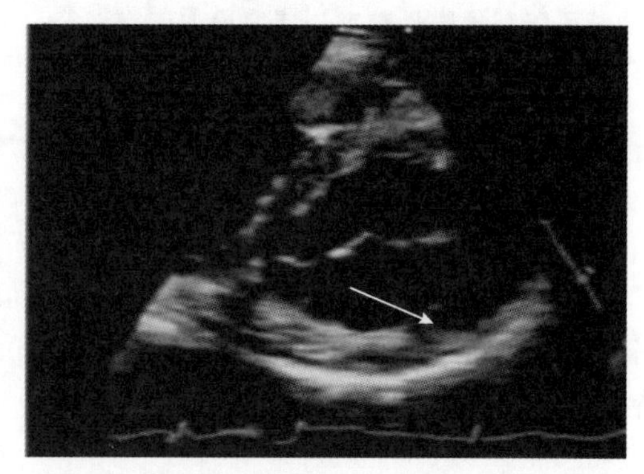
图 8-27　左心室短轴切面显示，瘘口与左心室相通

2. 心腔扩大　瘘口注入的心腔或血管，有扩大表现。

3. 彩色多普勒　在病变冠状动脉的起始部和瘘管内，根据方向的不同显示为红色或蓝色的血流信号，至瘘口处逐渐呈杂色。瘘口处血流为五彩镶嵌状，向引流的腔室喷射，持续整个心动周期（图 8-28，图 8-29）。如向左心室引流，五彩射流束主要出现于舒张期。连续多普勒可在瘘口处探测到全心动周期的湍流频谱。如瘘口通向左心室，分流血流频谱主要出现于舒张期。

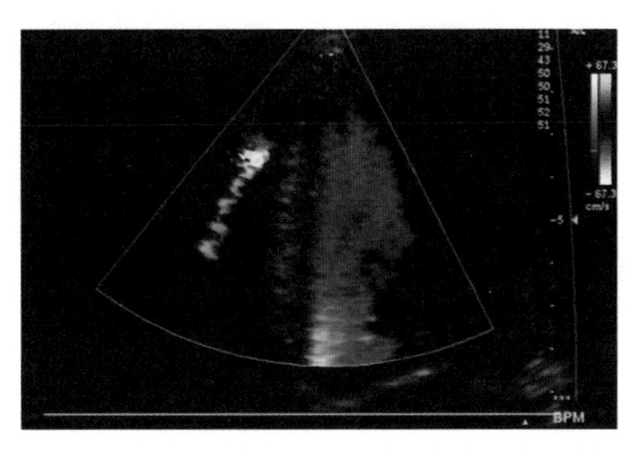

图 8-28　心尖四腔切面显示，瘘口与右心室心尖部相通，瘘口处血流为蓝色血流束向右心室喷射

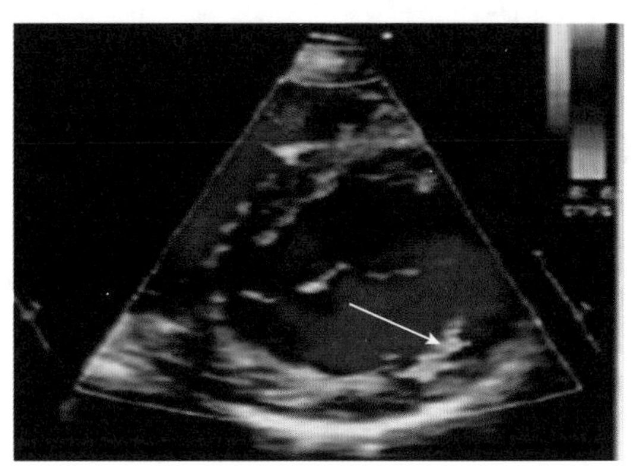

图 8-29　左心室短轴切面显示，瘘口与左心室相通，瘘口处血流为红色血流束向左心室喷射

三、航空医学考虑

根据瘘管进入的腔室不同，临床可有左心或右心负荷增加的表现，现为右心室或左心室肥大，并有心肌缺血改变，重者产生肺动脉高压或心力衰竭。

（李　利　刘淑萍　赵国政）

第七节　发绀型先天性心脏病

发绀型先天性心脏病是指由于心脏发育畸形出现先天性心内右向左分流，表现为口唇、指（趾）端发绀的一类心脏病。此类疾病心脏畸形及心房、心室、大血管的连接多样、复杂，病情多较严重、患儿常有明显发育不良，甚至危及生命，需手术矫正治疗。术前全面、准确地了解心内各结构及其连接关系对正确诊断及选择手术治疗方案具有重要意义。超声心动图及彩色多普勒血流图可以无创检测心内结构、相互连接关系及血流走向，右心系统声学造影对心内右向左分流的判断更为敏感。因此，超声心动图对发绀型先天性心脏病的无创诊断具有很大的价值。部分发绀型先天性心脏病甚至可以仅凭超声心动图进行术前确诊，无须行心血管造影。不论是否进行过手术矫正，甚至矫正后的心脏血流动力学变化接近正常与否，此类型先天性心脏病都不在航空医学考虑范围。

（李　利　刘淑萍　赵国政）

第9章

心　肌　病

原发性心肌病指病变原发并局限于心肌而原因未明的心脏病，分为肥厚型心肌病，扩张型心肌病和限制型心肌病三种类型。超声心动图可以观测各型心肌病的房室腔径大小和形态、室壁厚度和运动、心脏瓣膜结构和功能，以及心脏功能和肺动脉压力，对心肌病的诊断、预后、随访都有重要价值。

第一节　肥厚型心肌病

一、流行病学特点

肥厚型心肌病（hypertrophic cardiomyopathy）是一种常染色体显性遗传性疾病，约一半的病例为自发性。然而，患病者一般是年轻时发病，一般人群发病率为 0.02% ～ 0.2%。肥厚型心肌病的病因尚不十分清楚，有可能属常染色体显性遗传疾病，约 1/3 患者有家族史。尽管左心室流出道的压差是显著临床特征，但是仅出现在约 25% 的患者身上。心脏病变主要以室间隔、左室壁心肌肥厚和心室腔变小为特征。病理学上可见心肌细胞肥大及纤维化，心肌纤维排列紊乱。肥厚可为非对称性、对称性与局限性。根据血流动力学检查，左心室流出道有无梗阻，本病分为梗阻性和非梗阻性肥厚型，前者又称特发性肥厚型主动脉瓣下狭窄。也可分为三型，除上述两型外增加了潜在梗阻性（或称激发性梗阻性）肥厚型心肌病。即基础状态下，左心室流出道无梗阻表现，当采取增加心脏收缩力或减少回心血量导致左心腔内径减小的措施时（如 Valsalva 动作、吸入亚硝酸戊酯）出现左心室流出道梗阻表现。本病的病理生理改变主要为心肌松弛性和顺应性减低，舒张功能受损，最常见表现为劳力性呼吸困难、疲劳。存在左心室流出道梗阻时，可导致心排血量不同程度减少，表现为心悸、眩晕，甚至晕厥。体征为在胸骨左缘与心尖之间可闻及递增至递减性粗糙收缩期杂音。

二、诊断及鉴别诊断

（一）二维超声

1. *左心室壁增厚*　①非对称性增厚，以室间隔显著，其厚度常大于 15mm（梗阻型大于 20mm），室间隔厚度与左心室后壁厚度之比大于（1.3 ～ 1.5）：1（图 9-1）。②对称性增厚，短轴切面呈同心圆改变。室间隔厚度与左心室后壁厚度之比小于 1.3（图 9-2）。③局限于心尖部的增厚，可能累及前后乳头肌，左心室腔心尖部至左心室中部于收缩期几乎全部闭塞（图 9-3）。④心肌增厚仅局限于左心室某一节段，如室间隔中部、游离壁中下部、乳头肌（图 9-4）。

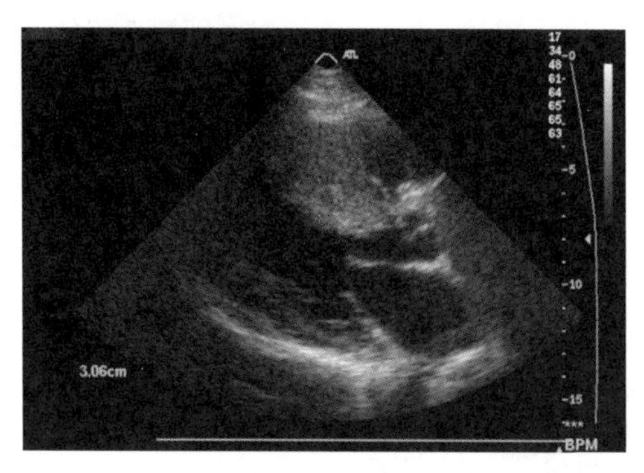

图 9-1　左心室长轴切面显示，室间隔非对称增厚达 30mm

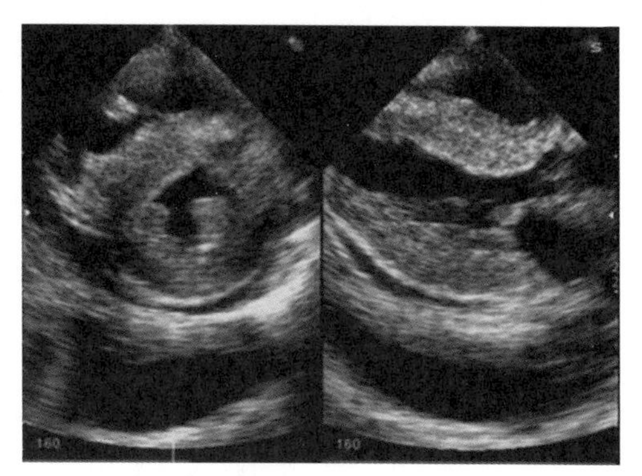
图 9-2　左心室短轴与长轴切面显示，室间隔与左室后壁呈对称性增厚

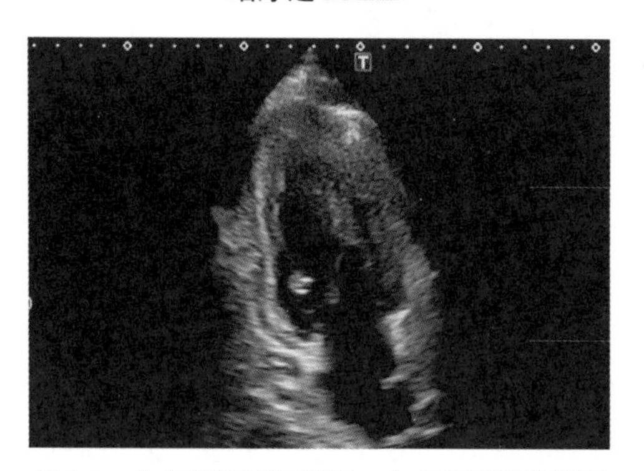
图 9-3　心尖两腔切面显示，心尖部局限性增厚

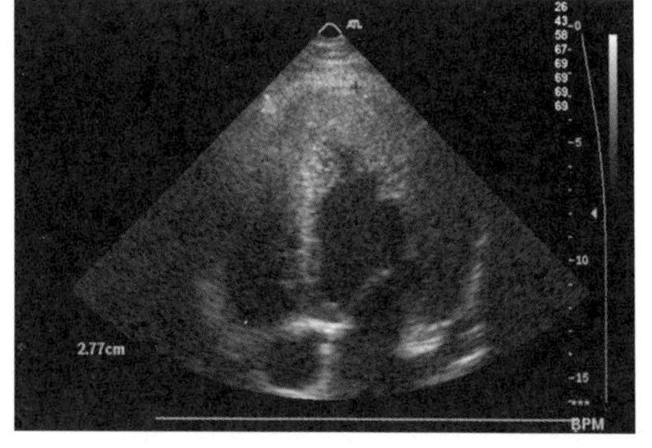

图 9-4　左心室长轴切面显示，室间隔中下部、游离壁、乳头肌增厚

2. *左心室流出道梗阻*　①室间隔异常增厚，部分呈纺锤状向左心室流出道凸出，引起左心室流出道狭窄，左心室流出道内径小于 20mm。极个别室间隔异常增厚部分凸向右心室流出道，导致局部狭窄。②二尖瓣前叶（瓣下腱索）收缩期向室间隔方向移动甚至与之接触。同时可出现前后叶关闭时对合不良。

3. *心室壁的运动功能*　增厚部位的运动略显迟缓或僵硬，未增厚的室壁节段收缩运动代偿性增强，左心室整体收缩功能一般在正常范围内，梗阻性肥厚型心肌病患者可表现为高动力状态。晚期患者如出现心腔扩大，可能发生收缩功能减低。

4. *增厚部位心肌回声*　多增强，呈磨玻璃样或粗细不均的斑点样改变。

5. *继发改变*　部分患者左心房扩大（如无明显二尖瓣反流提示充盈受限）。

（二）多普勒超声

1. *彩色多普勒*　①非梗阻性肥厚型心肌病无明显异常。②梗阻性肥厚型心肌病显示左心室流出道（个别右心室流出道）狭窄部位有五色相间血流。

2. 脉冲多普勒　①梗阻性肥厚型心肌病可探测到LVOT狭窄部位前后流速明显变化；②左心室流出道有重度狭窄时，主动脉瓣血流频谱呈双峰（收缩中期流速减低提示存在重度SAM征）；③潜在性梗阻性肥厚型心肌病：当采用Valsalva动作、亚硝酸戊酯、异丙肾上腺素、洋地黄、负荷运动任一措施后流速由正常变为异常。

3. 连续多普勒　①梗阻性肥厚型心肌病可探测LVOT峰值后移，频谱轮廓呈匕首状，峰值压差增大（16～30mmHg轻度梗阻，30～50mmHg中度梗阻，大于50mmHg为重度梗阻）；②潜在性梗阻性肥厚型心肌病：当采用Valsalva动作、亚硝酸戊酯、异丙肾上腺素、洋地黄、负荷运动任一措施后压差由正常变为异常增高（图9-5）。

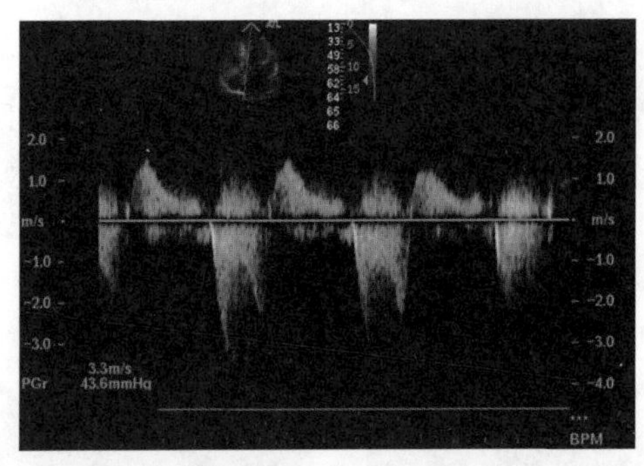

图9-5　心尖五腔切面显示，左心室流出道内压差增大

三、航空医学考虑

王青青等报道3名诊断为心尖部肥厚型心肌病的飞行员，运动负荷心电图正常，心肌灌注扫描正常。由于心尖部肥厚型心肌病是肥厚型心肌病的一种亚型，且变化进展十分缓慢，其中2名飞行员安全飞行20年的事实，说明心肌肥厚与该类患者的临床表现及临床过程之间无明显的相关性，认为心肌部肥厚型心肌病是相对良性疾病，病程进展缓慢，预后良好，只要病情稳定，无心功能减退，无心电图不稳定，在严格监控下可限制飞行，但患者必须每年经心脏专家及有经验的超声专家进行超声心动图、动态心动图检查，如有症状或明显心律失常应停飞。梗阻性心肌病引起左室流出道狭窄，导致局部狭窄，患者可表现为高动力状态，而出现心腔扩大，可能发生收缩功能减低。

（李　利　刘淑萍　赵国政）

第二节　扩张型心肌病

一、流行病学特点

扩张型心肌病（dilated cardiomyopathy）的病因尚不明确，目前认为可能与病毒介导的自身免疫反应有关，可能还有某些其他条件参与，如家族遗传、营养不良及并发细菌感染。病理改变以心脏扩大，室壁运动普遍减弱和心脏收缩功能减退为特征，是原发性心肌病中最为常见的类型，约占原发性心肌病的 70%。根据心脏扩大的部位，可分为所有房室均扩大的全心型；以左心室扩大为主的左心型及以右心室扩大为主的右心型。其中以全心型和左心型多见。临床主要表现为充血性心力衰竭：劳力性呼吸困难、下肢水肿、胸腹胀满、食欲缺乏、疲乏体弱。并发症主要有心律失常、体循环栓塞。听诊可闻及二尖瓣、三尖瓣和（或）肺动脉瓣反流性杂音。可能听到第三心音、第四心音或奔马律。心电图可见房性或室性心律失常，ST 段和 T 波异常，束支和（或）室内传导缺陷。X 线胸片可见心脏扩大、胸腔积液。

二、诊断及鉴别诊断

1. *二维超声* 全心普遍扩大或心脏扩大以左心房、左心室为显著或心脏扩大以右心房、右心室显著（后者极少见）（图 9-6，图 9-7）；左室壁运动普遍减弱，左心室收缩功能减低，左心室容量增加；室壁厚度正常（与扩大的心室腔对比相对变薄）（图 9-8），左心室质量增加；各瓣膜运动幅度减小。

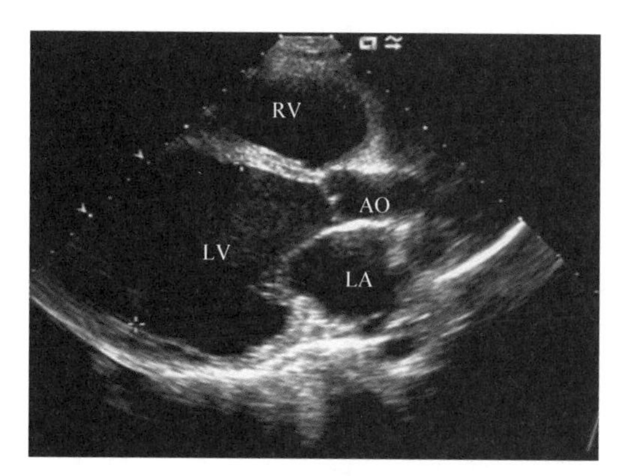

图 9-6 左心室长轴切面显示，全心普遍扩大，以左心房、左心室为显著

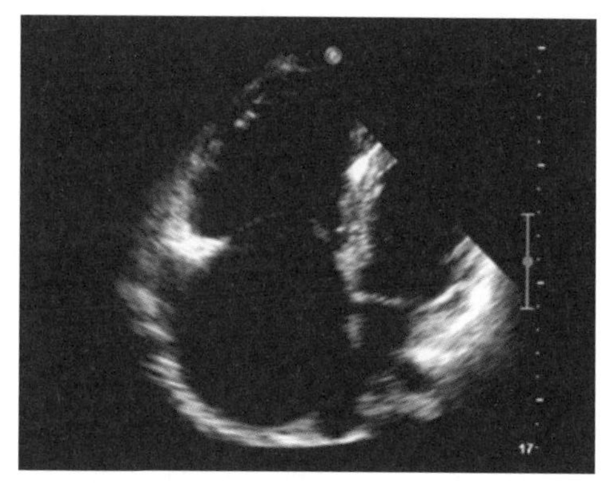

图 9-7 心尖四腔切面显示，右心房、右心室显著扩大（右心优势型扩张型心肌病）

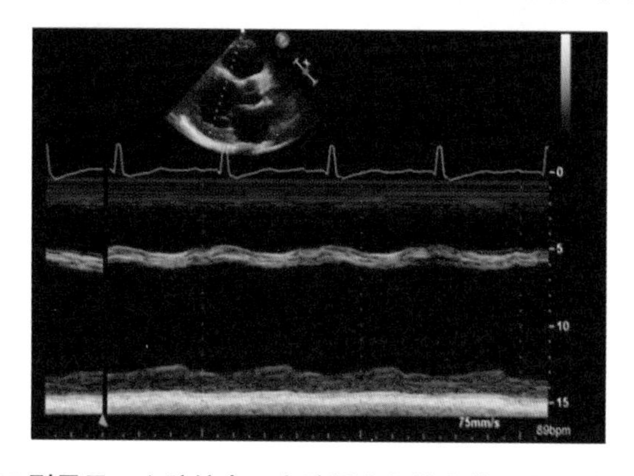

图 9-8 M 型显示，心腔扩大，室壁厚度与扩大的心室腔对比相对变薄

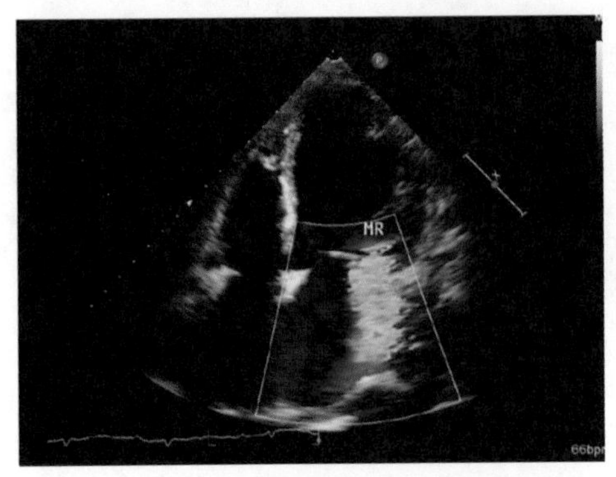

图 9-9　心尖四腔切面显示，二尖瓣环扩大，二尖瓣中量反流

2. 彩色多普勒　显示各房室腔内血流速度减慢，颜色暗淡；收缩期左、右心房内可见五彩镶嵌的反流；舒张期肺动脉瓣口可见反流（二尖瓣反流发生率100%，三尖瓣反流发生率约90%，肺动脉瓣反流发生率约50%）（图9-9）。

三、航空医学考虑

扩张型心肌病的病理改变以心脏扩大，室壁运动普遍减弱和心脏收缩功能减退为特征，临床主要表现为充血性心力衰竭、劳力性呼吸困难、下肢水肿、胸腹胀满、食欲缺乏、疲乏体弱。

（李　利　刘淑萍　赵国政）

第 10 章

其他类型的结构性心脏病

第一节　心脏黏液瘤

一、流行病学特点

心脏黏液瘤（myxoma）为心脏原发性肿瘤中最多见者（占 30% ～ 50%），其中又以左心房发病率最多（75%），其次为右心房（18%）、左心室（4%）、右心室（4%），可以单个或多发，一个心腔内多个肿瘤或几个心腔内均有肿瘤。黏液瘤有蒂，心房黏液瘤的根部多在房间隔左侧卵圆孔窝附近的心壁，因有蒂而具有较大的活动性，黏液瘤内部结构密度较低，呈息肉状或分叶状，外观似半透明冻状，表面光滑，偶有钙化、出血或血栓。

二、诊断及鉴别诊断

（一）二维超声

1. 心腔内（75% 位为左心房，20% 位于右心房）实质性肿块，表面无包膜回声，轮廓清晰，多呈分叶状或类圆形，内部回声强度随肿瘤组织结构而异，多为中等强度；肿瘤均有蒂，左心房内肿瘤蒂多附着于房间隔卵圆窝处，肿瘤柔顺性好，可受血流的冲击而呈规律性运动，瘤体以蒂为固定点，随心动周期而规律运动，舒张期瘤体变长伸入左心室流入道，部分嵌顿于房室口，收缩期回到左心房，瘤体形态复原，活动度大小取决于瘤蒂长短及粗细，瘤蒂细长，活动范围大（图 10-1，图 10-2）。

2. 左心房增大，可伴二尖瓣脱垂及关闭不全；右心房、右心室可增大。

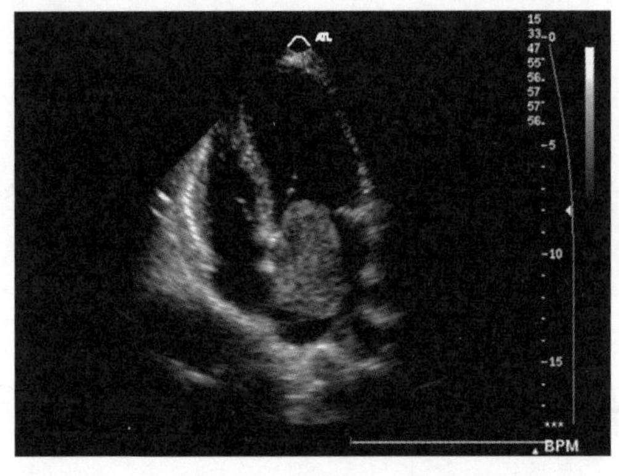

图 10-1　心尖四腔切面显示，房间隔卵圆窝处附着的左心房黏液瘤

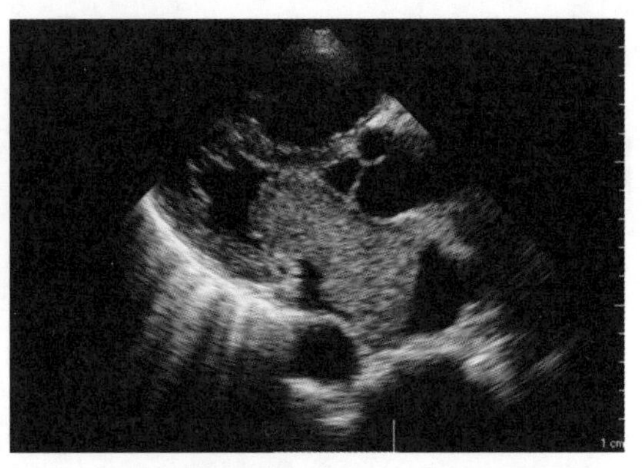

图 10-2　左心室长轴切面显示，巨大的瘤体伸入左心室流入道，嵌顿于房室口

（二）多普勒超声

1. 肿瘤内部血供不丰富。

2. 彩色多普勒显示：通过瘤体与瓣膜之间五彩相间细窄射流束，表现与瓣膜狭窄类似，瘤体回缩时可显示沿瘤体与房室壁间的反流束。

三、航空医学考虑

心腔黏液瘤，最多见的是左心房，至左心房增大，可伴二尖瓣脱垂及关闭不全；右心房、右心室可增大。

（李　利　刘淑萍　赵国政）

第二节　心腔血栓

一、流行病学特点

心腔血栓（thrombus）与各种原因所致心腔内血流动力学障碍、血液淤滞有关，多继发于风心病瓣膜狭窄、冠心病心肌梗死、各种心肌病、心律失常及肝硬化等。及早发现有助于防止栓子脱落引起身体各脏器栓塞特别是重要器官如脑栓塞的严重后果。

二、诊断及鉴别诊断

1. *二维超声*　心腔内可见中等偏强或偏弱回声的附壁团块，多为圆形、椭圆形及不规则形，边界较清晰，附着面积广，形态固定，多无活动性，少数活动性血栓或带蒂血栓可随血流摆动、扭曲，但无明显体积改变；由于病因不同，血栓的部位可异：风湿性二尖瓣狭窄所致的左心房血栓通常位于左心房后上部、肺静脉入口附近及左心耳内（图 10-3）；冠心病心肌梗死后心室血栓多位于左心尖（图 10-4）；肝硬化、三尖瓣狭窄后多见右心房血栓（图 10-5）。

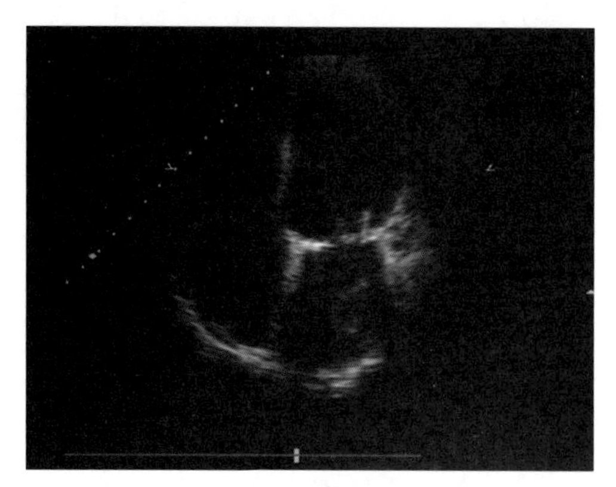

图 10-3　心尖四腔切面显示，风湿性二尖瓣狭窄中的由肺静脉入口附近及左心耳内延伸至左心房后上部的血栓

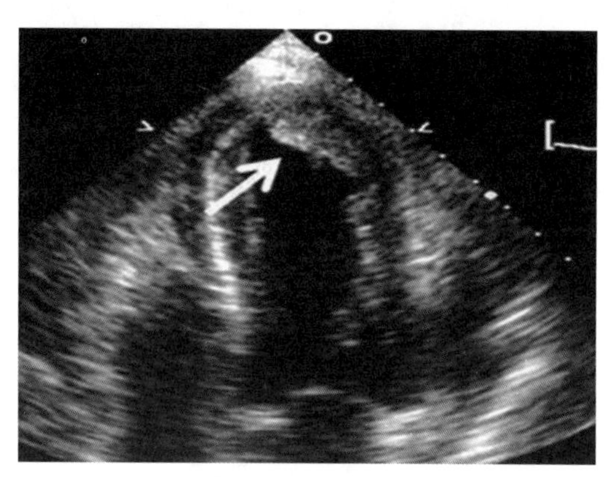

图 10-4　心尖四腔切面显示，冠心病心肌梗死后位于左心尖心室的血栓

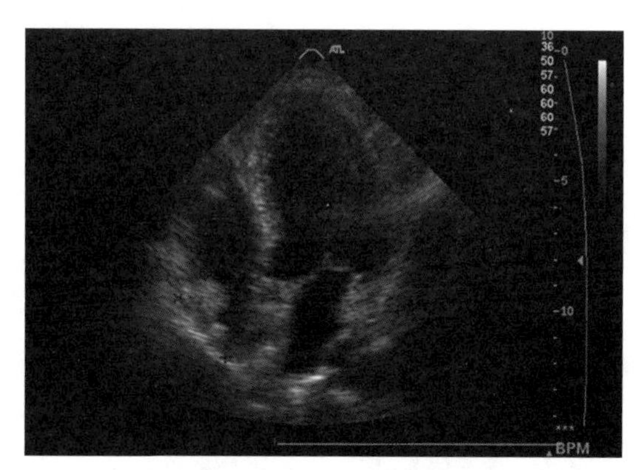

图 10-5　心尖四腔切面显示，肝硬化中的右心房血栓

2. *多普勒超声*　肿瘤周边及内部无血流信号或见稀疏低速血流信号。

三、航空医学考虑

心腔血栓多发生于有基础病变的患者，与各种原因所致心腔内血流动力学障碍、血液淤滞有关，多继发于风心病瓣膜狭窄、冠心病心肌梗死、各种心肌病、心律失常及肝硬化等。招飞体检很少见到。

（李　利　刘淑萍　赵国政）

第三节　心包积（渗）液

一、流行病学特点

脏、壁层之间的心包腔内正常含有 10 ～ 30ml 液体，若超过 50ml 则称为心包积液（pericardial effusion）。常见病因为病毒、细菌、结核感染，心力衰竭、心肌梗死、血液病、尿毒症、外伤等疾病的并发症或肿瘤直接引发。

二、诊断及鉴别诊断

1. 心包脏、壁层分离，心包腔内可见无回声区。

2. 根据无回声区显示的部位和距离，可估测积液量：①少量心包积液（50 ～ 200ml）时，右心室前壁和左心室后壁心包腔液性暗区宽 5 ～ 10mm，但心尖部心包腔内未显示液性暗区（图 10-6）。②中量心包积液（200 ～ 500ml）时，整个心包腔内均见弥漫分布的积液。右心室前壁、心尖部心包腔液性暗区宽 5 ～ 10mm，左心室后壁心包腔液性暗区宽 10 ～ 20mm，但左心房后及大动脉下方心包折返处无液性暗区（图 10-7）。③大量心包积液（> 500ml）时，心包腔液性暗区宽> 20mm，包绕整个心脏，左心房后及大动脉下方心包折返处亦可见液性暗区。心脏游离在液体内，出现摆动征，可伴有心脏缩小（图 10-8）。

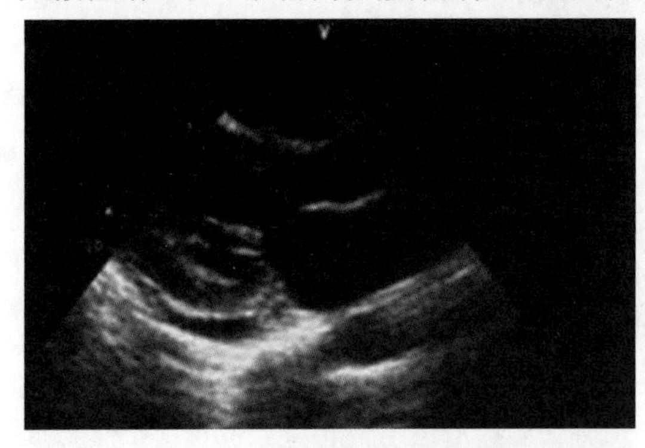

图 10-6　左心室长轴切面显示，左心室后壁处少量心包积液

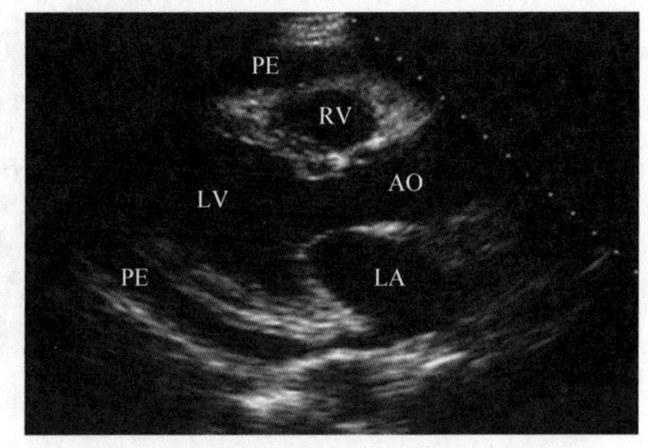

图 10-7　左心室长轴切面显示，右心室前壁、心尖部、左心室后壁中量心包积液

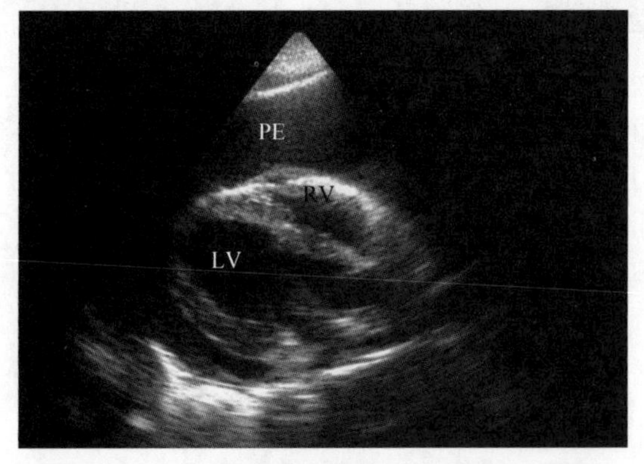

图 10-8　左心室长轴切面显示，大量心包积液

3. 根据无回声区内的回声特点可初步分析积液性质：①浆液性积液，无回声区清晰、透声好；②纤维性积液，无回声区内见条带状回声；③化脓性积液或陈旧性积血，无回声区内见较多点、片状及絮状或团块状回声。

三、航空医学考虑

心包积液常见于病毒、细菌、结核感染，招飞体检需要结合病史。

（李　利　刘淑萍　赵国政）

第四节　缩窄性心包炎

一、流行病学特点

缩窄性心包炎（constrictive pericarditis）是指由于急性心包炎所致心包增厚、粘连甚至钙化，使心室舒张期充盈受限而产生一系列循环障碍的病征。缩窄性心包炎的病因以结核性为主，也可为化脓性、创伤性，少数与心包肿瘤、急性非特异性心包炎及放射性心包炎等有关。主要病理改变是局部或大部分心包增厚、粘连，壁层与脏层融合钙化，形成坚硬的纤维瘢痕组织，一般厚 0.3 ～ 0.5cm，有时可达 1.0cm 以上。临床主要表现为重度右心功能不全，如静脉压升高、颈静脉怒张、肝大、腹水、下肢水肿等。X 线胸片、CT、MR 可显示心包钙化。

二、诊断及鉴别诊断

1. 心包膜增厚　广泛或局限性心包增厚，一般超过 3.0mm，回声增强，出现钙化时呈带状或片状强回声，常不伴明显的心包渗液（图 10-9，图 10-10）。

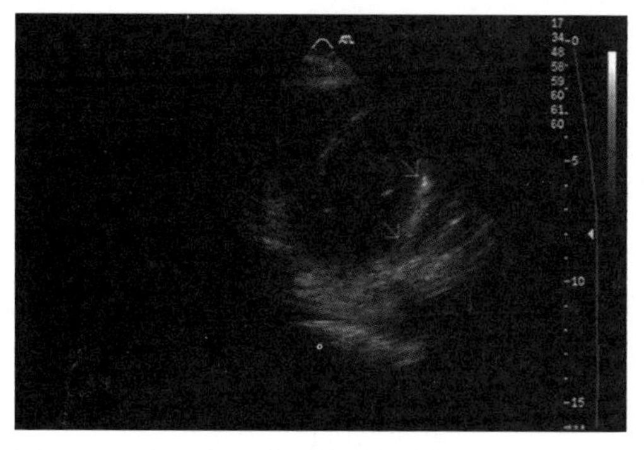

图 10-9　左心室短轴切面显示，左心室侧壁出现片状强回声钙化

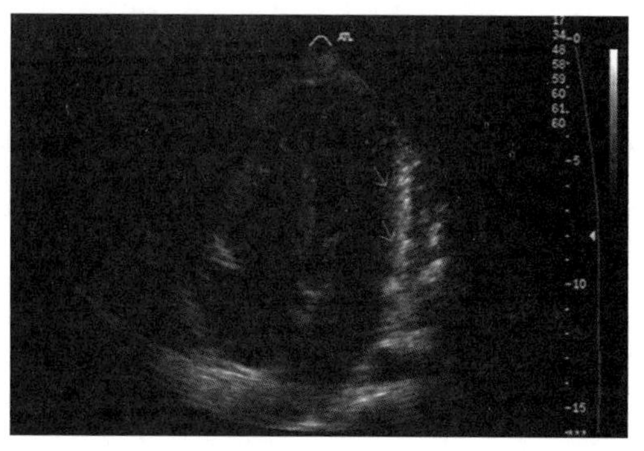

图 10-10　心尖四腔切面显示，左心室侧壁出现带状强回声钙化

2. 房室大小改变　心房扩大，心室正常或稍小；心脏变形：心包增厚粘连部位的心肌受牵拉或运动受限，使心脏外形改变而失常，若缩窄部位位于房室环，于心尖四腔切面显示大心房小心室，心呈葫芦状改变（图 10-11）。

3. 下腔静脉与肝静脉扩张　剑突下切面显示下腔静脉及肝静脉内径增宽；肝大，肝回声减弱，呈淤血肝表现。M 型超声：由于右心室及右心房舒张受阻，右心房压力增高，下腔静脉回流受阻，其管腔扩张且不随呼吸而改变（图 10-12）。

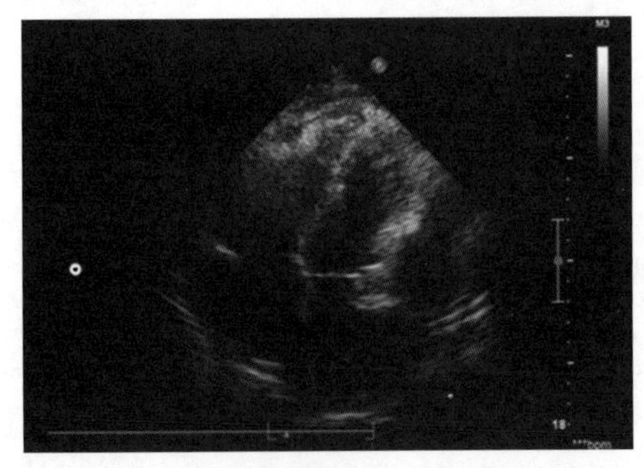

图 10-11　心尖四腔切面显示，心脏外形改变而失常呈葫芦状

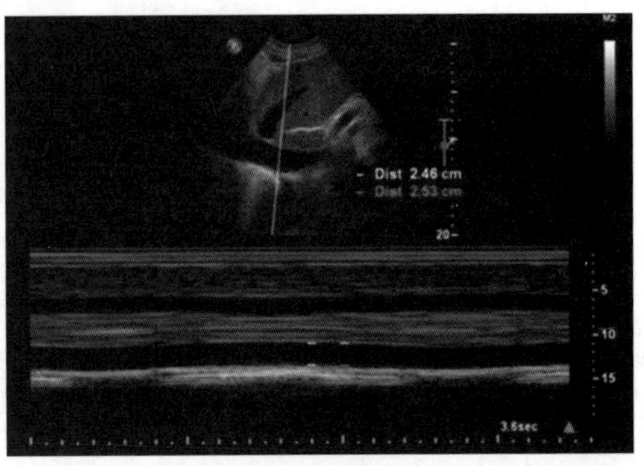

图 10-12　M 型示下腔静脉管腔扩张且不随呼吸而改变

三、航空医学考虑

缩窄性心包炎病因以结核性最为常见，主要病理改变是局部或大部分心包增厚粘连，壁层与脏层融合钙化，形成坚硬的纤维瘢痕组织，临床主要表现为重度右心功能不全，如静脉压升高、颈静脉怒张、肝大、腹水、下肢水肿等。招飞体检要结合病史严格把关。

展望：超声心动图作为评价心脏结构异常的最好检查措施，可以通过心脏结构异常为临床提示一些有用的信息。患者男性，29 岁，强 -5 飞行员，2007 年 10 月 17 日运动时颈根部受撞击，次日开始出现进行性加重的颈面部憋胀感。1 周后超声及 CT 示，右侧颈内静脉及头臂干血栓形成，未予处理于 11 月初转入空军总医院，颈部血管磁共振诊断为右侧头臂干静脉血栓，右侧颈内静脉血栓。经肝素、华法林抗凝治疗，面颈部水肿逐渐减轻。2008 年 7 月开始出现午后低热，无咳嗽、胸闷、盗汗、腹痛、腹泻等不适。近 1 年来反复出现面、背部毛囊感染和双小腿局限性红肿疼痛硬结，硬结 2 周左右可自行消退。各项检查结果中，心脏彩超首先检查发现二尖瓣前、后叶，主动脉瓣及心室内膜多发赘生物。排除了常见血管损伤如介入检查 / 治疗引起的机械损伤、休克、动脉粥样硬化等情况，因此血管炎性损伤成为追踪线索，结合患者频发口腔溃疡病史、毛囊炎样皮损和结节红斑、针刺抽血处形成的红色硬结等病史，最后诊断为白塞病（皮肤、口腔黏膜、心脏、血管损害）。由于白塞病易复发，累及心血管者预后较差，且患者为强击机飞行员，航空特殊因素将对血管造成损伤，该飞行员已不适合继续担任飞行工作。

超声心动图在飞行员选拔过程中，在心脏结构诊断中发挥重要作用。目前，我军招飞体检中并未将心脏超声检查作为常规体检项目，仅对心电图检查异常或内科听诊发现杂音的应招人员进行超声心动图检查，这样将导致一些虽然无明显临床症状和体征，心电图检查正常，内科听诊未见明显杂音，但心脏结构异常的应招人员被纳入飞行学员中，这些飞行人员往往在以后的健康体检和改装体检中发现超声心动图异常。因此应将超声心电图纳入招飞体检常规检查项目，对于飞行员选拔过程中心脏疾病的诊断，具有重要意义。

（李 利 刘淑萍 赵国政）

检 验 篇

第 11 章

血小板减少

一、流行病学特点

血小板是一种独立的血液成分，是巨核细胞胞质裂解剥落形成的活性小块，具有黏附、聚集和释放的功能。血小板的生命周期为 8 ～ 10d，其中需要 5d 从巨核细胞脱落下来。70% 的血小板存在于血液中，30% 的血小板存在于脾内。通常，脾与血液循环中的血小板是可以互换的。

（一）发病率

目前，不论在国内还是国外，关于血小板减少的流行病学研究均较少。2009 年 Fogarty 报道，成年人慢性免疫性血小板减少在门诊患者中发病率为（5.6 ～ 20）/10 万，约占出血性疾病的 1/3。我国有研究表明，血小板计数存在地区和民族差异。在哈尔滨、兰州、上海、广州和成都等地居民中，成都地区居民血小板计数偏低。回族居民血小板计数比其他民族偏低。尚无飞行人员中血小板减少的相关资料。

（二）血常规检测出现血小板计数减少的原因

血常规检查中，血小板计数正常值为（100 ～ 300）$\times 10^9$/L，当＜ 100$\times 10^9$/L 属于血小板减少。血小板计数为（100 ～ 150）$\times 10^9$/L 时，称为边缘性血小板减少。然而，血小板计数为 50$\times 10^9$/L 时，一般不会增加外伤或手术出血的风险。当血小板计数在 10$\times 10^9$/L 时可发生自发性出血，当患者的血小板计数在（5 ～ 10）$\times 10^9$/L 或以下时，会出现自发性的、可能威胁生命的大出血。

血常规检测出现血小板计数减少的原因很多，常见的有以下几种。

1. 假性血小板减少（PTCP） 假性是指由于血小板聚集成块，血细胞分析仪不能识别，血小板计数有误导致的血小板减少。通常，聚集成块是由血小板表面糖蛋白的改变引起的。当用含钙离子螯合剂如 EDTA 的试管采血时，血小板表面糖蛋白抗原发生修饰，与抗血小板自身抗体发生反应，从而形成较大血小板凝块。可以通过使用其他抗凝血剂如柠檬酸或肝素钠来防止这种现象的发生，但有时即使使用这些抗凝剂，血小板聚集也可能发生，从而造成假性血小板减少。外周血涂片镜检可以直观地看到血小板聚集。建议 2 周内复查外周血涂片，如果血小板计数正常，则不需进行其他检查。

2. 稀释性血小板减少　是因为患者大量输液或输注不含血小板的血而引起的血小板被稀释。考虑存在这种可能性时，应当在患者病情稳定之后复查血小板计数。需要大量输液或输血治疗的原发病比血小板减少本身更需要重视。

3. 持续性边缘性血小板减少　血小板计数在（100 ～ 150）$\times 10^9$/L 且时间持续 3 个月，应排除引起血小板减少的其他原因，如药物、病毒感染等，称为持续性边缘性血小板减少。美国空军飞行员存在持续性边缘性血小板减少时，如果没有阳性症状及其他实验室异常，不需要申请特许飞行，直接合格。然而，一项研究指出，持续性边缘性血小板减少者，10 年发展成特发性血小板减少性紫癜（ITP，血小板计数持续＜ 100×10^9/L）的概率为 6.9%，而且 10 年内发生其他自身免疫性疾病的概率为 12.0%，因此，美军建议，对于持续性边缘性血小板减少的现役飞行员，建议每 6 个月复查一次血常规。

4. 血小板生成减少　很多情况会引起健康人的血小板生成减少，如病毒感染、营养缺乏、骨髓疾病、药物和毒素等。排查这些危险因素很有必要，因为有些情况下可以自愈，有些情况却能够危及生命。病毒感染引起的一过性血小板减少通常可以自愈。已知的可能会诱发血小板减少的药物包括奎尼丁、奎宁、硫酸制剂、卡马西平、甲基多巴、阿司匹林、口服降糖药、重金属、肝素、利福平等。据统计，约有 87 种已知药物可引起血小板减少。最近的研究数据表明，长期应用肝素治疗的患者有 36% 会发生血小板减少。当停用药物后，血小板数量通常于 1 ～ 7d 开始增加。但重金属引起的血小板减少症例外，重金属可以存在于体内较长时间不被降解或排出，重金属引起的血小板减少可能持续存在。

5. 血小板分布改变导致的血小板减少　低温导致血小板集中在脾，引起一过性血小板减少。复温可使血小板计数和功能恢复正常。脾大或脾功能亢进是引起血小板聚集于脾的一种较为常见的病因，200 多种疾病都与脾大有关。其临床和实验室检查结果通常包括脾显著增大、50×10^9/L ＜血小板计数＜正常值，以及红细胞和（或）白血细胞计数减少。脾大时，因血小板的总数是正常的，应激时血小板会正常动员，所以大多数情况下不建议进行脾切除。在美军空勤人员中，脾大会使飞行人员丧失飞行资格，脾切除者可能获得特许飞行。但是脾切除常常会有并发症，并且也不是治愈措施，因此事先应当充分权衡利弊。

6. 血小板破坏增加导致的血小板减少　主要发生在下述情况，即特发性（免疫性）血小板减少性紫癜（ITP）、弥散性血管内凝血（DIC）和血栓性血小板减少性紫癜（TTP）。

（1）ITP 是因为自身抗体结合于血小板表面，从而缩短其寿命，造成血小板减少。ITP 是一种单纯的血小板减少症，其他血细胞计数及外周血涂片均正常，临床上未见能明显导致血小板减少的情况，是一种排除性诊断。ITP 可见于任何年龄、性别，但最常见于 20 ～ 30 岁女性。许多患者常因紫癜、牙龈出血或瘀斑前来就医，他们的血小板计数往往低至（5 ～ 20）$\times 10^9$/L。而那些血小板计数为（30 ～ 50）$\times 10^9$/L 的患者，通常仅自述有皮肤出现淤青的病史。ITP 患者的脾大小正常。血小板抗体的检测对于 ITP 患者的治疗措施没有帮助，也不能将 ITP 与继发性血小板减少性紫癜区分开来，并且抗体阴性并不能排除 ITP 的诊断。对于儿童，ITP 通常急性起病，很多病例无论治疗与否能都缓解。如果儿童时期（＜ 18 岁）被诊断为 ITP，不论采用什么方法治疗，只要完全治愈，其长期预后都是很好的，不会产生后遗症。成年人 ITP（≥ 18 岁）常常隐匿起病，病程常常持续多年，其特征在于反复发作。一项包含 86 名 ITP 患者的研究表明，虽然他们经过治疗，血小板都恢复正常，但 9 人在为期 10.5 年的随访期间发生了 1 次或多次的复发。据估计，ITP 患者发生致命出血的风险约为 5%，对于年龄＜ 40 岁的患者，每年发生非致命性大出血的风险为 3%，研究显示，目前没有临床表现或实验室参数可用来预测 ITP 发生严重出血的风险。

ITP 的治疗必须个体化，结合患者的生活方式，充分权衡治疗的风险与疾病的严重程度。治疗方案的制订主要基于血小板减少、引起出血的严重程度。停用一切可能引起血小板减少的药品。对于成年人 ITP 患者，所有治疗的目标是达到能够充分止血的血小板计数值，而不是一定要达到的正常范围内的血小板计数。治疗方法包括糖皮质激素和脾切除；对于伴有危及生命的出血的患者，应给予静脉输注血小板和免疫球蛋白。成年人通常先口服糖皮质激素治疗，对该方案敏感的患者，血小板计数可在 2 ～ 6 周升高到正常范围。然而，70% ～ 95% 的患者对激素不敏感或者在激素减量过程中复发，脾切除可以使 2/3 以上患者得到缓解。仍有 30% ～ 40% 的成年人患者在脾切除术后需要继续治疗，他们每年颅内出血的发生率为 2% ～ 3%。

（2）TTP 及溶血性尿毒综合征（HUS）起病急骤，短期内出现血小板减少、微血管病性溶血性贫血、发热、变性神经系统症状和肾衰竭。TTP 和 HUS 涉及非免疫性血小板破坏，松散的纤维蛋白沉积在大量小血管中，破坏血小板和红细胞，血小板也因形成多个小血栓而遭到破坏。多个器官的动脉 - 毛细血管连接处发生血小板 - 纤维蛋白性血栓，称为血栓性微血管病。TTP 和 HUS 的区别仅在于肾衰竭的程度。其在成年人的诊断标准和治疗方法是相同的。因此，在成年人中，TTP 和 HUS 可以称为一组疾病。虽然 TTP 在大多数情况下都没有已知明确的病因，但其潜在的原因是妊娠、血浆酶 ADAMTS13 的缺乏、产毒素型大肠埃希菌引起的出血性肠炎及药物（如奎宁、环孢素、丝裂霉素 C）。研究数据证明，血浆置换是成年人 TTP 唯一有效的治疗方法。有研究指出，有 20% 的 TTP 会复发，尤其在第 1 年内。

二、诊断及鉴别诊断

血液中血小板计数的正常值为（100 ～ 300）$\times 10^9$/L。血小板减少的诊断标准：血常规检查中，血小板计数＜ 100×10^9/L。

血小板减少的鉴别诊断中，应先排除假性血小板减少、稀释性血小板减少，因这些情况下血小板计数往往是正常的。如果明确存在血小板计数减少，应查找其原因，主要通过病史询问和相关体格检查、实验室检查等方面进行。对于考虑因为病毒感染、营养缺乏、药物等因素引起的血小板减少，影响因素去除后，血小板可以恢复正常，因此建议择期复查。当排除了各种可能引起血小板减少的因素后，多考虑 ITP。

三、体检方法

（一）血常规检查

在招飞体检过程中，血常规的检查使用血细胞分析仪。血细胞分析仪不仅能够检测多种实验参数，还能提供以细胞大小为横坐标、以细胞出现的频率为纵坐标的曲线图，即血细胞直方图，对分析结果的准确性和加强质量控制有一定意义。使用血细胞分析仪进行分析时，小红细胞和细胞碎片、血小板自身的聚集等对血小板计数及平均血小板体积影响很大，但是血小板直方图可以反映这些变化，可根据图形的变化，了解血小板计数的准确性，必要时对血小板计数进行手工复查。

（二）病史采集

对于血常规检查发现血小板减少的学员，详细询问近期是否存在上呼吸道感染、腹泻等病毒感染性疾病；近期是否服用卡马西平、阿司匹林等易引起血小板减少的药物；是否接触过重金属，以及是否存在血小板减少的家族史等。

（三）体检流程

体检流程见图 11-1。

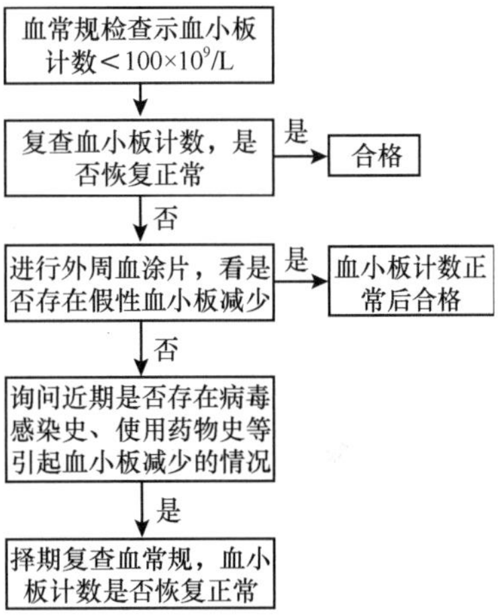

血常规检查示血小板计数＜100×10^9/L
复查血小板计数，是否恢复正常
是
合格
否
进行外周血涂片，看是否存在假性血小板减少
是
血小板计数正常后合格
否
询问近期是否存在病毒感染史、使用药物史等引起血小板减少的情况
是
择期复查血常规，血小板计数是否恢复正常

图 11-1　血小板减少体检流程

四、航空医学考虑

血小板减少本身（在不考虑原发病的时候）不会影响体力活动或脑力劳动，但是血小板减少的患者在创伤后存在较大的出血风险，这是航空医学主要考虑的问题，因为在飞行人员平时军事训练中，不可避免会受伤。因此招飞体检时对于血小板减少的学员，特别是血小板计数＜ 50×10^9/L 时，应当格外慎重。成年人 ITP 是血小板减少最常见的原因，因其是一种慢性疾病，治疗所需的药物（如类固醇、免疫抑制剂）会影响飞行工作，因此在招飞体检时应当淘汰。TTP 是一种急性、暴发性疾病，复发率很高，尤其是在治愈后第 1 年，考虑这种情况时也应淘汰。对于考虑病毒感染引起的血小板减少，因其常常可以自愈，所以复查后恢复正常者合格。对于考虑药物引起的血小板减少的学员，如果停止药物不影响学员健康状况，且药物的原发病在合格范围内，该药物不会产生长久的副作用，则复查血小板恢复正常后可以考虑合格。

（朱　迪　肖年军　周金立）

第 12 章

血　尿

一、流行病学特点

血尿是泌尿系统疾病的常见症状。正常人尿中可有少量红细胞，新鲜尿液离心后（10ml 尿以 1500 转 / 分，5min）沉渣镜检，每高倍视野下红细胞≥ 3 个，或新鲜尿液直接计数红细胞超过 8000/ml，或 12h 尿 Addis 计数红细胞＞ 50 万，均提示尿液中红细胞异常增多，称为血尿。较轻者尿色正常，仅显微镜下红细胞增多，称为镜下血尿；出血量多者尿常呈洗肉水样、浓茶色或红色，为肉眼血尿。

（一）发病率

肉眼血尿是比较常见的一种症状，有国外报道，每 1000 名因急诊就诊的患者中就有 1 人是因为存在肉眼血尿。而无症状性镜下血尿更为普遍，其在年轻成年男性中的发病率为 1.2% ～ 5.2%。而在一项针对社区人群的调查中，其发病率达到了 16% ～ 21%。据统计，多达 51.4% ～ 61% 的血尿患者病因有待明确。其可能病因的潜在危险因素包括吸烟、职业暴露（苯或芳香胺）、既往血尿史、年龄在 35 岁以上、泌尿系疾病病史、尿路感染、镇痛药滥用、盆腔放射治疗史、使用环磷酰胺等。有统计表明，18% 的人在剧烈运动后会出现血尿。

（二）病因、发病机制与转归

在尿常规检查时，采用试纸条（邻甲苯胺或过氧化物酶）方法可检测出尿中含血，包括血尿、血红蛋白尿和肌红蛋白尿。尿液离心后镜检，如果看到红细胞则诊断为血尿。如果未见红细胞，检查离心后的上清液可以区分血红蛋白尿和肌红蛋白尿。上清液中含血红蛋白时呈粉色，含肌红蛋白时呈无色。血红蛋白尿是因为血管内大量红细胞发生溶血后，血红蛋白浓度超过肾阈值而随尿排出，需排除红细胞在泌尿道中发生溶血的情况。血红蛋白尿的病因有感染、免疫介导的疾病、弥散性血管内凝血、遗传性溶血性疾病、机械性原因、化学试剂和药品、烧伤、高强度运动和行军性血红蛋白尿等。肌红蛋白是与血红蛋白类似的一种色素蛋白，肌红蛋白尿是骨骼肌或心肌大量破坏释放的肌红蛋白超过肾阈值而产生的，病因包括过度疲劳（剧烈运动、惊厥、癫痫发作等）、代谢性肌红蛋白尿症、挤压综合征、各种药物和化学品（可卡因、美沙酮、地西泮）等。

血尿有暂时性和持续性之分。在如下情况中可能发生暂时性血尿：剧烈运动、外伤、直肠指诊或月经污染。如果考虑患者是暂时性血尿，应该复查尿常规，如果尿隐血结果转为阴性，则证明是暂时性血尿。

运动性血尿是常见的一种暂时性血尿，是青少年尿检异常的常见原因。运动性血尿是健康人剧烈运动后突然出现的一过性血尿。肾血管收缩、肾血流减少导致肾小球滤过膜通透性增加，是运动性血尿、蛋白尿的病理基础，与运动量过大、运动量增加过快、身体功能下降密切相关。文献报道，高强度运动训练导致肾血管突然收缩、肾血流量急剧减少，引起肾组织缺血、缺氧和二氧化碳滞留，最终导致细胞损伤及肾小球毛细血管通透性增加而出现血尿；同时高强度的训练运动过程中，身体震动强度大，使肾上下过度移动，肾血管牵拉或扭曲，从而引起肾损伤出血等。高强度运动训练时，突然发现血尿或血红蛋白尿，无全身或局部特异性症状和体征，实验室肾功能、肝功能、血常规检查均未见异常，仅表现为镜下血尿或肉眼血尿，经超声检查排除了先天性畸形、外伤、肿瘤、结石、感染性疾病及血管异常等造成的血尿，诊断为运动性血尿。何文革等总结了河北省体育科研所近20年收治观察的患有运动性血尿的青少年运动员59例后得出结论，出现运动性血尿及运动性蛋白尿者中无自觉症状、感觉良好，并能在24h内恢复正常，在以后的训练中逐渐减轻者，其预后良好，且跟踪复查多年未再复发。

持续性血尿在成年人中最常见的原因包括尿路感染、结石症、良性前列腺增生和泌尿系统恶性肿瘤。

血尿可能是一种正常变异，也可能是某些潜在疾病的一种表现。为了评估和诊断的方便，一般将血尿分为肾小球性和非肾小球性。肾小球性血尿（血从肾小球进入泌尿道）常伴有蛋白尿、蛋白或红细胞管型，在相差显微镜下可看到异形的红细胞。伴有蛋白尿或管型的血尿的鉴别诊断很多，包括肾损伤和各种类型的肾小球肾炎。其中最常见的是IgA肾病和薄肾小球基底膜病。

非肾小球性血尿是指血液从肾小球以远的部位进入泌尿道，包括肾小管间质性血尿和泌尿道血尿，因此相差显微镜下显示红细胞的形态是正常的。蛋白尿和管型通常与此无关。非肾小球性血尿常见的原因是结石、感染和恶性肿瘤。《美国空军特许飞行标准》总结了6项关于镜下血尿的研究后得出结论，1%～12.5%的镜下血尿来源于恶性肿瘤，3.5%～16.5%的病因是结石。一项对161名患有无症状性镜下血尿飞行员的随访研究显示，在平均为期7.6年的随访时间内，没有任何人存在明显的病理进展。

非肾小球性无症状血尿病因的鉴别诊断包括肿瘤、结石、感染、损伤（包括剧烈运动）、滥用镇痛药和镰状细胞肾病。非肾小球性血尿的病因在排除感染性因素后，就需要考虑其他病因。美国泌尿科医生的共识是，如果血尿患者年龄不超过35岁且没有其他危险因素，至少应该进行上尿路影像学检查如尿路造影，必要时由泌尿科医生酌情决定行膀胱镜检查。对于年龄超过35岁或伴有危险因素者，需进行一套完整的泌尿系统检查，包括影像

表 12-1　镜下血尿患者常见的泌尿系统恶性肿瘤的危险因素

男性
年龄＞ 35 岁
吸烟史
职业暴露或接触化学品或染料（苯或芳香胺）
滥用镇痛药物
肉眼血尿史
泌尿道疾病史
膀胱刺激征史
盆腔受到放射线照射史
慢性泌尿系感染病史
接触致癌物质或化疗药物史
体内长期留置异物史

学和膀胱镜检查。膀胱镜检查可以直接看到膀胱内壁，可以帮助诊断膀胱癌。影像学检查的目的是发现引起血尿的原因，包括肿瘤、泌尿系结石、肾囊肿等。大多数医师认为，对于不明原因的血尿患者，尿路多层螺旋 CT 是检查的首选。其他检查包括静脉肾盂造影（IVP）、超声检测、磁共振检测、逆行性肾盂造影等。

无症状血尿患者在进行泌尿系统全面检测后，没有任何阳性发现者也需要进行密切随访观察。有报道指出，1% ～ 3% 的患者在 3 年内会进展为泌尿系统的恶性肿瘤，此外还有一小部分人可以发展为肾功能不全。

美国泌尿协会（AUA）的指南中，对成年人无症状镜下血尿的诊断、评估和随访的建议见表 12-1，图 12-1）。

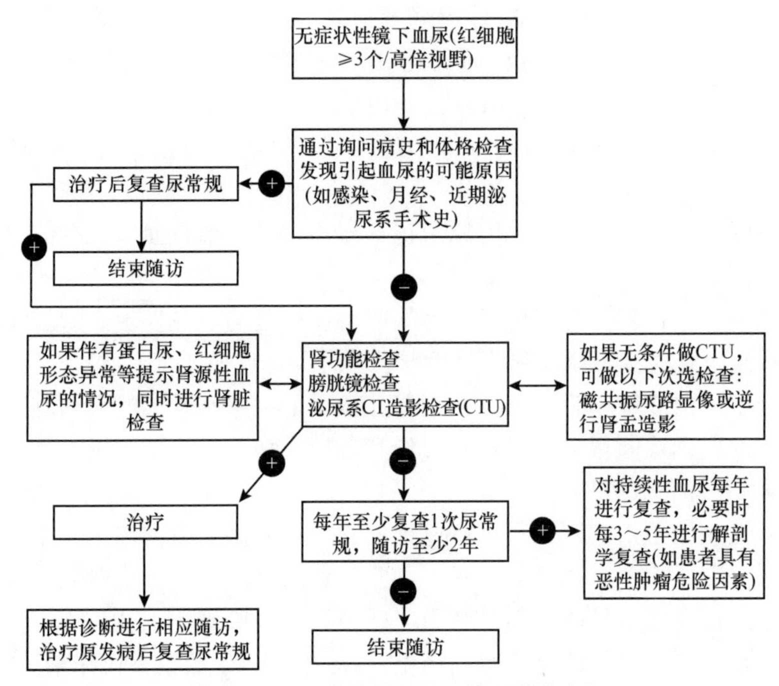

图 12-1　无症状镜下血尿评估和随访流程

二、诊断及鉴别诊断

血尿的诊断标准：新鲜尿液离心后（10ml 尿以 1500 转 / 分，5min）沉渣镜检，每高倍视野下红细胞≥ 3 个。如果尿中含血较多，尿常呈洗肉水样、浓茶色或红色，以及肉眼可见颜色变化，为肉眼血尿。否则，为镜下血尿。

血尿的鉴别诊断主要包括与血红蛋白尿和肌红蛋白尿鉴别，以及引起血尿的病因的鉴别。将尿液离心后对沉渣进行镜检，镜下见红细胞可将血尿与血红蛋白尿、肌红蛋白尿区分开来。血尿病因的鉴别诊断比较复杂，参考尿红细胞的形态，是否伴有蛋白尿、管型、白细胞等可以推断尿红细胞的来源。一般来讲，尿沉渣镜检中发现5%以上的棘形红细胞提示肾小球源性血尿（锯齿形红细胞可由尿液浓缩造成，不具备诊断价值）。通过红细胞体积分布曲线的分析（红细胞自动分析仪），如果尿液中红细胞体积小于静脉血中红细胞体积则提示红细胞为肾小球源性，如果大于静脉血中红细胞体积则提示为非肾小球源性。尿初段肉眼血尿提示损伤在尿道远端至尿生殖膈，终末肉眼血尿提示损伤在膀胱颈至尿道前列腺部，全程血尿提示损伤在膀胱或上尿道。脓尿和白细胞管型提示尿道炎症或感染。

如果要明确具体病因，则要进一步行肾活检、泌尿系影像学检查及膀胱镜检查等，结合相应结果进行判断。据报道，即使结合大量检查，仍有8.4%的肉眼血尿患者、43%的镜下血尿患者病因不明。

三、体检方法

（一）尿常规检查

血尿的检查主要有尿隐血试验和尿沉渣镜检，招飞体检工作中也主要采用这两种方法。尿隐血试验主要采用试纸条法，通过检测酶的活性而判定是否有血。尿沉渣镜检则是对新鲜尿液离心后，取沉渣滴在载玻片上，在显微镜下观察。

（二）病史采集

对于存在血尿（及血红蛋白尿和肌红蛋白尿）的学员，应仔细询问近期是否有超过平常强度的剧烈运动、有无腰腹部外伤史、有无泌尿道器械检查史等。对于存在这些可能引起暂时性血尿病史的学员，可以48h后复查尿常规。

（三）体检流程

存在血尿的学员建议的体检操作流程见图12-2。

四、航空医学考虑

由于血尿是一些潜在疾病的早期表现，因此对血尿的可能病因应当进行充分筛查。如果是结石引起的血尿，考虑到结石会引起剧烈疼痛，导致尿路感染和梗阻，甚至引起飞行过程中突然失能，因此在招飞时应当淘汰。泌尿系统肿瘤生长缓慢，早期不易发现，但其呈渐进性增长，一旦发现应及时治疗以延长生命。如果血尿由泌尿系肿瘤引起，考虑到预后较差，会影响飞行寿命，应当直接淘汰。肾小球疾病目前无根治性措施，晚

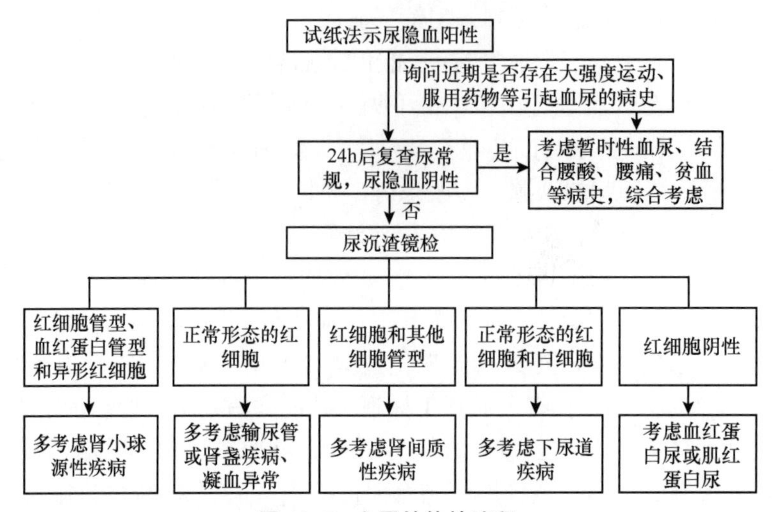

图 12-2　血尿的体检流程

期可能导致肾衰竭，也应当淘汰。对于病因不明的血尿，应定期随访，但考虑到其有可能发展为恶性肿瘤或导致肾功能不全，且定期随访会浪费大量资源、影响飞行训练，招飞时也应淘汰。血尿学员中存在腰腹部外伤、剧烈运动等病史者，考虑系暂时性血尿。腰腹部外伤引起的血尿只是表现之一，这种情况下体检结果的判定应当结合腹部具体损伤情况进行。运动性血尿是可以预防的，在运动中加以防范的措施包括：遵守训练的科学原则，负荷量和训练强度循序渐进，避免骤然加大负荷量和训练强度，训练过程中适当补充水分，避免过度训练。对于暂时性血尿，建议于24h后复查尿常规，尿常规恢复正常、排除其他疾病或损伤后合格。

对于现役飞行员，如果发现肉眼或镜下血尿，应当参考美国泌尿协会（AUA）指南的建议，及时进行检查、治疗或者随访，以期延长飞行寿命。

（朱　迪　肖年军　周金立）

第 13 章

蛋 白 尿

一、流行病学特点

健康成人尿中含有极微量的蛋白质，这些蛋白多数来自血浆，部分为肾小管分泌蛋白。正常尿液中，白蛋白约占 40%，免疫球蛋白（IgA、IgG 及其轻链）占 15%，其他血浆蛋白占 5%，肾小管分泌的蛋白（主要是 Tamm-Horsfall 蛋白）约占 40%。在成人，24h 尿蛋白超过 150mg 或白蛋白超过 30mg 即为蛋白尿。在许多类型的慢性肾病中，蛋白尿都是肾损伤的早期、敏感指标。尿常规是临床常用的检查项目，很多条件下都可以出现尿蛋白阳性。因此，在招飞体检过程中，发现蛋白尿的原因及潜在疾病具有重要意义。

（一）发病率

有数据显示，7% 的女性和 4% 的男性可以出现一过性蛋白尿，这通常与发热和运动有关。尿常规检查中尿蛋白阳性在青少年并不少见，但在成年人中相对少见一些。我国在校青少年中约 10% 有蛋白尿，其中 50% ～ 60% 与体位相关。这样的良性蛋白尿通常在复查时会消失。谢凤燕等回顾性分析于南京医科大学第二附属医院体检中心进行健康体检的 16 858 例受试者的尿液检查资料后发现，蛋白尿检出率为 1.38%，其中女性为 1.27%，男性为 1.48%，且随着年龄的增长，蛋白尿检出率呈递增趋势。尚无研究统计飞行人员中蛋白尿的发生情况。

（二）分类、病因和发病机制

尿常规检查是临床上常见的一种检查，在学校体检、常规健康体检和飞行员体检中是一种常规的检查项目。美国国家肾脏基金会建议，对于不到 60 岁的人群，没必要每年进行蛋白尿的筛查，但是对于具有肾脏病危险因素的人群需要进行蛋白尿监测。肾脏病危险因素包括肾病家族史、糖尿病、高血压、少数民族、肥胖、代谢综合征等。对于肾脏病高危患者，早期诊断非常重要，因为目前的治疗措施可以显著减慢慢性肾脏病的疾病进展。

根据临床特征，可将蛋白尿分为间断性或持续性、直立性或非直立性、肾病性或非肾病性、孤立性或蛋白尿伴血尿等。蛋白尿根据产生的原因，可以分为功能性蛋白尿、组织性蛋白尿、肾小球性蛋白尿、肾小管性蛋白尿和溢出性蛋白尿。其中功能性蛋白尿可在高热、剧烈运动、交感神经兴奋、直立位等情况下出现，一般具有明确的诱因，为一过性，蛋白尿程度较轻，诱因去除后蛋白尿消失。而组织性蛋白尿、肾小球性蛋白尿、肾小管性蛋白尿和溢出性蛋白尿均属于病理性蛋白尿。

体位性蛋白尿：指蛋白尿仅发生于直立位时（站立或行走、运动），而卧床后尿蛋白消失的临床状态。儿童与少年的检出率为 2% ～ 5%，无性别差异，多数因体检或其他疾病验尿时发现。蛋白尿常为间歇性，也有持续性。24h 尿蛋白定量一般不超过 1.4g。体位性蛋白尿原因未明，可能系站立时下腔静脉受肝后缘和脊柱压迫，致肾暂时性淤血或淋巴回流受阻，使肾小球蛋白滤出增多。近年来，有报道显示 70% ～ 75% 的直立性蛋白尿是由胡桃夹综合征引起的，即因腹主动脉及其分支肠系膜上动脉间夹角过小，造成对正常走行于两动脉间的左肾静脉受压，引起左肾静脉高压导致左肾淤血。体位性蛋白尿预后良好，多在青春期后消失。但因病理性蛋白尿也可因体位而改变，故必须进行长期随访观察，包括血尿、高血压、肾功能异常和尿蛋白增多，以排除肾脏疾病。

高热性蛋白尿：多见于感染性疾病，体温超过 38.3℃时易出现，定性不超过 ++，多于体温恢复正常后消失。其机制可能是，发热时肾血管痉挛或充血，从而使肾小球通透性增加，血浆蛋白滤出增多，超出肾小球的重吸收功能，使部分蛋白随尿液排出。热退后蛋白尿亦消失。

运动性蛋白尿：在剧烈运动后可出现一过性蛋白尿，可伴有轻度的血尿和管型尿，定性不超过 ++。国内对运动性蛋白尿的普查综合资料显示，剧烈运动后其发生率较高，可达 70% ～ 100%。蛋白尿程度依不同个体、运动量、运动强度和持续时间而不同。一般由轻度运动引起的尿蛋白可于 24h 内消失，激烈而长时间的运动（如马拉松等）引起的蛋白尿可持续 1 ～ 3 周，甚至 3 周以上。运动性蛋白尿的产生与运动时交感神经兴奋，肾上腺素、去甲肾上腺素分泌增加，肾小动脉收缩，肾血流量减少，肾缺血、缺氧，肾小球滤过膜通透性增加，肾小管重吸收功能下降，尿蛋白排泄量增加有关。此外，运动时乳酸等酸性代谢产物增多，酸性代谢产物的刺激可使肾小球内皮细胞及肾小管壁通透性改变，上皮细胞间隙增大，从而出现蛋白尿。

肾小管性蛋白尿：正常人肾小球能滤过大量的小分子蛋白，如溶菌酶、免疫球蛋白轻链、β_2 微球蛋白、胰岛素和生长激素等，滤出的低分子蛋白被近端小管吸收。当肾小管损害时尿中排出大量低分子蛋白尿为肾小管性蛋白尿。此类蛋白尿可分为原发性与继发性。原发性多系肾小管先天或遗传性功能障碍。患者多伴另一些肾小管功能障碍的症状，如糖尿、磷酸尿和肾小管性酸中毒等，同时存在该病其他系统症状和体征。继发性见于肾小管间质性疾病。肾小管性蛋白尿特点：蛋白尿定量＜ 1g/24h ；因低分子蛋白对试纸法检测不敏感，常难以检测到，须用电泳或通过检测 β_2 微球蛋白、溶菌酶和本周蛋白才能确诊；多伴继发或原发疾病症状和体征，也可伴其他肾小管功能障碍症状（糖尿、低磷性骨病和酸中毒）。

肾小球性蛋白尿：为最常见的病理性蛋白尿，系由肾小球通透性增高，滤出蛋白超过肾小管吸收所致。肾小球性蛋白尿多以白蛋白为主。肾小球性蛋白尿形成也与肾小球毛细血管壁负电荷丢失，导致带负电荷的血浆蛋白如白蛋白滤出。肾小球性蛋白尿特点：尿中蛋白均为正常的血浆蛋白；尿蛋白量范围极广，从 1g/d 至 30g/d；尿蛋白以白蛋白为主，低分子与高分子蛋白量取决于病变性质；临床可伴有血尿、水肿、高血压和肾小球滤过功能减退。

组织性蛋白尿：肾小管代谢产生的蛋白质和组织破坏分解的蛋白质，以及由于炎症或药物刺激泌尿系统分泌的蛋白质所致的蛋白尿，称组织性蛋白尿。其预后主要考虑原发病的病情、病程及治疗效果。

溢出性蛋白尿：血浆中相对分子质量较小或带阳性电荷的蛋白异常增多，经肾小球滤过，超过肾小管重吸收能力所形成的蛋白尿。异常增多的蛋白有游离血红蛋白、肌红蛋白、溶菌酶、本周蛋白等，一般情况下均属病理情况。

二、诊断及鉴别诊断

蛋白尿的诊断标准：24h 尿总蛋白排泄率＞ 150mg 或白蛋白超过 30mg；或随机尿蛋白含量＞ 100mg/L 或白蛋白 / 肌酐比值＞ 30mg/g；或干化学试纸法检测，尿蛋白阳性。蛋白尿主要需要与假性蛋白尿鉴别。如果尿液中混入较多血液、脓液、黏液等成分，可以导致尿蛋白定性呈阳性。这种情况下尿沉渣中可见到多量红细胞、白细胞和扁平上皮细胞，而无管型，将尿离心沉淀或过滤后，蛋白定性检测会明显减少甚至转为阴性。

三、体检方法

（一）询问病史

主要询问肾脏疾病的危险因素，包括肾病家族史、糖尿病、高血压、少数民族、肥胖、代谢综合征等。对于尿常规检查中尿蛋白阳性的学员，详细询问近期是否经历过剧烈运动及运动的强度，是否有发热等，考虑是否是因一过性因素引起的功能性蛋白尿。

（二）尿常规检查

在招飞体检过程中，所有学员均进行尿常规检查。嘱学员收集随机清洁中段尿，干化学试纸法进行尿蛋白半定量检测。因为招飞过程中每天上站学生数量众多，因此不推荐收集 24h 尿液进行蛋白定量。

（三）体检流程

尿蛋白体检流程见图 13-1。

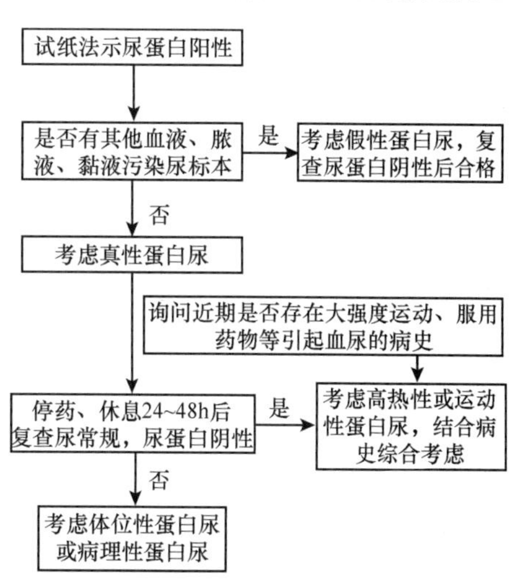

图 13-1　蛋白尿体检流程

四、航空医学考虑

蛋白尿本身不会引起突然失能，明确引起蛋白尿的原因具有较大意义。如前所述，蛋白尿的常见病因包括功能性蛋白尿、组织性蛋白尿、肾小球性蛋白尿、肾小管性蛋白尿和溢出性蛋白尿，功能性蛋白尿又包括体位性蛋白尿、高热性蛋白尿和运动性蛋白尿。

体位性蛋白尿在青少年中并不少见，30岁以后则很罕见，在招飞体检过程中应当注意。直立位时尿蛋白排出量会增加、仰卧位恢复正常是该病的特征。体位性蛋白尿患者最初可能仅存在轻微的肾小球损伤，所以一年后应当继续评估以估计疾病的持续性和进展。有提示肾小球疾病的症状或迹象，如持续性蛋白尿、血尿和（或）肾功能损伤的患者需考虑进行肾组织活检以明确诊断。考虑到体位性蛋白尿患者多存在血管解剖学异常，需要密切随访和定期检查，因此在招飞时应当淘汰。高热性蛋白尿患者则要多考虑引起高热的原发病病情，如果原发病参考招飞标准合格，且原发病治愈后尿常规恢复正常，无后遗症，可以合格。运动性蛋白尿也属于一过性功能性蛋白尿，休息后可以恢复正常，通过制订科学的训练方法、循序渐进地进行锻炼可以避免，因此在招飞时，复查恢复正常后合格。

对于其余的病理性蛋白尿，仅靠尿常规和病史询问难以明确病因，需要进一步进行24h尿蛋白定量、蛋白电泳甚至肾组织活检，在招飞过程中建议直接淘汰。

（朱　迪　肖年军　周金立）

第 14 章

氨基转移酶升高

一、流行病学特点

在飞行学员医学选拔过程中的肝功能检测包括检测丙氨酸氨基转移酶及天冬氨酸氨基转移酶。通常，单独的转氨酶升高并不是淘汰学员的绝对指征，明确转氨酶升高的原因对判断学员是否合格极为重要。这一原则也适用于现役飞行学员。下面重点围绕转氨酶升高及其相关的原因予以介绍。

（一）发病率

肝细胞含有非常丰富的酶类，这些酶中少部分也在血清中有极低的浓度，不过血清中肝酶并无相应的生物化学作用。这些肝酶分布于血浆及细胞间液中，有各自的半衰期，血浆肝酶的升高一般反映了肝细胞损伤导致的肝酶来源增多。血清肝酶检测通常可以分为三类：①与肝细胞损伤相关的肝酶升高；②与胆汁淤积相关的肝酶升高；③无明显指向的肝酶升高。

氨基转移酶就是一类反映肝细胞损伤的酶类，简称转氨酶（transaminase），是一组催化氨基酸与 α- 酮酸之间的氨基转移反应的酶类，一般以磷酸吡哆醛（维生素 B_6）为辅酶。临床常用的有 ALT [旧称谷丙转氨酶（GPT）] 和 AST [旧称谷草转氨酶（GOT）]。ALT 主要分布在肝，其次是骨骼肌、肾、心肌等组织中；AST 主要分布在心肌，其次在肝、骨骼肌和肾组织中。在肝细胞内，ALT 主要存在于非线粒体中，而约 80% 的 AST 存在于线粒体中。正常时转氨酶作为细胞内功能酶，血清中含量很低。但当肝细胞膜受损导致膜通透性增加时，胞质内 ALT 与 AST 释放入血浆，致使血清 ALT 和 AST 的酶含量显著增加。在中等程度肝细胞损伤时（无明显线粒体损伤），ALT 漏出率远大于 AST。此外血清 ALT 与 AST 的血浆半衰期分别为 47h 和 17h，因此 ALT 测定反映肝细胞损伤的灵敏度较 AST 高。在严重肝损伤时，线粒体膜亦损伤，可导致线粒体内 AST 的释放，血清中 AST/ALT 比值升高。由于转氨酶的释放并不完全由于肝细胞坏死所致（部分可逆性肝损伤如细胞水肿、脂肪变也能导致转氨酶的释放），转氨酶升高程度与坏死细胞数量也无明确相关性，因此转氨酶的升高程度与肝损伤的严重程度之间并无显著相关性，转氨酶升高的程度也不能作为肝细胞损伤的预后指标。

由于技术原因，不同实验室检测的转氨酶正常范围变化较大，但 ALT 基本控制在 5 ～ 40U/L，AST 8 ～ 40U/L。转氨酶正常上限值（upper limits of normal，ULN）其实较难确定，有学者建议根据 BMI 及性别设定 ULN，但是其实用性及可行性仍有待商榷。德国的一项 4789 名无症状人群（45 ～ 75 岁）转氨酶调查显示，平均 ALT 为（16±8.8）U/L，AST 为（13±4.6）U/L，男性略高于女性。印度一项纳入 164 名经肝穿刺证实的正常肝组织的转氨酶的 95% 范围上限值 ALT 38.6U/L、AST 33.8U/L（男性）。我国常将 0 ～ 40U/L 作为正常值，与大多数国家一致。任何形式的肝细胞损伤均能引起转氨酶轻度增高，300U/L 以下的升高通常不具有特异性。无症状者较低的转氨酶升高很少提示有临床肝脏疾病。事实上，人群调查中，排除病毒性肝炎患者后，仍有小部分人出现转氨酶升高，意大利的人群调查为 9.4%，美国为 6.8% ～ 8.7%。我国一项包含 5693 名高三学生体检数据的报道显示，转氨酶升高约为 7.7%，其中 ALT 40 ～ 80U/L 者占 6.1%。而且无症状的转氨酶升高者中 1/3 左右人员将在 6 个月内自行降至正常。显著的转氨酶升高，如 AST ≥ 200U/L，ALT ≥ 300U/L 常提示肝损伤。

（二）病因

常见引起肝损伤的原因有脂肪肝、乙醇、药物性肝损伤、慢性病毒性肝炎、急性病毒性肝炎、自身免疫性肝炎、血色素沉着症、Wilson 病、α_1- 抗胰蛋白酶缺乏症等。以下分别予以简要说明。

1. 非酒精性脂肪性肝病（non-alcohol fatty liver disease，NAFLD） 是指除外乙醇和其他明确导致肝损伤因素（如慢性病毒性肝炎）所致的，以弥漫性肝细胞大泡性脂肪变为主要特征的临床病理综合征，包括单纯性脂肪性肝病、脂肪性肝炎、脂肪性肝硬化。随着肥胖和糖尿病患者人数的增加，NAFLD 已成为我国常见的慢性肝病。NAFLD 患者一般无临床症状，转氨酶升高是本病的特征之一，但升高程度较轻，一般小于 4×ULN，以 ALT 升高为主。肥胖是 NAFLD 患者的另一大常见的特点，在人群中转氨酶升高人员约 75% 伴有超重。在飞行学员医学招飞过程中，单纯性脂肪性肝病相关的转氨酶升高是转氨酶升高人员中最常见的原因之一，该病很少进展为肝硬化，通过低热量饮食、加强运动、减轻体重可以使绝大多数患者转氨酶恢复正常。在一项纳入 142 名肥胖人员的研究中，通过为期 3 个月的低热量饮食以控制体重，转氨酶在 NAFLD 患者及单纯肥胖患者中均有下降，且前者下降更明显。如果通过 3 ～ 6 个月干预措施仍不能恢复正常，则需考虑脂肪性肝炎可能，该病可伴有肝纤维化，并可进展为肝硬化。B 超是诊断非酒精性脂肪性肝病重要而实用的手段，也是招飞过程中的检查项目之一，其对于脂肪性肝病的诊断准确率高达 70% ～ 80%。具体操作方法及表现在超声相关章节中提及。明确的脂肪性肝炎的诊断需要肝活检组织病理学检查。

2. 酒精性肝病（alcohol liver disease） 是指长期大量饮酒所致的肝脏疾病。初期表现为酒精性脂肪肝，继而进展为酒精性肝炎、肝硬化。酒精性脂肪肝常有 ALT 及 AST 轻度升高，在成人中，转氨酶升高最常见的危险因素是超重，第二是长期大量饮酒。酒精性肝炎具有特征性的酶学变化，即 AST 升高较 ALT 明显（在非酒精性肝损伤时，通常

AST/ALT ≤ 1）。通常 AST/ALT ≥ 2 时，应当考虑酒精性肝炎的可能，AST/ALT ≥ 3 则强烈提示酒精性肝炎。在酒精性肝病中，AST 升高较明显，但很少超过 300U/L，ALT 则常在正常范围上限波动。ALT 升高不明显可能与乙醇诱导的磷酸吡哆醛缺乏有关。饮酒史是诊断酒精性肝病的必备依据，详细询问饮酒种类、每日摄入量、饮酒时间长短有助于判断转氨酶升高是否与酒精性肝病相关，同时还需注意鉴别是否合并其他疾病（如病毒性肝炎），这在 AST ≥ 500U/L 的情况下尤其需要谨慎。戒酒是治疗酒精性肝病的关键，对于处于酒精性脂肪肝阶段的患者，戒酒 4 ～ 6 周后脂肪肝可停止进展，并最终恢复正常。

3. 药物性肝损伤　是引起转氨酶升高较常见的原因，临床常见引起转氨酶升高的药物有非甾体抗炎药（NSAID，如对乙酰氨基酚）、抗癫痫药（如丙戊酸钠、苯妥英钠）、抗结核药（如异烟肼）、抗生素（如红霉素等）、抗心律失常药（如胺碘酮）及部分中草药等，目前与药物性肝损伤相关的因子至少有 300 种。药物性肝损伤通常表现为一过性转氨酶轻度升高，如预防性应用抗结核药物治疗的青少年中约 41% 出现转氨酶升高 [其中 36% 升高在（1 ～ 3）×ULN，6% 升高超过 3×ULN]，而转氨酶一过性升高者中，61% 的人员有近期应用药物史。暴露于新鲜油漆气味中也可出现一过性转氨酶升高。停用药物或远离刺激性化学物质一段时间后，转氨酶一般可恢复正常，但在少数情况下出现的急性药物 / 毒物肝损伤可导致转氨酶显著升高，达到 1000U/L 以上，部分甚至出现肝衰竭。在飞行学员选拔过程中询问患者有无近期服药史对于鉴别转氨酶升高的原因有一定作用。

4. 慢性病毒性肝炎　常见的引起慢性病毒性肝炎的病因有 HBV、HCV，具体诊断需结合病毒血清学试验（详见相关章节）。慢性病毒性肝炎患者的转氨酶常为正常范围，升高时也通常为 100 ～ 200U/L，ALT/AST ＞ 1。若 AST 升高较 ALT 明显，即 AST/ALT ＞ 1，提示慢性肝炎可能进入活动期。

5. 急性病毒性肝炎　在较短时间内迅速发生的肝细胞损伤统称为急性肝损伤，主要包括各种急性病毒性肝炎、急性缺血性肝损伤及急性药物 / 毒物性肝损伤。急性肝损伤实验室检验特征性变化是显著性肝酶升高，转氨酶可升高至 1000U/L 以上，可伴有胆红素升高。急性乙型、丙型病毒性肝炎详见相关章节。急性甲型肝炎与急性戊型肝炎是经粪 - 口途径传播的自限性传染性疾病。二者无病毒携带状态，传染源为急性感染期患者和隐性感染者，以后者居多。急性甲型肝炎的易感人群主要是儿童及青少年，戊型肝炎主要发病人群为成人。急性甲型、戊型肝炎患者起病较急，甲型肝炎潜伏期 2 ～ 6 周，戊型 2 ～ 9 周。二者有类似的临床表现，其中前驱期（5 ～ 7d）可有发热、全身乏力、食欲缺乏、恶心、呕吐等非特异性症状，此后部分患者可出现胆红素升高、皮肤巩膜黄染伴有尿黄加深（急性黄疸型肝炎），更多患者无黄疸表现（急性无黄疸型肝炎）。同时转氨酶也在此期出现显著升高，之后伴随症状好转，黄疸逐渐消退（黄疸期持续 1 ～ 4 周），转氨酶也逐渐下降。恢复期后乏力症状可能持续几周，但临床表现及生化指标通常在起病 6 个月内完全恢复正常。甲型肝炎无慢性化过程，戊型肝炎通常也能痊愈，仅有少数行免疫抑制治疗者可出现持续性病毒感染而致慢性化。甲、戊型肝炎预后佳，恢复后能达到组织学完全愈合，少数患者偶可复发，但基本都能痊愈。通过询问近期有无甲肝、戊肝流行区旅游史，有无食用未煮熟的海产品等，询问近期有无不适、黄疸，结合胆红素、转氨酶检验及抗 HAV、抗 HEV 检验可明确诊断。在现役飞行人员中，主要是做好预防工作，包括搞好环境卫生，加强粪便、水源管理，做好食具及食品卫生消毒工作，防止病从口入（图 14-1）。

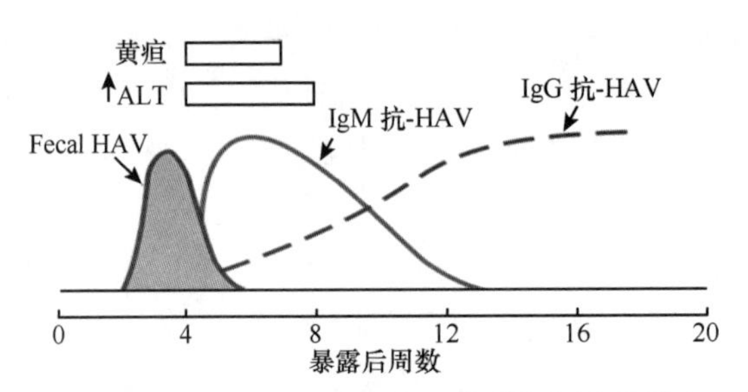

图 14-1　急性甲型肝炎患者血清学指标变化特点

6. 自身免疫性肝炎（autoimmune hepatitis，AIH） 是一种病因不明的肝脏慢性炎症，以高免疫球蛋白血症、循环自身抗体和组织学上有界面性肝炎及汇管区浆细胞浸润为特征。此病占慢性肝炎的 18%，多见于女性，男女之比为 1 ∶ 4，10 ～ 30 岁及 40 岁为两个发病高峰年龄。本病临床表现不典型，类似于病毒性肝炎。在发病之初基本上所有人都有血清转氨酶升高，可伴有胆红素和碱性磷酸酶（ALP）轻到中度升高。血清 γ- 球蛋白及 IgG 升高、抗核抗体（ANA）、抗平滑肌抗体（SMA）阳性有助于诊断。对于转氨酶明显升高（≥ 10×ULN）或转氨酶中度升高（≥ 5×ULN）且 IgG 显著升高者可考虑应用免疫抑制剂治疗。糖皮质激素对本病也有一定效果。除自身免疫性肝炎外，原发性胆汁性肝硬化、原发性硬化性胆管炎也是自身免疫病，可出现 ALT、AST、GGT、ALP 均升高。

7. 血色素沉着症　遗传性血色素沉着症（hereditary hemochromatosis，HH）是一种以铁代谢异常为主要特征的常染色体隐性遗传病。多数患者无临床症状，少数患者症状亦无特异性，表现为乏力、嗜睡、萎靡等症状，详细的家族史也有助于本病的诊断。铁代谢四项检验（铁蛋白、血清铁、转铁蛋白饱和度、总铁结合力）有助于排查此病，当转铁蛋白饱和度大于 70% 时（参考值为 35% ～ 55%），基因检测（C282Y 纯合子或 H63D 杂合子）即可明确诊断。放血疗法有助于减少铁储存。

8. 肝豆状核变性　又称 Wilson 病，是一种遗传性铜代谢异常疾病。本病的发病基础是编码铜转运蛋白的 ATPase 基因突变，导致铜滞留于肝细胞内。肝豆状核变性患者的临床表现多样，在成人主要有慢性肝炎、肝硬化的症状，测定血清铜蓝蛋白有助于诊断，患者血清转氨酶轻度升高，血清总铜降低、游离铜升高、尿铜排泄增加是该病的实验室检验特征。

9. **α_1-** 抗胰蛋白酶缺乏症（alpha-1-antitrypsin deficiency） 是 14 号染色体上编码蛋白水解酶抑制剂（Pi）的基因突变，导致 α_1- 抗胰蛋白酶（AAT）结构改变，影响 AAT 从肝细胞输出，畸形的 AAT 前体积聚于肝细胞内导致新生儿肝炎、慢性肝损伤。该病常出现肝酶升高，可合并肺部疾病（主要是肺气肿）。血清 AAT 检测可提示本病，基因检测可以确诊。该病目前尚无特异治疗方法，主要是注意避免其他原因肝损伤及对症支持治疗。

二、体检方法

转氨酶检验方法：一般是在学员充分休息后，在空腹 8h 情况下，抽取静脉血进行检验。检验方法为连续检测法（continuous monitoring assay），通过连续多次监测某一反应物或底物量随时间变化的数据，计算酶反应初速度，间接计算酶活性浓度的方法，又称速率法。常用的检测仪器公司主要有 Beckman、Roche、Abbot、Siemens、Hitachi，空军总医院目前应用的是日立 7600。

在飞行学员医学选拔过程中，对于转氨酶升高最重要的是判断异常结果是一过性的还是持续性的，如果是持续性升高，则明确升高的原因最为重要。对于一过性的转氨酶升高（如运动后转氨酶升高，常伴有 CK 升高），由于 ALT 血浆中半衰期为 47h，AST 为 17h，因此在充分休息 2 ～ 3d 后复查转氨酶极为重要，其余情况如检验前饮酒、服药、过度劳累等均应避免。对于有胸痛的人员，应注意排除心肌梗死，但在应征学员中尚未出现此种情况。

出现持续性转氨酶升高之后需结合学员病史问诊及其他检查结果予以判断，最多见的如超重合并转氨酶升高，则腹部超声检查有助于判断。询问有无饮酒史、有无近期服药史、有无病毒性肝炎史、有无家族性疾病均有助于疾病病因的判断。无法明确者可结合进一步实验室检验及检查予以明确。建议对转氨酶升高的评估按照图 14-2 所示流程进行。

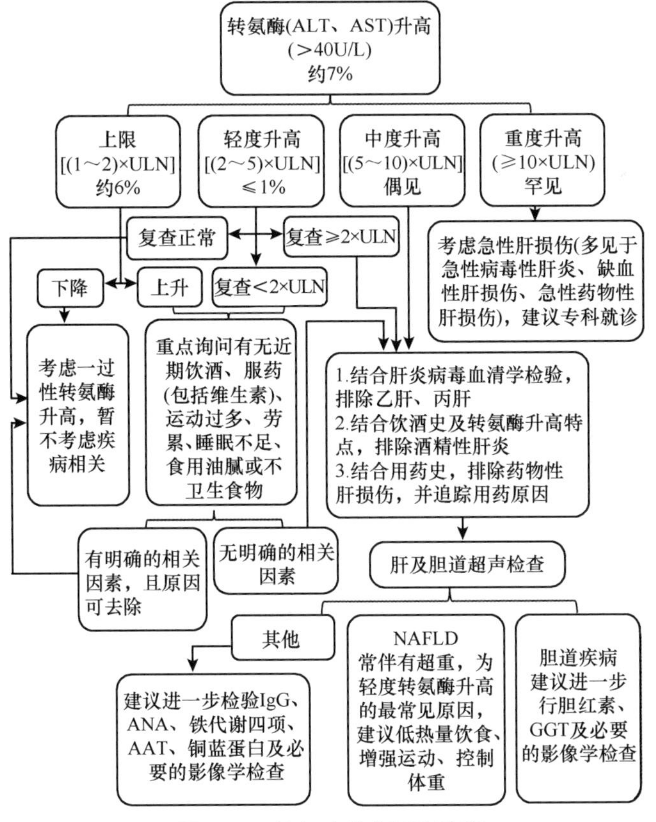

图 14-2 转氨酶升高评估流程

三、航空医学考虑

转氨酶升高是多种原因作用下的一种实验室检验表现，单项的肝功能检测结果异常并不作为淘汰学员选拔过程中的直接指标，但若不能提供明确引起转氨酶持续升高的原因，则应当视为肝功能损害的一种表现，疾病进一步进展可能引起肝炎、肝硬化等不可逆损伤，这对于飞行人员的职业生涯是不利的。对于明确病因的转氨酶持续升高，可根据相关病因予以综合考虑，主要需要关切此种病因能否去除，该病因下的肝损伤是否可逆，通过去除病因能否使肝功能恢复正常且不需要长期随访。例如，超重合并非酒精性脂肪肝病及转氨酶轻度升高，该病通过运动及减轻体重可以使肝功能恢复正常，那么此类学员在初选过程应当予以保留，并告知锻炼与减重，待定选时复查转氨酶、测体重、肝脏超声，若无明显异常应当属于合格范围。又如，一过性酒精、药物导致的转氨酶升高，停止饮酒及相关药物后，复查转氨酶正常，则可予以合格。但需要谨慎学员服用药物的原因，如服用抗结核药或抗癫痫药，显然应当按照相关病因予以不合格处理。

不明原因的持续性转氨酶升高，可作为肝损伤的一种标志，需进一步查明原因，若无法明确，考虑到相关风险，也应当作不合格结论。

现役飞行人员中转氨酶升高者应当予以暂时停飞，查明转氨酶升高原因，注意询问饮酒史、药物应用史及有无其他不适症状，并根据相关原因做出是否取消飞行资格结论。怀疑相关疾病者需进一步检验检查明确诊断并行相应治疗。

（肖年军　朱　迪　周金立）

第 15 章

乙型病毒性肝炎

一、流行病学特点

（一）发病率

乙型肝炎病毒（hepatitis B virus，HBV）感染是一个全球性的公共卫生问题，不同地区的感染率不同，低流行区感染率为 0.1% ～ 2%，我国属于高流行区，2006 年全国乙型肝炎血清流行病学调查提示，我国 1 ～ 59 岁一般人群中 HBsAg 携带率为 7.18%。围生期感染是目前高流行区最常见的传播途径，其他的传播途径有输血、不卫生的注射、文身、性传播。医务人员是感染 HBV 的高危人群。其他的高危人群包括静脉药成瘾者、男同性恋者及滥交的异性恋者。预防HBV感染的最好方法是疾病教育、实行普遍预防和疫苗接种。被 HBV 感染患者用过的注射器或针头意外扎伤后数小时内还可通过注射乙型肝炎免疫球蛋白（HBIG）以预防。

（二）临床表现与自然病史

HBV 感染的临床表现多样，约 70% 的患者在急性感染期间表现为无黄疸性肝炎，30% 左右表现为黄疸性肝炎，黄疸性肝炎的比例在儿童更少。无黄疸患者中一部分人可出现亚临床表现，如厌食、恶心、腹部不适、易疲劳等，也可出现肝外表现，如低热、皮疹、结节性多动脉炎、肾小球肾炎、再生障碍性贫血等。黄疸患者中同样可以出现类似表现，症状及黄疸可在 1 ～ 3 个月消失。暴发性乙型肝炎仅占急性乙型肝炎的 0.1% ～ 0.5%，可表现出扑翼样震颤、嗜睡等肝性脑病的症状，死亡率高达 80%。

HBsAg 是 HBV 感染的血清学标志，在急性暴露于 HBV 的 1 ～ 10 周即可被检测到。转氨酶仅在急性肝细胞损伤发生时显著增高，一般出现于 HBsAg 阳性后的 2 ～ 3 周，伴或不伴胆红素升高。转氨酶升高持续 8 周左右后开始逐渐降低。在感染早期（HBsAg 阳性、转氨酶升高时），还可出现 HBV-DNA 高载量复制，HBeAg 阳性。后期随着 HBV 的免疫应答，可出现 HBeAg/ 抗 HBe 之间的血清学转换。HBV 感染 6 个月后，HBsAg 可消失或持续存在。急、慢性感染血清学特点如图 15-1，图 15-2 所示。

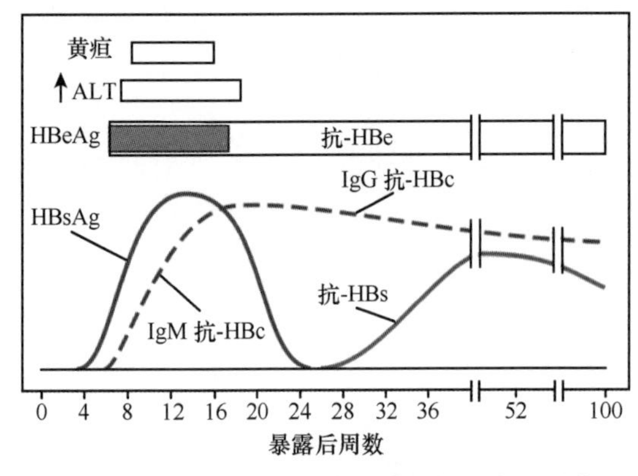

图 15-1 急性 HBV 感染血清学指标变化特点

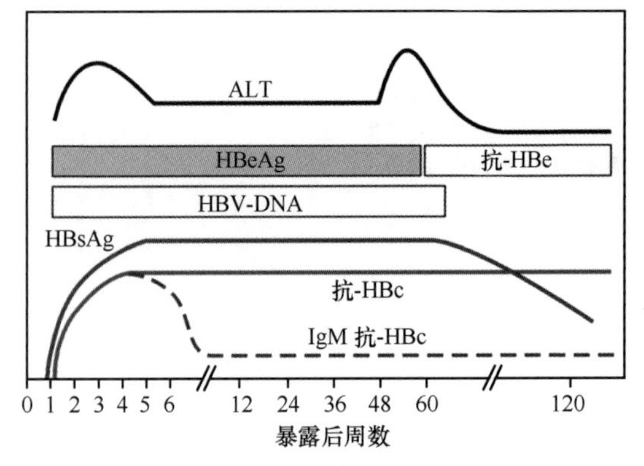

图 15-2 慢性 HBV 感染血清学指标变化特点

急性 HBV 感染恢复是指患者血清中 HBsAg 在感染 HBV 后 6 个月内消失，常伴随 HBsAb 的出现。对于急性 HBV 感染“免疫学恢复”者，HBsAb 持续存在并产生长期免疫。尽管如此，在 HBV 感染恢复期几年后，采用灵敏度较高的 PCR 检测方法，仍可在肝组织中检测到 HBV-DNA（有时血清中也能检测到）。现在的观点认为，HBV 急性感染“免疫学恢复”后，病毒并不能完全清除，而会以低水平持续存在并被宿主免疫系统识别。这也解释了为什么已经发生血清学转换的 HBV 感染者会出现 HBV 复制的再激活。通过抗病毒治疗帮助 HBV 感染者彻底清除病毒还是一个无法实现的目标。

HBsAg 持续阳性超过 6 个月者提示慢性感染。急性 HBV 感染慢性化的危险性与患者感染时的年龄、免疫状态有关。免疫力正常成人中的急性 HBV 感染出现慢性化的比例不到 5%（有报道不到 1%），但在婴幼儿感染的 HBV，其慢性化比例可高达 90%，5 岁以下儿童中 25% ～ 30% 出现慢性化。慢性 HBV 感染自然史包括 4 个时期，但不是所有患者都会经历全部过程，如免疫耐受期在儿童及成人 HBV 感染慢性化中出现的时间较短，甚至不出现。很多患者终身都不会进展至再活动期。以下对慢性 HBV 感染的 4 个时期分别予以说明（图 15-3）。

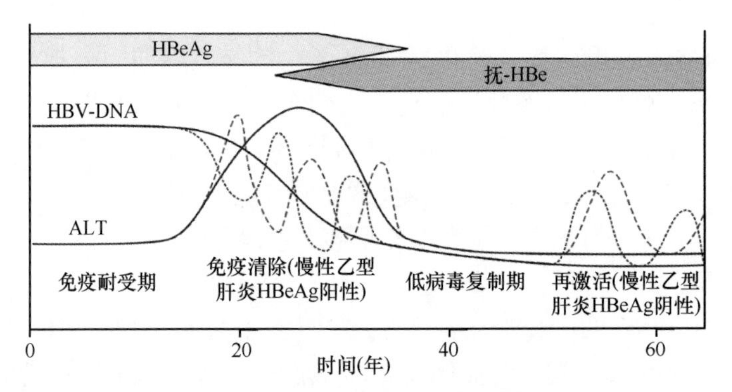

图 15-3 慢性 HBV 感染的 4 个时期特点

免疫耐受期（immune tolerance phase）主要特点：HBeAg 阳性，血清 HBV-DNA 复制量较高，ALT 持续正常，以围生期感染 HBV 的亚洲年轻人多见。机体对 HBV 免疫耐受，因此尽管有 HBV 高复制水平，但无明显肝细胞损伤。免疫耐受期可维持 10 ～ 30 年，

HBeAg 自发清除率较低。在 40 岁之前出现 HBeAg 血清学转换者，疾病进展缓慢，肝硬化发生率低于 4%，但对于 40 岁后出现的 HBeAg 血清学转换或未出现者，其出现肝硬化的比例则超过 28%。

免疫清除期（immune clearance phase）主要特点：HBeAg 阳性，血清 HBV-DNA 复制量较高（＞ 2000IU/ml），ALT 间断或持续性升高，肝脏活检可出现活动性肝炎。目前认为此期主要与免疫介导的肝细胞溶解有关。此期每年 HBeAg 血清学转换发生率高达 10% ～ 20%。ALT 波动的频率与 HBeAg 血清学转换发生率并无必然联系，但男性患者 ALT 波动越频繁，出现肝硬化及肝癌的风险越高。

非活动（低病毒复制）期（low viral replication phase）主要特点：HBeAg 消失、抗 HBe 出现、ALT 持续正常、血清 HBV DNA 水平较低或监测不到。处于此期的患者预后较好，尤其是那些在免疫清除期肝损伤较少的患者。

再活动期（reactivation）主要特点：HBeAg 阴性、抗 HBe 阳性，HBV DNA 复制量高，ALT 间断或持续升高、肝组织坏死性炎症。5% ～ 15% 患者在非活动携带状态持续一段时间后进入该期，出现 HBV-DNA 升高，伴有 ALT 持续或反复升高，成为 HBe 阴性慢性乙型肝炎。处于此期的患者一般年龄较大且多存在进展性肝病，提示已进入慢性 HBV 感染的晚期阶段。

慢性 HBV 感染患者中可出现 HBsAg 的自发清除，年清除率约 1%。HBsAg 自发清除常伴随血清 HBV-DNA 检测不到、ALT 正常和肝组织血改善。然而低水平的 HBV DNA 在部分患者中仍可被检测到（主要是在肝脏而非血液）。对于获得 HBsAg 清除的患者，预后相对较好，尤其是 HBsAg 清除发生在 50 岁之前和非肝硬化患者中。

慢性 HBV 感染的临床结局变化多样，包括从非活动性 HBV 感染（携带状态）到慢性肝炎肝硬化、肝功能失代偿（肝衰竭）、肝癌及死亡。国外对 HBsAg 阳性供血者的长期随访显示，肝硬化及肝癌的危险性非常低。不过 HBV 基因型与临床结局有一定的相关性，与基因 B 型相比，基因 C 型更容易出现肝硬化及肝癌。我国 HBV 感染者多见基因 C 型。我国的随访资料显示，慢性乙型肝炎肝硬化的年发生率为 2% ～ 10%，危险因素包括高龄、男性、HBeAg 血清学转换时年龄＞ 40 岁、病毒高复制、基因 C 型、合并 HCV/HDV/HIV 感染、长期饮酒、肥胖。代偿期肝硬化进展为失代偿期的年发生率为 3% ～ 5%，失代偿期肝硬化 5 年生存率为 14% ～ 35%。据估计，肝病死亡的终身危险性（life-time risk）在慢性 HBV 感染的中国男性为 40% ～ 50%，女性为 15%。

二、诊断及治疗

（一）诊断与 HBV 血清学标志物解读

乙型肝炎的诊断主要依据临床评估及实验室检验。HBV 血清学标志物及血清 HBV DNA 定量检测对诊断 HBV 感染及确定感染的时期具有重要意义。大多数慢性 HBV 感染者在进入肝病进展期前无明显症状，对于具有高危因素者进行筛查有助于早期诊断。对于明确的慢性乙型肝炎，还需要评估肝功能及肝纤维化程度，肝脏活检有助于明确判断。近年来发展的超声弹性成像等新技术在评估肝纤维化程度上有较好的应用。

HBsAg 与 HBsAb：HBsAg 是 HBV 感染的血清学标志物，在急性暴露于 HBV 环境下 1 ～ 10 周可出现。HBsAg 一般于感染后 4 ～ 6 个月消失，并伴随 HBsAb 出现，称为 HBV 感染的免疫学恢复。HBsAb 为一种保护性抗体，在 HBV 感染恢复者及 HBV 乙肝疫苗接种后可出现，具有长期的免疫力。HBsAg 持续 6 个月以上提示慢性感染。约 1/3 的 HBsAg 患者同时具有 HBsAb，其抗体为针对某一亚型的决定簇，而且不能中和外周循环中的病毒颗粒，这些人也是 HBV 感染者，应当与 HBsAg 阳性、HBsAb 阴性者采取同样的处理措施。

HBcAg 与抗 HBc 抗体：HBcAg 是细胞内抗原，外周血中检测不到，抗 HBc 抗体可于外周血检测到。急性感染时，抗 HBc 抗体免疫球蛋白主要为 IgM。在很少一部分人，其就诊时处于 HBV 感染窗口期，即 HBsAg、HBsAb 都检测不到，此时抗 HBc 抗体 IgM 是 HBV 感染的唯一标志物。随着急性感染的恢复，抗 HBc IgM 滴度逐渐下降，抗 HBc 抗体 IgG 逐渐升高，然而有约 20% 患者的抗 HBc 抗体 IgM 可能在急性感染过后持续 2 年。大多数慢性 HBV 感染者也可有持续低滴度的抗 HBc 抗体 IgM。因此 IgM 抗体鉴别急慢性 HBV 感染的可靠性取决于实验中应用的界值，甚至有时即便应用高界值，慢性乙型肝炎病情恶化者也能够出现抗 HBc 抗体 IgM 阳性，常可导致既往患有慢性乙肝的患者误诊为急性肝炎，从而过高估计了急性肝炎向慢行肝炎的转化率。当急性感染恢复数年后，HBsAb 可下降至检测不到,仅出现抗 HBc 抗体 IgG 阳性。在慢性感染多年后 HBsAg 下降至检测不到，也可仅出现抗 HBc 抗体 IgG 阳性。需要注意,对单纯抗 HBc 阳性而无症状患者的研究中发现，有 50% ～ 70% 为假阳性结果，但在 HBV 感染高流行区，抗 HBc 抗体 IgG 阳性常意味着低水平的 HBV 感染。因此，对于单纯抗 HBc 阳性的评估应包括重复检测抗 HBc、HBsAg 和 HBsAb。有慢性肝炎症状者应检测 HBV-DNA 以排除低水平的慢性乙型肝炎。

HBeAg 与抗 HBe：HBeAg 是 HBV 复制与传染性的标志。HBeAg 与抗 HBe 的血清学转换常预示着血清中 HBV-DNA 水平的下降及肝病病情的缓解。

HBV-DNA：血清 HBV-DNA 是病毒血症和传染性的标志。荧光定量 PCR 检测 HBV-DNA 为 10^2 ～ 10^8 copies/ml。检测 HBV-DNA 可在 HBsAg 出现之前 2 ～ 3 周发现病毒感染。较高的 HBV-DNA 复制量时常伴有 HBeAg 的出现。

HBV 感染的血清学标志物解读见表 15-1。

表 15-1 HBV 血清学标志物解读

HBsAg	HBeAg	抗 -HBc（IgM）	抗 -Hbc（IgG）	HBsAb	抗 -HBe	HBV-DNA	临床意义
+	+	+	-	-	-	+++	急性感染早期
-	-	+	-	-	-	+	急性感染窗口期
-	-	-	+	+	+	+/-	急性感染恢复期
+	+	-	+	-	-	+++	HBeAg 阳性慢性肝炎（免疫耐受期）
+	-	-	+	-	+	+/-	非活动携带状态（低病毒复制期）
+	-	-	+	-	+	++	HBeAg 阴性慢性肝炎（免疫清除期）
+	+/-	+/-	+	-	+/-	++	慢性乙型肝炎发作

（二）乙型病毒性肝炎的治疗

乙型病毒性肝炎的治疗目标是持久抑制 HBV 复制，并缓解肝脏损伤，从而减少肝硬化、肝衰竭及肝癌的发生率。治疗反应的评价指标包括血清 HBV-DNA 低于检测值下限、HBsAg 消失伴或不伴 HBsAb 出现、HBeAg 消失伴或不伴抗 HBe 出现、血清 ALT 水平恢复正常，肝组织学改善。

我国慢性乙型肝炎防治指南推荐的抗病毒治疗适应人群应同时满足以下条件：① HBV-DNA 水平，HBeAg 阳性患者，HBV-DNA ≥ 20 000 IU/ml（相当于 10^5 copies/ml）；HBeAg 阴性患者，HBV-DNA ≥ 2000U/ml（相当于 10^4 copies/ml）；② ALT 水平，一般要求 ALT 持续升高≥ 2×ULN；如用干扰素治疗，一般情况下 ALT 应≤ 10×ULN，血清总胆红素应＜ 2×ULN。对持续 HBV-DNA 阳性、达不到上述治疗标准、但有以下情形之一者，疾病进展风险较大，可考虑给予抗病毒治疗，降低肝癌发生风险：①存在明显的肝脏炎症（2 级以上）或纤维化，特别是肝纤维化 2 级以上。② ALT 持续处于（1 ～ 2）×ULN，特别是年龄＞ 30 岁者，建议行肝活组织检查或无创性检查，若明显肝脏炎症或纤维化则给予抗病毒治疗。③ ALT 持续正常（每 3 个月检查 1 次），年龄＞ 30 岁，伴有肝硬化或 HCC 家族史，建议行肝活组织检查或无创性检查，若明显肝脏炎症或纤维化则给予抗病毒治疗。④存在肝硬化的客观依据时，无论 ALT 和 HBeAg 情况，均建议积极抗病毒治疗。需要特别提醒的是，在开始治疗前应排除合并其他病原体感染或药物、乙醇和免疫等因素所致的 ALT 升高，尚需注意应用降酶药物后 ALT 暂时性正常。

目前国内抗病毒药物主要包括干扰素及核苷（酸）类似物（NAs），前者常用的有聚乙二醇干扰素 α-2a（PegIFNα-2a），后者常用的有恩替卡韦（ETV）、替诺福韦酯（TDF）、替比夫定（LdT）、阿德福韦酯（ADV）、拉米夫定（LAM）。

多项国际多中心随机对照临床试验显示，HBeAg 阳性的 CHB 患者，采用 PegIFNα-2a 180g/ 周，治疗 48 周，停药随访 24 周时 HBeAg 血清学转换率为 32% ～ 36%，其中基线 ALT（2 ～ 5）×ULN 患者停药 24 周 HBeAg 血清学转换率为 44.8%，ALT（5 ～ 10）×ULN 患者为 61.1%;停药 24 周时 HBsAg 转换率为 2.3% ～ 3%。在有抗病毒指征的患者中，相对年轻的患者（包括青少年患者）、希望近年内生育的患者、期望短期完成治疗的患者和初次接受抗病毒治疗的患者，可优先考虑 PegIFNα 治疗。干扰素治疗的不良反应包括流感样综合征、一过性外周血细胞减少、精神异常（抑郁、妄想、焦虑）及自身免疫现象。

恩替卡韦（ETV）Ⅲ期临床试验治疗 48 周时，HBeAg 阳性 CHB 患者中，HBV-DNA 转阴（＜ 300copies/ml）率为 67%、HBeAg 血清学转换率为 21%、ALT 复常率为 68%、肝组织病变改善率为 72%。在 HBeAg 阴性 CHB 患者中，HBV-DNA 转阴（＜ 300copies/ml）率为 90%、ALT 复常率为 78%、肝组织病变改善率为 70%。

替诺福韦酯（TDF）Ⅲ期临床试验表明，TDF 治疗 48 周时 HBeAg 阳性 CHB 患者中 HBV-DNA 转阴（＜ 400copies/ml）率为 76%、HBeAg 血清学转换率为 21%、ALT 复常率为 68%。在 HBeAg 阴性 CHB 患者中 HBV-DNA 转阴（＜ 400copies/ml）率为 93%、ALT 复常率为 76%。

替比夫定（LdT）的临床实验结果显示，LdT 抗病毒活性优于拉米夫定（LAM），其耐药发生率也低于 LAM。LAM 治疗 HBeAg 阳性慢性肝 1 年、2 年、3 年、4 年和 5 年时血清学转换率分别为 16%、17%、23%、28% 和 35%。

阿德福韦酯（ADV）可明显抑制 HBV-DNA 复制、促进 ALT 复常、改善肝组织炎症坏死和纤维化。对 HBeAg 阳性患者治疗 1 年、2 年、3 年和 5 年时，HBV-DNA ＜ 1000copies/ml 者分别为 28%、45%、56% 和 58%，HBeAg 血清学转换率分别为 12%、29%、43% 和 48%。

NAs 总体安全性和耐受性良好，但在临床应用中确有少见、罕见严重不良反应的发生，如肾功能不全（主要见于 ADV 治疗）、低磷性骨病（主要见于 ADV 和 TDF 治疗）、肌炎（主要见于 LdT 治疗）、横纹肌溶解（主要见于 LdT 治疗）、乳酸酸中毒（可见于 LAM、ETV 和 LdT 治疗）等。

以上研究结果为抗病毒药物应用的推荐提供了循证医学证据，综合以上结果及药物耐药性，国内专家推荐，对于有抗病毒治疗适应证者的初始治疗优先考虑 ETV、TDF 或 Peg IFNα。HBeAg 阳性患者 NAs 类在达到 HBV DNA 低于检测值下限、ALT 复常、HBeAg 血清学转换后，再巩固治疗至少 3 年（每隔 6 个月复查 1 次）仍保持不变者，可考虑停药。Peg IFNα 治疗疗程建议为 1 年，1 年后若 HBV-DNA 定量仍高于 20 000U/ml，则考虑改用 NAs 类。HBeAg 阴性患者抗病毒治疗疗程宜长，但对于治疗后 HBsAg 转阴、HBV-DNA 检测不到的患者可巩固 1 年半后停药。乙型肝炎肝硬化患者需终身抗病毒治疗。抗病毒治疗过程中需注意随访监测。

三、体检方法

HBV 感染常隐匿起病，无明显特异性症状，其临床诊断主要依靠 HBV 血清学标志物检测以明确，询问患者母亲是否既往 HBV 感染史、有无其他 HBV 暴露史有助于个别人员的针对性检验，询问有无乙肝疫苗接种史及既往肝炎病史对是否 HBV 感染也有帮助。结合病史及 HBV 血清学检验结果有助于更加明确判断体检学员有无 HBV 感染。在检验过程出现的单独抗 HBc 阳性需警惕其结果的真实性，对于此类人员重复检测抗 HBc、HBsAg、HBsAb 及 HBV-DNA 有必要。

在现役飞行人员中，由于选拔过程中的严格筛选，几乎不存在乙型肝炎患者。但极少数情况下，既往隐匿性 HBV 感染及后期新发感染者可能存在，因此，定期复查 HBV 血清学指标仍有必要。对于诊断 HBV 感染的现役人员应当按照要求予以治疗，以减少肝损伤，降低肝硬化、肝癌的风险。

四、航空医学考虑

HBV 感染后，即便免疫学恢复后也无法完全清除体内 HBV；慢性 HBV 感染更是明显增加了肝硬化、肝癌的风险；同时考虑到本病的人群传播可能，对于飞行学员医学选拔过程中出现的所有诊断为 HBV 感染的人员均应当予以淘汰，而不论其处于感染的任何时期及任何状态。

在现役飞行人员中，HBV 感染者若不取消飞行资格，需经航空军医的全面评估，主要包括患者 HBV-DNA 水平、肝功能及全身状态，对于 HBV-DNA 检测不到、HBsAg 阴性伴或不伴 HBsAb 阳性、转氨酶正常、无肝纤维化者可考虑暂时不取消飞行资格，但需做好随访监测工作。另外，做好 HBV 感染预防工作更是本病航空医学环境下的重中之重。尽管招飞选拔过程中已很好地从源头上予以控制，但极少数隐匿性 HBV 感染者可能被漏诊而进入飞行人员行列，另外后期新发感染亦不能完全排除。因此在飞行人员中加强乙肝防治教育、定期检测 HBV 感染血清学指标仍十分有必要。除此之外，注射乙肝疫苗对于 HBV 感染的防治十分有效，1992 年我国将乙肝疫苗纳入到儿童计划免疫管理，2002 年我国将乙肝疫苗纳入新生儿国家免疫规划，乙肝疫苗成为免费且强制性接种的疫苗，明显降低了 HBV 感染的发生。

（肖年军　朱　迪　周金立）

第 16 章

丙型病毒性肝炎

一、流行病学特点

（一）发病率

丙型肝炎病毒（HCV）感染是一个严重的全球性问题，全世界约 2.8% 的人口可能有 HCV 感染，慢性感染的人群存在肝硬化、肝癌的风险，每年有约 35 万人死于丙型肝炎相关疾病。2006 年，我国血清流行病学调查显示，1 ～ 59 岁人群 HCV 流行率为 0.43%。HCV 传播途径主要有血液传播（如输血及血制品、不卫生静脉注射），体液传播（如性传播）和垂直传播，以血液传播最常见，我国自 1993 年对献血人员筛查抗 HCV 抗体，2015 年开始筛查 HCV-RNA，对于 1993 年前行输血治疗者，其 HCV 感染风险较其他人员高。

（二）临床表现与自然病史

急性丙型肝炎临床表现轻，难以察觉，临床上诊断急性丙型肝炎很少。丙型肝炎的潜伏期一般为 2 ～ 12 周，平均为 7 周。症状出现于急性期，包括乏力、嗜睡、食欲缺乏等非特异性表现，血清检验可发现伴有 ALT 升高，ALT 升高水平较甲肝、乙肝等要低。另有约 25% 的患者可出现黄疸，这些患者清除病毒的可能性更大。HCV-RNA 在急性期可间歇性地显示为阴性，从而导致判断疾病是否痊愈变得困难，这部分患者需要通过复查来区分 HCV 阴性是一过性的还是永久性的（一般 3 个月后复查）。对急性丙型肝炎的治疗推荐用药为聚乙二醇干扰素合并利巴韦林，治疗时机尚有争论。为避免对可自愈的患者进行不必要的干预，目前有研究对比了诊断后立即治疗与延迟治疗的效果，但结果仍需进一步随访。

慢性丙型肝炎的诊断以血清 HCV-RNA 持续 6 个月或以上为标准。慢性丙型肝炎起病隐匿，患者难以察觉，60% ～ 85% 可出现转氨酶持续升高，维持在（2 ～ 8）×ULN，随着时间推移，ALT 水平可发生波动，甚至间歇性恢复正常。慢性丙型肝炎进展缓慢，10% ～ 20% 的患者将在 20 年内出现肝硬化，但仍可生存更长时间，死亡原因主要是肝癌及失代偿性肝硬化，前者年发病率为 1% ～ 4%，后者为 3% ～ 4%。HCV 感染患者的自然病史见图 16-1。

二、诊断及治疗

（一）诊断

1. 抗 HCV 抗体 由于 HCV 抗原难以检测，通过酶联免疫吸附试验检测抗 HCV 抗体是检测 HCV 既往或现症感染的最重要的方法。抗 HCV 抗体不是保护性抗体，抗 HCV 抗体滴度越高，HCV-RNA 检出可能性越大。感染痊愈后抗 HCV 抗体滴度会逐渐下降甚至消失。大部分急性 HCV 感染患者发病时抗 HCV 抗体往往无法检测，抗 HCV 抗体阳性一般发生于 HCV 暴露 6 ～ 8 周后，感染 3 个月后抗 HCV 抗体阳性率达 90%，常伴有 ALT 水平升高。其血清标志物变化特点如图 16-2 所示。由于抗 HCV 抗体阳性率较低，亦非急性感染的可靠指标，同时少数自身免疫病患者可出现抗 HCV 抗体假阳性，目前针对 HCV 核心抗原的新型检测方法正在研发及小范围使用中。

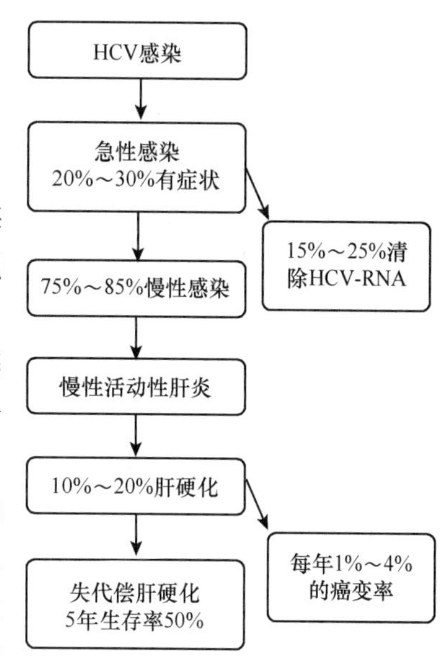

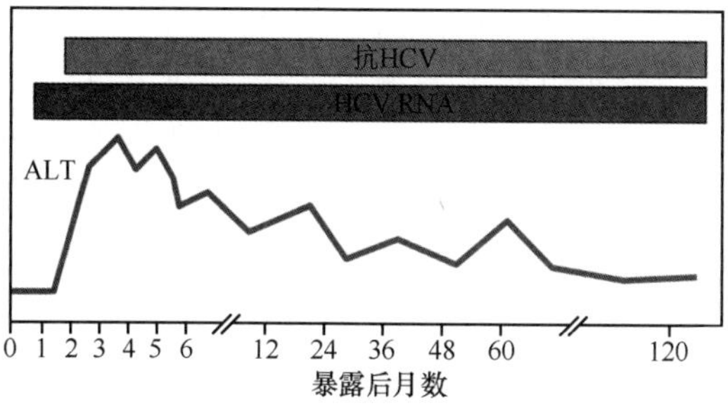

图 16-1 HCV 感染的自然病史

图 16-2 HCV 感染血清标志物特点

2. 血清 HCV-RNA 血清 HCV-RNA 检测是一种可直接定性与定量检测 HCV 病毒基因组的方法。目前，利用实时 PCR 法检测血浆 HCV-RNA 的下限值为 10 ～ 15U/ml。HCV-RNA 在暴露 2 周后即可转为阳性。慢性丙肝患者其 HCV-RNA 往往可持续存在数十年，在尚未治疗的患者中重复定量检测 HCV-RNA 无太大意义，病毒载量与疾病的活动与进展并无直接相关性。任何抗 HCV 抗体阳性的患者均需要检测 HCV-RNA 以明确是否现症感染。根据抗 HCV 抗体及 HCV-RNA 检测阳性结果可以作出 HCV 感染的诊断。后者同时可用于抗病毒治疗过程中及治疗结束后的应答评估。

3. 基因分型 根据 HCV 分离株基因组测序的变异可进行基因型和亚型的分类。通过限制性片段长度多态性分析、型特异性引物的 PCR 反应、型特异性探针的杂交，共区分出 6 个主要的基因型和约 100 个亚型。我国主要以 1b 和 2a 型常见。分型的意义在于不同基因型对治疗的反应不同，有助于预后判断及调整治疗方案。

（二）临床评估与治疗

丙型肝炎的治疗在过去的十年里已有了长足进展，尽管目前的治疗尚有不足，但绝大多数丙型肝炎患者可被治愈。所有 HCV 感染患者均应检测 HCV-RNA 定量以明确有无病毒血症，阳性患者需进一步评估肝功能，包括检测胆红素、凝血酶原时间等，伴有其他病毒性肝炎危险因素者还需筛查 HBV 及 HIV 感染。肝脏纤维化程度的评估对于判断 HCV 慢性感染者病情极为重要，但不管纤维化程度如何，建议所有 HCV 慢性感染患者均接受抗病毒治疗。治疗的目标是实现持续病毒学应答（sustained virological response，SVR），持续应答会减轻炎症及纤维化程度。常用药物为聚乙二醇α干扰素（PegIFNα）及利巴韦林（PR方案）。该方案总体上可使40%～50%的患者获得持续病毒学应答。干扰素治疗的主要不良反应包括流感样症状、寒战、肌痛和头痛，这些症状经对乙酰氨基酚治疗缓解。常见的不良反应还包括嗜睡、体重下降、精神症状（易激惹、焦虑、抑郁）、脱发、血小板减少、白细胞减少。少见不良反应有癫痫、细菌感染、自身免疫反应、甲状腺疾病。利巴韦林的主要不良反应包括溶血性贫血、肌痛、高尿酸血症、上消化道不适、咳嗽、皮疹。因此在抗病毒治疗过程中需注意监测血象、肝功能、甲状腺功能、尿酸。需要说明的是，干扰素加利巴韦林治疗丙型肝炎过程中可有高达20%～40%的患者出现抑郁症，因此需注意观察，必要的支持与鼓励对于治疗中的患者也非常重要。由于不良反应的存在，有时甚至需要中断治疗。近年来研发的直接抗病毒药物（DAAs，如索非布韦、达卡他韦等）显示了较高的疗效和较少的不良反应，已在多个国家上市，部分DAAs在我国尚处于临床试验阶段。对于既往PR方案治疗后复发或无应答的患者，结合患者意愿，首先考虑换用DAAs治疗。

三、体检方法

HCV感染患者大多数起病隐匿，患者自己一般无法察觉，通常于HCV血清检验中发现。常规筛查包括抗HCV检测，抗HCV检测阳性者，需进一步检验HCV RNA定量，可明确判断是否HCV现症感染；对于抗HCV阳性，但HCV RNA定量检测阴性者，需在3个月后复查，以明确是否真正康复。在飞行学员医学选拔过程中，由于条件限制及HCV感染较高的慢性率，一般对抗HCV阳性者均做不合格结论。在现役飞行人员中需加强宣传教育，定期复查肝功能，对怀疑丙型肝炎者可做HCV RNA定量检测。

四、航空医学考虑

HCV感染患者出现慢性化可能性大，慢性丙型肝炎可导致肝硬化及肝癌的风险显著增加，影响飞行人员的职业生涯。同时，丙型肝炎的人群传播，可能导致相关人员HCV暴露的风险增加。而目前治疗HCV感染的药物常合并不良反应，如头痛、抑郁症等症状，这在飞行人员中受到限制。因此，对于HCV RNA阳性者均需取消飞行资格。对于经治疗后HCV RNA持续阴性者，观察无明显不良反应，无明显肝纤维化，经专科医师综合评价后可考虑不取消飞行资格。

（肖年军　朱　迪　周金立）

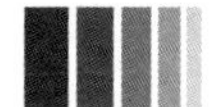 第 17 章

人类免疫缺陷病毒的免疫学诊断

一、流行病学特点

人类免疫缺陷病毒（human immunodeficiency virus，HIV）是获得性免疫缺陷综合征（acquired immunodeficiency syndrome，AIDS）即艾滋病的病原体。HIV 分两型，HIV-1，HIV-2。HIV-1 引起全球流行。根据 gag 和 env 基因序列，可将 HIV-1 分为 M、N 和 O 3 群，M 群又可分为 9 个亚型。HIV-1 M 群各亚型的分布有明显地区差异，中国目前已有 HIV-1 欧美 B 亚型、泰国 B 亚型、泰国 C 亚型、泰国 E 亚型和 A 亚型毒株流行。HIV 亚型的高度变异给诊断和疫苗研制带来了很多困难。由于 HIV 感染较长的潜伏期，本病的诊断一般依靠临床实验室检验 HIV 抗体以明确，分为筛选实验和确认实验。

二、体检方法

（一）HIV 抗体初筛检验

第三代检测试剂为重组或多肽抗原，检验方法为双抗原夹心 ELISA 法检测抗体，可以检测针对 HIV 抗原所有的抗体类，提高了诊断的敏感性，标本 OD 值与临界值之比 S/CO ≥ 1 为阳性结果。为了实现较高的敏感性，一般要求达 100%，往往容易导致特异性下降，出现假阳性反应。出现假阳性的原因尚不完全清楚，但是含有针对 HLA 抗原抗体、自身免疫病（如系统性红斑狼疮、风湿病等）、寄生虫病（如疟疾等）和其他病毒（如肝炎病毒等）感染的患者血清标本易出现假阳性。对于 S/CO 值为 1 ～ 1.2 的标本要注意，避免漏掉弱阳性。对于 OD 值接近临界值的标本，应检测 HIV-2 的抗体。HIV 感染后一般 1 ～ 3 个月后出现抗体，也可延迟至 18 个月后，这段时间称为窗口期。窗口期患者 HIV 抗体筛查将出现假阴性。初筛 HIV 抗体阳性者，需再次复查。

（二）HIV 抗体确认实验

免疫印迹实验（western blot，WB）通过 SDS- 聚丙烯酰胺凝胶电泳将 HIV 抗原按照分子质量大小分离，形成若干条特定蛋白带。然后通过转移印记技术将分离的抗原转移

到硝酸纤维膜上，加入待检测血清，再加入酶标记抗人免疫球蛋白，检测血清中是否含有针对 HIV 不同抗原组分的抗体。我国的标准与美国 CDC 标准基本一致，即 2 条 env 带或 1 条 env 带加一条 P24 带。无任何条带出现可诊断为 HIV 阴性，有一个或几条带出现但不符合阳性标准的结果可判为可疑。条带免疫实验与免疫印迹实验原理类似，准确性相似。抗体初筛试验后，必须进行确认实验证实，方可诊断。

三、航空医学考虑

在飞行学员医学选拔过程中的体检方法即筛查 HIV 抗体，一般对于筛选实验中阳性患者的血清需进一步复查，再次阳性患者需完善 HIV 抗体确认实验。对于阳性者需予以淘汰。并按照《传染病防治法》《艾滋病防治条例》做好告知及上报工作。

（肖年军　朱　迪　周金立）

第18章

梅毒螺旋体检测

一、流行病学特点

梅毒螺旋体（treponema pallidum，TP）属密螺旋体属，是人类梅毒的病原体，梅毒是人类的主要性病之一。梅毒患者血清中有两类抗体；一类是反应素，是 IgA 与 IgM 型混合抗体，能与哺乳动物心肌提取的心类脂抗原发生非特异性反应，对机体无保护作用。另一类是梅毒螺旋体特异性抗体，能在厌氧条件下和补体存在时，抑制活的梅毒螺旋体运动，并将其杀死或溶解，可以用来进行梅毒确认实验。梅毒螺旋体培养非常困难，主要通过血清学检验进行诊断。

二、体检方法

（一）非密螺旋体抗原试验（筛选试验）

性病研究实验室试验、不加热血清反应素试验、甲苯胺红不加热血清试验、快速血浆反应素环状卡片试验。以上试验方法原理基本相同，都是以非密螺旋体抗原，即一般以牛心类脂质作为抗原而设计的凝集试验。

非密螺旋体反应素试验敏感性高，其反应素效价与病变活动有关。第一期梅毒病变后 1 ～ 2 周可测出反应素，阳性率达 76% ～ 80%，第二期梅毒阳性率达 95% ～ 100%，晚期梅毒阳性率为 70% ～ 90%。非密螺旋体抗原试验中可出现假阳性反应，多见于麻风、结核、传染性单核细胞增多症、红斑狼疮、类风湿关节炎、回归热、病毒性疾病、支原体感染及免疫接种后，但效价一般低于 1 ∶ 8。

（二）密螺旋体抗原试验（确认试验）

荧光密螺旋体抗体吸收试验（FTA-ABS）：先以超声处理的 Reiter 株抗原吸收被检血清中交叉反应性抗体，再将此血清加入干燥的用 Nichols 珠超声处理抗原悬液包被的载片孔中，孵育后再加入以荧光素标记的抗人球蛋白，封固后用荧光显微镜观察。若待检血清中有相应抗体，即可见抗原发出荧光。

梅毒螺旋体微量血凝试验或梅毒螺旋体血凝试验，二者原理相同，前者用微量血凝板进行试验。被检血清先经吸收剂预吸收，除去非特异性抗体，然后加入由 Nichols 珠抗原致敏的甲醛酸或鞣酸化绵羊红细胞。如血清中有梅毒螺旋体抗体，则红细胞发生凝集。

三、航空医学考虑

梅毒非密螺旋体抗原试验阳性者需进一步检验密螺旋体抗原试验，阳性者具有传染性，因此在飞行学员医学选拔过程中应予以淘汰。

（肖年军　朱　迪　周金立）

心电检测篇

第 19 章

心电轴偏移

心电轴是心电图的一条术语，涉及许多心电生理知识，主要和心脏的电生理性能有关。简单来说，它指的是心室除极过程中瞬间额面 QRS 波所产生电向量的综合方向，借以说明心室在除极过程中这一总时间内的平均电势方向和强度。电轴偏移是诊断某些心脏疾病的标准之一。它可能是先天性或后天性的多种致病因素导致的，如风湿性心脏病、先天性心脏病、右心室肥厚、左后分支传导阻滞、广泛侧壁心肌梗死等都可伴有心电轴偏移。据统计，正常心脏的平均电轴随年龄及心脏在胸腔中位置的不同而有所改变。6 个月以内的婴儿，由于胎儿期右心室负荷较重，出生后右心室仍暂时占优势，故大多表现为电轴右偏，甚至达 +130° 的程度，1 岁以后电轴逐渐左移，青少年平均为 +67° ，成人平均为 +58° 。少数正常人可接近 -30° 或 +110° 。在临床中心电图诊断标准通常为心电轴在 0° ～+90° 时，为电轴正常；在 0° ～-90° 为左偏，0° ～-30° 为轻度左偏，-30° ～-90° 为显著左偏；+90° ～+120° 为轻度右偏，+120° ～+180° 为中度右偏，大于 +180° 为重度右偏。

一、流行病学特点

（一）发病率

电轴右偏可见于 16.6% 的健康青年。电轴右偏又多见于右心室肥大和右束支传导阻滞。有研究发现，飞行人员经过长期严格的体能训练和飞行训练，心电轴变化范围大，电轴左右偏约占 9%，但 85% 以上为轻度偏移，无实际临床意义。赵小平等研究提示，电轴左偏组、右偏组的电轴偏移程度随心率加快而增加，比例为 86.2%、85.9%，呈明显的频率依赖性，且随着心率增快电轴偏移程度增加。又有学者研究高原地区居民心电轴变化，3000m 以下心电轴左偏人员较多，3000m 以上心电轴右偏人员较多。心电轴为心室在除极过程中瞬间额面 QRS 波综合向量的总和，反映了心肌的基本电生理活动，在一定程度上有助于某些心脏病变的诊断，电轴右偏多发生在右心室肥厚及完全性右束支传导阻滞情况下。右心室重量增大，表现为右心室壁肥厚或右心室壁变薄与右心室腔扩大，称右心室肥厚，先天性心脏病如房间隔缺损，室间隔缺损，法洛四联症，原发性肺动脉高压症使右心室负荷增重，引起右心室肥厚，肺心病，扩张型心肌病也常引起右心室肥厚。

完全性右束支传导阻滞在常规心电图检查中远较左束支阻滞多见，见于各年龄组，检出率为 1.5% ～ 2.9%。它可出现于下述几种情况。①少数完全健康者；②右心室扩张或肥厚患者；③冠状动脉硬化引起的心肌缺血；④心脏慢性发病或退行性病变。有研究总结了东北地区 2006 ～ 2016 年 10 年间招飞体检淘汰情况，招飞体检学员共 15 039 名，其中心电轴左右偏共 229 例，右偏 123 例，占 53.71%。Tecumseh 等研究发现，在 4678 名 20 岁以上的研究对象中，248 名（5%）的电轴异常左偏，男性的发生率高于女性，且发生率随年龄增加而增加。其中 41% 的人无其他心脏病异常的证据，0° ～ -30° 者多为大于 30 岁的男性。单纯心电轴右偏 +90° ～ +105° 者多小于 30 岁，男女比例类似。运动员体检也常见此现象。有文献认为，随年龄的增长，心电轴由右偏渐向左偏是心脏由右心室优势向左心室优势过渡的表现。

（二）病因

电轴偏移的程度通常与所患疾病相关。电轴右偏多和下列疾病有关联。

1. *垂位心* 见于瘦长体型，电轴轻中度右偏（＜ +110° ），aVL 导联 P 波、T 波倒置，QRS 波群主波向下，心电图无其他异常。

2. *右心室肥大* 电轴右偏程度一般超过 +110° ，右心室肥厚的程度越严重，QRS 电轴右偏越显著。

3. *左后分支传导阻滞* ①电轴右偏超过 +110° ；② Ⅰ、aVL 导联呈 rs 型，Ⅱ、Ⅲ、aVF 呈 qR 型；③ QRS 波群时限轻度延长（≤ 0.11s）；④能排除引起电轴右偏常见原因。

4. *前（高）侧壁心肌梗死* Ⅰ、aVL、V4 ～ V6（或高一肋间）异常 Q 波，伴电轴右偏。

5. *肺气肿* 严重肺气肿偶可引起电轴假性左偏，但多引起电轴右偏，同时伴 QRS 波群低电压，肺型 P 波等。

6. *A 型预激综合征* V1、V2 导联出现高 R 波，出现酷似右心室劳累型，多电轴右偏。

7. *高钾血症*

8. *分支性梗死周围阻滞* ①下壁心肌梗死；②左后分支传导阻滞表现；③心肌梗死前后左后分支阻滞。

9. *S Ⅰ、S Ⅱ、S Ⅲ综合征* 电轴右偏，终末向量指向 -90° ～ -150° ，Ⅰ、Ⅱ、Ⅲ终末均为 S 波，可见于：①右心室肥厚；②前壁（心尖部）心肌梗死；③直背综合征；④正常变异等。

心电轴左偏多和下面几种病因有关联。

1. *心脏位置* 矮胖体型、孕妇、大量腹水、心脏呈横位，可有电轴轻中度左偏。

2. *左心室肥大* 68% 有电轴左偏，但一般不超过 -30° 。

3. *左前分支阻滞* 电轴显著左偏，Ⅱ、Ⅲ、aVF 呈 rs 型（S Ⅲ＞ S Ⅱ），Ⅰ、aVL 呈 qR 型（RaVL ＞ R Ⅰ）。

4. *β 型预激综合征* 有预激综合征典型表现。

5. *下壁心肌梗死* 电轴左偏，Ⅱ、Ⅲ、aVF 呈 Qr 型，有别于左前分支阻滞。

6. *分支性梗死周围阻滞* ①前侧壁心肌梗死；②左前分支阻滞；③梗死前无左前分支阻滞。

7. *高钾血症* 累及左前分支可突然出现电轴显著左偏，伴高钾血症心电图表现。

8. *假性电轴左偏* 胸廓畸形（直背综合征）等引起周围电场变形，使 QRS 波群终末向量偏向右上，形成半面积向量指向左上的假象。

9. *起源于左前分支的实性异位心搏* 呈右束支阻滞伴电轴显著左偏，是左心室特发性室性心动过速的常见心电图表现。

10. *右室心尖部起搏* QRS 波群前有起搏信号，QRS 波群呈左束支阻滞型伴电轴显著左偏，对起搏电极位置分析有重要意义。仍有部分见于正常人。

（三）发病机制

正常心室除极程序及除极向量分为四个阶段。①初始的室间隔除极向量指向前右上；②心尖前部向量（0.02s）指向前左下；③左心室向量（0.04s）最大，指向左下稍后；④终末向量或基底部向量（0.06s）指向左右后。当右心室肥大时，多伴有 QRS 电轴偏移，其发病机制归纳起来有两种：①右心室位于心脏右前方，肥厚时心电向量向右前下方；②右心室肥厚以后，向前扩张受到胸骨的限制，心腔沿着长轴发生顺钟向转位。

左前分支是左束支较细长的分支，在室间隔的位置表浅，易发生缺血性损伤。在急性梗死时，梗死周围功能性阻滞或浦肯野纤维与心肌连接处远端的心室壁内传导延迟，或因希氏束存在纵向分离，引起室壁激动的异常图形而产生非解剖病变的左前分支阻滞。此外，左前分支尚有一部分是接受来自右冠状动脉或左冠状动脉回旋支的房室结分支的血液供应，所以左前分支阻滞不一定是冠状动脉前降支堵塞或梗死病变广泛的标志。心电轴左偏是较常见的心电图改变。作者总结了东北地区 2006 ～ 2016 年 10 年间招飞体检淘汰情况，招飞体检学生共 15 039 名，对其中因心电图异常而淘汰的情况进行分析。发现心电轴左、右偏移共 229 例，其中左偏 106 例，右偏 123 例，分别占本科淘汰总数的 1.34% 及 1.22%，位居第 2、3 位。很长时间以来，许多报道认为电轴左偏大多表示有器质性心脏病，然而，流行病学研究显示，41% 电轴左偏小于 −30° ～ −45° 者并无心脏病的证据。随访 4 年，均未见患病率或死亡率增加。因此认为单纯电轴左偏是常见的心电图发现。

二、诊断及鉴别诊断

（一）诊断

按照《中国人民解放军招收飞行学员体格检查标准》，心电轴左偏 −35° 以上，心电轴右偏 +110° 以上均为超标，需结合病史、临床症状、超声心动图检查等综合评定。

（二）鉴别诊断

1. *右心室肥大* 有电轴右偏，QRS 额面电轴≥ 110°，多在 120° 以上，QRS、Ⅱ、Ⅲ、aVF 可呈 R 型，有顺钟向转位图形，多见于先天性心脏病及肺源性心脏病。

2. *左后分支阻滞* 可有电轴右偏，QRS 额面电轴多在 +120° 以上，QRS、Ⅱ、Ⅲ、aVF 呈 qR 型，无右心室肥厚，无顺钟向转位。

3. *垂位心* 多有电轴右偏，QRS 额面电轴多在≤ +110°，aVR 导联的 q/R 导联＞ 1.0，V5、V6 导联的 R/S ＞ 1，无右心室高电压，无右心室肥厚，多见于瘦长体型。

4. *完全性右束支传导阻滞* 可有电轴右偏，QRS 时限≥ 120ms，Ⅰ、aVL、V4 ～ V6 S 波增宽增深，RaVR 增宽增高，V1 导联的 R 波高大，呈 RsR、R 或 qR 型。

5. *SⅠ、SⅡ、SⅢ综合征* 可出现电轴右偏，胸前导联不出现高大 R 波，超声心动图无右心室肥厚，右心室负荷增重的病因。3S 综合征如果发生于青少年，经检查无心脏病变，可能是心脏位置改变，属正常变异，无临床意义。如果发生于老年人，多属病理性。

6. *左心室肥大* 会引起心电轴左偏，可行超声心动图检查确诊。

7. *假性电轴左偏* 肺气肿、肺源性心脏病患者部分心电图明显电轴左偏，其机制一般认为是由于肺气肿时肺组织电传导性能减弱。右侧肺组织较左侧更明显，心电从胸腔内向右侧胸廓传导较向左侧更弱，心脏周围电场发生变形，亦有人认为这种电轴左偏实际上系严重右偏引起，其心电图特点如下。①低电压；②SⅡ＞SⅢ；③下壁导联 P 波高尖；④Ⅰ导联无 S 波。

三、体检方法

受试者平卧位，全身肌肉放松，平稳呼吸，保持安静，切勿讲话或移动体位。除去上衣（女性包括胸衣），要将皮肤擦洗干净，通常选用 7 5％乙醇擦拭电极安放部位的皮肤，并涂上导电液体，保持皮肤与电极通过体表电极或吸球将心脏生物电活动记录于心电图纸上，常用导联包括 6 个肢体导联（Ⅰ、Ⅱ、Ⅲ、aVR、aVL、aVF）及 6 个胸导联（V1、V2、V3、V4、V5、V6）。正常心电图形包括顺序出现的 P、QRS 及 T 波，以及各波形间的时间间期；如 P-R 间期，Q-T 间期等。分析各波形出现的顺序及基线水平的变化可为诊断正常心电图、电轴左右偏及各种心脏疾病或全身疾病提供线索。每例采集和存储 10s 静息心电图数据，并分析以下各项指标：①心电轴测量。采用振幅法，由计算机自动按Ⅰ导联和Ⅲ导联 QRS 波群振幅的代数和计算机额面 QRS 电轴度数，为保证额面 QRS 电轴数据的准确性，均采用人工复核，每例心电图 QRS 波群的起点和终点。心电轴显著偏移者均采用圆形系统测定平均心电轴方法进行校对。②心电轴＞ +90° 者均测量 RaVR、RⅢ、RV1、SⅠ、SV5 值，以及 RaVR 和 V1 导联 R/S（Q）比值，并分析与右室肥大及左后支阻滞的相关性。

四、航空医学考虑

当前空军招飞标准规定，电轴左偏 -45° 以上，电轴右偏 +115° 以上为不合格，可以结合主观症状、病史、超声心动图及胸片等检查综合评定。有研究观察了几十例招飞学员，发现有的学员初检是电轴右偏超标见图 19-1，图 19-2，心电轴左偏超标见图 19-3 ～图 19-5，复检时中心电轴却在正常范围内，其做心脏 X 线及心脏超声心动图检查均未见异常。因此，鉴于心电轴单纯偏移，不作为病理特异诊断。但是，应密切随访，继续做动态观察，并紧密结合临床，采取相关检查如心脏彩超、平板运动试验、X 线等以做出综合评价。

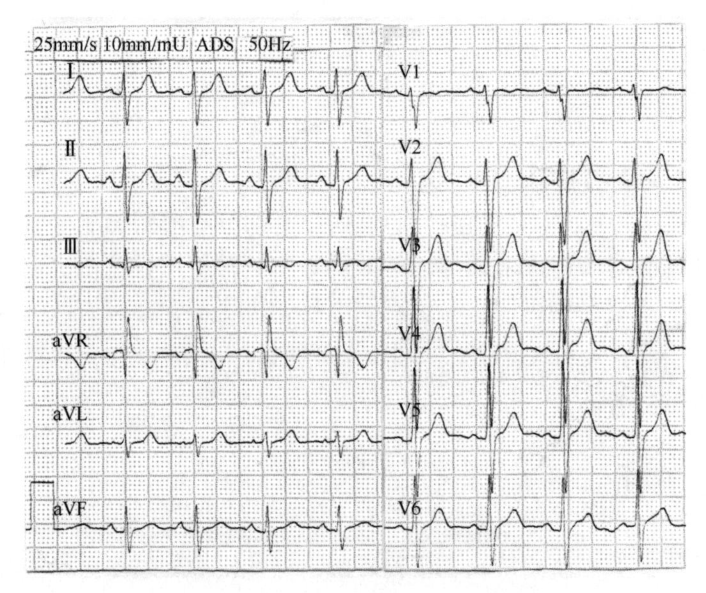

图 19-1　电轴右偏

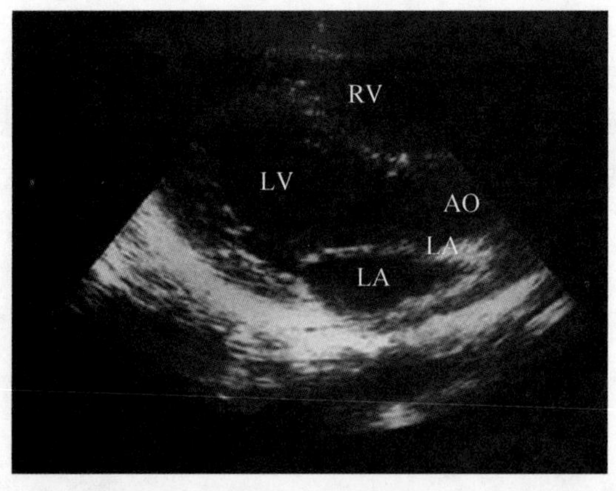

图 19-2　图 19-1 招飞学员超声心动图所示心内结构，左、右心室壁及室腔内径正常

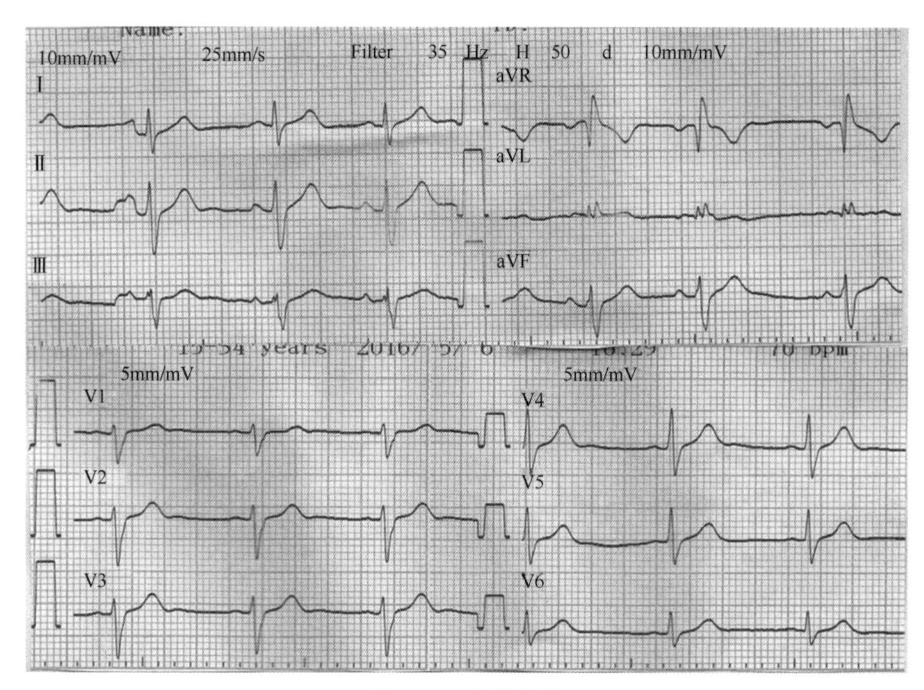

图 19-3 电轴左偏

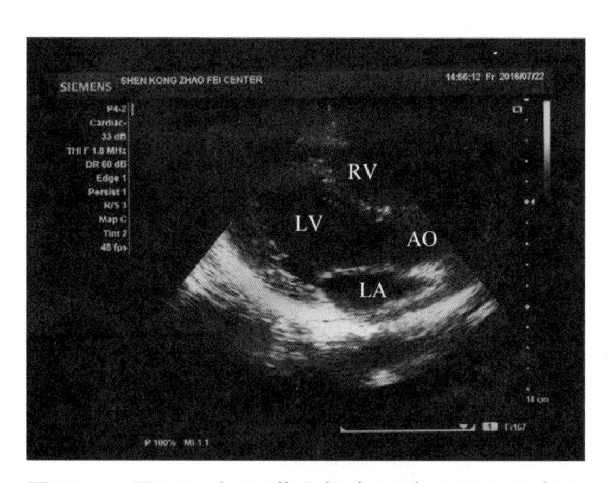

图 19-4 图 19-3 招飞学员超声心动图所示心内结构，左、右心室壁及室腔内径正常

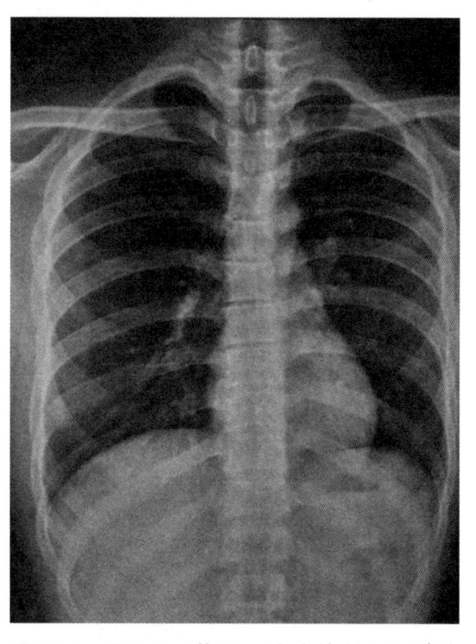

图 19-5 图 19-3 学员 X 线胸片所示心脏外形、心胸比率心脏表面积正常

（陈英俊 郝 鹰）

第 20 章

右束支传导阻滞

发生于右束支传导系统内的阻滞性传导延缓或阻滞性传导中断，称为右束支传导阻滞（right bundle branch block，RBBB）。解剖学上，右束支是希氏束的延续，是一直径约1mm、长约 50mm 的细长束支，沿间隔带及中间带前行至三尖瓣前乳头肌基底部，向前、外、后分支分布于室间隔低位右前壁、右心室游离壁及后乳头肌、室间隔右后下部。右束支的这种多向性分布特征是保证来自室上性的冲动能够迅速激动右心室各个部位，进而引发右心室心肌同步收缩的电解剖基础。右束支虽然接受前降支的穿隔支、房室结动脉及右冠状动脉右心室前支的血供，但由于解剖上细长的特点，右束支极易受损出现传导障碍。

一、流行病学特点

（一）发病率

RBBB 的发生率与年龄、性别及有无心脏病背景等因素有关。RBBB 发生率男性比女性高，且发生率随年龄的增长而增高。一般人群中，完全性 RBBB 的发生率为 0.5% ～ 1. 4%，不完全性 RBBB 的发生率为 2.3% ～ 4.7%。在束支及分支阻滞中，不完全性 RBBB 占 72.66%，完全性 RBBB 占 7.88%，后者 90% 以上见于器质性心脏病。完全性 RBBB 的发生率在男性和女性分别为 0.410% 和 0.161%，不完全性 RBBB 在男性和女性分别为 0.983% 和 0.083%。疾病状态下的 RBBB 发生率更高。资料显示，非器质性心脏病伴发的 RBBB 的发生率仅 13.52%，而器质性心脏病引发的 RBBB 的发生率高达 81.48%，95.7% 在 40 岁以上。其中最常见的病因是冠心病。提示传导系统纤维化、硬化、退行性变及心肌缺血是发生完全性 RBBB 可能的原因。RBBB 与器官老化、组织损伤的关系是不能排除的，与不健康的生活方式在身体中日积月累的损伤不无关系。健康人 RBBB 发病率为 2.38%，主要是不完全性 RBBB。

（二）病因和发病机制

右束支是房室束主干的延续，走行于肌性室间隔的右侧面，该传导束细长，位置表浅，其近端由室间隔前动脉和房室结动脉供血，中段和远端主要由室间隔前动脉供血，下 2/3

无双重血供，任何因素导致的右束支传导减慢或组织学断裂都可使右心室除极落后于左心室，即可出现 RBBB。

引起 RBBB 的原因常常有以下三类。

1. 生理因素　因右束支的有效不应期相对长，容易出现频率依赖的传导阻滞，特别是在房室折返和房室结折返性心动过速时比较常见，可达 14% ～ 25%。

2. 病理因素　冠心病、高血压性心脏病、风湿性心脏病、心肌炎、心肌病、肺源性心脏病、先天性心脏病等是 RBBB 的常见病因。

3. 遗传因素　特发性心脏传导障碍与人类线粒体基因组非编码区基因多态性密切相关，提示线粒体 DNA 变异可能是特发性心脏传导障碍的致病因子。

RBBB 时，电兴奋通过左束支传导使左心室先于右心室激动收缩，在左心室激动完毕后，电兴奋通过室间隔缓慢传播至右心室进而引发其兴奋收缩，因而心电图上出现 QRS 畸形、增宽的现象，此为左、右心室电活动不同步的心电标志。近年来发现，RBBB 可能是某些心脏病的表现，部分 RBBB 是器质性心脏病所致。儿童 RBBB，应结合超声心电图除外先天性心脏病。急性冠状动脉综合征并发 RBBB，第一穿隔支水平闭塞，心肌缺血、损伤、梗死面积大，预后严重。发生 RBBB 以后，原发性 ST-T 改变部分或完全被掩盖。RBBB 与左束支传导阻滞并存，可导致阻滞型心室停搏。各种大手术后突然发生的 RBBB，应高度警惕急性肺栓塞。应用普罗帕酮（心律平）等药物以后发生的 RBBB，是药物毒性反应。RBBB 的 QRS 时限≥ 160ms，见于缺血性心肌病、扩张型心肌病等。法洛四联症根治术后发生的 RBBB 是常见的并发症。

临床上习惯把 RBBB 分为完全性与不完全性两种类型。①右束支传导延缓：正常情况下，左束支较早除极，QRS 起始向量自左后方指向右前方。右束支传导速度减慢以后，室间隔右侧面开始除极的时间落后于左侧面，但室间隔初始的除极向量基本不变。右心室最后除极，出现运行迟缓的向右向前的 QRS 终末附加环，投影在右胸前导联轴正侧，出现终末 R′ 波，左胸壁导联出现终末宽钝 S 波。右束支传导速度较左束支传导速度延迟 25ms 左右，即出现不完全性 RBBB。②右束支远端及室壁传导速度减慢：传导延迟主要发生在右束支或右束支分支远端与右心室浦肯野纤维之间，右室壁开始除极时间延迟，速度减慢，QRS 向量代表右束支远端及右室壁较晚初级向量，V1 出现终末 R 波或 r 波。

二、诊断及鉴别诊断

（一）诊断

1. 完全性 RBBB 诊断标准　① QRS 时间≥ 120ms，多在 120 ～ 140ms，大于 160ms 者，提示有严重的心肌病变。② V1 呈 rsr′，rsR′ rSR′ 或 M 型 QRS、R′ 波宽大，通常高于 R（偶可呈宽而有切迹的 R 波）。③Ⅰ、aVL、V5、V6 导联 S 波增宽，S 波宽于 R 波或 S 波＞ 40ms。④ QRS 电轴正常。若存在明显的电轴偏移，应考虑合并分支阻滞。⑤继发性 ST-T 改变 V1 或 V2 导联 ST 段下移，V1、V2 的 T 波倒置或双向（图 20-1）。

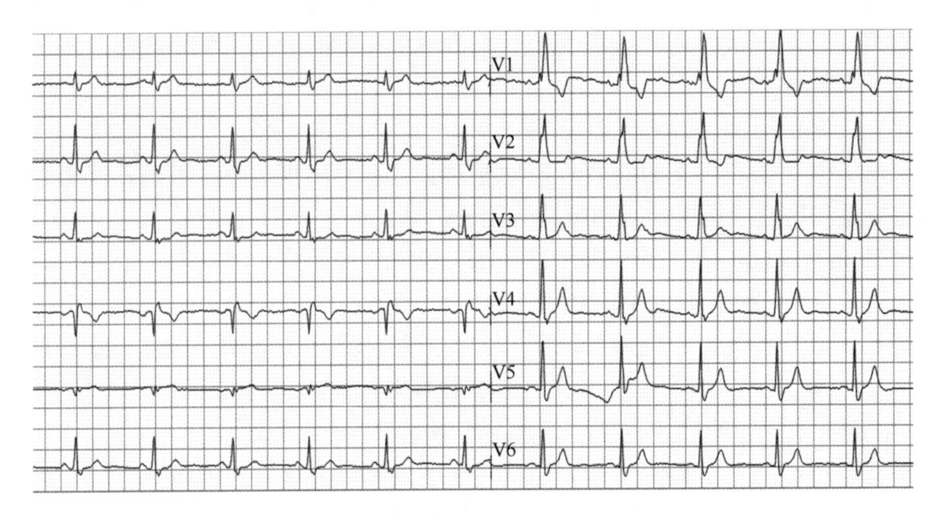

图 20-1 完全性右束支阻滞

2. 不完全性 RBBB 诊断标准 ① QRS 时间≤ 110ms。② QRS-T 波形特征与右束支传导阻滞相同（图 20-2）。

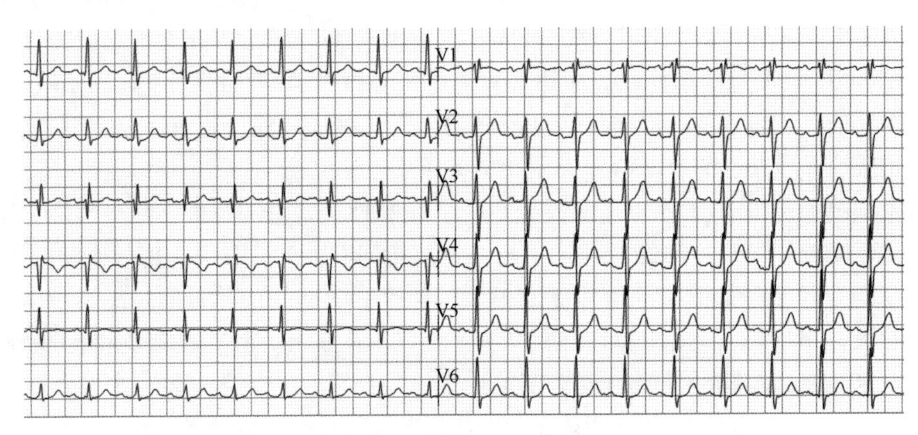

图 20-2 不完全性右束支阻滞

（二）鉴别诊断

1. 局限性右束支阻滞与室上嵴型的鉴别 生理情况下，心室最后除极的部位是室上嵴的动脉圆锥部，该部产生的 QRS 终末向量投影在 V1 或 V2 导联轴正侧，形成 rsr′ 型。这是生理变异，称为室上嵴型。约 5% 的正常人出现这种图形。V1、V2 导联电极安放位置过高时出现 r′ 波的概率更多。这种 r′ 波可以受呼吸运动的影响时隐时现。吸气时膈肌与心脏下降，V1 电极位置相对升高，出现 rsr′ 波：呼气时，膈肌与心脏上升，r′ 波消失呈 rS 波。

室上嵴型又像局限性 RBBB，以下几点有助于两者的鉴别：①室上嵴型的 QRS 时间一般不超过 80ms。局限性 RBBB 超过 80ms。②室上嵴型的 r′ 波小于 r，r′ 时限又小于 r 波；局限性 RBBB 的 r′ 波大于 r，r′ 小于 r 时，r′ 波时限大于 r。③室上嵴型，V3R、V4R 导联呈 rS 型，多无 r′ 波，而局限性 RBBB 时，V3R、V4R 仍存在 r′ 波。④室上嵴型，I、 aVL、V5、V6 导联无 S 波或 S 波较小，RBBB 时，Ⅰ、aVL、V5、V6 导联 q 波减小或消失，S 波略宽。⑤室上嵴型无明显的继发性 ST-T 改变，局限性 RBBB，V1、V2 导联有继发性 ST 改变。⑥动态改变，室上嵴型常年复查心电图波形不变；局限性右束支传导阻滞可发展为中度Ⅰ度右束支传导阻滞或右束支传导阻滞。⑦临床意义，室上嵴型属于心理变异；局限性 RBBB 可能是心脏病的早期表现。

2. 右 RBBB 与右室肥大的鉴别　RBBB 的心电图表现可与右心室肥大的图形有着或多或少的相似之处。不同点：① QRS 电轴，RBBB 时 QRS 电轴正常，很少大于 +100°。右心室肥大者，几乎无例外地均有电轴右偏大于 +110°。② V1 导联 q 波，RBBB 合并前壁心肌梗死时 V1 可呈 qR 型，此外均不出现 q 波；右心室肥大时出现 qR 型，说明右心室肥大的程度重。电轴右偏更明显。③ V1 呈 rsR′ 型为 RBBB 的特征性表现，右心室肥大 V1 多呈 Rs、R、qR、qRs 型，房间隔缺损致右房舒张期负荷增重时可呈 rsR′ 型，QRS 时限很少能达到 100ms。④ V1 的 R′ 波，RBBB 的电压一般小于 1.5mV。右心室肥大的 V1 的 R 波常大于 1.0 ～ 1.5mV。⑤ V1 的室壁激动时间，RBBB 时多大于 60ms，右心室肥大时小于 60ms。⑥ V5、V6 的 R/S：RBBB 时大于 1.0；右心室肥大时≤ 1.0。⑦ QRS 时限，RBBB 时常大于 100ms 以上；右心室肥大者小于 100ms。⑧继发性 ST-T 改变显著。⑨间歇性 QRS 波形改变：前者可以出现，后者波形固定。

3. 右束支传导阻滞与 A 型预激综合征的鉴别　一般情况下两者的鉴别无困难。后者具有以下特点。① PR 间期缩短。②有预激波。③ V1 ～ V6 均呈 Rs 或 R 型。④ PJ 间期正常。⑤继发性 ST-T 改变不局限于 V1、V2 导联，凡以预激波向上的导联均有明显的继发性 ST-T 改变。

4. 右束支传导阻滞合并其他常见心电图诊断

（1）完全性右束支阻滞伴 P-R 间期延长（图 20-3）

（2）完全性右束支阻滞合并电轴右偏（图 20-4）

（3）完全性右束支传导阻滞合并左前分支阻滞（图 20-5）

（4）完全性右束支阻滞合并房性期前收缩呈三联律（图 20-6）

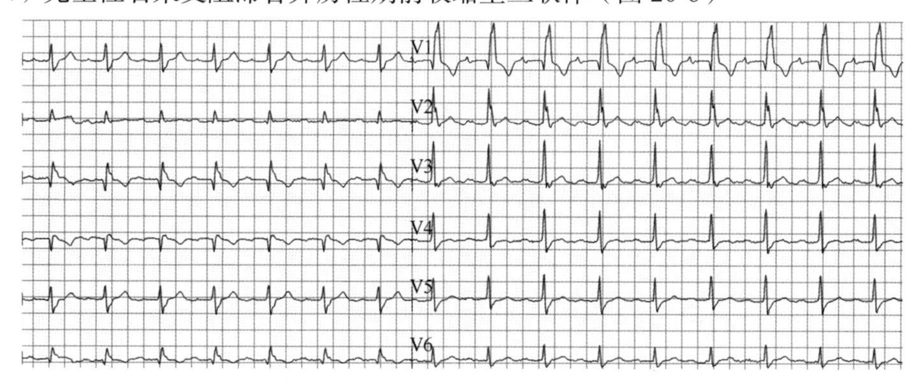

图 20-3　完全性右束支阻滞 +P-R 间期延长

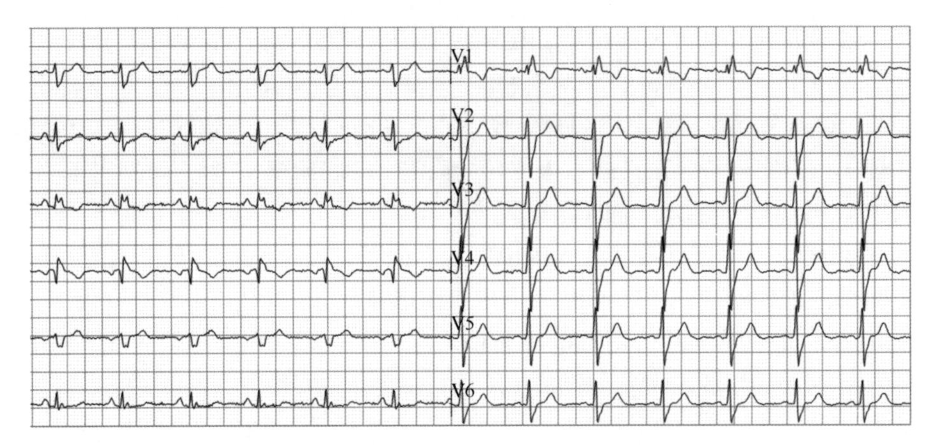

图 20-4　完全性右束支阻滞＋电轴右偏

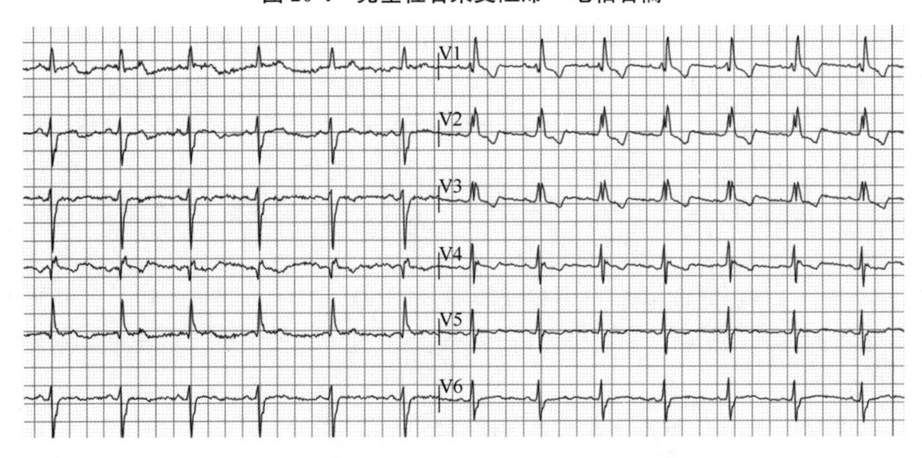

图 20-5　完全性右束支阻滞＋左前分支阻滞

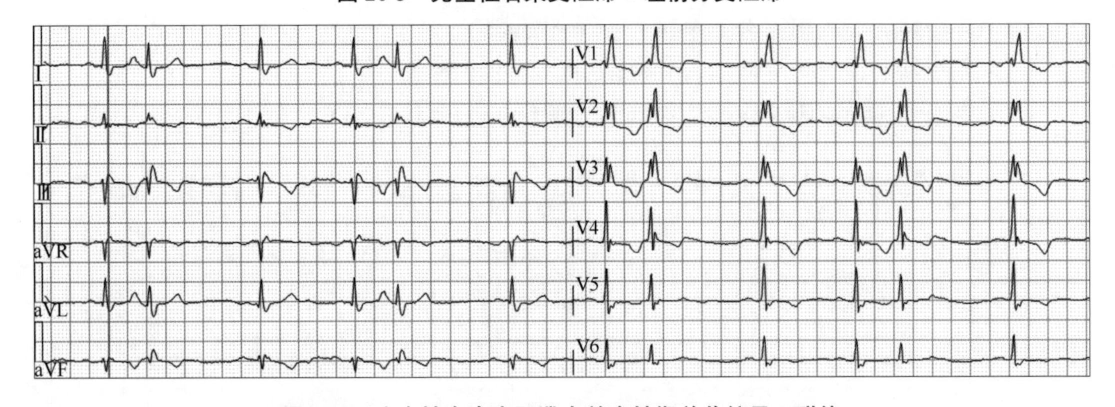

图 20-6　完全性右束支阻滞合并房性期前收缩呈三联律

三、航空医学考虑

完全性 RBBB 发生在多种病理和生理情况下，其本身不产生明显的血流动力学异常，故临床上常无症状，如出现症状。多为原发疾病的症状，在冠状动脉粥样硬化性心脏病（冠心病）、糖尿病、高血压性心脏病、阻塞性肺源性心脏病、先天性心脏病、肺栓塞、风湿性心脏病、心肌炎、心肌病、传导系统退行性变及高钾血症等器质性心脏病中常见。在各年龄段都有发生，并随年龄增长发生率增高。RBBB 在青年人群中多见于先天性心脏病，尤以右室容量负荷过重心脏病多见，如继发孔型房间隔缺损。由于房间隔缺损的杂音多不明显，隐匿性较高，成年前可无明显症状，早期发现较为困难，多数患者都是到成年后才发现。当体检发现心电图表现为 RBBB 及下壁导联 R 波切迹时，或伴有 QRS 额面平均电轴显著左偏＜ -30° 或右偏＞ +110° ,QRS 波群时限＞ 0.13s 时应视为不正常，器质性心脏病的可能性大。需要通过心脏彩色多普勒超声及其他影像学检查予以鉴别诊断。但同时还有 1% 健康青年人会有此类心电图改变,临床上认为,一般无其他心脏病证据，身体健康，出现于年轻人的单纯性 RBBB 多属于生理性，不具有临床特殊意义。据文献报道，对日本航空公司 25 名患完全性 RBBB 的飞行员 [平均年龄（51.2±6.0）岁] 进行超声心动图、踏车试验和铊心肌闪烁扫描检查后发现，1 人被诊断为肥大性心肌病，2 人有高血压，余 22 人均无器质性心脏病；美国飞行学校对 394 名右束支阻滞的飞行员的研究发现，绝大多数飞行员在诊断束支阻滞时没有不适表现，经平均 10 年的随访发现，RBBB 组患者有 6% 发展为冠心病或高血压。在 10 年左右的观察期，束支阻滞的飞行员极其少见有显著的疾病进展,其预后取决于是否并发心血管疾病及其严重程度。美国专家 Reindell 发现，多数运动员长期的训练使左、右心室肥大，从而 RBBB 多见，对身体健康无不良影响，可继续参加训练和比赛。在对仅有 RBBB 而无心脏病证据的年轻飞行员的长期随访中，没有发现 RBBB 对远期预后有显著不良影响。说明没有器质性心脏病基础的孤立性 RBBB 可能具有较好的预后。美军飞行学员医学选拔中完全性 RBBB 不作为诊断不合格的标准。而目前我军现行的招收飞行学员医学选拔过程判定完全性 RBBB 为不合格，两者存在一定差异。能否将完全性 RBBB 在排除心脏结构性病变后考虑为合格，还需进一步探讨。

（孔冬梅　郝　鹰）

第21章

期前收缩

第一节　室性期前收缩

室性期前收缩是指在窦房结的冲动尚未到达心室之前，由心室中的任何一个部位或室间隔的异位节律点提前发出激动引起心室除极，是最常见的心律失常，可见于任何人。

一、流行病学特点

（一）发病率

室性期前收缩是一种极为常见的室性心律失常，一般人群发病率高达70%～90%，并且它的发生率和复杂性随年龄的增长而增长，年龄75～85岁，24h动态心电图结果显示，90%以上的人有室性期前收缩。伴有器质心脏病时，男性室性期前收缩比女性高40%，而成对室性期前收缩中将高出60%。

心肌炎室性期前收缩的发生率为34.3%～81.3%。扩张型心肌病患者几乎都有室性期前收缩，并且50%患者有短阵室性心动过速，随疾病恶化而增加。心肌梗死最初的2～3d中，室性期前收缩的发生率为85%～91%，以后随病程的后延室性期前收缩的发生率显著下降至10%左右。1个月至1年室性期前收缩的发生率为6.8%。二尖瓣脱垂室性期前收缩的发生率为75%。甲状腺功能亢进性心脏病室性期前收缩的发生率为14%。高血压左心室肥厚无心功能不全室性期前收缩的发生率为2%～10%。风湿性心脏病无心功能不全室性期前收缩的发生率为7%。先天性心脏病中法洛四联症手术后室性期前收缩频发。

（二）病因

1. 自主神经功能因素　自主神经功能异常是室性期前收缩最常见的原因，当自主神经功能失调时，不论是迷走神经兴奋还是交感神经兴奋，均可使心肌的快慢纤维兴奋性失去均衡，使不应期和传导速度发生改变，引起折返性室性期前收缩。儿茶酚胺分泌过多，使心室自律细胞的自律性增高，导致室性期前收缩。过量的烟、酒茶、咖啡等的摄入、精神过度紧张、过度疲劳、长期失眠、进食过饱、神经衰弱、更年期等因素与室性期前收缩的发生有关。一些器质性心脏病早期的患者，合并有自主神经功能紊乱而致的室性期前收缩，为室性期前收缩的病因鉴别带来了困难，此时应加以分析，而不能简单地认为器质性心脏病患者发生的室性期前收缩均为器质性的。

2. *左心室内假腱索与室性期前收缩* 在有室性期前收缩而无器质性心脏病依据的被检者中，经超声心动图检查，56%～75%患者检出左心室假腱索，由左心室假腱索所致的室性期前收缩为良性室性期前收缩。

3. *器质性心脏病* 室性期前收缩也多见于各种器质性心脏病，如冠心病、肺源性心脏病、风湿性心脏病、先天性心脏病等和各种病因所致的心肌炎、心肌病、心力衰竭。无论是急性弥漫性心肌病变，还是局灶性病变，均可因缺血、缺氧、炎症损害等导致异位节律点兴奋性增高或影响心肌纤维的不应期或者传导速度，引起室性期前收缩。

（三）发病机制

1. 折返激动。
2. 异位起搏点自律性增强。
3. 触发活动。
4. 并行心律。

由于焦虑、情绪激动、过度疲劳、饱餐、寒冷或交感迷走神经刺激、自主神经功能紊乱等生理因素和心脏病、心肌炎等病理因素通过上述机制形成室性期前收缩、室性心动过速甚至心室纤颤等。

（四）室性期前收缩的判断

室性期前收缩的判断分3个步骤，即临床、常规心电图和室性期前收缩本身的特性。

1. *从临床判断* ①儿童和老年人出现的室性期前收缩，病理性多，青壮年者生理性多。②患者自己无感觉的室性期前收缩病理性多，自觉症状非常明显的室性期前收缩则以生理性较多。③体力活动时及心率增快时出现的室性期前收缩病理性多，休息时、饭后及情绪激动时，特别是经运动试验后原较频发的室性期前收缩反而减少或消失则以生理性多见。④在心绞痛发作、心功能不全及洋地黄应用过程中出现的室性期前收缩肯定为病理性的，由于吸烟、饮兴奋性饮料、失眠及体位变化等引起的室性期前收缩多为生理性的。⑤结合心脏基本情况，凡无心脏病表现或无冠心病危险因素的人发生的室性期前收缩多为生理性的，反之为病理性的。

2. *从常规心电图判断* 以室性期前收缩以外的心电图表现来判断，如窦性激动的QRS波形态、心室复极是否异常、Q-T间期是否延长、房室传导有没有阻滞等，如果窦性激动的形态或节律异常同时又伴有室性期前收缩，此期前收缩多为病理性的。

3. *从室性期前收缩本身的特征判断* 室性期前收缩为以下情况者多提示为病理性：①多源的室性期前收缩（同一导联室性期前收缩形态不一，偶联间期不等）。②成对或连续出现的室性期前收缩（连发三次即以上为短阵室性心动过速）。③室性期前收缩出现在前一激动的T波上（称RonT现象），联律间期小于0.4s。④QRS时间为0.16s以上的特宽的室性期前收缩。⑤QRS振幅小于1.0mV的特矮的室性期前收缩。⑥期前收缩T波尖锐，二支对称，T波方向与QRS主波方向一致，ST段呈水平型改变的室性期前收缩。⑦并行心律型室性期前收缩。

生理性室性期前收缩通常振幅在2.0mV以上，QRS时间一般在0.12s以内，T波与QRS主波方向相反，生理性室性期前收缩QRS表现为宽的R型或QS型，病理性室性期前收缩可在心外膜导联上表现为qR型，不论该q波多小，都为心肌损伤的特征，如室性期前收缩为qR型或QR型伴有ST段抬高及T波呈"冠状T"则为心肌梗死之征象（窦性波形还未出现心肌梗死），据统计期前收缩后T波改变的室性期前收缩，病理性占70%～80%。良性室性期前收缩与病理性室性期前收缩的鉴别见表21-1。

表21-1 良性室性期前收缩与病理性室性期前收缩的鉴别

	良性室性期前收缩	病理性室性期前收缩
初发年龄	青年多见	中老年及儿童多见
运动后	多消失或无关	增多
分类	单类、单源较多	多形、多源或与其他类期前收缩同时出现
定位	右心房、右心室、心底部较多	左心房、左心室、心尖部较多
发生次数	偶发或频发	多为频发、连发呈二、三联律
QRS波改变	振幅较高可≥20mm，一般光滑，无顿挫、切迹，QRS时间＜0.12s	振幅低＜10mm或表现低电压，可有明显顿挫、切迹，QRS时间＞0.12～0.16s甚至达0.18s
ST-T改变	ST-T段与主波方向相反，倒置T波较圆钝，升支与降支不对称	ST-T与主波方向一致（原发性），倒置T波深尖，两支对称或ST段R波降支夹角＜110°
并行心律	较少	较多，占70%～80%
期前收缩后改变	较少	可出现ST-T异常；非时相性房内差异传导；传导阻滞；u波倒置
预后	室性期前收缩Q-T与基本心律Q-T相同都在0.42s以内，提前指数≥1，良好	凡舒张早期R-R′＜0.43s；提前指数RR′/QT≤1.0（其中＜0.8时77%可发生室性心动过速）；及R波与T波、R波与P波重叠者均易致室性心动过速、心室纤颤
基础心脏病	多无	常见
伴发其他心电图异常	多无	常见

（五）室性期前收缩的分级

Lown室性期前收缩分级法将室性期前收缩分为以下6级。

0级：无期前收缩。

Ⅰ级：偶发，每小时≤30次或每分钟少于1～2次。

Ⅱ级：频发，每小时多于30次或每分钟≥6次。

Ⅲ级：多源性室性期前收缩。

ⅣA级：成对的室性期前收缩反复出现。

ⅣB级：成串的室性期前收缩（3个或3个以上）反复出现。

Ⅴ级：期前收缩的R波落在前一个窦性激动的T波上。

（六）室性期前收缩的症状、临床意义和预后

1. 症状　①心悸，包括心脏停跳感，心慌；②心前区撞击感；③头晕。

2. 临床意义　每个人在他的一生中都会发生室性期前收缩，只是发生的年龄，发生的程度及伴发的症状不同，室性期前收缩的出现并不代表都是心脏病，但器质性心脏病或某些药物中毒常可引起室性期前收缩的发生。

3. 预后及发展　功能性室性期前收缩血流动力学无障碍，可以反复发作，持续时间较长，有时达数年甚至十数年，无严重后果；器质性期前收缩预后发展取决于原发病。良性与病理性室性期前收缩的诊断见表 21-1。

二、诊断及鉴别诊断

（一）心电图诊断

1. 室性期前收缩心电图的典型特征

（1）提前出现的 QRS-T 波群，前面无 P 波。

（2）QRS 波群增宽，畸形，时间多大于 0.12s，ST 段、T 波的方向与主波方向相反。

（3）期前收缩后几乎全部都有完全的代偿间歇（即偶联间期加期前收缩后间歇期等于两个正常的心动周期）（图 21-1）。

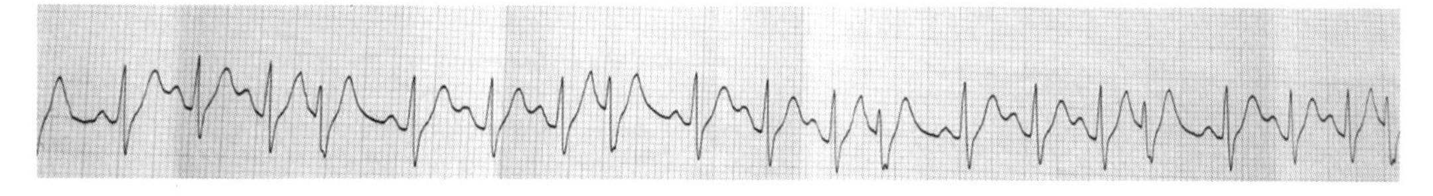

图 21-1　频发室性期前收缩

2. 室性期前收缩二联律　每一个窦性心搏之后有一个室性期前收缩，连续 2 次以上出现。为室性期前收缩二联律（图 21-2）。

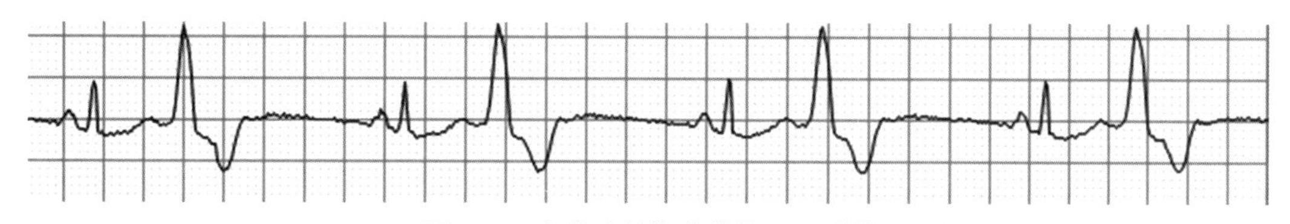

图 21-2　频发室性期前收缩呈二联律

3. 成对室性期前收缩　异位兴奋点同时产生两个室性室性期前收缩（图 21-3）

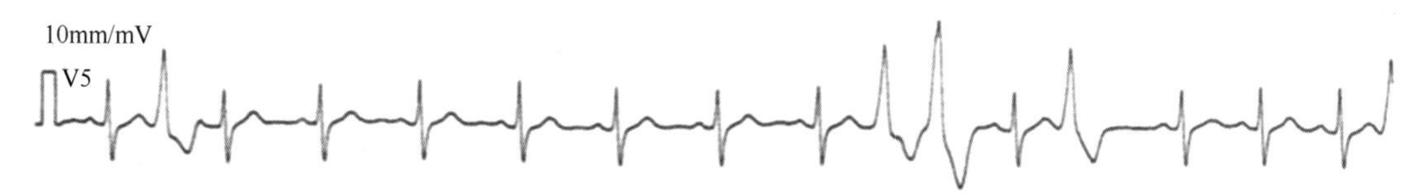

图 21-3　室性期前收缩成对出现

4. 短阵室性心动过速　室性期前收缩连续 3 个以上的室性波群，QRS 波群宽大畸形有切迹，伴继发性 ST-T 改变，其频率多在 130 ～ 180 次 / 分，发作前常有室性期前收缩（图 21-4）。

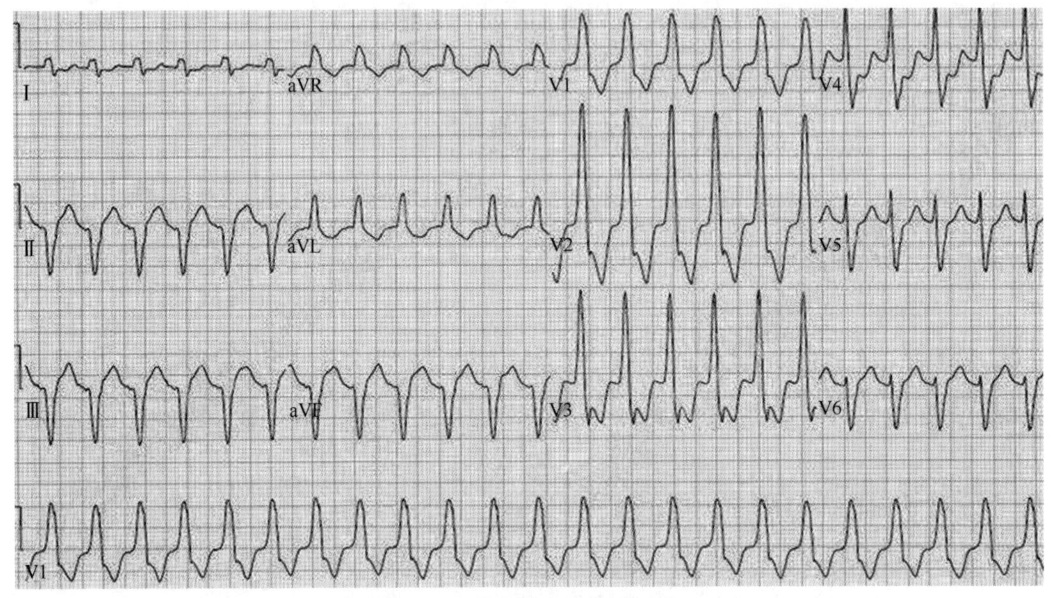

图 21-4　阵发性室性心动过速

5. 室性期前收缩呈二联律，有 Ron T 现象　室性期前收缩落在前一激动的 T 波峰上或 T 波前肢（心室易损期），联律间期小于 0.4s，往往诱发心室颤动，为 Ron T 现象（图 21-5）。

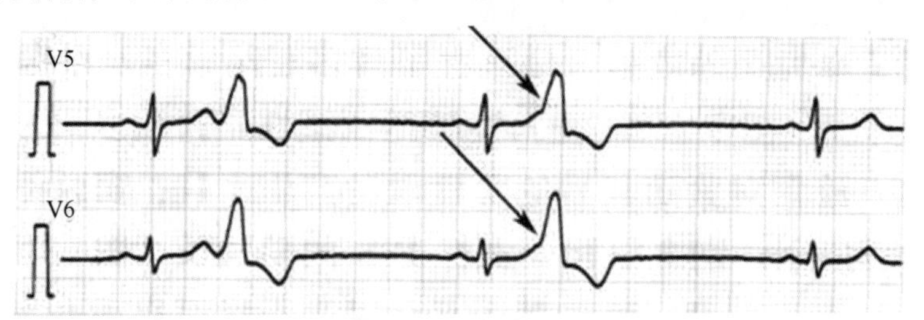

图 21-5　室性期前收缩呈二联律，有 Ron T 现象

6. 多形性室性期前收缩　在同一导联上出现两种或两种以上形态不同的室性期前收缩，偶联间期固定，异位激动点来源于一处，只是心室传导途径不同，为多形性室性期前收缩（图 21-6）。

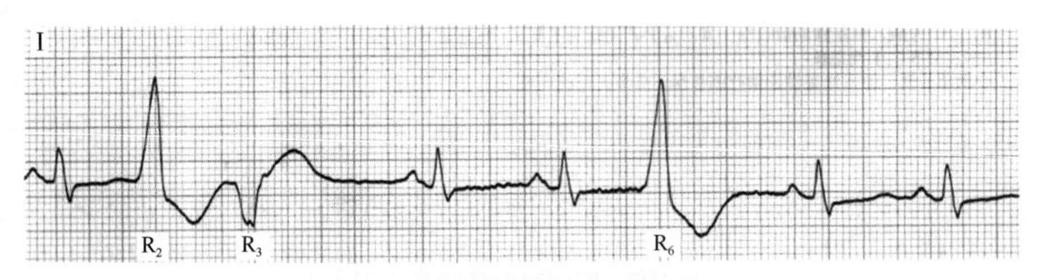

图 21-6　多形性室性期前收缩

7. 多源性室性期前收缩　由两个或两个以上起搏点产生的室性期前收缩，在同一导联具有两种或两种以上不同形态和不同的偶联间期，为多源性室性期前收缩（图 21-7）。

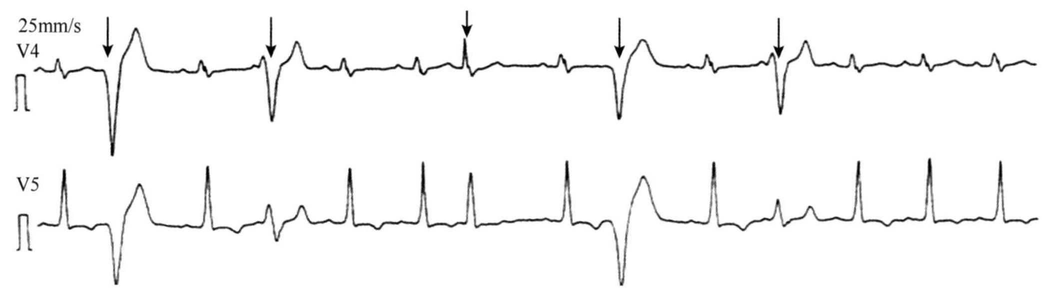

图 21-7　多源性室性期前收缩

8. 间位性室性期前收缩　室性期前收缩出现在两个正常窦性心律之间，其后无代偿间歇，为间位性室性期前收缩（图 21-8）。

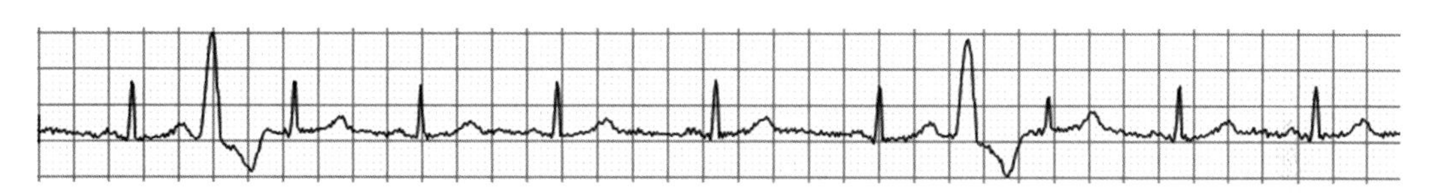

图 21-8　间位性室性期前收缩

9. 室性并行心律　期前收缩与前一个正常窦性激动的偶联间期不定，且期前收缩间的间距相等或有一定的倍数关系，可见室性融合波，则诊断为室性并行心律（图 21-9）

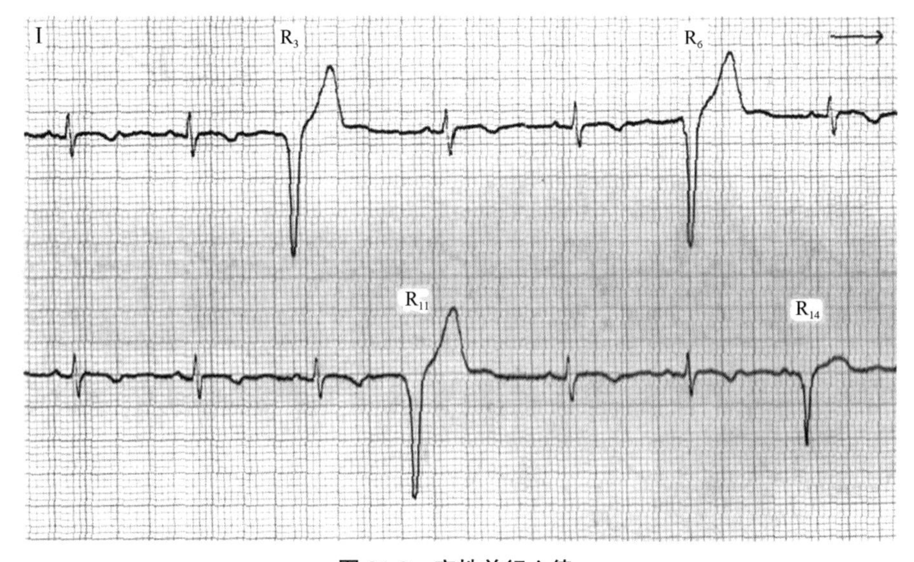

图 21-9　室性并行心律

（二）室性期前收缩的定位诊断

体表心电图对室性期前收缩的定位诊断具有重要意义，准确判断室性期前收缩的部位，可以确定消融的靶点位置。

1. *左心室心尖部期前收缩* 期前收缩起自左心室心尖部，QRS 时间≥ 0.12s，QRS 形态类似右束支传导阻滞图形。Ⅱ、Ⅲ、aVF 导联 QRS 主波向下，V2 ～ V6 导联 QRS 主波向下。

2. *左心室侧壁期前收缩* 期前收缩起自左心室侧壁，V1 呈 qR、R、Rs 型，V5、V6 呈 rS 或 QS 型。

3. *左心室流出道期前收缩* 期前收缩起自左心室上部，Ⅱ、Ⅲ、aVF、V1 ～ V6 导联 QRS 主波向上。

4. *左前分支型期前收缩* 期前收缩起自左前分支，期前收缩呈左后分支、右束支传导阻滞图形。

5. *左后分支型期前收缩* 期前收缩起自左后分支，期前收缩呈左前分支、右束支传导阻滞图形。

6. *左束支型期前收缩* 期前收缩起自左束支，期前收缩呈右束支阻滞图形。

7. *右心室心尖部期前收缩* 期前收缩起自右室心尖部，QRS 时间≥ 0.12s，QRS 形态类似左束支阻滞图形。Ⅰ、aVL 导联呈 R 型，Ⅱ、Ⅲ、aVF、V1 ～ V4 导联 QRS 主波向下，部分病例 V1 ～ V6 导联均呈 rS 或 QS 型。

8. *右心室流出道的期前收缩* 期前收缩起自右心室上部，室性期前收缩的 QRS 时间≥ 0.12s，期前收缩类似左束支阻滞图形，QRS 电轴正常。

9. *右束支型期前收缩* 期前收缩起自右束支，期前收缩呈左束支阻滞图形。

10. *室间隔期前收缩* 期前收缩起自室间隔希氏束分叉附近。QRS 时间＜ 0.12s，形态同窦性下传者，但 QRS 波起始与窦性心律的 QRS 波不同。

（三）鉴别诊断

室性期前收缩与房性期前收缩伴室内差异性传导和交界性期前收缩伴室内差异性传导的鉴别诊断见表 21-2。

表 21-2 室性期前收缩与房性期前收缩伴室内差异性传导和交界性期前收缩伴室内差异性传导的鉴别

	房性期前收缩伴时相性差异性传导	交界性期前收缩伴室内差异性传导	室性期前收缩
期前收缩前周期	相对较长	相对较长	不一定
偶联间期（P-P′）	很短（有时在 T 波上）	无 P′ 波	无 P′ 波
有关逆 P	常无	可有，P′R ＜ 0.12s 或 RP′ ＜ 0.20s	少有，有 QRS 波后 RP′ ＞ 0.12s
联律间期（R-R′）	不太短，可不固定	大多较短而固定	大多数较短而固定
代偿间歇	多不完全	多完全	多完全
前周期—联律间期—代偿间歇的关系	长 - 短 - 多不完全	长 - 短 - 多完全	不定 - 短 - 多完全
V1QRS 波形	三相右束支图形	三相右束支图形	多呈单相，双相
QRS 波时间	多＞ 0.12s	多＞ 0.12s	多＞ 0.14s
QRS 波易变性	大	大	小（除非多源）
室性融合波	无	无	可有，多见舒张晚期的室性期前收缩

另外，应注意的是，在一室性期前收缩后，特别是间位性室性期前收缩发生后，有时随后的一个搏动，与正常窦性搏动形态不同，QRS 时间增宽，此时就需要鉴别是期前收缩成对出现，还是发生了干扰。若后一个宽大畸形的 QRS 波群前有 P 波，并且 P-R 间期延长，为正常的窦性激动遇上室性期前收缩后房室结和心室的相对不应期，发生的生理干扰现象，没有临床意义。若为成对的期前收缩就表明心室内有两个不同的异位起搏点发生激动，可能有一定的病理意义。

三、航空医学考虑

青壮年的室性期前收缩多为生理性的。Folarin 等分析了 303 名美军健康男性飞行员动态心电图检测结果，303 名飞行员心导管、心脏超声和常规心电图检查正常。但动态心电图结果显示，完全没有期前收缩的仅 36 人，占 11.9%。有期前收缩的 267 人，占 88.1%。按期前收缩的多少，分为罕见（≤ 0.1% 总心跳数）、偶见（0.1% ～ 1.0% 总心跳数）、频繁（1.0% ～ 10% 总心跳数）和非常频繁（> 10% 总心跳数）室性期前收缩者分别占 40.9%、7.9%、3.3% 和 0.0%。室性成对期前收缩占 4.3%，非持续性室性心动过速（3 ～ 10 个心跳）占 0.7%。Hanada 等分析了日本航空自卫队 195 人离心机训练中心心律失常情况，发现单个（占 58.5%）或成对（占 9.7%）室性期前收缩在离心机高 G 训练中比较常见，属于生理性反应。发生室性心动过速（2.6%）、阵发性室上性心动过速（1.5%）和阵发性心房颤动（占 0.5%）者，其中有些人可能有心脏异常，应停止高 G 训练，需要进行心脏检查。Chung 等记录了实际空战训练飞行中 35 名飞行员心律失常发生情况，共有 17 人出现心律失常，占 49%，其中单源性室性期前收缩 3 人（8.6%），室性期前收缩二联律 1 人（2.9%），8 人有复合性心律失常（22.9%），未记录到有临床意义的心律失常。美国海军航空军医规范规定，心脏期前收缩很常见，室性期前收缩的临床特点完全取决于有无潜在的心脏病，无潜在心脏病的室性期前收缩不增加恶性心律失常的危险性。频发或多源性室性期前收缩个体的心功能应通过无创检查加以评价，检查包括 24h 动态心电图、平板运动试验、超声心动图等。对于不伴有潜在心脏病或室性心动过速证据的无症状性室性期前收缩者，并且运动耐力试验正常时，对所有的飞行人员都是合格的，包括招飞行学员。对中南五省 2005 ～ 2012 年 10 336 名应届高中毕业生招飞体格检查，依据《中国人民解放军招收飞行学员体格检查标准》，平静心电图不合格 300 人，心律失常 118 人，占不合格率的 39.33%，室性期前收缩 33 人，占心律失常的 11%，登梯运动后不合格 221 人，心律失常 66 人，占不合格的 29.84%，室性期前收缩 27 人，占 12.2%。多年工作总结期前收缩在饱餐或者运动使心率增快之后的休息中，心率逐渐减慢时最容易出现，运动试验后的期前收缩多出现在运动后 2min 内，尤其集中在运动后 1min 内，过度换气、吞咽动作及体位改变都可诱发，非病理性期前收缩，没有临床意义。

室性期前收缩对血流动力学改变：偶发室性期前收缩不引起血流动力学的改变，但频发的室性期前收缩可使脑血流量降低 12%，肾血流量降低 8% ～ 10%，多源、连发室性期前收缩可使脑血流量降低 25%，室性心动过速可使脑血流量降低 40% ～ 75%，冠状动脉血流量降低 60%，肾血流量降低 60%。

在飞行员选拔中，要结合两个方面：期前收缩的发生是否由器质性心血管疾病所致；期前收缩的发作是否会影响到血流动力学的改变或有相应的症状。另外经临床发现，无心脏病的患者，室性期前收缩并不增加其死亡率。所以青年人在没有器质性心血管疾病的前提下，偶发的非病理性的室性期前收缩招飞体检可以合格。

（朱巧枝　郝　鹰）

第二节　房性期前收缩

房性期前收缩是指位于心房内的异位起搏点提早发出激动。房性期前收缩能否传入心室，使心室激动要看期前收缩提前的程度，以及房室结和交界区的传导功能。

一、流行病学特点

（一）发病率

国外 50 岁以上人群的一项横断面研究数据显示，50 ～ 55 岁人群中房性期前收缩的发生频率为 0.8 个 / 小时，而 70 岁以上人群中发生频率为 2.6 个 / 小时，仅有 1% 患者在 24h 心电监测中没有房性期前收缩发生，也就是说 24h 内 50 岁以上的人群中房性期前收缩的发生率是 99%。国内常规心电图体检，一般人群的发生率为 3.6% ～ 5%。

（二）病因

1. 功能性因素　可见于无器质性心脏病的正常人；也可见于过度劳累；焦虑及情绪激动，失眠或自主神经功能失调者。

2. 药物性或外界因素　洋地黄中毒；饮酒过量；吸烟；喝咖啡等。

3. 病理性因素　各种心脏病；心肌病；甲状腺功能亢进；心包病变；任何原因所致的缺氧；电解质失衡等。

（三）发生机制

房性期前收缩的发生机制主要有以下几种：①异位起搏点的自律性增高。②折返激动。③并行心律。多数房性期前收缩是由于功能性、药物或病理性因素使异位起搏点自律性增高所致。

（四）治疗及发展

房性期前收缩可见于正常人，除非频繁房性期前收缩，否则一般不影响血流动力学，除除去诱因外不需要特别治疗。由病理原因引起者，需治疗原发病。房性期前收缩去除病因后预后良好。

二、诊断及鉴别诊断

（一）心电图诊断

1. 房性期前收缩的典型心电图特征 ①提前出现的房性 P′ 波，其形态与窦性 P 波略有不同，P′-R ≥ 0.12s；②房性 P′ 后的 QRS 波正常；③代偿间期不完全（图 21-10）。

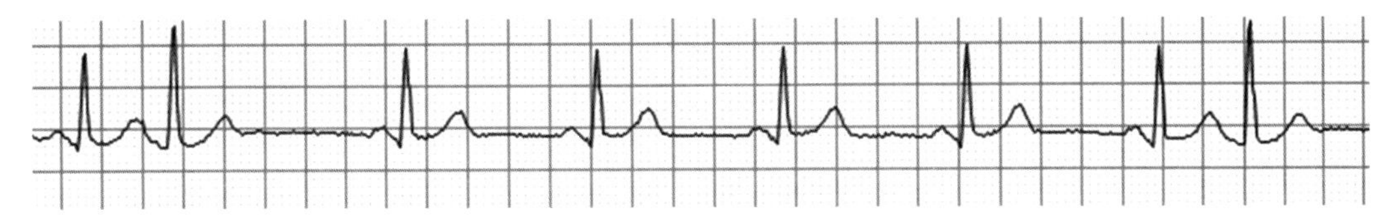

图 21-10 房性期前收缩

2. 房性期前收缩未下传 P′ 波出现过早，房室结和心室未脱离不应期，在房性 P′ 波后面无 QRS-T 波群或 P′ 波埋藏与前一心搏的 T 波中，出现前一心搏的 T 波高耸、畸形（图 21-11）。

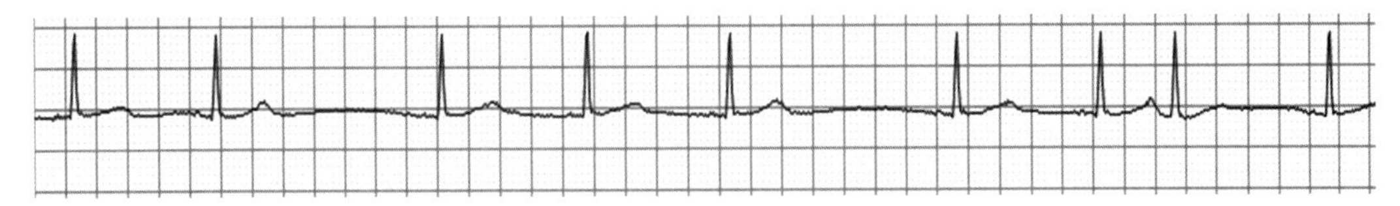

图 21-11 房性期前收缩未下传

3. 房性期前收缩伴室内差异传导 P′ 波遇到房室结或心室的相对不应期时，可表现为 P′-R 间期延长或心室内差异传导。P′ 波遇到房室结处于相对不应期时，激动可以下传，表现为 P′-R ＞ 0.20s。P′ 波遇心室相对不应期时，合并室内差异传导，表现为 P′ 波后 QRS 波宽大畸形，在 V1 常呈右束支传导阻滞图型（图 21-12）。

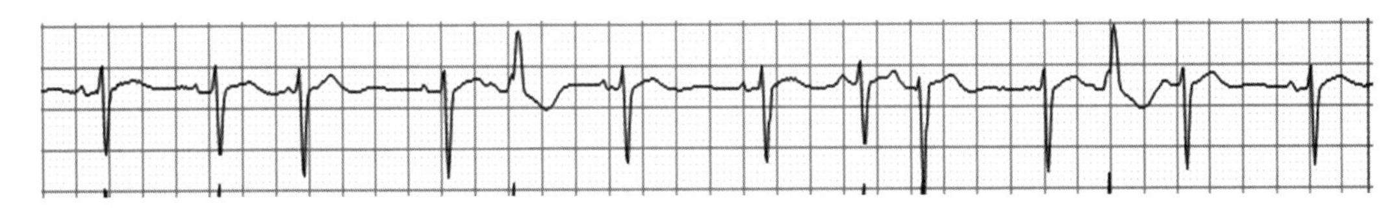

图 21-12 频发房性期前收缩伴差异性传导

4. 房性期前收缩二联律 房性期前收缩每隔 1 个窦性心搏激动出现一次房性期前收缩，为房性期前收缩二联律（图 21-13）。

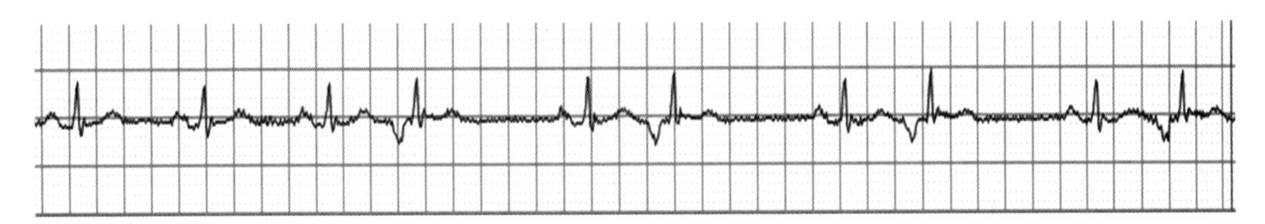

图 21-13 房性期前收缩呈二联律

5. *房性期前收缩三联律*　房性期前收缩每隔 2 个窦性心搏激动出现一次房性期前收缩。称为房性期前收缩三联律（图 21-14）。

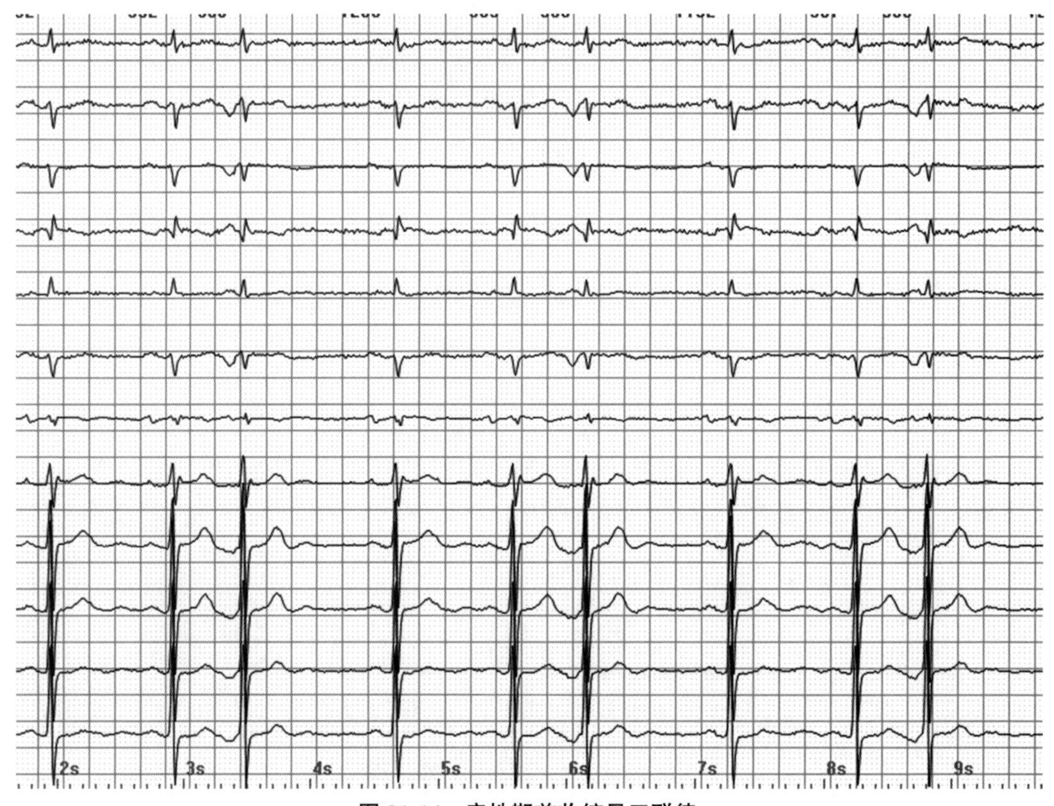

图 21-14　房性期前收缩呈三联律

6. *短阵房性心动过速*　房性期前收缩连续 3 个以上，房性 P′ 波，其形态与窦性 P 波略有不同，QRS 波群为室上性，P′-R ＞ 0.12s。房性 P 波频率在 150 ～ 250 次 / 分，P′-P′ 规则，起止突然，压迫颈动脉窦能使发作终止 (图 21-15)。

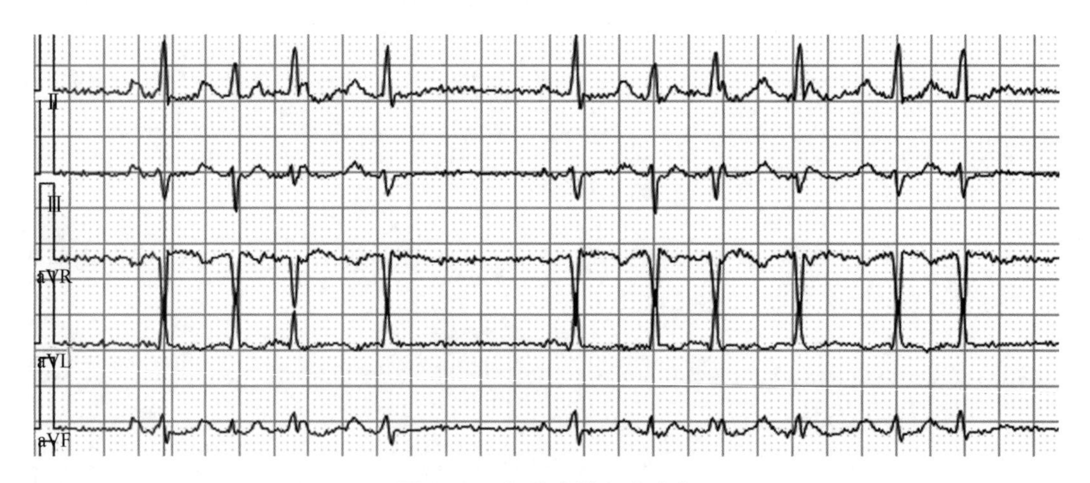

图 21-15　短阵房性心动过速

（二）鉴别诊断

房性期前收缩伴室内差异性传导应与室性期前收缩相鉴别；房性期前收缩未下传应与窦性停搏相鉴别，房性期前收缩未下传时，前一个窦性心搏的 T 波高耸、顿挫、切迹；来源于心房下部的房性期前收缩应与交界性期前收缩相鉴别，房性期前收缩 P′-R ＞ 0.12s，交界性期前收缩 P′-R ＜ 0.12s；当 P′ 波与 P 波形态无差异时，应与窦性期前收缩相鉴别，窦性期前收缩代偿间歇恰等于一个窦性周期，房性期前收缩代偿间歇大于一个窦性周期。

三、航空医学考虑

年轻人的房性期前收缩多为功能性的。Folarin 等分析了 303 名美军健康男性飞行员动态心电图检测结果，303 名飞行员心导管、心脏超声和常规心电图检查正常。但动态心电图结果显示，完全没有期前收缩的仅 36 人，占 11.9%。有期前收缩的 267 人，占 88.1%。按期前收缩的多少分为罕见（≤ 0.1% 总心跳数）、偶见（0.1% ～ 1.0% 总心跳数）、频繁（1.0% ～ 10% 总心跳数）和非常频繁（＞ 10% 总心跳数），房性期前收缩者分别占 72.9%、2.6%、2.3% 和 0.3%。房性成对期前收缩占 14.5%，非持续性室上性心动过速（3 ～ 10 个心跳）占 4.3%。Hanada 等分析了日本航空自卫队 195 人离心机训练中心心律失常情况，发现单个房性期前收缩（占 32.3%），属于生理性反应。发生室性心动过速（2.6%）、阵发性室上速（1.5%）和阵发性心房颤动（占 0.5%）者，其中有些人可能有心脏异常，应停止高 G 训练，需要进行心脏检查。Chung 等记录了实际空战训练飞行中 35 名飞行员心律失常发生情况，共有 17 人出现心律失常，占 49%，其中室上性期前收缩 4 人（11.4%），8 人有复合性心律失常（22.9%），未记录到有临床意义的心律失常。在针对 430 名军用飞机飞行人员非持续性或持续性室上性心动过速的一项调查表明，频发性房性期前收缩、房性期前收缩成对或非持续性室上性心动过速都不能预测有血流动力学症状的室上性心动过速或反复性持续性室上性心动过速。在对 193 名有非持续性室性心动过速的飞行员的另一项调查也表明，非持续性室性心动过速不能预测将来是否发生持续性室性心动过速发作或与之有关的血流动力学事件，如猝死、晕厥，或晕厥前症状等。美国海军航空军医规范规定，心脏期前收缩很常见，房性期前收缩没有潜在的心脏病可以飞行合格。对中南五省 2005 ～ 2012 年 10 336 名应届高中毕业生招飞体格检查，依据《中国人民解放军招收飞行学员体格检查标准》，平静心电图不合格 300 人，心律失常 118 人，占不合格率的 39.33%，房性期前收缩 15 人，占心律失常的 5%，登梯运动后不合格 221 人，心律失常 66 人，占不合格的 29.84%，房性期前收缩 21 人，占 9.5%。多年的工作总结运动试验后的房性期前收缩多出现在运动后 2min 内，过度换气、吞咽动作及体位改变可诱发。非病理性的房性期前收缩，没有临床意义。

房性期前收缩的血流动力学改变：偶发房性期前收缩不引起血流动力学改变，但频发的房性期前收缩可使脑血流量降低 8%，肾血流量降低 8% ～ 10%，多源、连发房性期前收缩可使脑血流量降低 25%，房性心动过速可使脑血流量降低 14%，冠状动脉血流量降低 35%，肾血流量降低 18%，心房颤动伴快室率，脑血流量降低 23%，冠状动脉血流降低 40%，肾血流量降低 20%，肠系膜血流量降低 34%。

在飞行员选拔中，要结合两个方面：期前收缩的发生是否由器质性心血管疾病所致；期前收缩的发作是否会导致血流动力学的改变或有相应的症状；偶发的房性期前收缩根本不影响血流动力学的改变，所以在没有器质性心血管疾病的前提下，偶发的房性期前收缩招飞可以合格。

（朱巧枝　郝　鹰）

第三节　房室交界性期前收缩

房室交界性期前收缩简称交界性期前收缩，异位起搏点起源于房室结周围的特殊传导组织，房室结本身并不具备起搏功能。交界性期前收缩能顺行传导至心室，也能逆行传导至心房，也可以不向任何方向传导而呈隐匿性。房室交界性期前收缩比较少见，多发生在器质性心脏病和洋地黄中毒时，也可见于正常人，房室交界性期前收缩和房性期前收缩二者从临床上无法鉴别，科学准确的诊断取决于心电图。

一、流行病学特点

（一）病因

1. *功能性因素*　常见于无器质性心脏病的正常人；也可见于过度劳累；焦虑及情绪激动，失眠或自主神经功能失调者。

2. *药理性因素*　见于洋地黄中毒；饮酒过量；吸烟；咖啡。

3. *病理性因素*　见于各种原因的心脏病；甲状腺功能亢进；任何原因所致的缺氧（慢性阻塞性肺疾病最常见）；电解质失衡等。

（二）发病机制

1. 自律性增高　由于生理性或病理性原因使位于房室结周围的异常起搏点自律性增高。

2. 折返激动。

3. 并行心律。

（三）临床表现

交界性期前收缩常无明显症状，个别人可有心悸，心前区不适及胸闷感。

二、诊断及鉴别诊断

（一）心电图诊断

1. 提前出现的 QRS-T 波群形态及时间与窦性者基本相同（也可以有差异传导），其前无窦性 P 波。

2. 异位的 P′ 波为逆行性（P Ⅱ、Ⅲ、aVF 倒置 PaVR 直立），可出现于 QRS 波群之前（图 21-16），中（图 21-17）或后（图 21-18）（与交界性期前收缩的前向及逆行传导速度有关），出现在之前，P′-R < 0.12s，出现在 QRS 波群之中与 QRS 重叠无逆行 p 波，出现在之后 R-P′ < 0.20s。

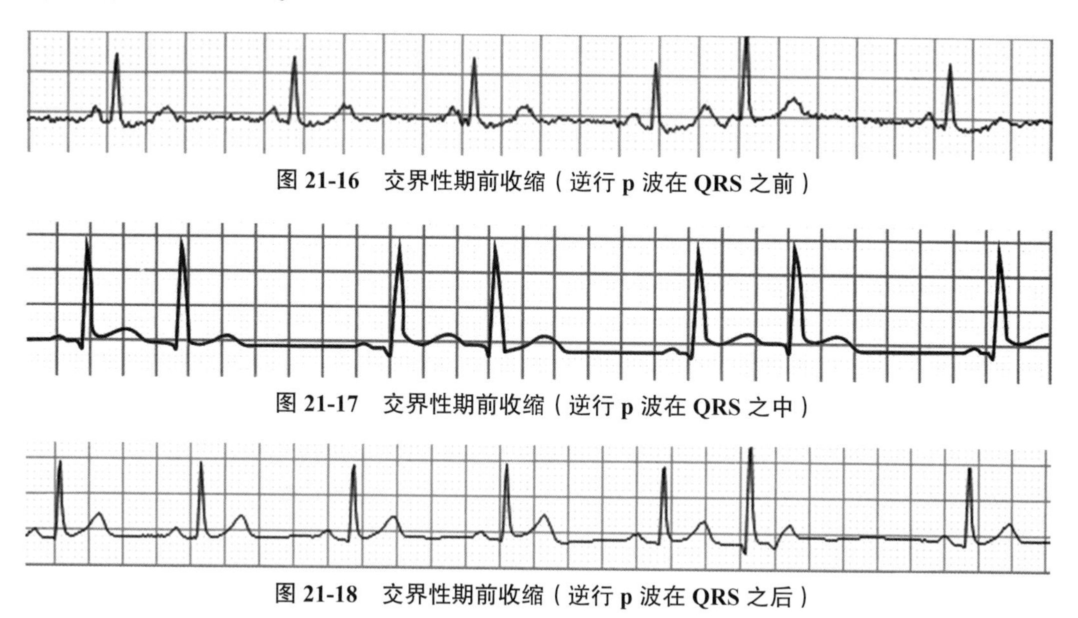

图 21-16　交界性期前收缩（逆行 p 波在 QRS 之前）

图 21-17　交界性期前收缩（逆行 p 波在 QRS 之中）

图 21-18　交界性期前收缩（逆行 p 波在 QRS 之后）

3. 期前收缩后多有完全代偿间歇。

（二）鉴别诊断

交界性期前收缩通常易与来源于心房下部的房性期前收缩混淆，伴有室内差异性传导时易与室性期前收缩相混淆，应加以鉴别。

三、航空医学考虑

中南五省 2005～2012 年 10 336 名应届高中毕业生招飞体格检查，依据《中国人民解放军招收飞行学员体格检查标准》，平静心电图不合格 300 人，心律失常 118 人，占不合格率的 39.33%，交界性期前收缩 5 人，占心律失常的 1.67%，登梯运动后不合格 221 人，心律失常 66 人，占不合格的 29.84%，交界性期前收缩 10 人，占 4.5%。运动试验后的交界性期前收缩有时过度换气、吞咽动作及体位改变可诱发。非病理性的交界性期前收缩，没有临床意义。

交界性期前收缩对血流动力学的改变：偶发交界性期前收缩不引起血流动力学的改变，但频发的期前收缩尤其是使心室率快的期前收缩均可使冠状动脉、脑、肾血流量降低。在飞行员选拔中，不引起血流动力学改变的偶发交界性期前收缩招飞体检合格。

（朱巧枝　郝　鹰）

第四节　一度房室传导阻滞

当房室传导时间延长，超过正常范围，但每个心房冲动仍能传入心室，称为一度房室传导阻滞。它在心电图上的表现是P-R间期达到或超过0.21s（14岁以下儿童为0.18s），每个P波之后有QRS波群。P-R间期可随心率而发生改变。正常心脏，心率明显增快时P-R间期缩短。

一度房室传导阻滞根据阻滞延缓程度的变动规律，可分为三型。

1. Ⅰ型（P-R间期递增型）　P-R间期逐渐延长，到一定程度后又渐减轻变短，以后又逐渐延长，周而复始，但无心室漏搏现象。形成P-P间隔相等，而R-R间隔不等的现象。这与完全性房室传导阻滞的R-R间隔相等不同，也与房性期前收缩的P波（A波）变形不同。阻滞的部位多在房室结内。

2. Ⅱ型（P-R间期延长固定型）　延长的P-R间期固定不变，此型最多见。一般不注明分型的一度房室传导阻滞，即指此型。阻滞可发生在心脏传导系统的各部位。

3. Ⅲ型（P-R间期延长不定型）　延长的P-R间期长短不一，既不逐渐递增，也不固定不变，无一定的规律性。可能是一度房室传导阻滞伴有迷走神经张力的波动性改变所致。

一、流行病学特点

（一）发病率

一度房室传导阻滞可见于正常人，有的P-R间期可超过0.24s，中青年人发病率为0.65%～1.1%，在50岁以上的正常人中可达1.3%左右。迷走神经张力增高是其产生的原因，一些运动员中发生率可达8.7%。大多为暂时性的，可迅速消失或经过一段时间后消失。

（二）病因

常见的病因有迷走神经张力增高、心肌炎、缺血、损伤、坏死、药物中毒，先天畸形或心肌损伤遗留的瘢痕。某些药物如洋地黄、奎尼丁、普鲁卡因胺、钾盐、β受体阻滞药和钙拮抗药，中枢和周围交感神经阻滞药如甲基多巴、可乐定等均可致P-R间期延长。许多学者常把这类因素引起的P-R间期延长称为房室传导延迟，而不称为房室传导阻滞。预后良好。一度房室传导阻滞常见于风湿性心肌炎、急性或慢性缺血性心脏病，在急性心肌梗死患者其发生率为4%～15%，尤其多见于急性下壁心肌梗死患者。也见于心肌炎、甲状腺功能亢进或肾上腺皮质功能减低、先天性心脏病、心脏手术等。在老年人原发性传导系统纤维化是较常见的原因，呈长期、渐进性传导阻滞。

（三）发生机制

结间束、房室结、希氏束或双束支的相对不应期病理性延长占据全部心动周期，室上性激动下传时，遇到延长的相对不应期，发生阻滞性传导延缓，但每次室上性激动都能下传心室。

二、诊断及鉴别诊断

（一）诊断

1. 一度房室传导阻滞的典型心电图特点 ①每一个窦性P波均能下传心室并产生QRS-T波群。② P-R间期＞0.20s（成人）；小儿（14岁以下）P-R间期≥0.18s。③ P-R间期大于正常最高值（视心率而定）。④心率无显著改变时，P-R间期较先前增加0.04s以上，即使P-R间期在正常范围仍可诊断（图21-19）。

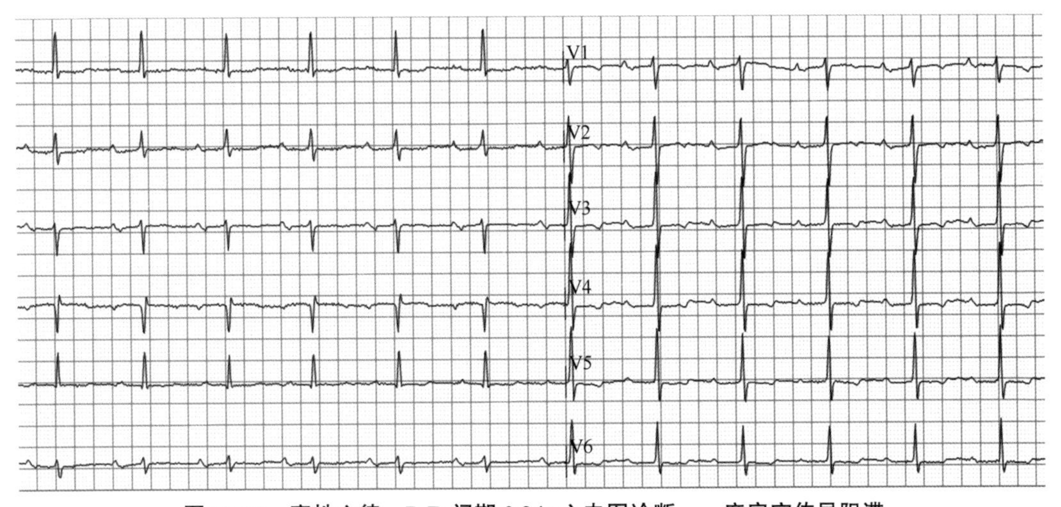

图21-19 窦性心律、P-R间期0.24s心电图诊断：一度房室传导阻滞

2. 一度房室传导阻滞P-R间期常见异常现象 ①站立时P-R间期正常，卧位时P-R间期延长至0.3～0.4s（图21-20）。②心率为70次/分，P-R间期延长至0.44s（图21-21）。③平静心电图P-R间期0.18s，运动后心率115次/分，P-R间期延长至0.24～0.26s（图21-22）。④卧位时P-R间期延长至0.24～0.26s，坐位及运动后P-R间期0.18s（图21-23）。

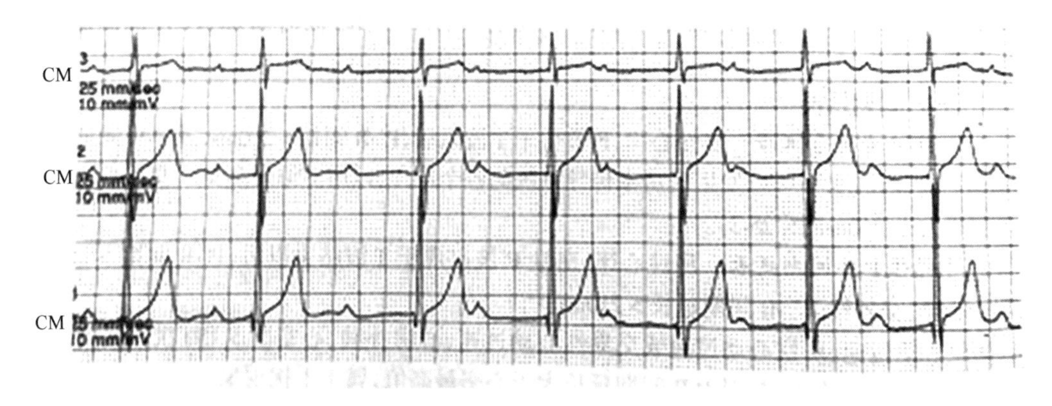

图21-20 卧位P-R间期延长至0.3～0.4s，心电图诊断：一度房室传导阻滞

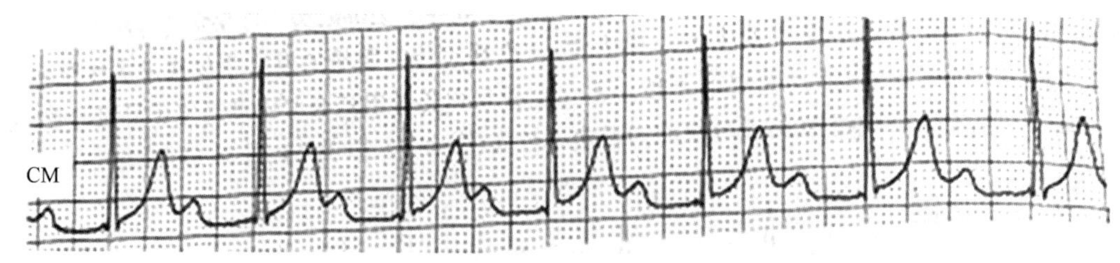

图 21-21　心率 70 次 / 分，P-R 间期延长至 0.44s，心电图诊断：一度房室传导阻滞

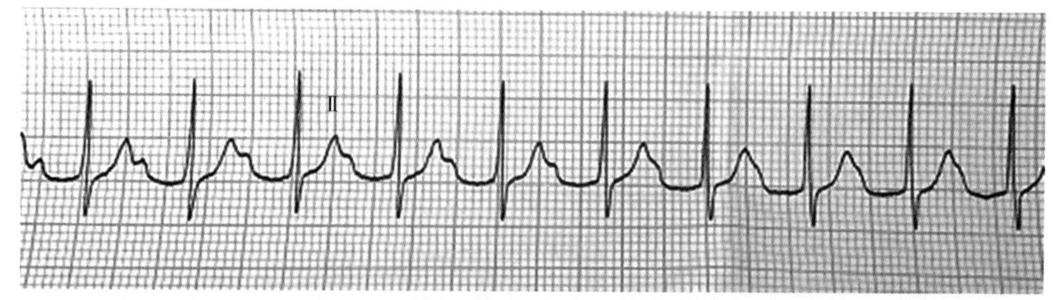

图 21-22　招飞学生，15 岁，平静心电图 P-R 间期 0.18s，3min 登梯试验：1min 后心率 115 次 / 分，P 波落在 T 波降支，P-R 间期 0.24 ～ 0.26s。心电图诊断：运动后二度房室传导阻滞

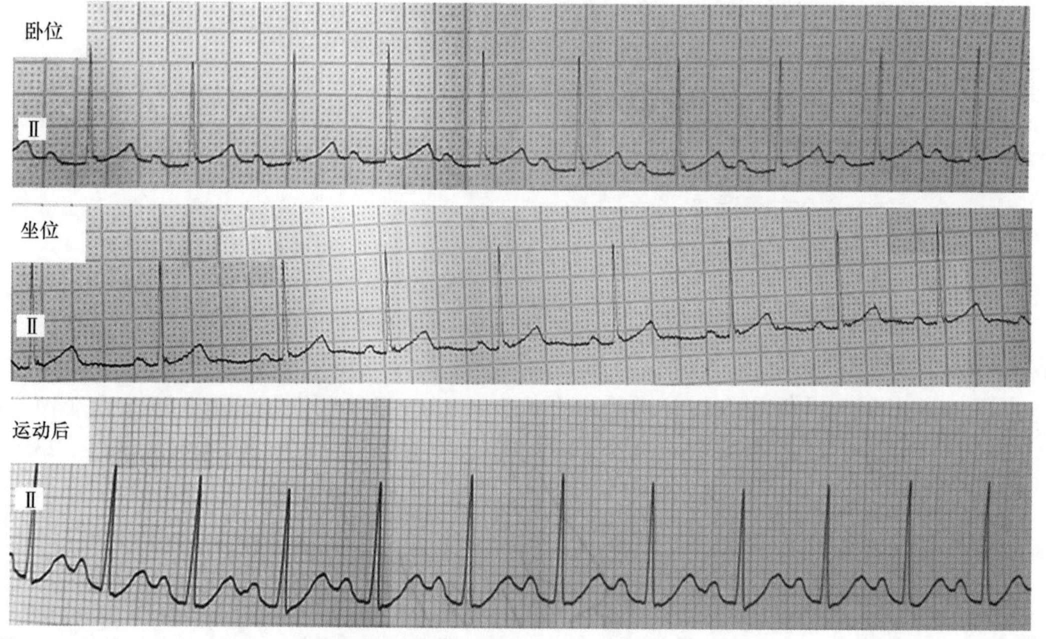

图 21-23　招飞学生，18 岁，卧位 P-R 间期延长至 0.24 ～ 0.26s，坐位及运动后 P-R 间期 0.18s。心电图诊断：迷走神经引起的一度房室传导阻滞

（二）鉴别诊断

1. 干扰性 P-R 间期延长　心房率在 200 次 / 分以上，P-P 间期明显短于房室结生理不应期，室上性激动必然落在房室结生理性相对不应期内，发生干扰性 P-R 间期延长。这是一种正常的电生理现象。在 Q-T 间期正常情况下，发生于 T 波降支的 P 波，下传的时间延长，表明房室结相对不应期病理性延长。发生于 T 波或 U 波之后的房性期前收缩、

窦性夺获心搏伴有 P-R 间期延长，也是一度房室传导阻滞的表现。

2. 隐匿性交界性期前收缩致伪性一度房室传导阻滞　隐匿性交界性期前收缩致伪性一度房室传导阻滞的特征：①心电图上有显性交界性期前收缩；② P-R 间期延长仅发生于个别的心搏。

3. 交界性期前收缩及室上性期前收缩伴隐匿性房室传导引起干扰性 P-R 间期延长　插入性交界性期前收缩或室上性期前收缩的激动逆传至交界区，引起该部位的局部动作电位，产生新的不应期。下一次窦性激动来临时，交界区仍处于不应期，发生干扰性 P-R 间期延长，且仅发生于期前收缩后的第一个窦性心搏中。心房率较快时，可发生于期前收缩后的数个窦性心搏中。

4. 交界性并行心律　激动可以与窦性激动在交界区发生干扰，并行心律的激动伴前向阻滞时，可以引起干扰性 P-R 间期延长。

5. 交界区内隐匿性折返　交界区内发生隐匿性折返时，也可导致 P-R 间期延长。

三、体检方法

（一）平静心电图

采用自动分析心电图仪作为图形采集工具，嘱受检者消除紧张，严格按照国际统一规定连接 12 个导联线电极，纸速 25 mm/s，增益 10 mm/mV。按常规方法进行心电图描记，P-R 间期数值参考仪器自动分析数据，最终以心电图专业工作人员的人工复核确定为准。

（二）运动后心电图

1. 三分钟登梯试验　嘱受检者按 70 步 / 分的速度在马氏二阶梯的高梯上做踏上踏下运动，上下速度用节拍器控制，连续运动 3min 后立即卧床。描记即刻、2min、4min、6min 的标准Ⅱ导联心电图。

2. 平板运动试验　按标准安放电极。在平板运动主机上输入受检者编号、姓名、年龄、体重。嘱注意事项，嘱受检者随活动平板的速度走动，直到达到预期最大心率，即终止运动。次极量心率计算：195- 年龄数。然后让受检者平卧，记录其即刻、2min、4min、6min 的心电图情况。

3. P-R 间期测量方法　P-R 间期在各个导联上可有所差别，精确测量应是在同步记录的 12 导联中最早的 P 波起点至最早的 QRS 波起点的间距。若是 3 导联同步记录或单导联记录时，则应选取 2 ～ 3 个 P 波最清晰、最宽大且有明显 Q 波（或 q 波）的“半正交”导联，如Ⅱ、Ⅲ、V1（V5）或Ⅰ（aVL）、aVF、V2（V5）（P 波电轴左偏时），按 P-R 间期最长者计算。

四、航空医学考虑

正常情况下，P-R 间期受自主神经系统的调节，在交感神经系统活性增强时，心率增快，引起 P-R 间期相应缩短；而在刺激左右两侧迷走神经时，呈现不一致的效应：刺激右侧迷走神经主要引起心率减慢，而刺激左侧迷走神经则主要影响房室传导，使 P-R 间期延长。在自主神经系统完整的情况下，刺激迷走神经的总效应为心率减慢和 P-R 间期延长。据报道，长期接受训练的运动员，P-R 间期可以轻度延长，个别训练有素的运动员可达 0.52s，可能为迷走神经占优势，使房室结传导减慢所致。P-R 间期正常的优秀选手，在运动后，一半以上的选手会出现 P-R 间期延长。运动时，P-R 间期随心率增快而缩短，运动恢复期间，缩短的 P-R 间期可以恢复正常（β 受体阻滞药可抑制这种改变），但部分人在运动恢复期，P-R 间期也可表现为进一步缩短，可能为一种心脏记忆现象。此外，约有 20% 的运动员可以出现一度房室传导阻滞，其中一部分尚有间歇性二度 Ⅰ 型房室阻滞，这些现象在活动或注射阿托品后消失，故考虑为迷走神经张力增高所致。

现民航招飞 P-R 间期≤ 0.30s 的一度房室传导阻滞合格。军队现役飞行员一度房室传导阻滞飞行鉴定合格。根据国外对 67 000 名健康航空人员的检查，有 0.52% 的 P-R 间期可延长至 0.21 ～ 0.24s。招飞学生都是年轻人，建议：①招飞静息心电图出现一度房室传导阻滞时，即 P-R 间期 0.21 ～ 0.24s，而运动后 P-R 间期恢复正常的，应考虑是迷走神经张力过高所致，评定合格。②部分学生平静心电图 P-R 间期正常（P-R 间期≤ 0.20s），运动后要求心率达到 100 次 / 分以上（对应 P-R 间期应≤ 0.18s），此时学生交感神经兴奋，P-R 间期反而延长＞ 0.20s 者，多系运动引起的心率加快，使原来潜在的传导阻滞显露出来，评定不合格。

一度房室传导阻滞如果稳定而不发展，通常无临床意义，预后良好，短时即可消失。阻滞部位在房室结者预后良好。但少数一度和二度 Ⅰ 型房室传导阻滞部位在希氏束内或希氏束下（双侧束支水平），它们均由于急性或慢性心肌病变所致。它们的预后不同于房室结内一度或二度 Ⅰ 型房室传导阻滞，很可能会进展为高度或三度房室传导阻滞。对它们的正确诊断必须依靠希氏束电图检查。

（刘卫民　郝　鹰）

第五节　二度房室传导阻滞

部分由心房传下来的激动不能达到心室，而这部分 P 波不引起 QRS 波群，而产生房室传导阻滞。根据心电图表现不同，可分为两型：莫氏 Ⅰ 型（文氏现象）和莫氏 Ⅱ 型。二度 Ⅰ 型房室传导阻滞：典型的文氏现象是 P-R 间期逐渐延长，直至漏搏 1 次 QRS 波群，结束一次文氏周期，以后又开始新的周期性变化。二度 Ⅱ 型房室传导阻滞：P-R 间期固定，部分心室 QRS 漏搏。

一、流行病学特点

（一）发病率

二度 Ⅰ 型房室传导阻滞常见于健康人，尤其见于运动及睡眠时，这主要与迷走神经张力增高有关，其预后良好。然而，有一项研究表明，16例二度Ⅰ型房室传导阻滞婴儿，有7例发展为三度房室传导阻滞。二度Ⅰ型房室传导阻滞72%发生在房室结，9%发生在希氏束，19%发生在束支。

二度Ⅱ型房室传导阻滞是永久性的，易发展为高度或完全性房室阻滞，至少有2/3患者存在双束支甚至三束支病变。有一项研究表明，15例二度Ⅱ型房室传导阻滞的患者中，有9例之前已有束支阻滞。二度Ⅱ型房室传导阻滞20%发生在希氏束，80%发生在束支，很少发生在房室结。

（二）病因

1. *二度Ⅰ型房室传导阻滞常见病因* 大多数具有正常房室传导功能的人，快速性心房起搏可以诱发Ⅰ型房室传导阻滞。渐增性心房调搏还可以导致一度、2∶1或高度房室结内阻滞。动态心电图发现，二度Ⅰ型房室传导阻滞与一度房室传导阻滞一样，可以发生在正常的青年人（尤其是运动员），而且多发生在夜间。运动或使用阿托品后可明显改善房室结内传导功能，使二度Ⅰ型房室传导阻滞消失，提示该现象与迷走神经张力增高有关。然而，部分小儿的二度Ⅰ型房室传导阻滞经历数年后可进展成为高度房室传导阻滞（发生机制不清楚）。很多药物可以延长房室结的不应期，如洋地黄类药物、β受体阻滞药、钙拮抗药及中枢和外周交感神经阻滞药均可引起二度Ⅰ型房室传导阻滞。在急性心肌梗死患者二度房室传导阻滞的发生率为2%～10%（北京阜外医院报告为6.9%）。二度Ⅰ型房室传导阻滞多见于下壁心肌梗死患者，且多数由一度房室传导阻滞发展而来。通常是房室结功能异常所致，其机制可能与迷走神经张力增高及腺苷作用有关。出现时间短暂，多于1周内消失。二度Ⅰ型房室传导阻滞不常发生于前间壁心肌梗死，一旦发生，表明是广泛的希氏束、浦肯野纤维损伤，易发展为高度房室传导阻滞。此外，风湿热可有不同程度的房室传导阻滞，以一度房室传导阻滞常见。心肌炎、心肌病等也易发生房室传导阻滞。

2. *二度Ⅱ型房室传导阻滞常见病因* 抗心律失常药物作用如洋地黄、奎尼丁、普鲁卡因胺、普罗帕酮、美托洛尔等均可发生二度Ⅱ型房室传导阻滞。电解质紊乱中高血钾（血钾为10～13mmol/L）可引起房室传导阻滞。低血钾（血钾＜2.8mmol/L）也可引起各级房室传导阻滞。风湿性心肌炎患者中约26%可伴有一度和（或）二度房室传导阻滞，以一度多见。病毒性心肌炎患者二度和三度房室传导阻滞并不少见。有时伴有束支传导阻滞，多表明病变广泛。其他感染如柯萨奇B病毒、麻疹、腮腺炎、病毒性上呼吸道感染、传染性单核细胞增多症、病毒性肝炎、伤寒等可使传导系统广泛或局部受损，可发生一、二、三度房室传导阻滞。但阻滞大多为暂时性的、可逆的。很少发展为永久性慢性房室传导阻滞。冠心病、急性心肌梗死二度房室传导阻滞的发生率为2%～10%。二度Ⅱ型房室传导阻滞多见于前壁心肌梗死，其发生率为1%～2%。多在发病后72h内出现。阻滞部位多在希氏束以下。扩张型心肌病二度传导阻滞者约占4%。其他疾病，如肥厚型心肌病、先天性心脏病、心脏直视手术、甲状腺功能亢进与黏液性水肿、钙化性主动脉瓣狭窄症等均可见到各种程度的房室传导阻滞。近年来发现约有50%慢性结下性房室传导阻滞并非系动脉硬化、心肌炎或药物中毒所致，而是两束支或三束支发生非特异性纤维性变，有时病变可侵及希氏束的分叉处，而房室结和希氏束很少受到侵及，其原因不清。

（三）发生机制

1. 二度Ⅰ型房室传导阻滞的发生机制　房室传导组织绝对不应期与相对不应期均病理性延长，以相对不应期延长为主。激动在有效不应期内完全不能传布，而在相对不应期发生递减传导，传导速度减慢。在一个文氏周期中，第二个 P 波传抵房室传导组织时，后者尚处于相对不应期内，所以 P-R 间期延长，使心室激动的发生时间错后。这样，第三个 P 波便落在相对不应期的更早阶段，递减传导更明显，P-R 间期更延长，循此下去，直到最后一个 P 波落在前一次激动后有效不应期内而完全不能下传，发生一次心搏脱落。而经过心搏脱落的长间歇后，房室传导组织的兴奋性有所恢复，间歇后的第一个 P 波又能以缩短的 P-R 间期下传心室。

2. 二度Ⅱ型房室传导阻滞的发生机制　房室传导系统的绝对不应期病理性延长，而相对不应期不延长，绝对不应期间歇地延伸，超过一个心房的心动周期时，引起下一个 P 波受阻，脱落一次 QRS 波群，由于相对不应期不延长，下传 P-R 间期正常。

二、诊断及鉴别诊断

（一）诊断

1. 二度Ⅰ型房室传导阻滞的典型心电图特点　① P-R 间期逐渐延长后脱落 1 次 QRS 波群，结束一次文氏周期，再重复上述现象（图 21-24）。② P-R 间期在逐渐延长，但每次的递增量在递减。文氏周期中第 2 个心搏的 P-R 间期递增量最大，最后 1 个 P-R 间期表面看起来最长，而递增量最小。③ P-R 间期逐渐延长，而 R-R 间期逐渐缩短，在心搏脱落的长间歇之后，心室率逐渐轻度加快。④由于心搏脱落的长间歇含有最短的 P-R 间期，长间歇必然等于或短于任何两个最短的间歇之和。

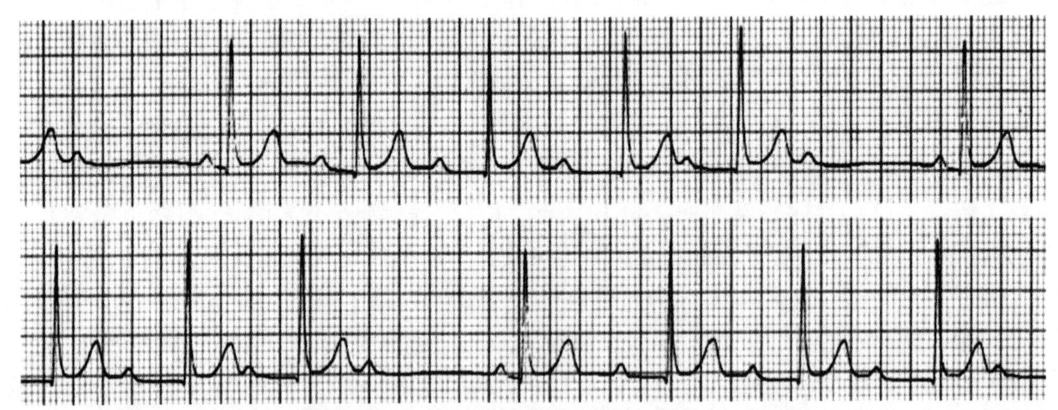

图 21-24　窦性心律，P-R 间期逐渐延长，之后漏搏一次 QRS 波群，以后重复上述现象，下传 P-R 间期 0.18 ～ 0.44s，二度Ⅰ型房室传导阻滞

2. 二度Ⅱ型房室传导阻滞的典型心电图特点　①部分心房波因阻滞未下传心室：在窦性心律、房性心律及交界性心律时，有部分 P（P′）波发生于心动周期的反应期，应该下传心室而不能下传者，为二度房室阻滞的特征。②下传 P-R 间期固定：凡是下传的 P-R 间期都是固定的，一般 P-R 间期正常，少数 P-R 间期≥ 210ms。③ QRS 波群：下传 QRS 波群形态及时间正常或伴束支阻滞及分支阻滞（图 21-25）。

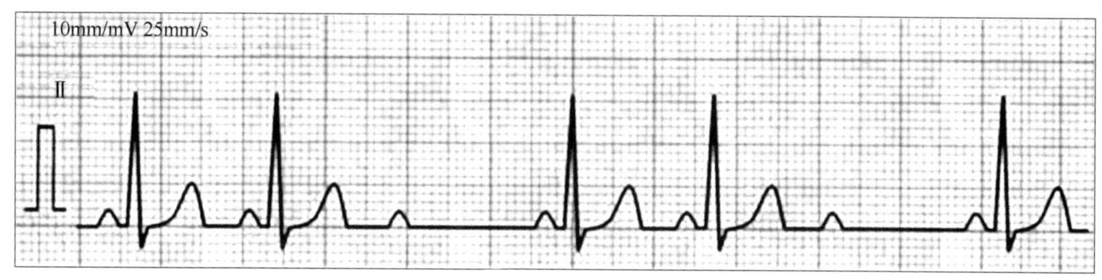

图 21-25　窦性心律，P-R 间期固定，之后漏搏一次 QRS 波群，以后重复上述现象，二度Ⅱ型房室传导阻滞

3. *二度Ⅰ型房室传导阻滞常见异常现象*　二度Ⅰ型房室传导阻滞时，房室传导比值的变化多由隐匿传导所致。①以 2 ：1（A）或 3 ：2（B）房室传导阻滞时，P-R 间期逐渐延长（图 21-26）。②立位时，心率 100 次 / 分。P-R 间期 0.24s，一度房室传导阻滞（A）；卧位时，心率 86 次 / 分。P-R 间期逐渐延长，之后漏搏一次 QRS 波群，房室比例 3 ：2 ～ 4 ：3，二度Ⅰ型房室传导阻滞（B）（图 21-27）。③平静心电图 P-R 间期 0.18s，3min 运动后即刻心率 130 次 / 分，P-R 间期逐渐延长后漏搏一次 QRS 波群（图 21-28）④动态心电图描记的二度Ⅰ型房室传导阻滞，以 3 ：2 ～ 5 ：4 下传，伴 P-R 间期延长（图 21-29）

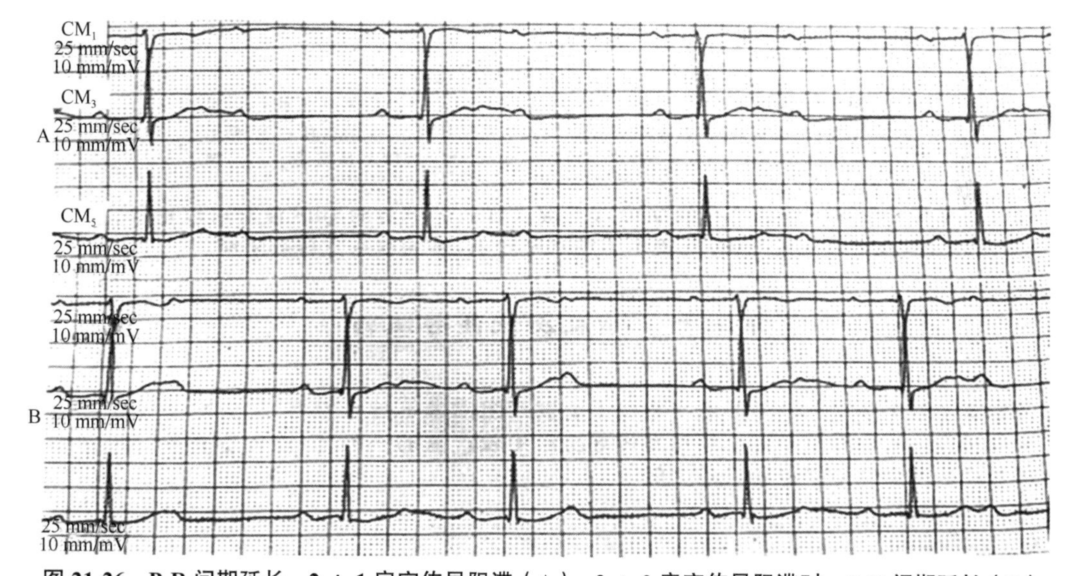

图 21-26　P-R 间期延长，2 ：1 房室传导阻滞（A）；3 ：2 房室传导阻滞时，P-R 间期延长（B）

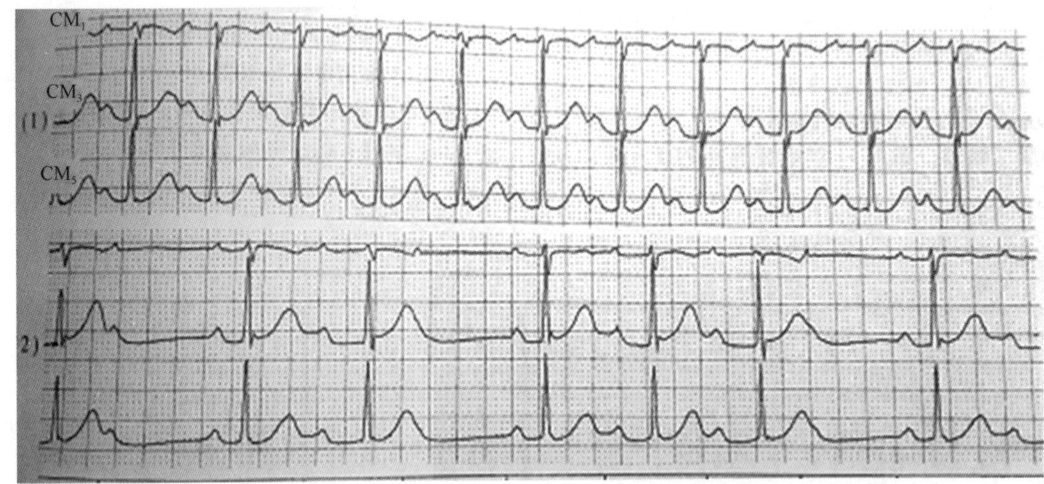

图 21-27 （1）立位时，心率 100 次 / 分，P-R 间期 0.24S，一度房室传导阻滞；（2）卧位时，心率 86 次 / 分，P-R 间期逐渐延长，之后漏搏一次 QRS 波群，房室传导比例 3 ∶ 2 ～ 4 ∶ 3，二度Ⅰ型房室传导阻滞

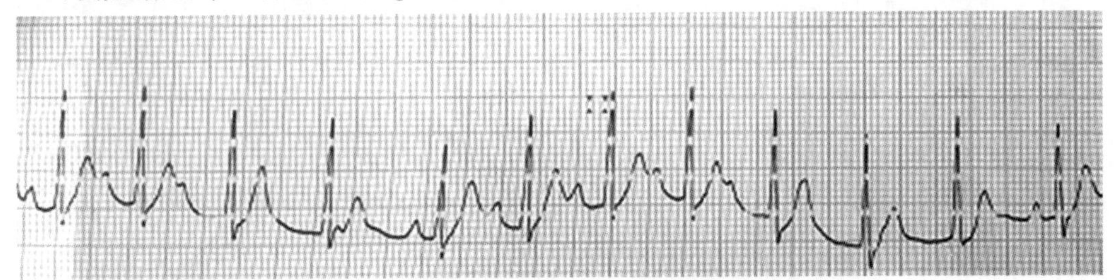

图 21-28 招飞学生，15 岁，平静心电图 P-R 间期 0.18s，3min 登梯试验后即刻心率 130 次 / 分，P-R 间期逐渐延长，之后漏搏一次 QRS 波群。心电图诊断：运动后二度Ⅰ型房室传导阻滞

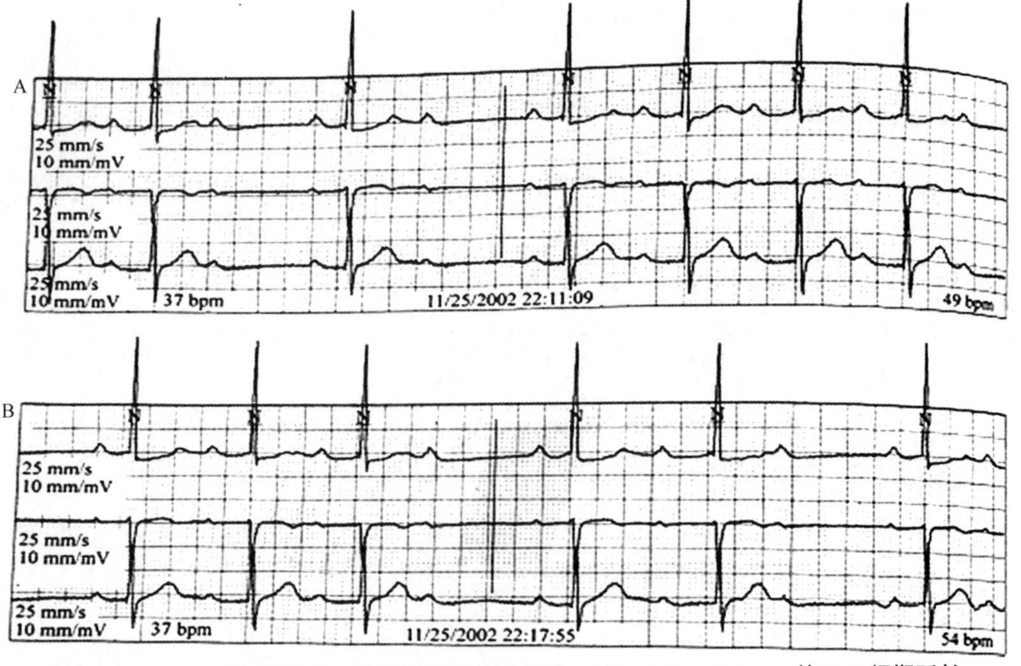

图 21-29 动态心电图描记的二度Ⅰ型房室传导阻滞，以 3 ∶ 2 ～ 5 ∶ 4，伴 P-R 间期延长

4. 二度Ⅱ型房室传导阻滞常见异常现象　①动态心电图描记 P-R 间期延长，记录近结束突见 2 次 P 波后脱漏 QRS 波。应诊断为二度Ⅱ型房室传导阻滞（图 21-30）。②心率 78 次 / 分，P-R 间期固定为 0.12s，P 波后脱漏 QRS 波，房室传导比例 2 ∶ 1～3 ∶ 2（图 21-31）。③ P-R 间期固定为 0.18s，P 波后脱漏 QRS 波，房室传导比例 3 ∶ 2（图 21-32）。

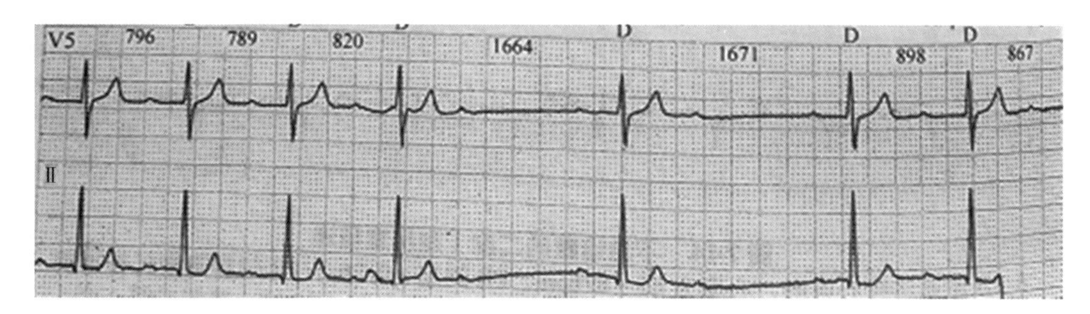

图 21-30　动态心电图描记 P-R 间期延长，记录近结束突见 2 次 P 波后脱漏 QRS 波，应诊断为二度Ⅱ型房室传导阻滞

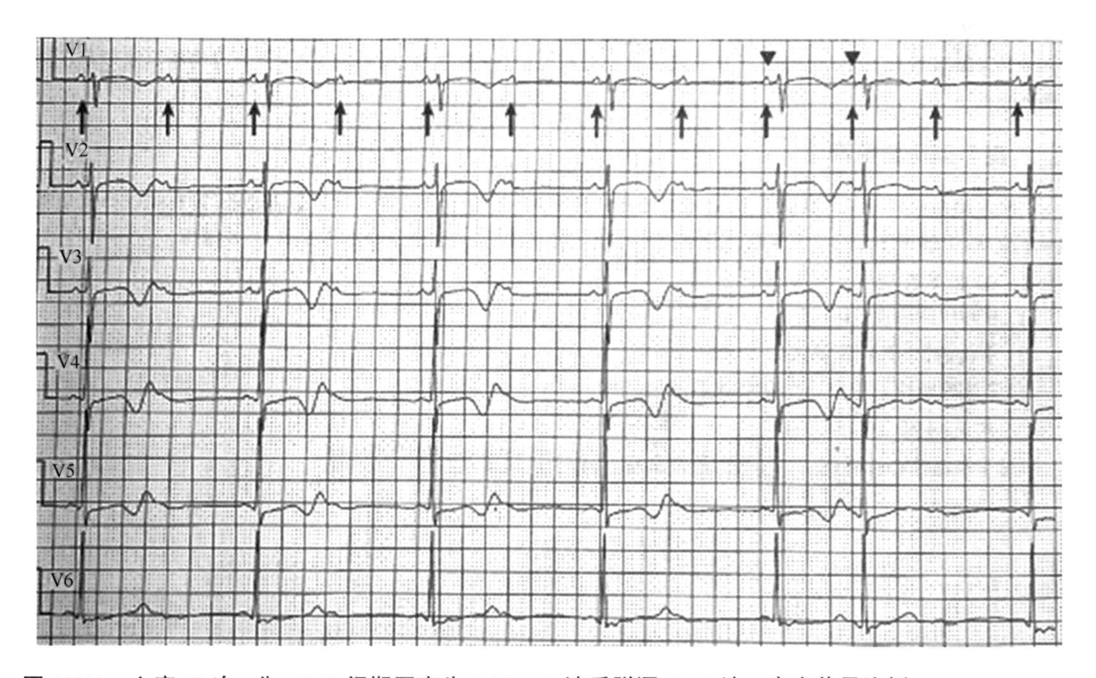

图 21-31　心率 78 次 / 分，P-R 间期固定为 0.12s，P 波后脱漏 QRS 波，房室传导比例 2 ∶ 1～3 ∶ 2。应诊断为二度Ⅱ型房室传导阻滞

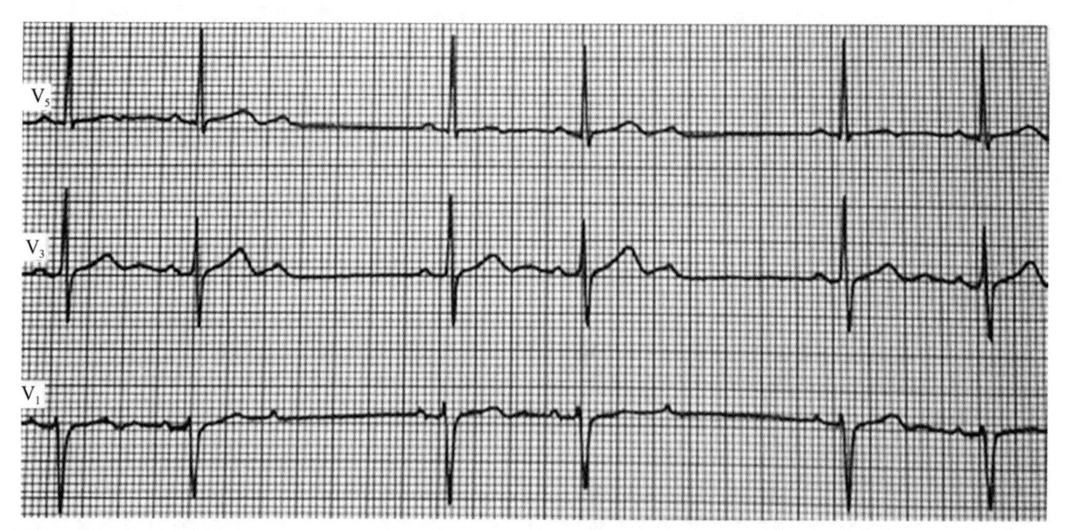

图 21-32 P-R 间期固定为 0.18s，P 波后脱漏 QRS 波，房室传导比例 3 ∶ 2，应诊断为二度Ⅱ型房室传导阻滞

（二）鉴别诊断

1. 二度Ⅰ型房室传导阻滞的鉴别诊断

（1）二度Ⅰ型房室传导阻滞与窦性心律不齐的鉴别：窦性心律不齐的 P-R 间期无逐渐延长，P-P 间期长短不一，无渐短突长的文氏现象。心室律不齐。

（2）心率在 180 次 / 分以上的房性心动过速、心房扑动、交界性心动过速：因心房周期明显短于房室结有效不应期，致使部分室上性激动未下传心室。QRS 漏搏前，P-R 间期逐渐延长。这是生理性房室传导的文氏现象。快速心房调搏试验时，也可看到这一现象。

（3）隐匿性交界性期前收缩致伪性二度Ⅰ型房室传导阻滞：连续插入性隐匿性交界性期前收缩，可致干扰性 P-R 间期逐渐延长后心室漏搏，酷似二度Ⅰ型房室传导阻滞。根据显性交界性期前收缩的分布特点，可推测出隐匿性期前收缩的存在。

2. 二度Ⅱ型房室传导阻滞的鉴别诊断

（1）窦性心动过缓：2 ∶ 1 房室传导阻滞，未下传的 P 波隐藏在 T 波中时，酷似窦性心动过缓。与窦性心动过缓的鉴别要点如下。①2 ∶ 1 房室传导阻滞时节律规则，而窦性心动过缓常伴有显著的节律不齐；②观察 T 波低平的导联上，可以看到未下传的 P 波；③应用阿托品或刺激迷走神经，心率改变以后可得到明确诊断；④希氏束电图、食管导联心电图有助于鉴别诊断。

（2）未下传的房性期前收缩二联律：2 ∶ 1 房室传导阻滞常伴发室性窦性心律不齐，很像未下传的房性期前收缩二联律。鉴别要点是房性期前收缩的P′波明显提前出现，其P′波形态与窦性 P 波不同。

（3）隐匿性交界性期前收缩：隐匿性交界性期前收缩可以有个别 P 波未下传，表面看来像是二度Ⅱ型房室传导阻滞，实际上是交界性期前收缩产生的绝对干扰。希氏束电图可帮助鉴别。隐匿性交界性期前收缩见于健康人或非器质性心脏病患者，而二度Ⅱ型房室传导阻滞多为器质性心脏病所致。

三、航空医学考虑

迷走神经张力增高引起的二度Ⅰ型房室传导阻滞发生于卧位或夜间睡眠时，立位或活动时消失。二度Ⅰ型房室传导阻滞见于原发性高血压、冠心病、心肌炎、洋地黄过量等，大多是暂时性的，好转后可转变为一度房室传导阻滞或消失。二度Ⅰ型房室传导阻滞一般不引起明显的血流动力学改变，无须特殊治疗。希氏束电图证实阻滞部位在希氏束以下者，应采取积极有效的治疗措施。

二度Ⅱ型房室传导阻滞，可产生明显的血流动力学改变，多有房室传导系统的损害或退行性变，往往发展成为高度或完全性房室传导阻滞，招飞体检结论不合格。

（刘卫民　郝　鹰）

第 22 章

预激综合征

预激是一种房室间传导的异常现象。当室上性激动下传时，由于附加旁道具有不应期短、传导快的特点，部分激动经附加旁道快速下传，提早兴奋心室的一部分或全部，引起部分心室肌提前激动并沿心室肌本身传导，表现为一系列心电图异常，称为预激综合征。由于房室旁路存在，预激综合征患者常出现反复发作阵发性室上性心动过速、心房颤动及扑动，可引起血流动力学改变，严重者可出现晕厥。

一、流行病学特点

（一）发病率

典型预激综合征最常见，在正常人群的发病率为 0.1% ～ 0.3%。大多数患者年轻时发病，男性多于女性。飞行人员预激综合征的发病率与普通人相似。在军事飞行人员中，预激综合征的发病率为 0.1% ～ 0.5%。招飞体检青年学生中，预激综合征的发病率分别为东北地区 0.26%；山东、河南两省 0.22%；华中地区 0.10%。有研究报道表明，14 岁以下男性儿童预激综合征的比例为 47%，女性的比例为 53%，无性别差异。随着年龄增长，男性预激综合征患者的比例逐渐增多。15 ～ 16 岁年龄段的男性患者的比例为 60%，17 岁以上患者中比例为 69%。现已公认，预激的病因是正常房室传导系统以外的先天性房室附加通道（简称旁路）存在，患者大多无器质性心脏病，也见于某些先天性和后天性心脏病，如三尖瓣闭锁、梗阻型心肌病等。典型预激综合征主要伴发快速型心律失常，射频消融是预激综合征的首选治疗方法。Berkman 等观察典型预激综合征患者 5 ～ 28 年，所有死亡病例均死于心律失常。然而，日常体检时，也发现许多无症状预激患者，传统观念认为无须治疗。现有学者认为部分无症状预激综合征最终可发展为症状性心律失常，并且部分无症状预激综合征患者可以猝死为首发表现，而预防性射频消融可改善这类患者的预后。Munger 等报道了一组 113 例无症状预激综合征患者的随访结果，其中有 30% 的患者在随访期内出现心律失常相关的症状，其中多数心律失常为室上性心动过速，也有部分是心房扑动及心房颤动，一例为室性心动过速。而另一份随访研究中，则有约 10% 患者出现了心律失常相关的症状，其中大部分也是室上性心动过速。在一些无症状预激综合征患者的临床研究报告中，均有不同数量的预激综合征患者发展为有症状的心律失常，并且还有部分患者有与心室纤颤相关的猝死。研究报告结果说明，无症状预激综合征患者并不是真正的无症状。对于无症状预激综合征的处理仍存争议，主要存在于射频消融的并发症问题。Derick 等认为无症状预激综合征预防性射频消融仍需谨慎，而对于一些类似运动员的高风险职业的患者可以选择射频消融根治旁道，预防性射频消融可改善此类患者的预后。

（二）发病机制

电生理研究证明，旁路的传导速度快，心房冲动部分经旁路快速下传，提前到达心室某处，使该处心肌提前激动及改变心室肌正常兴奋顺序，起始部分有预激波（Δ 波），心房冲动的其余部分可沿正常途径下传，与旁路引起的心室激动合并形成心室融合波，心室融合波的形态由正常与旁路的不应期长短决定，正常通路不应期长，或冲动大部沿旁路传导，则 QRS 波群畸形明显；旁路不应期长，则心室融合波接近正常。预激综合征患者房室间存在两条传导通路，容易发生折返和折返性心动过速，心动过速发作时大多经旁路逆传而沿正常通道下传，因而心动过速的 QRS 波群形态正常；偶见冲动经旁路下传而沿正常通道逆传，造成心动过速时 QRS 波群呈预激状（图 22-1）。

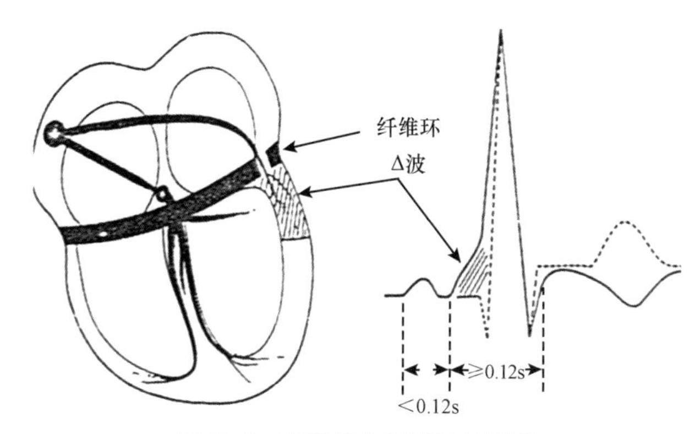

图 22-1 预激综合征波形的形成

（三）临床分型

预激综合征的附加传导路径已经组织学证实，临床上用最先发现者的名字来命名三种旁路，不同患者可有不同旁路，同一患者可也有多种旁路，从而形成不同类型的预激综合征。

（1）房室旁路（Kent 束）：左右房室环外侧直接连接房室之间纤维，形成最常见的典型预激综合征。Kent 束参与前传及逆传形成前传型及逆传型房室反复性心动过速（AVRT）。Gallagher 根据 Kent 束所在部位将其确定为四种，常见的顺序：左侧游离壁旁道、后间隔部旁道、右侧游离壁旁道、前间隔旁道。此种定位对射频消融旁道有一定帮助。

（2）房结旁路（James 束）：后结间束直接连接到房室结的中下部。

（3）结室旁路和束室旁路（Mahaim 纤维）：连接房室结远端或房室束或束支近端与室间隔部的纤维束。

（四）预后

1. 预激综合征合并房室折返性心动过速的预后　大多数患者预后良好，少数患者尤其是有心房颤动史者可能发生心室纤颤和猝死。儿童典型预激综合征者猝死率约为 1%，成人患者约为 3%。目前尚无预测典型预激综合征患者猝死危险性的可靠方法，前述高危典型预激综合征的诊断可作参考。

2. 预激综合征合并心房颤动患者的预后　此类患者的猝死率不明确，但比不合并心房颤动者高。其危险在于会演变为心室纤颤。一组报告预激综合征合并心室纤颤的患者中有 80.6% 系预激综合征合并心房颤动发生快速心室反应所致。测量心房颤动发作时最短的 R-R 间期，常可提示心室纤颤发生的危险性，≤ 250ms 提示有演变为心室纤颤的危险，＜ 180ms 则为高危患者，应尽早采用射频消融治疗。

二、诊断及鉴别诊断

（一）诊断

1. 典型预激综合征　又称 W-P-W 综合征（Wolf-Parkinson-White syndrome），是由 Kent 束传导引起的，临床最为常见。

心电图特征：① P-R 间期缩短＜ 0.12s，P 波为窦性。② QRS 间期＞ 0.10s。③ PJ 间期正常。④ QRS 波起始部出现的 Δ 波，一般与 QRS 主波方向一致。⑤常有继发性 ST-T 改变。

根据胸前导联上的图型特点分为 3 型：

A 型：激动从左心室后基底部进入心室。预激波平均向量指向左、前、下方。A 型心电图表现为 V1 ～ V6 导联 QRS 波群呈 R 型或 RS 型，起始部有预激波（图 22-2）。

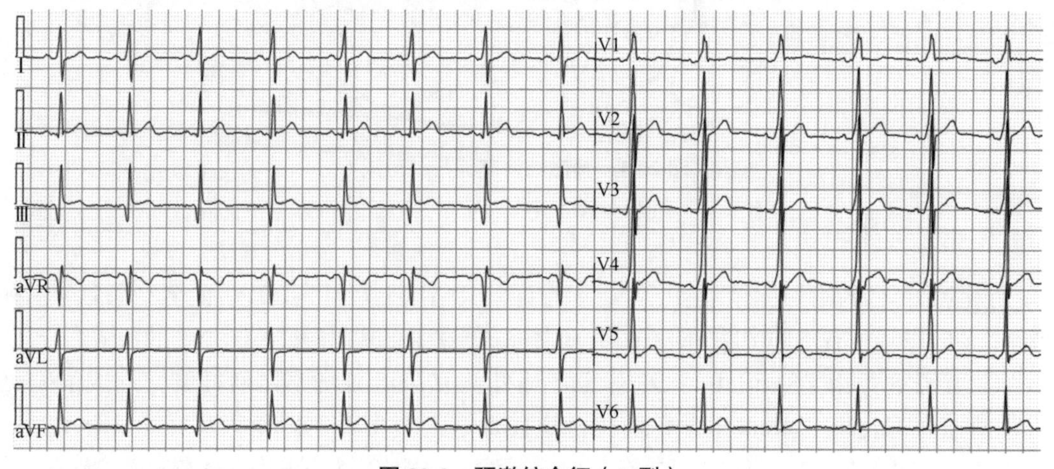

图 22-2　预激综合征（A 型）

B 型：激动自右心室前侧壁进入心室，由前向后除极，Δ 向量指向左后。B 型心电图表现为右胸导联 V1、V2、V3 主波均呈负向，呈 rS 型，而左胸 V5、V6 导联 QRS 波主波向上，呈 R 型（图 22-3）。

C 型：激动从左心室前侧壁进入心室，Δ 向量指向右前方，V1、V2 导联 Δ 波及主波向上呈 RS 或 Rs 型，V6 导联出现深 Q 波（图 22-4）。

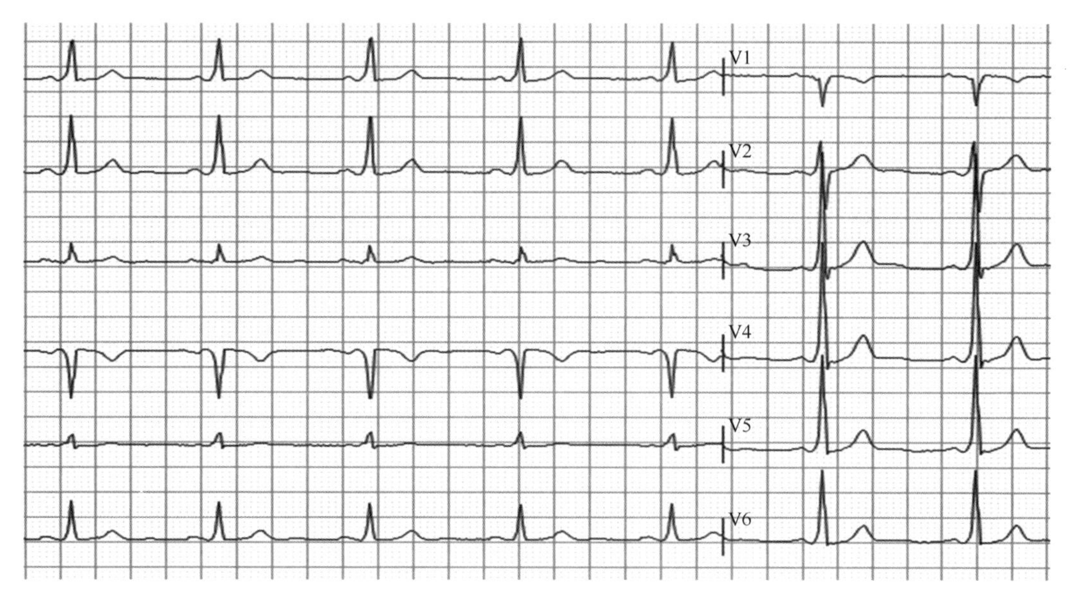

图 22-3 预激综合征（B 型）

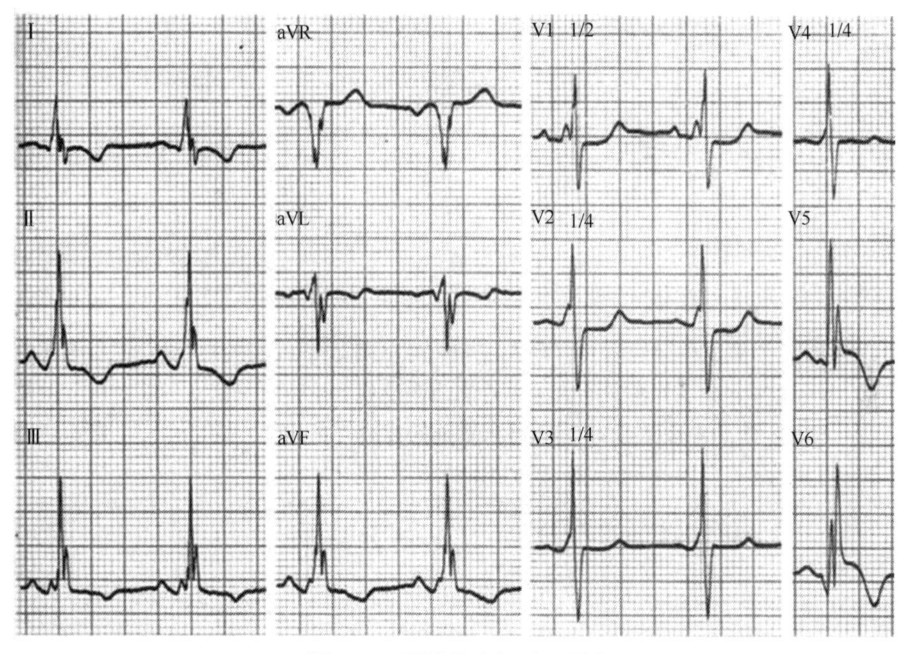

图 22-4 预激综合征（C 型）

2. 变异型预激综合征

（1）James 型：又称 L-G-L 综合征（Lown-Ganong-Levine syndrome），由于窦性激动自心房波经 James 束绕过房室结，到达房室结下部或希氏束，其后激动沿希氏束 - 浦肯野纤维系统正常下传。心电图特征如下。① P-R 间期缩短，小于 0.12s。② QRS 时限、形态正常，无 Δ 波及继发性 ST-T 改变。必须具备 P-R 间期≤ 0.10s、无 Δ 波、QRS 波群正常伴反复发作心动过速史，才能诊断 L-G-L 综合征，如仅有 P-R 间期缩短，无复发作心动过速史，应诊断为短 P-R 间期。越来越多的证据表明，单纯只有短 P-R 间期和正常 QRS

波群，而没有心动过速史的患者很可能是人体的正常变异。通过导管电生理研究发现，L-G-L 综合征的短 P-R 间期可能代表正常 P-R 间期范围的一个低点（图 22-5）。

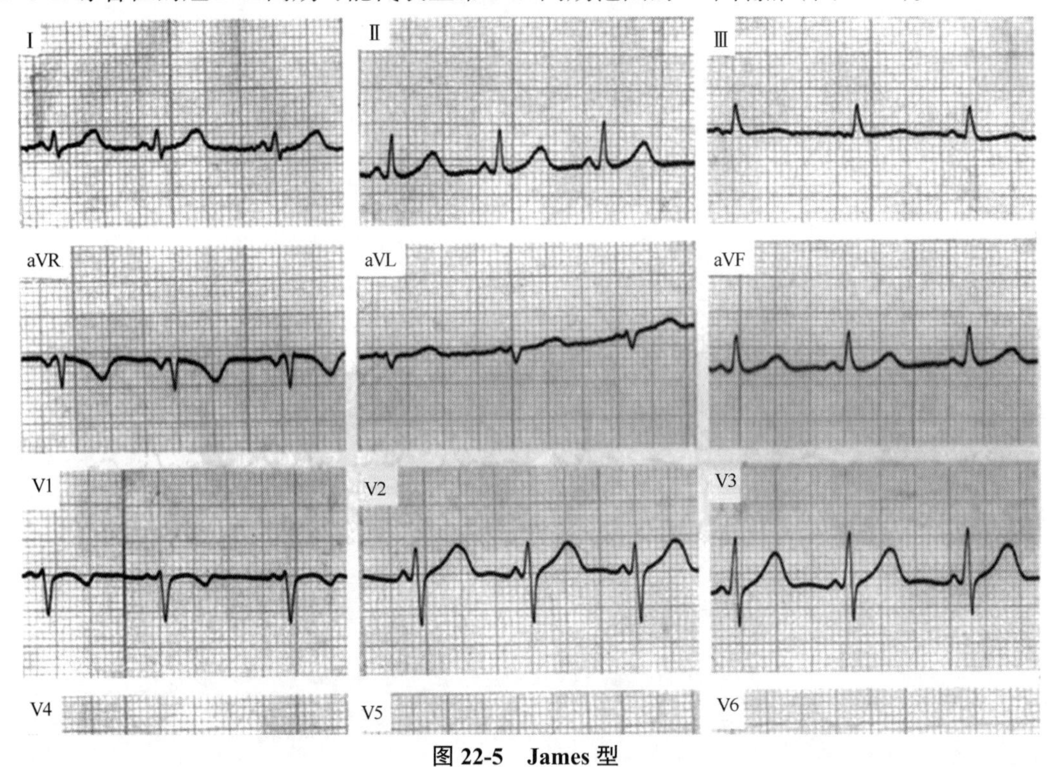

图 22-5　James 型

（2）Mahaim 型：激动沿 Mahaim 纤维下传，此纤维具有传导缓慢，递减传导特征。激动自房室结下部或房室束近端至心室肌。心电图特征如下。① P-R 间期正常或延长。② QRS 波起始部切迹，有 Δ 波。③ QRS 波群宽大，QRS 波时间正常或稍延长（图 22-6）。

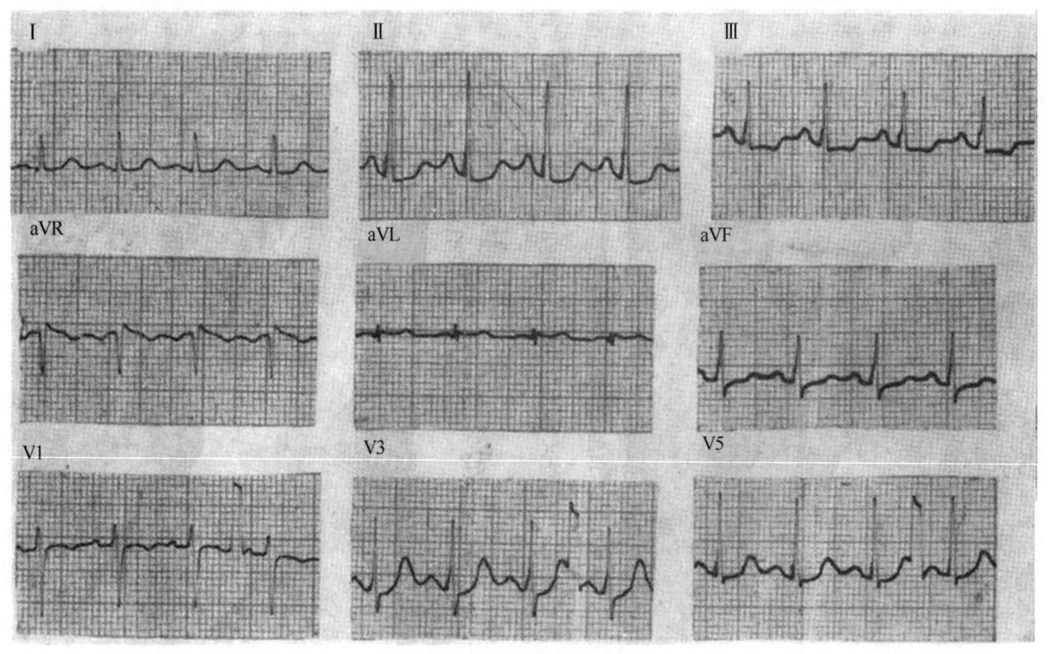

图 22-6　Mahaim 型

预激综合征心电图分型比较见表 22-1。

表 22-1 心电图分型比较

项目	W-P-W 综合征	James 型预激综合征	Mahaim 型预激综合征
P-R 间期	＜ 0.12s	＜ 0.12s	正常
QRS 时间	＞ 0.11s	正常	＞ 0.11s
继发性 ST-T 改变	有	无	有
Δ 波	有	无	有
类似心肌缺血	是	否	是
类似心室肥大	是	否	是

（二）鉴别诊断

1. W-P-W 综合征与其他心脏疾病的鉴别

（1）心室肥大：W-P-W 综合征由于心室除极过程变化，可引起 R 波电压明显增高和继发性 ST-T 改变，故应与心室肥大相鉴别。①右心室肥大，A 型预激综合征可类似右心室肥大，但右心室肥大的心电图 QRS 波群起始部无 Δ 波无右心房肥大、电轴右偏等改变；②左心室肥大，B 型预激综合征可类似左心室肥大，除预激综合征的三联征外，与左心室肥大并无明显不同。

（2）束支传导阻滞：W-P-W 综合征除预激综合征的三联征外，P-J 间期＜ 0.27s，而束支传导阻滞 P-J 间期≥ 0.27s。右束支传导阻滞在 V1 导联出现 rSR′ 三相波，左束支传导阻滞在 V5、V6 导联 R 波顶端有切迹，而预激综合征 QRS 波群起始部仅有预激波。

（3）心肌缺血：W-P-W 综合征可引起继发性 ST-T 改变，易误诊为心肌缺血，特别在心电监护时，预激综合征间歇出现，类似一过性心肌缺血。重点在于预激三联征，进而可进行鉴别。W-P-W 综合征引起的 ST-T 改变为继发性，在 QRS 主波向上的导联出现 ST 段压低和 T 波倒置，而心肌缺血的 ST-T 改变为原发性，与 QRS 主波方向无关。

（4）心肌梗死：由于预激波向量波动于 −70° ～ +120° ，可在许多导联产生负性波，类似 Q（或 q）波，故应与心肌梗死相鉴别。其次，W-P-W 综合征的 ST-T 改变继发于心室内除极顺序的异常，不一定有病理意义。另一方面，应注意当预激波向量与心肌梗死向量方向相反时，可抵消梗死向量，从而掩盖心肌梗死的心电图变化。预激综合征患者疑有心肌梗死时，在愈合期要用消除预激波的方法，以明确诊断。

2. Mahaim 型预激综合征与其他心脏疾病的鉴别

（1）左束支传导阻滞：Mahaim 型预激综合征的心电图表现为频率性左束支传导阻滞，当窦性心律增速时出现左束支传导阻滞，而窦性心律减慢时室内传导恢复正常。其与左束支传导阻滞的鉴别点如下。①患者多数年轻、无器质性心脏病；②可表现为频率依赖性、间歇性左束支传导阻滞；③常伴一度房室传导阻滞；④有心动过速史；⑤房束旁路下传形成类左束支阻滞的图形时，V1 导联的 r 波短小，而左束支阻滞时 V1 导联多呈 QS 波形，rS 型少见。

（2）右侧 W-P-W 综合征：W-P-W 综合征心电图特点如下。① P-R 间期＜ 0.12s。②有 Δ 波，QRS 波宽大畸形。③伴发的心动过速多为顺向型房室折返性心动过速，QRS 波窄而正常；仅少数为逆向型房室折返性心动过速伴束支传导阻滞，QRS 波宽大畸形。而 Mahaim 型预激综合征则无上述特点，所引起的室上性心动过速均为逆向型房室折返性心动过速，QRS 波宽大畸形。

（3）特发性右心室室性心动过速：① Mahaim 型预激综合征，心房刺激容易诱发和终止房室旁路引起的室上性心动过速，而特发性右心室室性心动过速心房刺激诱发较难。② Mahaim 型预激综合征心动过速时，心电图 QRS 波呈类左束支阻滞图形，电轴左偏；而特发性右心室室性心动过速时电轴右偏或不偏。

（4）预激综合征合并心房颤动与室性心动过速的心电图鉴别要点：①如果室率频率加快（200 次 / 分左右），QRS 增宽畸形，室律不齐，首先应考虑为心房颤动合并变异型预激综合征。②如果各导联 QRS 波群方向、形态和既往出现的变异型预激综合征 QRS 波群基本相同，则说明是变异型预激综合征合并心房颤动。③当心动过速出现间歇时，R-R 间期显著不等，QRS 波群宽大畸形，则支持变异型预激综合征合并心房颤动或室内差异性传导。④如果在略长的 R-R 间期后，出现较多的多种中间形态的室性融合波，则多支持变异型预激综合征合并心房颤动（图 22-7）。

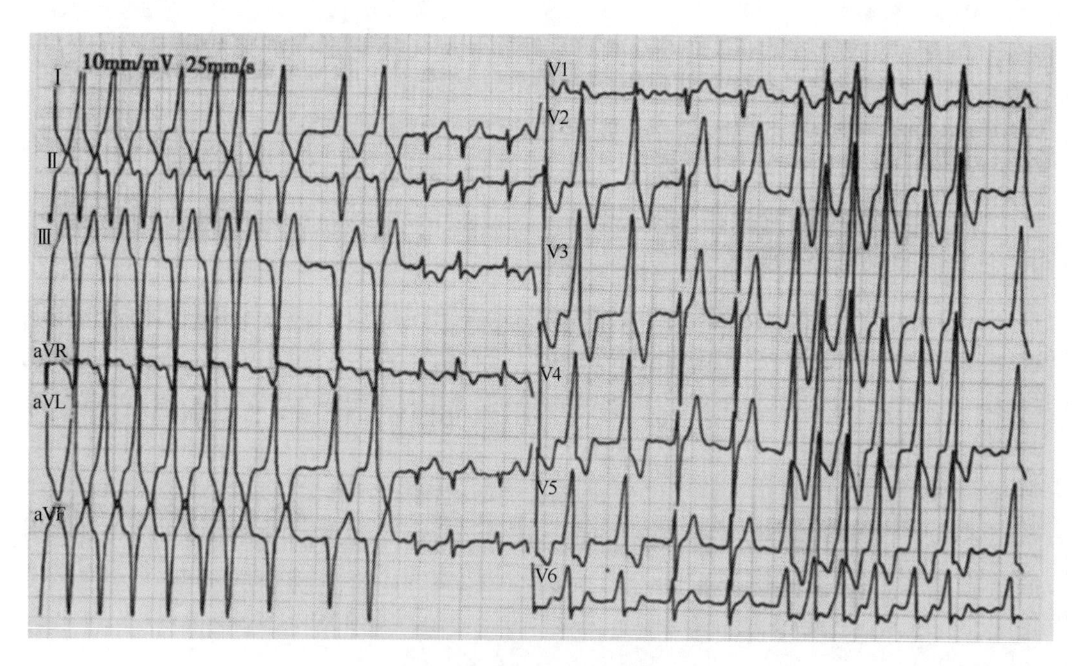

图 22-7 预激合并心房颤动

3. 预激综合征并发室上性快速性心律失常 房室折返性心动过速（AVRT） 最为常见。患者多为年轻人，无器质性心脏病，心动过速突发突止，如频繁发作且持续时间较长，可影响患者的日常生活。

预激综合征合并反复性心动过速心电图又可分为两类。①顺向型房室折返性心动过速：约占 95%，QRS 波群正常，Δ 波消失，可辨认逆行性 P 波；心室率常达 200 次 / 分或以上，P 波与 QRS 波群呈 1 ∶ 1 传导关系。②逆向型房室折返性心动过速：心电图表现宽 QRS 波群心动过速；心室率常达 200 次 / 分以上（图 22-8）。

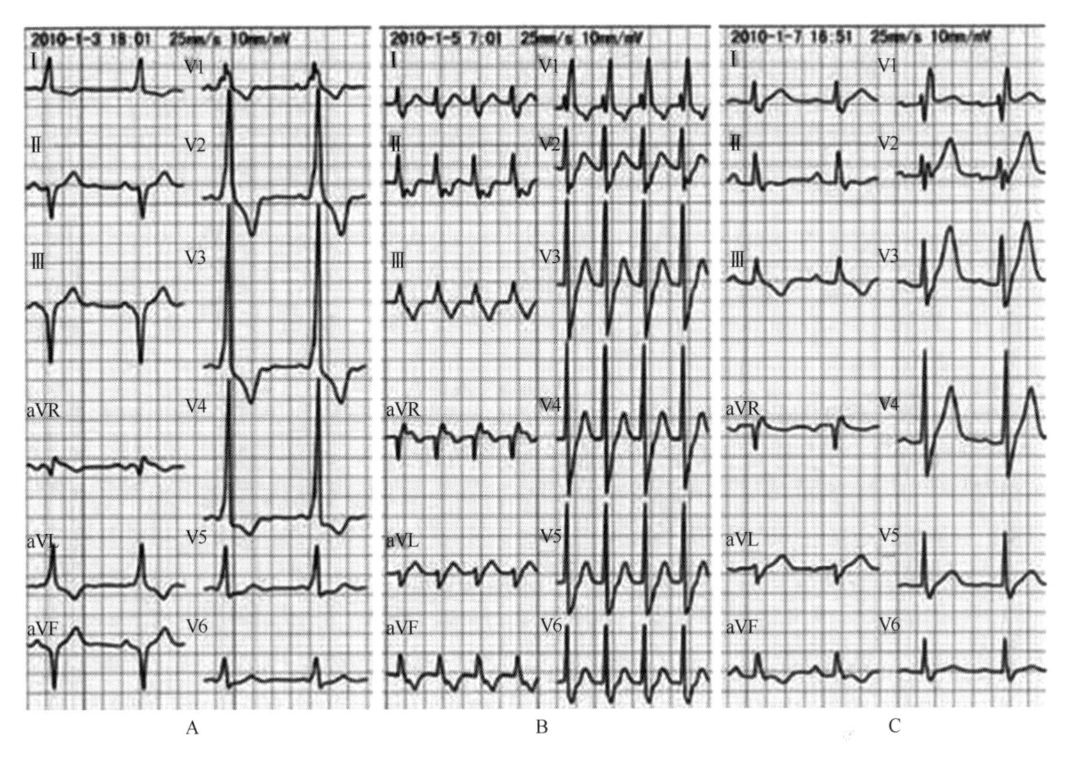

图 22-8 预激合并室上性心动过速

4. 间歇性预激综合征 在一系列窦性心搏中，预激波间歇出现，心电图表现 P-R 间期缩短 < 0.12s，QRS 时间 > 0.10s，P-J 间期正常。不典型不易判断者，可采用一些无创性检查方法，如压迫颈动脉窦，憋气，深吸气，仍无变化做进一步的检查（图 22-9）。

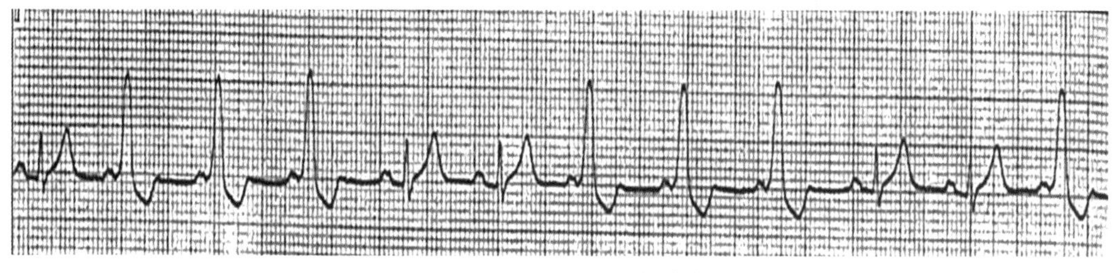

图 22-9 间歇性预激综合征

三、航空医学考虑

预激综合征本身并不引起临床症状，但其并发症具有显著的航空医学意义。最常见的并发症是室上性心动过速，有报道为12% ～ 80%，每年的发生率为3%。快速型心律失常发作时常有血流动力学改变，可影响飞行人员空中操作，严重时可发生飞行人员空中突然失能，因心室率过快发生心力衰竭或诱发心室纤颤而导致猝死。并且，房室折返性心动过速发作频繁，突然且不可预测，因此，对于曾有心动过速的飞行人员，飞行不合格。目前，《中国人民解放军招收飞行学员体格检查标准》中规定预激综合征不合格。某航空大学以往出现过学员在体能训练中突发晕厥倒地，经医院检查，心电图证实为预激并发室上性心动过速。此类学员进入航空大学影响训练难以完成基础体能训练的各项任务，所以在招飞体检中应严格把关，尤其要仔细观察频率依赖型及间歇预激综合征的心电图特征。对于运动后出现的室上性心动过速，试用刺激迷走神经的方法即可抑制，或是药物终止快速心动过速。之前的一项延续22年针对228名飞行员的研究报道了预激综合征患者中有15%产生了新发症状，包括在整个研究过程中的仅1例快速型心律失常致猝死。这项数据显示，预激综合征患者每年1%的风险发展为有症状的心动过速或者节律障碍，0.02%的风险出现猝死。鉴别出有猝死风险的或者潜在的心肌病理改变可能导致其失能的飞行员依然具有决定性意义，典型预激综合征猝死发生率在欧美为0.01% ～ 0.3%，主要为心室纤颤。Munger等报道，WPW综合征患者猝死的发生率为每年0.1% ～ 0.6%，电生理检查有助于高危患者的鉴别。典型预激综合征发生心室纤颤者81%有心房颤动史，可发生心房颤动或心房扑动及快速心室率，甚至恶化为心室纤颤发生猝死。发生心室纤颤的主要因素与旁路有效不应期过短有关。郭继鸿等观察部分典型预激综合征伴房室折返性心动过速终止时，出现缓慢型心律失常，是其发生晕厥甚至猝死的另一个原因，并称为快慢综合征。临床心电图特点：①房室折返性心动过速反复发作，发作时心率＞200次/分，伴有明显的ST-T改变；②晕厥反复发作，心电图示缓慢的窦性心动过缓、窦性停搏或阻滞呈现R-R长间期，出现不同程度的急性脑缺血，甚至猝死；③多发生在平时窦房结功能、心率正常的20 ～ 40岁无器质性心脏病的典型预激综合征患者。治疗主要包括两个方面。①终止心动过速：根据情况选用刺激迷走神经、药物治疗、食管心房调搏，必要时直流电复律。②根治：目前，射频消融术是针对预激综合征伴快速型心律失常的一个安全而有效的根治方法，导管射频消融房室旁路的成功率达95% ～ 98%。提高了普通人群中预激综合征伴快速型心律失常患者的生活质量。美军允许飞行员在进行射频消融4个月后申请特许飞行，24h动态心电监测、运动负荷试验及心脏电生理检查在射频消融术后的医学鉴定中具有重要作用。随着医学的发展，许多过去被视为飞行人员医学停飞指征的疾病，经过新技术治疗后不再是飞行人员继续从事飞行工作的禁忌。

（郝　鹰　孔冬梅）

第 23 章

室上性心动过速

室上性心动过速（SVT）指所有希氏束及其上传导系统病变造成的静息状态下心房和（或）心室率超过 100 次 / 分的心律失常，是临床最常见的心律失常之一。其所涉及的部位包括窦房结、房室结、传导附加束及心房。具体又可分为窦性心动过速、房性心动过速（AT）、大折返房性心动过速（包括典型心房扑动）、交界区心动过速、房室结折返性心动过速（AVNRT），以及旁道参与的各种类型心动过速。其发生机制包括折返、自律性增高和触发活动，其中绝大多数阵发性室上性心动过速（PSVT）被证实为折返机制。在临床上主要指三类心律失常，房室结折返性心动过速（AVNRT 约占 40%）、房室折返性心动过速（AVRT 约占 50%）、局灶性房性心动过速（AT）。

一、流行病学特点

（一）发病率

SVT 患者在总人群所占比例为 2.25‰；其中阵发性室上性心动过速（PSVT）在美国年发病率为 0.36‰，每年有 89 000 例新发 PSVT 病例。PSVT 不同性别及年龄均可发生。女性和年龄超过 65 岁的患者发生 PSVT 的风险相对较高。MESA 研究人群中女性 PSVT 的相对发病率为男性的 2 倍。MESA 中，58% 的无器质性心脏病女患者的有症状的“孤立性”PSVT 发生在绝经期前，仅 9% 发生在有器质性心血管疾病的女患者中，成人先天性心脏病患者中 SVT 发病率为 10% ～ 20% 。据统计，房室结折返性心动过速（AVNRT）患者症状首发年龄为（32±18）岁，而预激综合征合并房室折返性心动过速男女发病比为 1 ∶ 2，旁路在男性多见，并且常为显性旁路。房室折返性心动过速女性多见，男女发病比为 1 ∶ 2，女性慢径路的不应期较短，增加了折返发生的概率，临床症状是心悸（22%），少数人表现为胸痛（5%）、晕厥（4%）及心源性猝死（0.2%）。

（二）发病机制

1. *房室折返性心动过速（AVRT）* 约占 PSVT 的 40%。AVRT 是指房室旁道与房室结 - 希浦系统参与，心房肌和心室肌均为折返环路必需部分的折返性心动过速，是预激综合征患者并发的最常见快速型心律失常。依据激动在折返环路内运动方向的不同，可分为两种类型：①顺向型 AVRT（O-AVRT）：常见，占 90% ～ 95%。②逆向型：较少见，占 5% ～ 10%，并且多为电生理检查中诱发。

心电图特点为心电图上出现连续 3 个以上的快速 QRS 波群，节律匀齐，QRS 波时间及形态正常。

2. *房室结折返性心动过速（AVNRT）* 约占 PSVT 的 50%。大多数患者能证实存在房室结双径路（DAVNP），需具备 3 个基本条件，即折返回路、单向阻滞和传导延迟。目前房室结双径路引起 AVNRT 可分为三型：慢 - 快型 AVNRT、快 - 慢型 AVNRT、慢 - 慢型 AVNRT。其中慢 - 快型 AVNRT 又称典型性 AVNRT，占 AVNRT 的 94%。

心电图特点：窦性心律时心电图表现为心电图正常，QRS 波时限＜ 0.10s。少数伴时相性室内差异性传导。

3. *房内折返性心动过速（IART）* 指起源于心房组织，与房室结传导无关的室上性心动过速。其发生率占全部 PSVT 的 7% ～ 10%。

4. *窦房折返性心动过速* 是指在窦房结内或窦房结与周围心房组织之间因折返机制而形成的心动过速，常由窦性或房性期前收缩诱发，也可由心室激动经房室旁道或房室结快径路快速逆行传导至心房诱发。

二、诊断及鉴别诊断

1. *确认 P 波及其形态* 诊断心律失常的关键是寻找 P 波与 QRS 波群的关系。若 P′ 波形态与窦性 P 波一致，则提示该心动过速为窦性心动过速，可能是由窦房结内折返、窦性交接区折返或窦房结自律性增高所致；若 P′ 波形态与窦性 P 波为逆行 P^- 波，则提示该心动过速为房性心动过速，可能是由心房内折返或心房内自律性增高所致；若逆行 P^- 波在Ⅰ导联倒置、V1 导联直立，则提示为左心房先激动；若逆行 P^- 波在Ⅰ导联直立、V1 导联倒置，则提示为右心房先激动；食管导联以显示清晰的 P 波。

2. *确定 P 波所在的位置* 若 P 波落在 T 波后面，则往往以窦性心动过速多见；若 P 波落在 T 波上面，则提示该心动过速为房性心动过速；若逆行 P^- 波出现在 QRS 波群中或 J 点附近，其 R-P^- 间期＜ 0.09s，则提示该心动过速为慢 - 快型房室结内折返所致；若逆行 P^- 波出现在 ST 段上，其 R-P^- 间期＞ 0.09s，则提示该心动过速为房室顺向型折返、快 - 慢型房室结内折返所致。

3. *分析 R-P′（P^-）间期与 P′-R 间期的关系* 窦性心动过速、房性心动过速的 R-P（P′）间期＞ P（P′）-R 间期；房室快旁道内顺向型折返性心动过速的 R-P^- 间期＜ P^-R 间期，且 R- P^- 间期＞ 0.08s；房室快旁道内顺向型折返性心动过速、快 - 慢型房室结内折返性心动过速的 R-P^- 间期＜ P^-R 间期，且 R-P^- 间期＜ 0.08s 或逆行 P^- 波隐没在 QRS 波群中。

4. *根据有无房室传导阻滞而确定折返部位* 发生在窦房结、心房、房室结内的心动过速，出现二度房室传导阻滞或室房传导阻滞时，不会终止心动过速的发作；若在出现二度房室传导阻滞或室房传导阻滞时能终止心动过速的发作，则为房室折返性心动过速；

若心房率小于心室率时出现房室分离，则是分支性室性心动过速的可靠指标。

5. 根据期前收缩与心动过速的关系来确定心动过速的机制　若期前收缩能诱发或终止心动过速，则为折返机制所致；若期前收缩不能终止心动过速，则为自律性增高所致。

6. 折返性心动过速　往往是快而规则，呈突然发生、突然停止的特征；而自律性增高型心动过速则存在“起步现象”或“冷却现象”，可出现房性或室性融合波。

7. 观察有无 QRS 波幅电交替现象　窄 QRS 心动过速伴 QRS 波幅电交替现象对判断顺向型房室折返性心动过速具有高度的特异性。

8. 观察 ST 段压低或 T 波倒置的导联　房室结折返性心动过速的 ST 段压低或 T 波倒置明显增高于房室结内折返性心动过速；左侧旁道患者 ST 段压低多发生在 V3 ～ V5 或 V6 导联，而左后间隔旁道和右后间隔旁道患者 ST 段压低或 T 波倒置多发生在Ⅱ、Ⅲ、aVF 导联。

三、航空医学考虑

阵发性室上性心动过速是一种突然发作突然停止的阵发性异位心律，属快速型心律失常（图 23-1，图 23-2），发作常有诱因，如吞咽、深吸气、劳累、情绪激动和体位改变等因素；发作特点为突发突止，持续时间长短不一；临床症状轻重取决于发作时心室率快慢、持续时间长短和有无心脏病变，易引起血流动力学功能紊乱，甚至发生心力衰竭与休克。

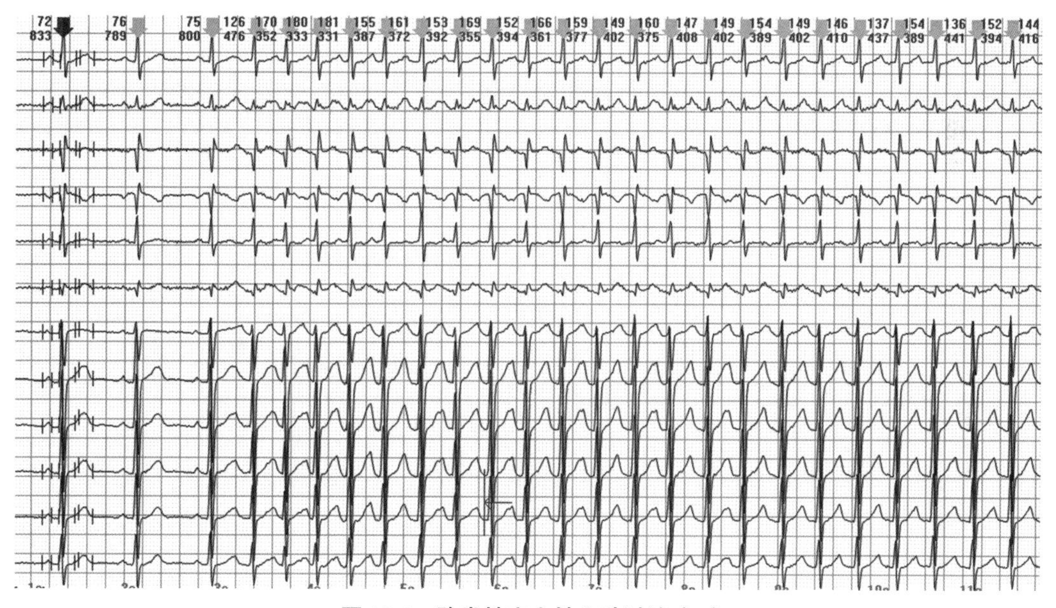

图 23-1　阵发性室上性心动过速（1）

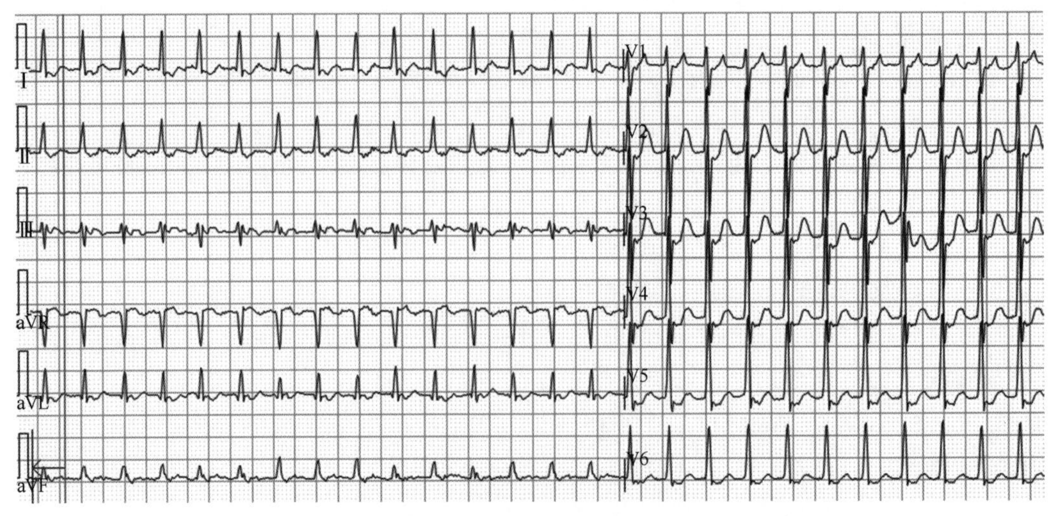

图 23-2 阵发性室上性心动过速（2）

阵发性室上性心动过速常见原因为房室结折返性心动过速及 WPW 和其他预激综合征引发的房室折返性心动过速（占室上性心动过速的 90%），研究发现，房室结折返性心动过速是室上性心动过速时产生晕厥的主要影响因素，与其他室上性心动过速患者相比，房室结折返性心动过速患者交感和副交感神经平衡功能差，主要表现为压力反射的不敏感。对压力反射的不敏感使这些患者在直立位室上性心动过速发作血压开始下降时，不能及时通过压力反射产生缩血管作用维持一定的血压水平，而发生一过性脑供血不足和晕厥。预激综合征伴发房室折返性心动过速结束时也会有晕厥发生，多见于青、中年，经各种电生理检查提示窦房结功能正常。冠状动脉造影证实，冠状动脉正常，室上性心动过速终止时心电图均证实为较长时间的窦性停搏。快速型心律失常的发生，尤其是在飞行过程中的发作可使飞行员产生不适感，影响飞行员的飞行心理调整而危及飞行安全。鉴于以上因素，目前我军现行招收飞行学员医学选拔过程判定阵发性室上性心动过速为不合格。

但还有调查发现，心律失常在已知飞行员中还具有较高的发病率，多为无器质性心脏病的功能性心律失常，产生原因：①心脏自主神经功能紊乱；②加速度变化、长时间的飞行或跨时区飞行会造成心律节奏的变化；③某些飞行员本身就存在先天性的折返机制或后天获得性的异位自律性。对于这些飞行员。如何进行航空医学鉴定，是待解决的问题。依据美国《空军特许标准指导》，ACS 数据显示，无症状的非持续性室上性心动过速只有 0.9% 在随访期间发生了持续性室上性心动过速，且不伴有血流动力学症状。因此对于无症状、单次发作持续 3 ～ 10 个心搏的室上性心动过速可以申请特许飞行。射频消融治疗房室结折返性心动过速成功率接近 99%，复发率仅 1% ～ 2%，功能性旁路复发率为 1% ～ 5%，通常于消融后 2 ～ 4 个月复发，之后复发者很少。因此美军允许飞行员在进行射频消融 4 个月后申请特许飞行。目前国内快速型心律失常电生理检查及导管射频消融（RFCA）治疗，已被广泛地应用于心内科临床，是公认的临床首选治疗方法，获得了非常良好的临床治疗效果。其中射频消融治疗房室旁道引起的房室折返性心动过速和房室结双径路引起的房室结折返性心动过速的治愈率达 95% 以上。对于左侧的旁道消融成功率达 99%。笔者认为，对于飞行员快速型心律失常进行导管射频消融且在导管射频消融治疗 6 个月后复查 12 导联心电图、24h 动态心电和食管电生理检查，如未能诱发同型快速型心律失常，可以做出飞行合格结论。

（孔冬梅　宋　平）

第24章

ST–T改变

ST-T改变包括ST段和T波异常。ST段是QRS波群的终点到T波开始前的一段平线，代表左、右心室全部除极完毕到快速复极开始前的一段时间。T波代表心室的复极波。T波产生的过程即心室复极的过程。T波振幅低于0.2mV或以R波为主的导联上，T波振幅小于R波振幅的1/10称为T波低平。临床上多见于心肌缺血性ST-T改变及非特异性ST-T改变。一般来说，因心肌缺血影响心室复极过程而引起缺血性ST-T改变者称为原发性ST-T改变，因心室除极和复极程序异常出现变化者则称为继发性ST-T改变。ST-T改变在临床上常用来评价心肌缺血程度，尽管冠状动脉造影被普遍认为是诊断冠心病的金标准，但是，心电图始终是临床冠心病诊断最常用和无创的检查方法。动态心电图（Holter）的出现，心电图与运动或药物等相结合（负荷心电图）能更好地诊断冠心病的心肌缺血，心电图对心肌缺血的诊断主要靠ST段的移位，T波改变多需结合ST段改变分析。

一、流行病学特点

（一）发病率

ST-T改变在心电图检查中极为常见。两组健康人群分别为17 100例和13 981例的体检调查报告中显示，心电图ST-T发病率分别为7.11%和10.20%，居异常心电图首位。其中各年龄组的检出率随年龄的增长而增加，病因诊断中，检出的冠心病、先天性心脏病、心肌炎、肥厚型心肌病、不稳定性心绞痛，是引起ST-T改变的主要原因。近年来，心肌病的发病率逐渐增高。临床特点是心脏扩大及心脏功能减退，心肌肥大到一定程度时，心肌纤维化，心肌产生相对缺血、造成原发性ST-T改变。心肌弥漫性病变常伴有缓慢型心律失常如病态窦房结综合征、房室传导阻滞。肥厚型心肌病心电图酷似心肌梗死图形，存在异常深的Q波。心肌肥厚伴有ST-T改变的发生率及其特点不尽相同，具有以下特点：①肥厚型心肌病ST-T发生率高，为60%～84%，ST段水平或下垂型下移，T波倒置形似冠状T波。心尖肥厚型心肌病V4、V5导联出现巨大倒置T波，且TV4＞TV5＞TV3。ST段下移，R波增高。②扩张型心肌病ST-T发生率39.3%～50%，ST段呈水平型下移，少数呈斜上型下移。T波低平、双向、倒置。

传统心电观点认为，慢性冠状动脉供血不足患者体表心电图主要表现为缓慢的缺血性ST-T 改变，形态为水平型或下斜型降低，可伴或不伴有 T 波倒置。结合临床进一步检查可明确冠心病的诊断。

一项调查显示，更年期女性动态心电图 300 例中，ST-T 改变发病率为 23.3%，50% 以上进一步做普萘洛尔试验，ST-T 改变全部恢复正常。多为功能性因素所致。此类患者治疗重点在于调节内分泌及自主神经功能为主。健康飞行员 ST-T 改变发病率为 4.87%。在一项青年士兵 3789 人常规体检心电图结果中，ST-T 改变发生率仅 0.92%，是因为年轻士兵入伍前经严格的体格检查筛选，入伍者均无明显疾病，身体健康。在应届高中生空军招飞医学选拔中，ST 段及 T 波的异常变化极为常见，在所有招飞体检阶段，因医学原因淘汰的学生中，心电图 ST-T 改变是主要的原因之一，占 1/3 以上。心电图 ST-T 改变发病率分别为东北地区（吉林、辽宁、黑龙江）2.77%；华北地区（河北、山西）3.44%；西北地区（甘肃、陕西）3.67%;山东、河南两省为 3.51%;中南五省（湖南、湖北、广东、广西、海南）2.56%。特别是在入基础飞行学院体格检查质量验收工作中，心电图单纯 T 波改变超标准者占心电图异常淘汰的 31.7%。

ST-T 改变除心血管疾病影响外，还有许多生理因素均可使 ST-T 发生改变。 在一些青年患者中，心电图上出现轻度的 ST-T 改变，主要见于Ⅱ、Ⅲ、aVF 导联，但临床上无任何体征，听诊、化验、X 线检查也无阳性所见，这类改变称为非特异性 ST-T 改变。对于这类心电图应慎重对待，进一步检查，结合临床检查资料，全面进行分析，鉴别是器质性病变还是功能性的或是正常变异。许多生理因素如饱餐、过度换气、体位、疲劳、情绪波动、失眠等都会引起 T 波改变。年龄是一个重要的参考条件。同样轻度的 ST-T 改变，在青年人中可能属于功能性改变，在中年人和老年人中就可能是冠心病的早期表现。临床判断心电图的 ST 段及 T 波是否异常，不能单靠一帧或一次心电图所见而做出冠心病或心肌炎的诊断，应全面结合临床表现及进一步检查，观察有无动态改变才能作出较准确的结论。

T 波异常可分为器质性病变和功能性改变，而当倒置的 T 波振幅（aVR 导联除外）< 0.2mV 或较运动试验前下降增加 50% 者可评定为缺血性 T 波，用诊断心肌缺血最常用的检查方法，如进行心电图运动负荷试验或运动试验超声或运动试验心肌灌注显像，以排除器质性心脏病变。

（二）发病机制

冠状动脉供血不足时引起的慢性心肌缺血主要是心内膜下心肌缺血，故对向缺血区心电图导联的 ST 段下降。心肌缺血时，由于供氧受限，有氧分解过程受到限制，为了满足心肌收缩的需要，必须增加糖原的无氧分解；但无氧分解过程中必然大量耗去心肌中的糖原储备，因而心肌必将自细胞外液中摄取更多的糖与钾离子进入心肌细胞内进行无氧分解代谢，当心肌细胞内外钾离子浓度的差距异常增高时，胞膜出现“过度极化”状态。在心电图上便表现为 ST 段压低。心肌缺血缺氧时可造成心肌细胞复极失去平衡，非缺血区复极向量占优势，平均复极向量背离缺血区，对向异常面的导联 T 波倒置。T 波的改变最具非特异性和易变性特点，① T 波低平：表现在以 R 波为主的导联上 T 波振幅＜ 1/10 的 R 波幅值，多在成面的导联如Ⅰ、aVL 或Ⅱ、Ⅲ、aVF 或 V4、V5、V6 导联均表现为低平。② T 波双向：一般认为 T 波呈双向是左心室部分缺血心肌与正常心肌间的复极不均一，也有可能是心肌除极后兴奋性下降的表现，如 T 波先下后上。③ T 波倒置：慢性冠状动脉供血不足的典型倒置 T 波呈基底部狭窄的双肢对称的冠状 T 波，倒置幅度深，导联对应的部位缺血程度高。T 波改变的形态学心室复极需要借助心肌细胞代谢及一系列离子运转来完成。影响心肌代谢与离子运转的各类因素，均能引起 T 波变化（心脏位置、年龄、心室除极改变、神经体液、电解质、内分泌、药物、缺血及炎症等）。左心室或右心室发生肥厚时，除极时间延长，复极程序亦随之发生变化。

二、诊断及鉴别诊断

（一）ST 段异常的诊断及鉴别诊断

正常情况下，ST 段正常时接近等电位线，ST 段向下偏移不超过 0.05mV，向上偏移在肢体导联不超过 0.1 mV，在 V1、V2、V3 导联中可达 0.2 ～ 0.3 mV。

1. ST 段抬高的诊断标准　以 R 波为主导联 ST 段抬高不超过 0.1mV，但在 V1 ～ V3 右侧胸前导联可抬高 0.2 ～ 0.3 mV。年轻人 ST 段抬高幅度较大，可能与迷走神经张力增高有关（图 24-1）。

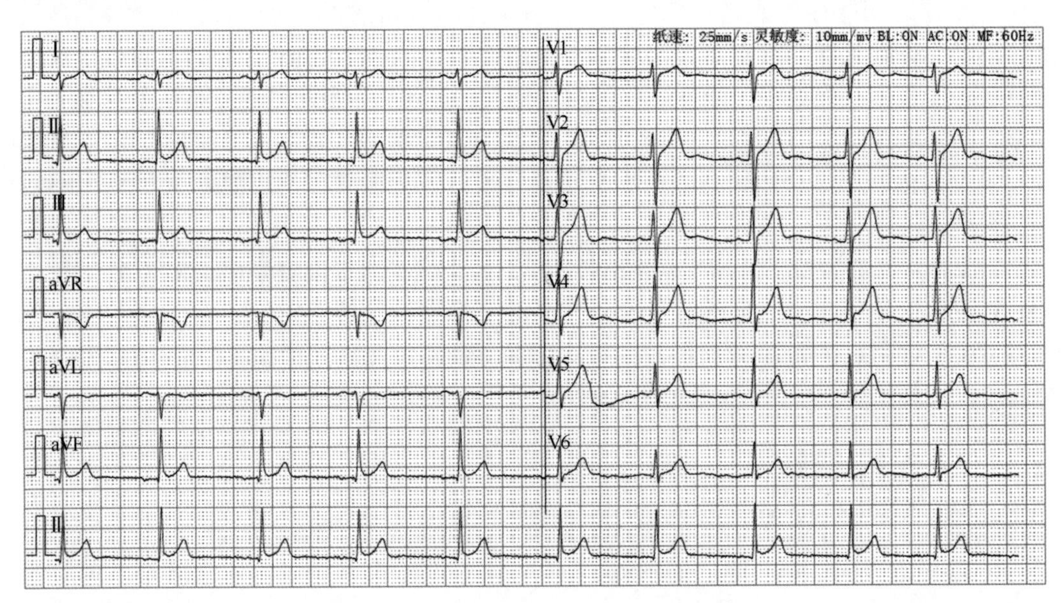

图 24-1　ST 段上移（Ⅱ、Ⅲ、aVF 导联）

2. ST 段下移的诊断标准　以 R 波为主导联 ST 段 J 点后 60ms 处下移不超过 0.05 mV，但在Ⅲ导联可下移 0.1 mV（图 24-2）。

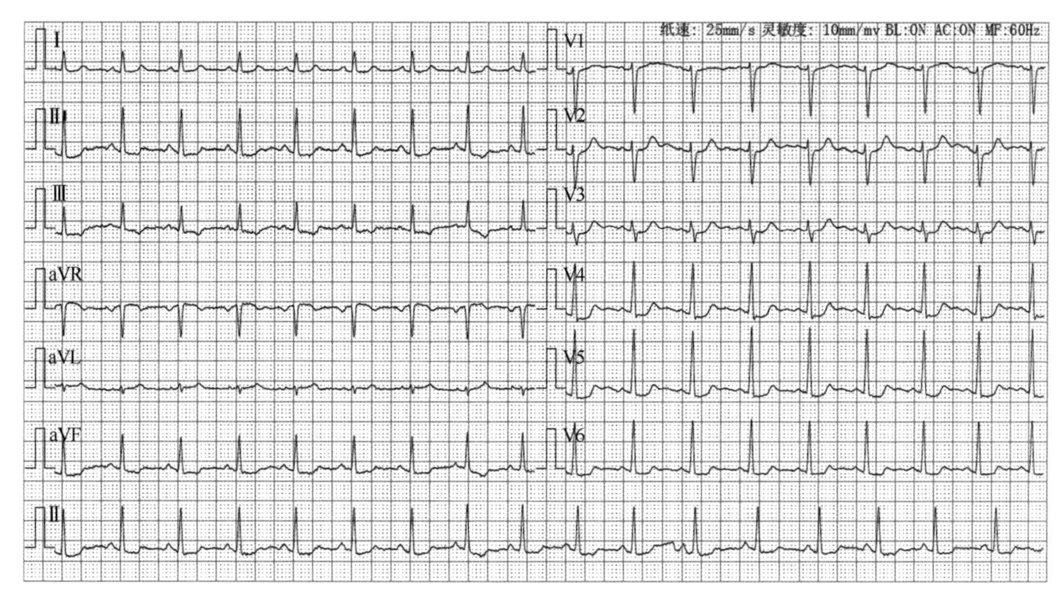

图 24-2 ST 段下移（Ⅱ、Ⅲ、aVF、V3、V4、V5、V6 导联）

3. ST 段异常的鉴别诊断

（1）早期复极综合征：①以 R 波为主导联 J 点抬高，以 V2 ～ V4 导联明显（0.1 ～ 0.4mV）。② ST 段抬高导联伴有高耸的 T 波。③ ST 段抬高导联的 J 点运动后可降低或恢复至基线。有助于与其他疾病的 ST 段抬高相鉴别。④心电图导联上抬高的 J 点持续时间长，多无不适症状，多见于青壮年、运动员。

（2）急性心包炎：① P-R 段的变化，aVR 导联 P-R 段可抬高，其余导联均下移。② ST-T 改变，ST 段呈凹面向上，一般不超过 0.4 ～ 0.5mV。③窦性心动过速，ST 段短期内抬高，T 波倒置可数周至数月。

（3）变异型心绞痛：①发作时典型心电图表现为 ST 段抬高伴以高耸的 T 波，特点是 ST-T 改变是可逆的，逐渐恢复正常。②在 ST 段抬高 T 波高耸的导联上，对应导联表现为 ST 段下移，T 波倒置。③严重的心绞痛常伴有心律失常，如室性期前收缩，房室传导阻滞（左胸前导联 ST 段抬高者多出现心律失常，下壁导联 ST 段抬高者多出现房室传导阻滞）。

（4）超急性期心肌梗死：①梗死后 ST 段快速呈现损伤型改变，心电图表现为巨大高耸 T 波，ST 段抬高以至呈单项曲线。常伴有各种心律失常的发生。② ST 段抬高是急性心肌梗死时心肌损伤的标志，是急性心肌梗死早期诊断、分类和治疗的重要依据。③ ST 段改变是评价急性心肌梗死溶栓疗效的无创指标之一。溶栓治疗后，如果闭塞的冠状动脉再通，则抬高的 ST 段 2h 内回落的幅度≥ 50%。

（5）室壁瘤：① ST 段抬高幅度≥ 0.20mV，呈弓背向上型抬高。② ST 段抬高的导联上同时存在坏死性 Q 波或 QS 波，这代表心室壁。③心脏超声波和胸透可明确诊断部位。

（二）T 波异常的诊断及鉴别诊断

1. 正常 T 波的形态　T 波为直立，形态平滑呈半圆形，两肢不对称。方向与振幅：在以 R 波为主的导联Ⅰ、Ⅱ、V4、V5、V6 T 波应直立，T 波振幅＞ 1/10 的 R 波，Ⅲ、aVL 可倒置，但深度应＜ 0.5mV（图 24-3）。

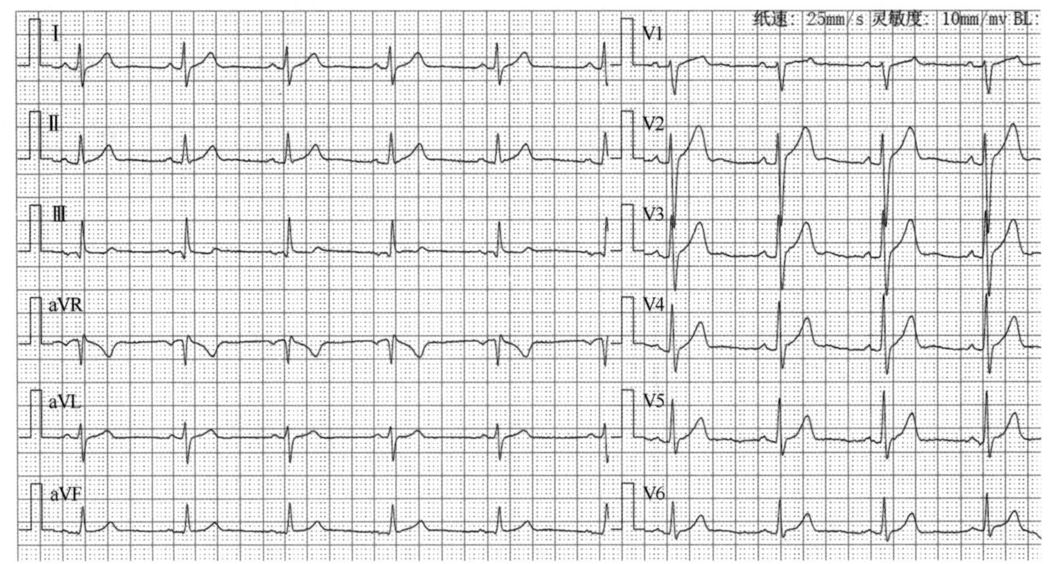

图 24-3 正常 T 波

T 波根据形态可分为直立、低平、双向、倒置；根据与心室除极的关系分为原发性 T 波改变（心室除极正常而复极异常）、继发性 T 波改变（心室除极异常导致心室复极异常）和电张调整性 T 波改变（心室异常除极恢复正常后的一段时间内仍存在 ST 段改变）。又可根据病变性质分为器质性 T 波改变和良性 T 波改变（功能性）。心室复极需要借助心肌细胞代谢及一系列离子运转来完成。因此，凡能影响心肌代谢与离子运转的各类因素，均能引起 T 波变化。T 波向量的改变受多种因素影响（心脏位置、年龄、心室除极改变、神经体液、电解质、内分泌、药物、缺血及炎症等）。

2. T 波形态异常常见情况

（1）T 波低平：表现在以 R 波为主的导联上 T 波振幅＜ 1/10 的 R 波幅值，多在几个导联如Ⅰ、aVL 或Ⅱ、Ⅲ、aVF 或 V4、V5、V6 导联均表现为低平（图 24-4）。

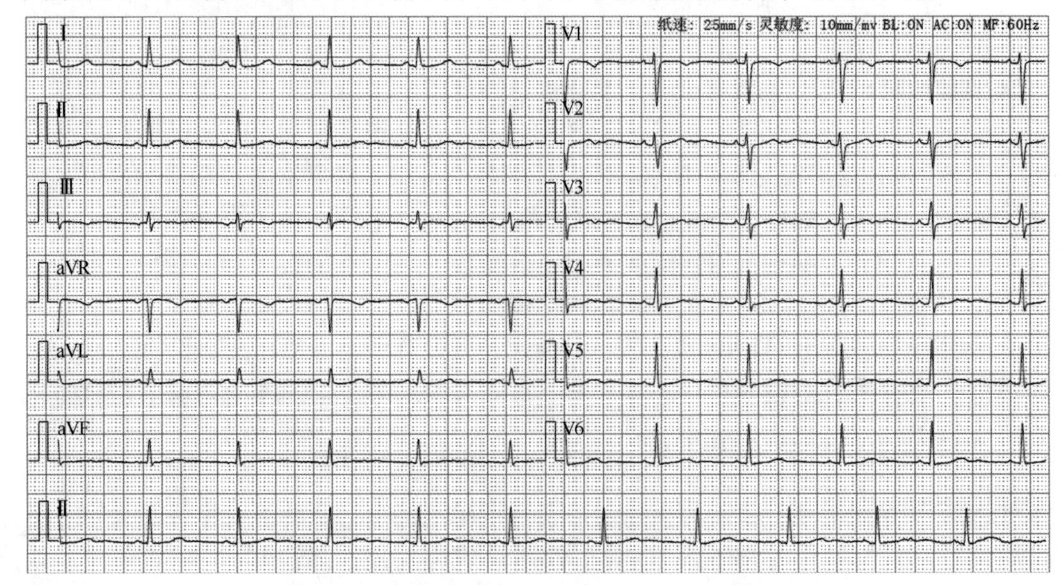

图 24-4 T 波低平（Ⅱ、aVF、V4、V5、V6 导联）

（2）T 波双向：一般认为 T 波呈双向是左心室部分缺血心肌与正常心肌间的复极不均一，也有可能是心肌除极后兴奋性下降的表现，如 T 波先下后上（图 24-5）。

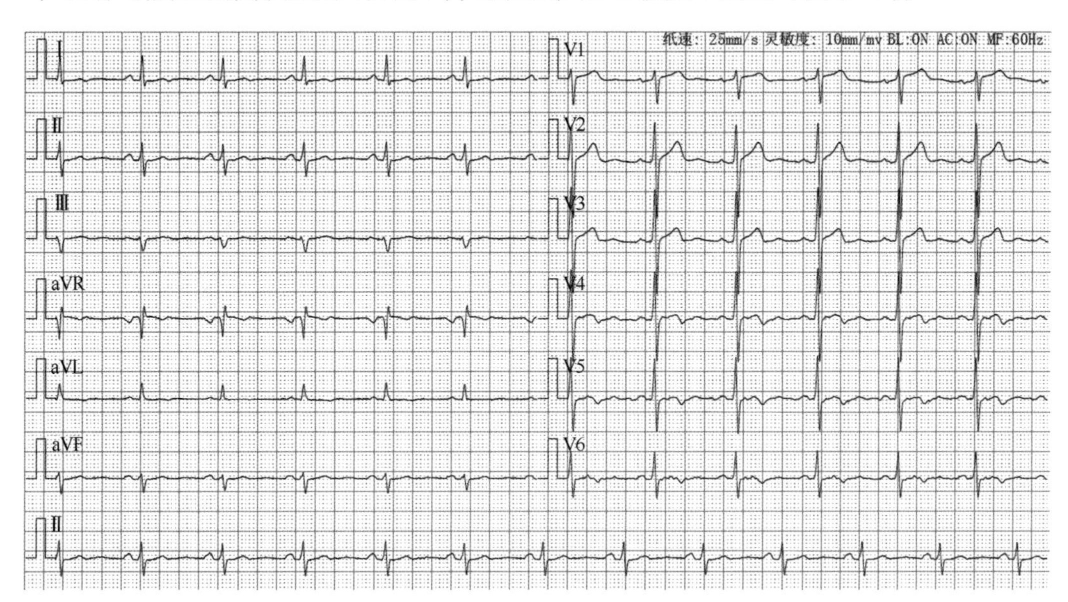

图 24-5 T 波双向（V4、V5、V6 导联）

（3）T 波倒置：一般 T 波倒置的深度多为 0.25 ～ 0.6mV。慢性冠状动脉供血不足的典型倒置 T 波呈基底部狭窄的双肢对称的冠状 T 波，倒置幅度深，导联对应的部位缺血程度高（图 24-6）。

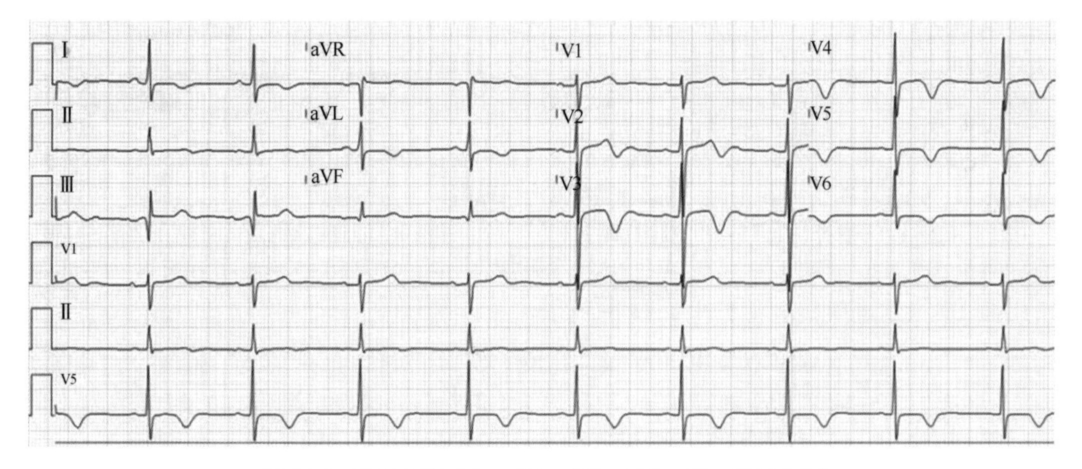

图 24-6 T 波倒置（I 、aVL、V3、V4、V5、V6 导联）

3. T 波异常的鉴别诊断

（1）冠状 T 波：心电图特征为倒置的 T 波基底部狭窄，两肢对称，可伴有异常波，多见于心肌梗死、冠状动脉供血不足、肥厚型心肌病。

（2）心内膜下心肌梗死性巨大倒置 T 波：心电图特征为巨大倒置的 T 波基底部可宽可窄，无异常 Q 波，Q-T 间期延长。心肌酶谱增高。多见于心内膜下心肌梗死患者。

（3）Niagara（尼加拉）瀑布样 T 波：心电图特征如下。①巨大倒置 T 波基底部宽阔、两肢明显不对称，有切迹形状不规则，多见于脑血管意外、蛛网膜下腔出血、颅脑损伤、脑肿瘤、阿-斯综合征、急性心内膜下心肌梗死、各种急腹症等。②巨大倒置T波深度≥1.0mV，常出现在胸前V2～V6导联。③巨大倒置T波演变过程迅速，数日后可消失。④巨大倒置T波无异常Q波，Q-T间期明显延长。

（4）心肌劳损型T波倒置：心电图特征如下。①以R波为主的导联T波倒置，两肢不对称，基底部狭窄。② ST段呈下斜型、水平型、弓背向上型下移，左心室电压明显增高，常见于高血压性心脏病、梗阻性肥厚型心肌病及心尖肥厚型心肌病。

（5）高耸T波：是指T波异常高尖，T波振幅常达1.0mV以上。常见原因如下。①急性心肌梗死超急性期，梗死发生后数分钟到数小时内心电图可出现巨大高耸T波，ST段抬高以至呈单项曲线。之后可能出现ST-T演变期及异常Q波。②变异性心绞痛，T波高耸呈帐篷状，ST段呈弓背向上型抬高，严重者可与QRS波形成单项曲线，对应导联的ST段下移。严重者出现心律失常，如房室传导阻滞、室性心动过速等。③高钾血症，T波高尖，升支与降支对称，基底部狭窄，呈帐篷状，ST段下降，P波减小，P-R间期延长，QRS波增宽。严重时可出现房室传导阻滞，室性心律失常，室性心动过速，心室纤颤及心脏停搏等。④早期复极综合征，在ST段抬高的导联上T波高耸，升支与降支不对称，ST段自J点处呈凹面向上即弓背向下抬高，幅度0.10～0.60mV，最高可达1.0 mV以上，以V3～V4导联最明显，ST段抬高可持续多年，随年龄的增长逐渐下降，运动可使ST段抬高恢复至基线。⑤期前收缩后T波改变，室性期前收缩伴心室内差异性传导后会引起心室除极异常，之后的第一个或数个正常窦性QRS波后面的T波出现改变，如增高、变低、平坦、切迹、倒置，Leachman等认为这类T波改变与冠状动脉疾病、左心室功能不全的存在与否无关，仅与期前收缩后较长的代偿间歇有关。倾向于心室电张调整所致，是一种功能性改变。

（6）间歇性T波改变：由于心脏自身复极过程中出现的T波形态、振幅甚至极性发生间歇性改变，排除呼吸、体位、胸腔或心包积液等因素。不排除因电解质紊乱、心肌缺血缺氧、心肌炎或心脏的自主神经失调等因素引起。

（7）功能性T波倒置：①持续幼年型T波，右侧心前V1～V4导联T波倒置，常见于婴儿和儿童，有少数人可持续到成年期。在无心脏病证据的人，胸前导联倒置的T波可达0.5mV，深吸气时倒置的T波可以消失。②直立性T波（站立性），采取直立体位时，Ⅱ、Ⅲ、aVF导联的T波出现倒置，相反，正常变异的倒置T波，采取卧位后变为直立。是由于交感神经活动增强所致。③餐后T波改变，饱餐后即做心电图，在Ⅰ、Ⅱ、V2～V4导联可出现低平或明显的T波倒置。空腹时再做心电图，T波恢复正常。可能与餐后血钾暂时性下降有关。④过度换气T波的改变，健康无心脏病的人，过度换气可使胸前导联的T波振幅减低或倒置。在正常人中的发生率为11%。可能与心室肌复极不同步缩短有关。⑤“两点半”综合征，QRS电轴（相当于钟的长针）指向90°，T波电轴（钟的短针）指向-30°。心电图表现为以R波为主的Ⅱ、Ⅲ、aVF导联的T波倒置，多见于瘦长型年轻人。要与心肌炎和心肌缺血相鉴别。⑥孤立性负T综合征，又称心尖现象，T波在胸前导联V4～V5倒置。取右侧卧位，可使倒置T波变为直立，多见于体型瘦长的健康青年人，偶见于肥胖体型的人。要与心尖肥厚型心肌病、心肌炎相鉴别。

（三）ST-T 改变的诊断与鉴别诊断

1. 心电图特征　在心电图导联中，出现 ST 段及 T 波的异常改变（图 24-7）。

2. 鉴别诊断　应与右束支阻滞、左束支阻滞、预激综合征、心室肥厚继发性 ST-T 改变相鉴别。

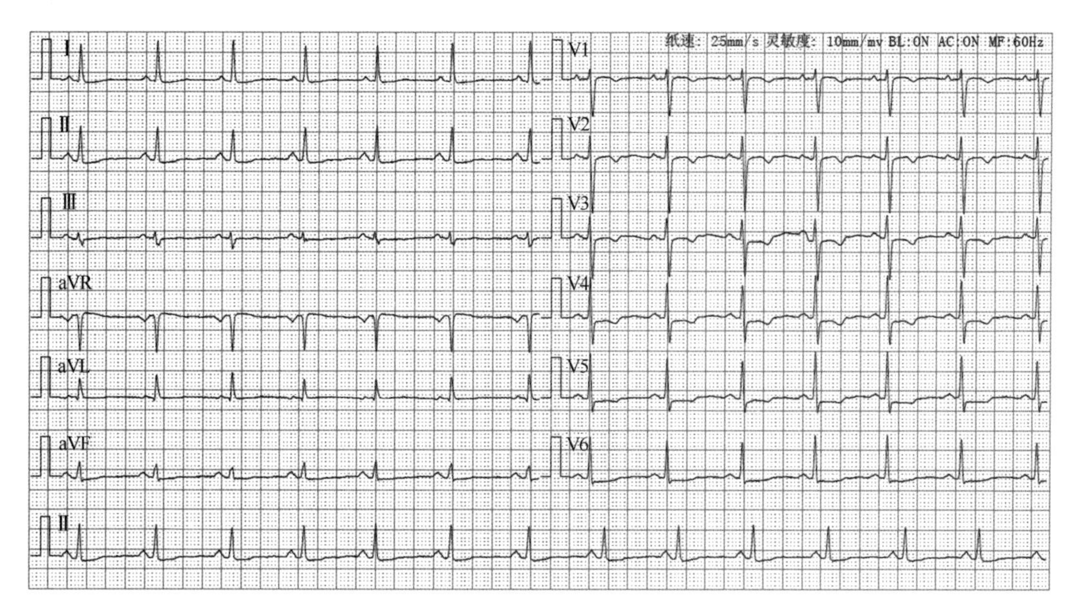

图 24-7　ST-T 改变（ST Ⅱ、Ⅲ、aVF、V3、V4、V5 下移，肢体导联及 V6 导联 T 波低平，TV3、V4、V5 倒置）

三、体检方法

（一）静息心电图检查

①嘱受检者平静呼吸、全身放松，消除紧张心理。②核对受检者性别、年龄、体检序号及照片，以防止差错。③受检者取平卧位，在其两只手腕、两只脚腕及胸前规定的部位用 75% 乙醇或生理盐水棉球擦拭，以减少皮肤与电极板的阻力。④严格按照国际统一规定标准连接 12 个导联线电极。夹好上肢（右红色、左黄色），下肢（左绿色、右黑色）电极，安放胸前导联吸引电极。⑤常规描记肢体导联Ⅰ、Ⅱ、Ⅲ、aVR、aVL、aVF 及胸前导联 V1、V2、V3、V4、V5、V6　12 个导联。必要时加做其他导联，延长记录长Ⅱ导联或 V1 导联，便于分析诊断。⑥对于精神紧张、极度疲劳、睡眠不足等因素引起的心电图变化，应在休息后再进行复查。

（二）心脏运动负荷试验

1. 3min 登梯试验　①按每分钟 70 步的速度在马氏二级梯的高梯上做踏上踏下运动，上下速度用节拍器控制，连续运动 3min 后立即卧床。②测量运动后 1min 及 3min 时卧位血压，描记运动后Ⅱ导联的心电图。③检查程序：静息心电图检查后进行。

2. *活动平板运动试验* ①在平板运动主机上输入受检者编号、出生年月、性别、体重。②采用常规 12 个导联，电极安放位置和做平静心电图相同，为了不影响运动，将左臂上的电极（L）安放在前左肩部，将右臂上的电极（R）安放在前右肩部，将左腿上的电极（F）安放在左季肋部，将右腿上的电极（N）安放在右季肋部，胸前电极位置不变。③掌握平板运动试验的适应证、禁忌证、终止试验的指征。④向受检者讲明注意事项后，嘱其站立在平板车上，双手扶好平板把手，随活动平板上的速度走动，直至达到最大预计心率（220－年龄）×85%，即终止运动。嘱受检者平卧，记录其即刻、2min、4min、6min 心电图及血压的情况。

四、航空医学考虑

心肌缺血缺氧导致的心前区疼痛是冠心病的主要临床症状，其心电图往往表现为典型的 ST 段水平型或下斜型下降，T 波呈现双支对称性倒置、幅值较深。这是诊断冠心病的依据之一。冠心病影响飞行，在飞行负荷作用下，有可能发生心源性猝死，导致严重的飞行事故。有报道，德军曾经发生过空中飞行状态下空勤人员突发冠状动脉疾病，险些酿成重大飞行事故。故有严重心血管疾病的人不宜飞行。除此之外，非特异 T 波泛指功能性或良性预后者，如 β 受体高敏症，常见于年轻人。文献报道，一项 3204 例飞行人员心电图检查调查，心电图阳性率为 12.5%，T 波改变 191 例，以 T 波改变最为常见，占 6.03%。191 例 T 波改变中，189 例经鉴别分析确定为特异性 T 波改变，37 例经去除诱因后自行消失，96 例普萘洛尔试验呈阳性，56 例活动运动平板试验呈阴性，只有 2 例活动运动平板试验阳性，均为 50 岁以上，其中一例确诊为冠心病，另一例可疑冠心病，说明飞行人员绝大多数 T 波改变为功能性。临床上常遇到一些病例，特别是一些年轻患者在某些导联上（常见Ⅱ、Ⅲ、aVF）出现 T 波低平、倒置及轻度的 ST-T 改变，通过心脏物理检查、动态心电图、M 型心脏超声、X 线、心功能测定均无器质性心脏病，心肌酶谱也未见异常发现。文献报道 38 例年轻人心电图 ST-T 改变的研究中，功能性和正常变异 ST-T 改变占 33 例，器质性心脏病 ST-T 改变仅占 5 例。分布在Ⅱ、Ⅲ、aVF 导联 30 例单纯 T 波改变，无一例器质性心脏病。单纯性 T 波改变为迷走神经过敏所致，是一种主要与心室肌有关的良性复极紊乱。招飞体检中 T 波低平多见，冠心病多发生在中年以上人群，招飞学生多为健康青年男性，患冠心病或其他器质性心脏病概率低，故 T 波改变多为非特异性，而且多分布在Ⅱ、Ⅲ、aVF 导联。ST-T 改变还受多种因素影响，如招飞学生上站时精神紧张，心理压力大，始终处在高度紧张状态，在生理心理上发生了一些变化。有实验表明，机体应激性增高可引起 ST-T 改变，还可多见于交感和迷走神经功能失调，β 受体高敏症，其中也不排除患有心肌炎的可能。在招飞体检前首先应对他们进行心理健康教育，做耐心细致的心理疏导，缓解其紧张情绪，心电图复查时帮助他们消除影响 ST-T 改变的因素。除此之外，笔者还认为，中学阶段学生学习任务重、压力大，没有足够的时间进行体育训练，缺乏心脏的有氧锻炼，致使一些学生接受一定量的运动即造成心脏的电生理发生改变。建议鼓励参加招飞的学生，除了保持良好的参选心态，平时应加强体育锻炼，增强体质，具备良好的心脏储备功能。招飞体检时效性强、时间短，登梯运动试验心电图结果难以判定者，可做平板运动试验的进一步检查。对于较严重的ST-T 改变尤其胸前导联不能排除病理意义者，应从严掌握 。活动平板运动试验是目前世界上较常用的心电图运动试验，也是引起心肌耗氧量较接近理想的生理运动形式，从而可较客观评价心功能，对于潜在的心血管疾病，可提高阳性检出率。心率增快与心肌耗氧量增加呈线性关系，心率可作为运动时心肌氧需要量的有效参数。目前多数专家认为，运动终止心率以达到本年龄组最大心率的 85% 为宜，按照这一标准，20 岁左右的青年人运动终止心率应达到 170 次 / 分以上，在招飞体检中，如通过合理的运动负荷试验方法筛选和评价心功能，会避免招飞体检中一些学习成绩优秀、综合素质好的学生因登梯运动试验运动量偏低，T 波低平未转正常直立而被淘汰，对增加招飞生源具有非常重要的意义。招飞学生运动试验 T 波发生振幅变化，发生机制可以解释为交感神经刺激引起 T 波正常化，是一种功能性 T 波异常。我们认为，在招飞体检中，肢体导联Ⅱ、Ⅲ、aVF 轻度的 ST-T 改变者，其他各项检查均正常，经复查正常后可鉴定为合格。

（郝　鹰　孔冬梅）

第 25 章

心房扑动和心房颤动

心房扑动（房扑）是一种快速异位型心律失常，发生于心房内的，冲动频率较房性心动过速更快的心律失常，房扑可表现为阵发性和持续性发作，部分患者房扑和心房颤动交替出现，称为不纯性房扑。

心房颤动（房颤）的临床特点是心悸、脉律绝对不整；心电图示 P 波消失，代之以 f 波，R-R 间距绝对不等。根据临床发作特点分类。①初发房颤：特指首次明确诊断的房颤，包括房颤发作时无症状或症状轻微，难以确定房颤的发作时间、持续时间和既往发作史者；②阵发性房颤：指持续时间＜ 7 d，常＜ 48h，多为自限性，但反复发作；③持续性房颤：指持续时间＞ 7 d，常不能自行复律，药物复律的成功率较低，常需电复律；④长期持续性房颤：指持续时间＞ 1 年，药物复律的成功率低，用射频消融等方法仍可转复；⑤永久性房颤：指复律失败，不能维持窦性心律或无复律适应证的房颤。

一、流行病学特点

（一）发病率

房颤是临床最常见的持续性心律失常，在美国，约有 230 万房颤患者，到 2050 年将增加至 560 万；每年因房颤住院的患者约 40 万例。欧洲约有 600 万房颤患者，Rotterdam 队列研究也显示，55 岁以上人群一生中发生房颤的概率为 22.2% ～ 23.8%。普通人群中房颤的患病率为 0.4% ～ 1%，房颤的患病率随年龄的增长而升高，55 岁前房颤的患病率为 0.1%，而 80 岁以上人群约为 10%。我国房颤的流行病学资料显示，中国房颤的患病率为 0.77%，男性患病率（0.9%）高于女性（0.7%），估计全国房颤患者在 1000 万以上。从流行病学的角度来看，房颤主要发生于有器质性心脏病的老年人，近年来房颤发生率的逐年增加可能与人口老龄化，心力衰竭、心肌梗死患者生存率的提高有关。少部分房颤患者不伴任何器质性心脏病，称为孤立性房颤。

（二）病因和发病机制

阵发性房扑可发生于心脏结构正常的人，饮酒过量或心脏外科手术后也常发生。持续性房扑多发生于器质性心脏病，如心脏瓣膜病、高血压性心脏病等。房扑常发生于心房的特殊部位，折返激动是主要的发生机制。

器质性心脏病是房颤的常见原因，如心脏瓣膜病、心肌病、心力衰竭等，尤其是对心房产生影响使其扩大。此外，甲状腺功能异常、酒精性心肌损害也可以引起房颤。Framingham 研究的资料显示，经过年龄、危险因素调整后男性发生房颤的危险是女性的 1.5 倍。其他明确的心血管危险因素，如高血压、糖尿病和肥胖也是房颤的重要独立危险因素。再经过以上的危险因素调整后，心力衰竭、瓣膜性心脏病和心肌梗死显著增加房颤的危险。预测房颤发生的心脏超声指标包括左心房扩大、左心室壁厚度、左心室短轴缩短率和二尖瓣环钙化等。最近发现的房颤危险因素包括血管顺应性、动脉粥样硬化、胰岛素抵抗、炎症和氧化等应激等。

（三）治疗和预后

房颤除可诱发或加重心力衰竭等外，还可以引起脑卒中及其他血栓栓塞事件，可使总死亡率和心血管死亡率增加 2 倍。ALFA 研究显示，房颤患者约 2/3 的死亡危险与心血管疾病有关。Framingham 研究表明，房颤经常与心力衰竭并存且相互影响，心力衰竭患者房颤的发生率为 54/1000 人年，而房颤中心力衰竭的发生率为 33/1000 人年。在几项大型的心力衰竭临床试验中，房颤是患者死亡和存在其他合并症的最强独立危险因素。COMET 研究也显示，在随访期内新发生的房颤是死亡率增加的独立危险因素。

房颤最严重的并发症是血栓栓塞，特别是脑卒中，国外资料显示，房颤相关的脑卒中的年发生率为 4.5%；约 15% 的脑卒中直接与房颤相关；美国每年有 7.5 万～ 10 万的脑卒中为与房颤有关的血栓栓塞；房颤导致脑卒中的危险随年龄的增长而增加，由 50 ～ 59 年龄段的 1.5% 升高至 80 ～ 89 年龄段的 23.5%，对于年龄大于 80 岁的人群，房颤是脑卒中的首要原因。我国部分地区心房颤动住院病例回顾性调查显示，房颤患者脑卒中的患病率为 17.5%，胡大一等在全国进行 18 家医院进行的房颤脑卒中病例对照研究显示，我国房颤患者脑卒中的患病率为 24.8%。此外，房颤导致的脑卒中比动脉硬化性脑卒中更严重，死亡率更高，住院时间更长，遗留的肢体功能障碍更严重。

过去认为阵发性房颤较慢性房颤更容易导致血栓栓塞，但是 Framingham 研究表明，慢性房颤导致栓塞的危险与阵发性房颤相当。来自 5 项随机临床试验的汇总分析也显示阵发性房颤与慢性房颤具有相似的脑卒中危险。

初始房颤或者房扑治疗取决于个人的临床情况，但主要的目标是降低心室率和（或）恢复窦性节律。在房颤患者，β 受体阻滞药常用于预防性治疗，钙通道阻滞剂或洋地黄制剂可用于窦性心律恢复后抑制短期复发。药物和（或）射频消融用于阵发性和长期慢性房颤和心房扑动的处置。阵发性和慢性房颤往往需要长期房室结阻断药物治疗，如 β 受体阻滞剂，非二氢吡啶钙通道阻滞剂或洋地黄等。β 受体阻滞剂阿替洛尔和美托洛尔是目前唯一批准飞行员使用的房室结阻滞剂。

二、诊断及鉴别诊断

（一）诊断

1. 心房扑动心电图特征　心电图表现为p波消失，出现大小形态、间距基本相同的F波，F波频率一般250～350次/分（图25-1）。

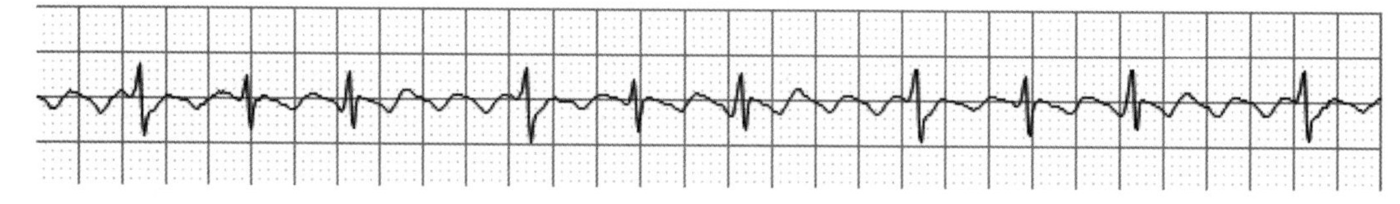

图25-1　心房扑动

2. 心房颤动心电图特征　P波消失，代之以大小不等形态不一的f波，R-R间距绝对不等。f波 频率一般350～600次/分（图25-2）。

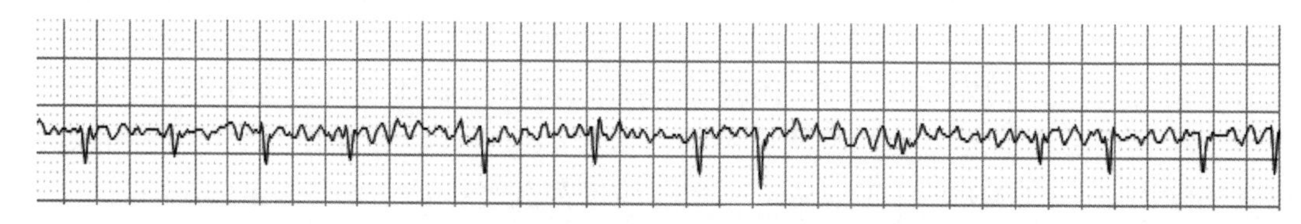

图25-2　心房颤动

出现心房颤动波(f波),是诊断心房颤动唯一可靠条件,但必须排除其他干扰因素（如心电机震动，患者肌肉震颤等所致的基线抖动）。通常f波粗大者，其频率慢，纤细的f波频率快。在快速型心房颤动时,f波常为QRS-T波所掩盖而未能显示出来,为了便于诊断,此时应注意在f波明显的导联（V1等），仔细观察前有无规律性f波出现。并可在按压颈动脉窦的同时连续描记心电图，随着心室率的减慢显现出典型的f波。心房颤动时，心房内存在着频率极高但又不规整的异位激动，表现在心电图上R-R间距绝对不等，心室率完全不规整。心房颤动波的粗细差别很大，在风湿性二尖瓣狭窄时出现的心房颤动，f波常较粗大，其振幅可高达5～6ms，而在动脉硬化性心脏病，发生的心房颤动，f波可极纤细，因而一般导联上不易显现。

（二）鉴别诊断

1. 心房扑动

（1）心房扑动伴宽QRS波时应与室性阵发性心动过速加以鉴别:①房室传导比例为1∶1的心房扑动，由于心室率过快，其QRS波因合并室内差异性传导或束支传导阻滞，使之波形形态变形；②下传的心房扑动与窦性心动过速、室上性心动过速相鉴别。

（2）心房扑动时合并其他心律失常：①心房扑动房室比例不固定（图25-3）；②三度房室传导阻滞（图25-4），心室率缓慢而规整，同时F波与QRS波无固定的时间关系，说明存在着完全性房室分离；③心房扑动合并结性心动过速（图25-5）。

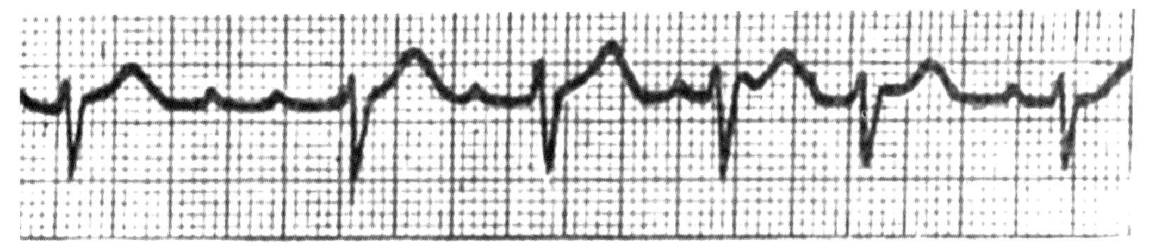

图 25-3　心房扑动房室比例不固定（2 ∶ 1 ~ 5 ∶ 1）

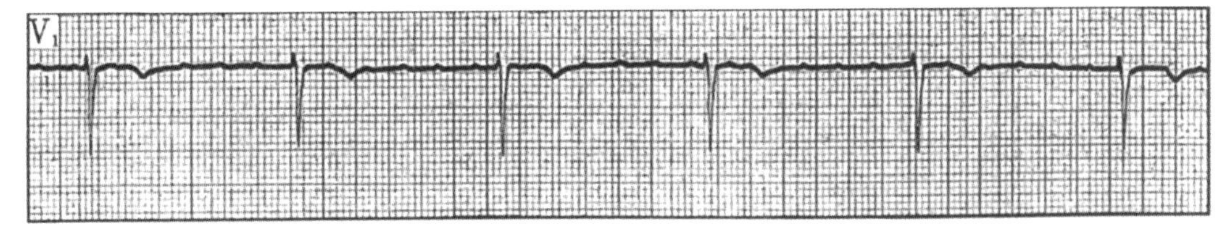

图 25-4　心房扑动合并完全性房室传导阻滞

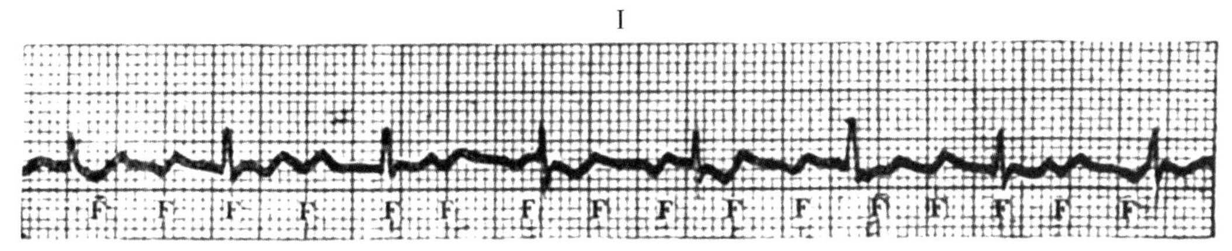

图 25-5　心房扑动合并结性心动过速

2. *心房颤动*　①长 R-R 间期＞ 1.6s 则可能存在房室交界区隐匿传导，R-R 间期规则则可能合并有房室传导阻滞或非阵发性交界性心动过速；②与快心室反应的心房颤动伴束支阻滞、室内差异性传导或预激综合征时与室性心动过速相鉴别：室性心动过速节律匀齐，心房颤动时心室率则常不匀齐；③心房颤动伴室内差异性传导时与室性期前收缩相鉴别；④与伴有房室传导阻滞的室上性阵发性心动过速相鉴别：当室率甚快，其 p 波未能清楚显现时，可误认为房颤。

3. *心房颤动合并的其他心律失常*　心房颤动特别是慢性型，常同时合并其他心律失常，发生的原因可能由于心肌本身的损害，但更常见的是由于洋地黄药物引起。通常可以合并以下的异位心律：①心房颤动合并频发室性期前收缩二联律，结性逸搏（图 25-6）；②心房颤动伴室内差异性传导阻滞（图 25-7）；③心房颤动伴长间歇，其 R-R 间距为 2.2s（图 25-8）；④心房颤动合并完全性房室传导阻滞（图 25-9）；⑤心房颤动合并完全性右束支阻滞，ST-T 改变，电轴右偏（图 25-10）；⑥心房颤动合并预激综合征（图 25-11）。

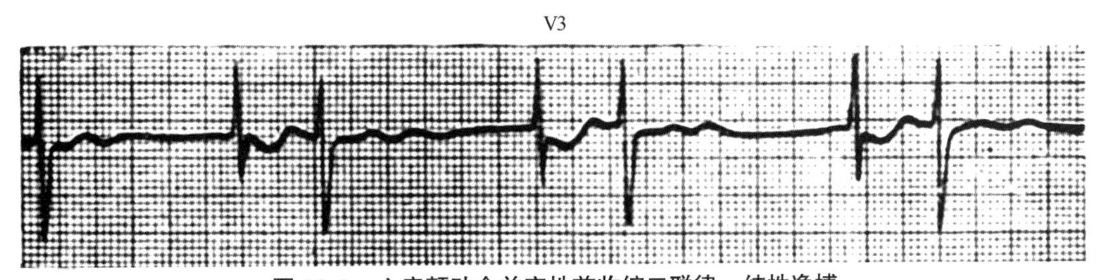

图 25-6　心房颤动合并室性前收缩二联律，结性逸搏

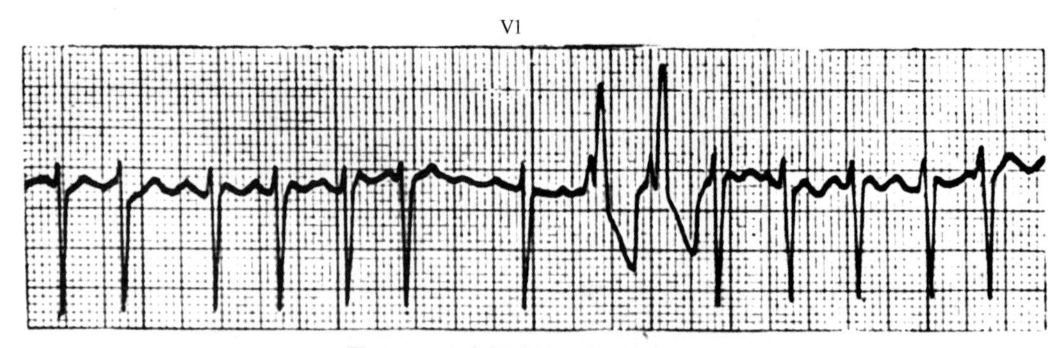

图 25-7　心房颤动伴室内差异性传导

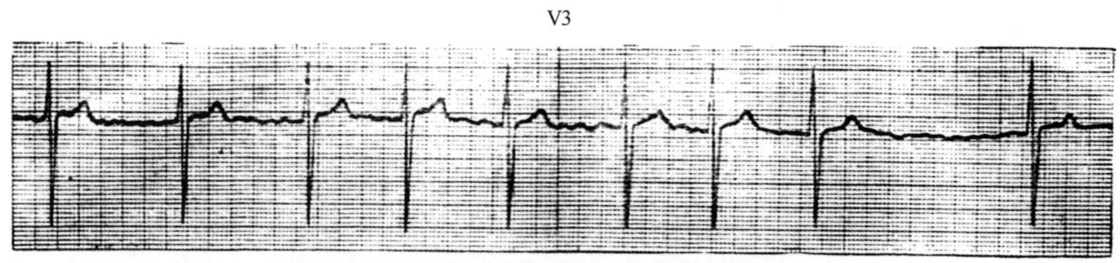

图 25-8　心房颤动伴长间歇，其 R-R 间距为 2.2s

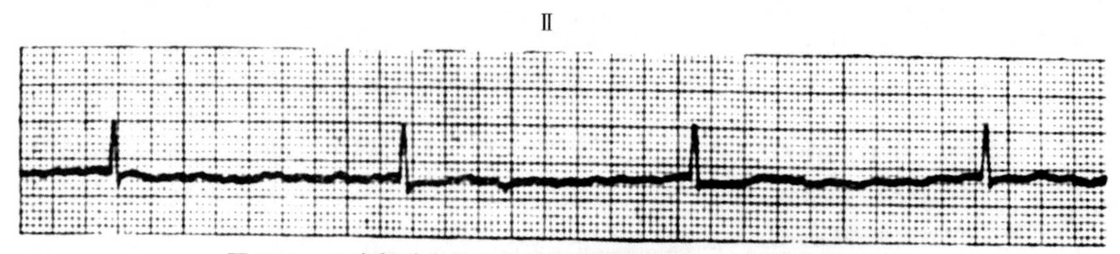

图 25-9　心房颤动合并完全性房室传导阻滞，交界性逸搏心律

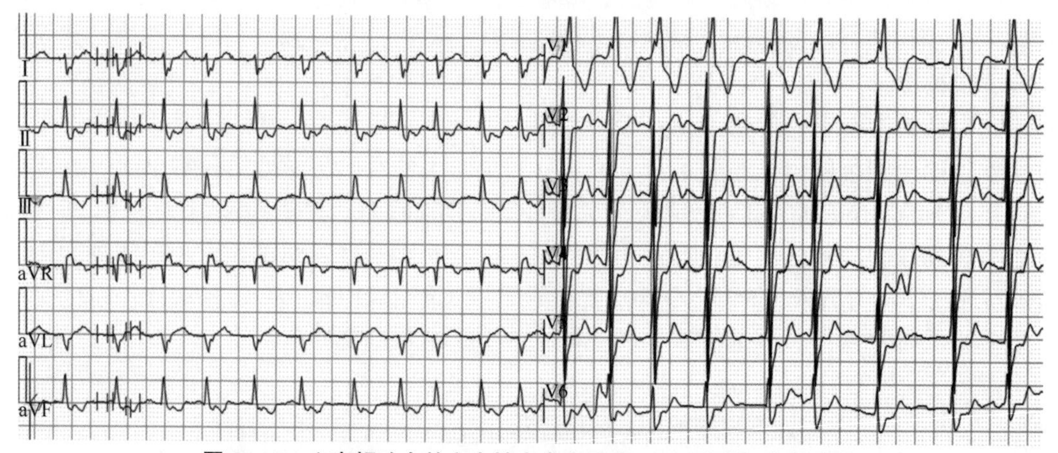

图 25-10　心房颤动合并完全性右束支阻滞 ST-T 改变：电轴右偏

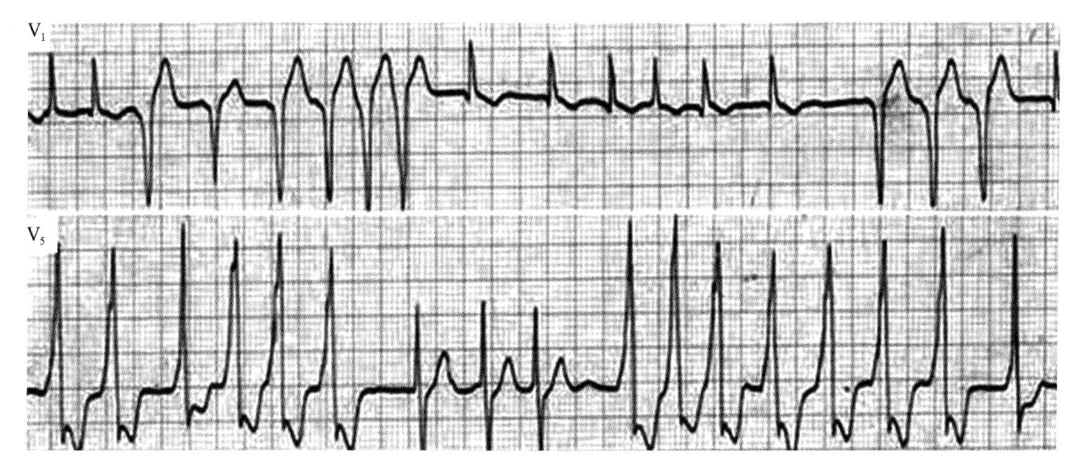

图 25-11 心房颤动合并预激综合征

三、体检方法

心电图检查是所有飞行员体检的必查项目之一，常规 12 导联心电图检查对房扑、房颤的诊断具有重要意义。

四、航空医学考虑

孤立性房颤和房扑的航空医学问题包括血流动力学是否稳定、运动耐受程度，血栓栓塞风险和慢性药物的使用等。心房对于心脏输出的贡献丧失，房室同步性丧失，合并房颤 / 房扑时的快速心室率均可显著影响造成血流动力学稳定性及运动能力下降，对高性能战斗机飞行员的影响更为显著。房颤患者可用房室结阻断药物治疗，但必须认识到当缺少这些药物控制时，房颤心室率可以很快增加到 220 ～ 250 次 / 分。心房颤动管理指南推荐 β 受体阻滞药，因为证实其控制心室率长期安全有效。然而，β 受体阻滞药减慢心率、降低血压的作用导致 $+G_z$ 耐受的航空医学问题也值得关注。

文献报道，在所有心脏事件中，孤立性房颤发生率每年不到 1%。美国《空军特许飞行标准》指出，在 60 岁之前房颤的发生率很低（每年 0.4%），没有慢性房颤的患者在 60 岁之前发生脑缺血事件的可能性很小。那些最初确诊孤立房颤发作的患者当中，63% 例无复发，36% 进展为阵发性房颤，1% 进展为慢性房颤。在最初发生阵发性房颤的患者中，15% 后续进展为慢性房颤。

（郝　鹰　孔冬梅）

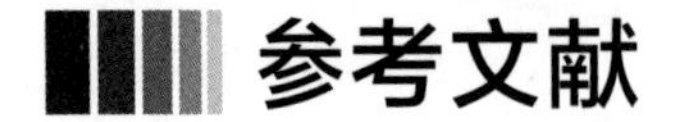

参考文献

一、超声诊断（妇科疾病）

陈盼，张颐，庞晓燕 . 2010. 288 例子宫内膜异位症患者临床及预后分析 [J]. 中国医科大学学报，39（7）：564-567.

成首燕 . 2006. 经期飞行对空中女乘务员月经的影响 [J]. 中华航空航天医学杂志，17（3）：233，234.

崔丹，崔满华 . 2013. 子宫内膜异位症复发的相关因素研究 [J]. 中国妇幼保健，28（15）：2369-2371.

崔琳琳，陈子江 . 2010. 多囊卵巢综合症的临床分型及意义 [J]. 中华妇产科杂志，45（8）：623-625.

董秀华，尹瑞春，李敬，等 . 2011. 子宫内膜异位症术后复发 62 例临床分析 [J]. 现代中西医结合杂志，20（2）：185-186.

高桂卿，尚丽新 . 2014. 多囊卵巢综合症与胰岛素抵抗和多种脂肪细胞因子的关系 [J]. 医学综述，20（17）：3186-3188.

韩巍 . 2000. 儿童卵巢肿瘤 13 例超声诊断分析 [J]. 中国超声诊断杂志，1（2）：133.

侯朝晖，陈琦，任东平，等 . 2008. 女飞行人员妇科疾病调查分析 [J]. 中国妇幼保健，23（8）：113.

黄东，金蓝莹，匡琳，等 . 2010. 应用 Metzenbaum 剪刀辅助的子宫完全纵隔剪开术的临床效果 [J]. 中华医学杂志，90（17）：1197-1199.

李金敏 . 2012. 腹壁切口子宫内膜异位症 40 例临床分析 [J]. 中国妇产科临床杂志，13（6）：460.

李旻，潘凌亚，黄惠芳，等 . 2004. 青春期少女卵巢上皮性肿瘤的临床特点及治疗 [J]. 中华妇产科杂志，30（9）：598-601.

李小花，归绥琪 . 2006. 子宫肌瘤的分子遗传学研究进展 [J]. 生殖与避孕，26（12）：740-744.

柳英兰，赵怡璇，李守柔 . 2003. 子宫肌瘤的分子遗传学研究进展 [J]. 国外医学（妇幼保健分册），14（6）：367-370.

鲁春雁 . 2010. 子宫内膜异位症术后复发的相关因素分析 [J]. 陕西医学杂志，39（12）：1665-1667.

马中立，王建昌 . 2010. 临床航空医学进展 [M]. 北京：人民卫生出版社：185-190.

任文凯，马其江，李淑玲 . 2011. 多囊卵巢综合征病因与治疗研究进展 [J]. 山东中医药大学学报，35（1）：89-92.

阮晓红，杨爱莲，钟开运 . 2004. 小儿及青春期卵巢肿瘤 31 例分析 [J]. 中国临床医学，11（3）：425，426.

王惠荣 . 2011. 43 例子宫内膜异位症患者术后复发情况临床观察与分析 [J]. 青海医药杂志，41（6）：92，93.

王运端，陈利社，张静，等 . 2011. 雌激素受体、孕激素受体与子宫肌瘤生长的关系 [J]. 河北医药，33（7）：1050.

徐卯升，刘国华，叶惟靖，等 . 2000. 小儿卵巢肿瘤及囊肿 [J]. 临床肿瘤学杂志，5（2）：101.

徐庆华，陈挺，朱广兴，等 . 2003. 小儿卵巢肿瘤声像图特征与病理对照研究 [J]. 广东医学，24（5）：517，518.

杨冬梓，石一复 . 2003. 小儿和青春期妇科学 [M]. 北京：人民卫生出版社：208-211.

杨慧云，吴海峰，黄彩萍，等 . 2005. 子宫肌瘤家族聚集性及遗传方式的研究 [J]. 中国妇幼保健，20（2）：167-169.

赵红冰 . 2013. 子宫内膜异位症术后复发的相关因素分析 [J]. 北方药学，10（5）：146-147.

中华医学会妇产科学分会内分泌学组 . 2008. 多囊卵巢综合症的诊断和治疗专家共识 [J]. 中华妇产科杂志，43（7）：553-555.

周礼兰，李瑛，班蕊 . 2012. 腹腔镜治疗深部浸润型子宫内膜异位症效果分析 [J]. 天津医药，40（7）：739-741.

朱忠尧，胡余昌，顾纪容 . 2000. 儿童卵巢肿瘤 26 例报道 [J]. 中国肿瘤临床与康复，7（1）：57-58.

Acién P，Acién M. 2010. Unilateral renal agenesis and female genital tract pathologies [J]. Acta Obstet Gynecol Scand，89（11）：1424-1431.

Behr SC，Courtier JL，Qayyum A. 2012. Imaging of müllerian duct anomalies. Radiographics，32（6）：E233-E250.

Berghella V，Ludmir J，Simonazzi G，et al. 2013. Transvaginal cervical cerclage：evidence for perioperative management strategies [J]. Am JObstet Gynecol，209（3）：181-192.

Bozkurt M，Bozkurt DK，Cll AS，et al. 2012. Primary ovarian and pararectal hydatid cysts mimicking pelvic endometriosis[J]. Acta Med Iran，50（12）：839-842.

Chan YY，Jayaprakasan K，Tan A，et al. 2011. Reproductive outcomes in women with congenital uterine anomalies：a systematic review [J]. Ultrasound Obstet Gynecol，38（4）：371-382.

Chan YY，Jayaprakasan K，Zamora J，et al. 2011. The prevalence of congenital uterine anomalies in unselected and high-risk populations：a systematic review[J]. Hum Reprod Update，17（6）：761-771.

Cogendez E，Dolgun ZN，Sanverdi I，et al. 2011. Post–abortion hysteroscopy：a method for early diagnosis of congenital and acquired intrauterine causes of abortions [J]. Eur J Obstet Gynecol ReprodBiol，156（1）：101-104.

Connell MT，Owen CM，Segars JH. 2013. Genetic syndromes and genes involved in the development of the female reproductive tract：a possible role for gene therapy[J]. J Genet Syndr Gene Ther，4. pii：127.

Ehren IM，Mahour GH，Isaacs H. 1984. Benign and malignant ovarian tumour in children and adolescents[J]. Am J Surg，47：339.

Foyouzi N，Kao CN，Rosen M，et al. 2011. Racial diversity in uterine leiomyoma[J]. Fertility and Sterility，96（3）：S50.

Gruszka M，Wilczyń ski J，Nowakowska D. 2012. Prevalence of uterinemalformations and their impact on fertility [J]. Ginekol Pol，83（7）：517-521.

Hua M，Odibo AO，Longman RE，et al. 2011. Congenital uterine anomaliesand adverse pregnancy outcomes[J]. Am J Obstet Gynecol，205（6）：558. e1-558. e5.

Jaslow CR. 2014. Uterine factors [J]. Obstet Gynecol Clin North Am，41（1）：57-86.

Kocbek V，Vouk K，Mueller MD，et al. 2013. Elevated glycodelin-A concentrations in serum and peritoneal fluid of women with ovarian endometriosis[J]. Gynecol Endocrinol，29（5）：455-459.

Nouri K，Ott J，Huber JC，et al. 2010. Reproductive outcome after hysteroscopic septoplasty in patients with septate uterus—a retrospective cohort study and systematic review of the literature[J]. Reprod Biol Endocrinol，8：52.

Park JK, Dominguez CE. 2007. Combined medical and surgical managementof rudimentary uterine horn pregnancy [J]. JSLS, 11（1）：119-122.

Pomeranz AJ，Sabnis S. 2004. Misdiagnosis of ovarian masses in children and adolescents[J] Pediatr Emerg Care，20（3）：172-174.

Reichman DE, Laufer MR. 2010. Congenital uterine anomalies affectingreproduction[J]. Best Pract Res Clin Obstet Gynaecol, 24（2）：193-208.

Ribeiro SC，Tormena RA，Peterson TV，et al. 2009. Müllerian duct anomalies：review of current management [J]. Sao Paulo Med J，127（2）：92-96.

Roy KK，Negi N，Subbaiah M，et al. 2014. Effectiveness of estrogen in the prevention of intrauterine adhesions after hysteroscopic septal resection：A prospective，randomized study [J]. J Obstet Gynaecol Res，40（4）：1085-1088.

Wang S，Shi X，Hua X，et al. 2013. Hysteroscopic transcervical resection of uterine septum[J]. JSLS，17（4）：517-520.

Wild RA，Carmina E，Diamanti-Kandarakis E，et al. 2010. Assessment of cardiovascular risk and prevention of cardiovascular disease in women with the polycystic ovary syndrome：aconsensus statement by the Androgen Excessand Polycystic Ovary Syndrome（AE- PCOS）Society [J]. J Clin Endocrinol Metab，95：2038-2049.

Zabuliene L，Tutkuviene J. 2010. Body composition and polycystic ovary syndrome[J]. Medicina（Kaunas），46（2）：142-157.

Zhang Y，Zhao YY，Qiao J. 2010. Obstetric outcome of women with uterine anomalies in China[J]. Chin Med J，123（4）：418-422.

二、超声诊断（心脏部分）

丛涛，孙颖慧，尚志娟 . 2013. 2011 年超声心动图研究进展回顾 [J]. 心血管病学进展，34（2）：265-268.

崔丽，徐先荣，郑军，等 . 2012. 飞行人员房间隔缺损常见类型的医学鉴定 [J]. 中华航空航天医学杂志，23（3）：237-240.

崔丽，郑军，徐先荣，等 . 2012. 歼击机飞行员继发孔型房间隔缺损医学鉴定的探讨——附二例临床病例 [J]. 中华航空航天医学杂志，23（4）：260-264.

何怡华，李治安，张惠信，等 . 2003. 心肌致密化不全的超声心动图与病理检查对照研究 [J]. 中华超声影像学杂志，12（10）：581-584.

黄国倩，蒋宇雯，颜平，等 . 2009. 三维超声心动图定量评价二尖瓣返流患者的二尖瓣及瓣环几何构型 [J]. 中国介入影像与治疗学，6（4）352-355.

孔令秋，唐红，魏薪，等 . 2013. 经食管实时三维超声在主动脉瓣狭窄患者瓣环径定量中的应用 [J]. 中华超声影像学杂志，22（6）：480-483.

雷芳，陈辉，林毅，等 . 2011. 实时三维超声心动图对风湿性二尖瓣狭窄的评价 [J]. 中国医师杂志，13（9）：1245-1247.

李利，刘淑萍，汪娜，等 . 2012. 飞行人员无症状先天性心脏病 16 例诊治分析 [J]. 人民军医，55（6）：490-491.

刘晶，徐蜀宣，郑军 . 2012. 歼击机飞行员动脉导管封堵术后放飞一例 [J]. 中华航空航天医学杂志，23（1）：11.

刘晶，郑军，崔丽，等 . 2010. 飞行员多系统损害白塞氏病 1 例 . 军医进修学院学报，3（2）：121-139.

刘俊莲，高建义，李勇枝，等 . 2011. 飞行员疾病谱研究进展 . 航天医学与医学工程，24（2）：151-156.

刘淑萍，李利，汪娜，等 . 2013. 飞行人员中无症状性先天性心脏病的超声观察及临床干预 . 空军医学杂志，29（1）：18-21.

刘晓伟，吴雅峰，李一丹 . 2011. 等 . 左心室超声造影诊断左室心肌致密化不全的应用价值 [J]. 中华超声影像学杂志，2011，20（3）：201-204.

刘喆 . 2014. 扩张性心肌病与缺血性心肌病的超声诊断分析 [J]. 临床合理用药，7（10）：169.

吕天翔，曹善云，范玉坤，等 . 2011. 民航飞行员先天性二叶式主动脉瓣畸形医学鉴定的探讨——附二例病例报告 [J]. 中华航空航天医学杂志，22（1）：10-13.

宁波，何效梅，王新宴，等 . 2002. 歼击机飞行员心血管疾病停飞分析 [J]. 航空军医，30（1）：10，11.

邵波，吴迪，郑军，等 . 2008. 超声检查飞行员反复正加速度暴露后心脏功能的变化 [J]. 解放军医学杂志，33（6）：773-775.

史鹏丽，李颖 . 2014. 实时三维超声心动图评价肺动脉瓣狭窄的临床研究 [J]. 东南大学学报，33（3）：335-337.

谈维洁，张海涛，黄丛春，等 . 2011. 飞行人员先天性心脏病的临床诊治与医学鉴定 [J]. 中华航空航天医学杂志，22（2）：107-162.

汪娜，李欣，李利，等 . 2010. 超声心动图检出飞行员先天性心脏病的医学鉴定价值 [J]. 中华航空航天医学杂志，21（1）：5-7.

王青青，陈狄，汤莉莉 . 1999. 飞行员心尖部肥厚型心肌病的飞行观察 [J]. 中华航空航天医学杂志，10（2）：123.

徐蜀宣，徐先荣，郑军 . 2007. 飞行员先天性心脏病两例 [J]. 中华航空航天医学杂志，18（1）：61.

杨湘鄂，陈志刚，龙莉 . 2000. 歼击机飞行员老年期心脏结构及功能状况调查 [J]. 中华航空航天医学杂志，11（1）：9-12.

殷忠，杨晔 . 2012. +Gz 对心血管系统的影响 [J]. 中华航空航天医学杂志，23（3）：232-236.

于世纲，冯超，权修闸 . 2012. 飞行员先天性心脏病一例 [J]. 中国疗养医学，21（11）：1037.

张作明 . 2005. 航空航天临床医学 [M]. 西安：第四军医大学出版社：21-38.

郑军，刘朝中 . 2007. 飞行人员高血压和冠心病的防控和医学鉴定 [J]. 中华航空航天医学杂志，18（1）：55-61.

郑军，刘成刚，王露今，等 . 2007. 飞行员反复 +Gz 暴露后心血管损伤的观察 [J]. 航天医学与医学工程，20（5）：332-335.

郑军，肖晓光，姚克纯，等 . 2004. 不同水平 +Gz 暴露飞行员心脏功能的变化 [J]. 中华航空航天医学杂志，15（2）：65-69.

郑军，徐蜀宣，刘朝中，等 . 2003. 飞行员冠状动脉造影 39 例临床研究 [J]. 中华航空航天医学杂志，14（4）：220-222.

郑晓惠 . 2002. 卵圆孔未闭与高空减压病 [J]. 中华航空航天医学杂志，13（1）：65.

郑晓惠 . 2007. 高空减压病诊断和治疗进展 [J]. 中华航空航天医学杂志，18（4）：287-291.

周春蕾，施斌斌，江立红，等 . 2011. 歼（强）击机飞行员心脏瓣膜生理性反流调查分析 [J]. 中华航空航天医学杂志，22（1）:5-9

周永昌，郭万学 . 2006. 超声医学 [M]. 5 版 . 北京：科学技术文献出版社 .

朱鲜阳，肖家旺 . 2013. 结构性心脏病认识与进展 . 中国实用内科杂志，33（4）：256-258.

Dowell RT，Sordahl LA，Lindsey JN. 1975. Heart biochemical responses in miniature swine subjected to +Gz acceleration [J]. Aviat Space Environ Med，46（11）：1378-1382.

Gray G，Gulino AM. 2008. Echocardiographic screening of aircrew candidates：recent data policy changes [J]. Aviat Space Environ Med，79（3）：331.

Gray Gw，Salisbury DA，Gulino AM. 1995. Echocardiographic and color flow Doppler findings in military pilot applicants[J]. Aviat Space Environ Med，66（1）：32-34.

Hopkins EW. 1994. Stroke in the young aviator[J]. Aviat Space Environ Med，65（4）：367-368.

International Civil Aviation Organization. 2008. Manual of civil aviation medicine preliminary edition. Montreal：International Civil Aviation Organization.

Johnson EG，McCrary BF，Kruyer WB. 2004. Transcatheter PFO closure in an aircrew member with cryptogenic stroke：aeromedical disposition [J]. Aviat Space Environ Med，75（2）：180-183.

Joint Aviation Authorities. 2009. JAA manual of civil aviation medicine. Hoofddorp：Joint Aviation Authorities.

Lechat P，Mas JL，Lascault G，et al. 1988. Prevalence of patent foramen ovale in patients with stroke[J]. N ENgl J Med，318（18）：1148-1152.

Lillywhite HB，Ballard RE，Hargens AR，et al. 1997. Cardiovascular responses of snakes to hypergravity[J]. Gravit Space Biol Bull，10（2）：145-152.

MaGranahan GM，Munson RA，Cello PV. 1993. The natural history of minimal coronary artery disease in US Air Force aviators：1971-1989[J]. Aviat Space Environ Med，64（5）：442.

Martin DS，D Aunno DS，Wood ML，et al. 1999. Repetitive high G exposure is associated with increased occurrence of cardiac valvular regurgitation[J]. Aviat Space Environ Med，70（12）：1197-1200.

Mccord JM. 1985. Oxygen-derived free radicals in postischemic tissue injury[J]. N Eng J Med，312（3）：159-163.

Munson RA，MaGranhan GM，Celio PV. 1993. Petrospective review of aviators with coronary artery disease lesions of 10% ～ 30% and aggregate sum exceeding 50%：1972-1990[J]. Aviation Space Environ Med，64（5）：442.

Nkomo VT，Enriquez-Sarano M，Ammash NM，et al. 2003. Bicuspid aortic valve associated with aortic dilatation：a community-based study. Arterioscler Thromb Vasc Biol，23（2）：351-356.

Nucifora G，Faletra FF. 2011. Current applications of contrast echocardiography [J]. Minerva Cardioangiol，59：519-528.

Pickard JS，Fitzsimmons PJ，Kruyer WB. 2002. Risk stratification of asymptomatic male military aviators with 50% ～ 70% maximal coronary stenosis[J]. Aviat Space Environ Med，73（3）：287，288.

Radimer MC. 2003. Cases from the aerospace medicine residents teaching file. Transient ischemic attack in an aviator with patent foramen ovale and Factor V Leiden[J]. Aviat Space Environ Med，74（12）：1303-1305.

Rayman RB，Hastings JD，Kruyer WB，et al. 2006. Clinical aviation medicine. 4th[M]. New York：Professional Publishing Group，Ltd：250-251.

Schuchlenz HW，Weihs W，Horner S，et al. 2000. The association between the diameter of a patent foramen ovale and the risk of embolic cerebrovascular events[J]. Am J Med，109（6）：456-462.

Serena J，Segura T，Perez-Ayuso MJ，et al. 1998. The need to quantify right-to-left shunt in acute ischemic stroke：a case control study. Stroke，29（7）：1322-1328.

Sonoda M，Takenaka K，Uno K，et al. 2008. A larger aorticannulus causes aortic regurgitation and a smaller aortic annulus causes aortic senosis in bicuspid aortic valve[J]. Echocardiography，25（3）：242-248.

Stephen H. 2010. Quantifying mitral valve regurgitation：New solutions from the 3rd dimension[J]. J Am Soc Echocardiogr，23（1）：9-12.

Strader JR Jr，Gray GW，Kruyer WB. 2008. Clinical aerospace cardiovascular medicine[M]//Davis JR，et al. Fundamentals of aerospace medicine. 4 th ed. Philadelphia：Lippincott Williams & Wilkins：338-343.

Strader JR，Harrell TW，Adair A，et al. 2008. Efficacy of Echocardiographic Screening of Pilot Applicants [J]. Aviat Space Environ Med，79（5）：514.

Sun J M. 1999. The apoptosis of cardiomycyte in ventricular remodeling[J]. Foreign Med Sci Section of Mol Bio，21（6）：360-363.

Syburra T，Schnuriger H，Kwiatkowski B，et al. Pilot licensing after aortic valve surgery[J]. J Heart Valve Dis，19（3）:383-388.

Taneja N，Wiegmann DA. 2002. Prevalence of cardiovascular abnormalities in pilots involved in fatal general aviation airplane accidents[J]. Aviat Space Environ Med，73（10）：1025-1030.

Van Leusden AJ，Prendergast PR，Gray GW. 1991. Permanent grounding and flying restrictions in Canadian Rorces pilots：a 10-year review[J]. Aviat Space Environ Med，62（6）：513-516.

Whinnery JE，Laughlin MH. 1982. Right ventricular pressure response to +Gz acceleration stress[J]. J Appl Physiol，53（4）：908-913.

Wyland J，Krulak D. 2005. U. S. navy diver/aviator/skydiver with AGE from a previously unknown PFO[J]. Undersea Hyperb Med，

32（2）：129-133.

Zlopaša G，Škrablin S，Kalafatic'D，et al. 2007. Uterine anomalies andpregnancy outcome following resectoscope metroplasty[J]. Int JGynaecol Obstet，98（2）：129-133.

三、超声诊断（肝、胆、胰、脾、肾部分）

黄备建，王文平 . 2002. 肾错构瘤的超声表现 [J]. 中华超声影像学杂志，11：91-93.

林雪梅，梁必立，赵夏夏 . 2014. 先天性胆囊缺如（GBA）的超声诊断及误诊原因分析 [J]. 甘肃科技，32（15）：131，132.

罗政仁,张国华,陈劲勇,等. 2007. 邵阳市区成人胆石症患病率及其危险因素流行病学调查[J]. 现代消化及介入诊疗,12(1):4-8.

孟祥兰 . 2006. 2001 — 2005 年高脂血症和脂肪肝的调查 [J]. 中华航空航天医学杂志，17（2）：146.

邵波，陈同欣，姚克纯，等 . 2009. 我国招飞体检人群脾脏的超声检查与正常值研究 [J]. 解放军医学杂志，34（3）：347-349.

沈微，董梅，魏珉 . 2000. 小儿肝肿大 93 例临床分析［J］. 中华儿科杂志，38（2）：117，118.

肖年军，邹志康，宁守斌，等 . 2016. 中美空军飞行学员医学选拔对照实证研究——泌尿系统疾病 [J]. 军事医学，40（2）：84-87.

肖年军，邹志康，宁守斌，等 . 2016. 中美空军飞行学员医学选拔对照实证研究——胆囊疾病 [J]. 空军医学杂志，32（2）：81-83.

叶勇敏，黎木兴 . 2000. 2220 名飞行人员腹部 B 超检查分析 [J]. 航空军医，28（2）：59.

张建军，刘琳 . 2001. 肾错构瘤 10 例临床病理分析 [J]. 肿瘤防治杂志，8：643-644.

邹文华，阴云如，何皓，等 . 2009. 脂肪肝与部分相关疾病的调查分析 [J]. 南华大学学报：医学版，37（2）：220，221.

Bemd H，Emst L. 2004. Diagnostic and therapeutic strategies in hyperoxaluria：a plea for early intervention [J]. Nephrol Dial Transplant，19（1）：39-42.

Bihl G，Meyers A. 2001. Recurrent renal stone disease-advances in pathogenesis and clinical management [J]. Lancet，358：651-656.

Bushinsky DA. 1998. Nephrolithiasis[J]. J Am Soc Nephrol，9：917-924.

Cameron MA，Sakhaee K. 2007. Uric acid nephrolithiasis [J]. The Urologic Clinics of North America，34（3）：335-346.

Choi BY，Nguyen MH. 2005. The diagnosis and management of benign hepatic tumors[J]. J Clin Gastroenterol，39（5）：401-412.

Deng YL，Ye ZQ，Li CY. 2009. Update on the calcium oxalate nephrolithiasis：the problems and the direction [J]. Zhonghua Wai Ke Za Zhi，47（4）：241-243.

Fu HY，Zhang SR，Yu H，et al. 2010. Most common SLC25A13 mutation in 400 Chinese infants with intrahepatic cholestasis［J］. World J Gastroenterol，16（18）：2278-2282.

Koszka AJ，Ferreira FG，De Aquino CG，et al. 2010. Resection of a rapid growing 40-cm giant liver hemangioma[J]. World J Hepatol，2（7）：292-294.

Mandel N. 1996. M echanisms of stone fo rmation [J]. Semin Nephrol，16：364-374.

Sinasac DS，Moriyama M，Jalil MA，et al. 2004. Slc25a13-knockout mice harbor metabolic deficits but fail to display hallmarks of adult-onset type II citrullinemia［J］. Mol Cell Biol，24（2）：527-536.

Taseva A，Tasev V，Bulanov D，et al. 2013. Diagnosis of liver hemangioma[J]. Khirurgiia（Sofiia），（3）：8-13.

四、心电检测

陈清启，杨庭树，卢喜烈，等 . 2002. 心电图学 . 济南：山东科学技术出版社 .

陈新 . 2000. 临床心律失常学 . 北京：人民卫生出版社 .

陈新 . 2009. 黄宛临床心电图学 [M]. 6 版 . 北京：人民卫生出版社：331，332.

陈新，孙瑞龙，王思让，等 . 2009. 黄宛 临床心电图学 [M]. 6 版 . 北京：人民卫生出版社 .

戴伟川 . 2013. 飞行人员预激综合征特点及其医学鉴定 [J]. 中国疗养杂志，22（2）：108，109.

戴伟川，周赤龙 . 2005. 飞行人员运动试验心电图 T 波正常化的临床价值 [J]. 航空军医，33（3）：98.

但苏 . 1994. 临床心电图诊断及鉴别诊断 [M]. 北京：中国医药科技出版社 .

郭继鸿 . 2002. 心电图学 [M]. 北京：人民卫生出版社：455-486，617-624.

郭继鸿 . 2004. 心电图学 [M]. 2 版 . 北京：人民卫生出版社：650-652.

郭继鸿，张萍 . 2003. 动态心电图学 [M]. 北京：人民卫生出版社 .
郝鹰，彭华，许波 . 2009. 登梯与次极量活动平板运动负荷试验对 T 波低平的新入校飞行学员再评价的价值 . 中华航空航天医学杂志，20（2）: 94-97.
何方田 . 2010. 临床心电图详解与诊断 [M]. 杭州：浙江大学出版社: 51-69，270，271.
黄峻 . 1993. 心脏传导系统疾病 . 南京：东南大学出版社 .
黄宛 . 1995. 临床心电图学 [M]. 4 版 . 北京：人民卫生出版社: 436.
黄宛 . 1998. 临床心电图学 [M].5 版 . 北京：人民卫生出版社 .
雷良荣，赖佳丽，潘洁，等 . 1998. 5530 例束支与分支传导阻滞分析 [J]. 赣南医学院学报，18（1）: 22-24.
卢喜烈 . 1999. 同步 12 导联心电图诊断学 [M]. 北京：科学技术文献出版社 .
卢喜烈，石亚君，帅莉 . 2005. 运动平板试验 [M]. 天津：天津科学技术出版社 .
卢喜烈，帅莉，陈清启，等 . 2002. 心律失常图谱 [M]. 济南：山东科学技术出版社 .
卢喜烈，王斌 . 2005. 心律失常心电图（下）[M]. 天津：天津科学技术出版社 .
卢永昕，杨钧国 . 2002. 室内阻滞 . 见：郭继鸿主编 . 心电图学 [M]. 北京：人民卫生出版社: 643-652.
缪武 . 2010. 童道丰 1745 例青年征兵体检心电图异常情况分析 [J]. 中国实用医药，5（28）: 239，240.
聂林川，郝英，鄢琳，等 . 1996. 招飞体检中心电图异常的健康鉴定探讨 [J]. 中华航空医学杂志，7（1）: 53，54.
乔燕燕，董燕妮，汪吉红 . 2009. 正常变异心电图 [J]. 实用心电学杂志，18（3）: 209-210.
孙玉洁，张海澄 . 2015. 2015 年《AHA/ACC/HRS 室上性心动过速管理指南》解读 [J]. 中国循环杂志，30.
王纯巍，纪桂英，郝鹰 . 2008. 军事飞行人员停飞的医学原因分析 [J]. 华南国防医学杂志，22（5）: 49，50.
王莉 . 2011. 预激综合征研究进展 [J]. 现代中西医结合杂志，20（32）: 4178-4180.
王孟樵 . 1997. 年轻人 ST-T 改变的意义 [J]. 湖南医学，14（3）: 146.
王永权，章亚非，熊灵 . 1998. 心电图解疑图谱 [M]. 沈阳：辽宁科学技术出版社: 239-240.
魏太星，魏经汉 . 1997. 临床心电图学及图谱 [M].3 版 . 郑州：河南科学技术出版社 .
刑恒国 . 1997. 关于运动性 T 波正常化 [J]. 临床荟萃，12（2）: 50，51.
张刚武，杨东 . 2003. 实用心电图学图谱 [J]. 济南：山东科学技术出版社 .
张新民 . 2011. 正常变异心电图 [J]. 中国临床医生，39（3）: 29-34.
张作明 . 2005. 航空航天临床医学 [M]. 西安：第四军医大学出版社: 41，42.
钟杭美，张开滋，黄岗，等 . 2013. 临床 12 导联同步静态心电图 [M]. 北京：中国医药科技出版社 .
朱颖，郑志昌 . 2012. 崇敬 6800 名体检者中正常心电图变异情况分析 [J] 中国康复理疗与实践，18（6）: 579-582.
Corrado D, Pelliccia A, Heidbuchel H, et al. 2010. Recommendations for interpretation of the 12-lead electrocardiogram in the athlete [J]. Eur Heart J，31（2）: 243-259.
Drezner JA，Asif IM，Owens DS，et al. 2012. Accurancy of ECG interpretation in competitive athletes : the impact of using standised ECG criteria [J]. Br J Sports Med，46 : 335-340.
Estes M，Link MS，Homoud M，et al. 2001. ECG findings in active patients : differentiating the benign from the serious [J]. PhysSportsmed，29（3）: 67-74.
Le VV, Wheeler MT, Mandic S, et al. 2010. Addition of the electrocardiogram to the preparticipation examination of college athletes [J] Clin J Sport Med，20（2）: 98-105.
Papaloukasc，Fotiadis DI，Likas A，et al. 2002. Use of a novel rule –based expert system in the detection of changes in the ST segment and the T wave in long duration ECGS[J]. Journal Electrocardio，35（1）: 27-33.
Rotman M，Triebwasser J H. 1975. A Clinical and Follow-up Study of Right and Left Bundle Branch Block[J]. Circulation，51 : 477-484.
Surawicz B，Knilans TK. 2004. 周氏实用心电图学 . 郭继鸿等译 [M]. 5 版 . 北京：北京人民大学出版社 .
Wu J，Stork TL，Perron AD，et al. 2006. The athlete's electrocardiogram [J]. Am J Emerg Med 24（1）: 77-86.